音楽療法と精神医学

阪上正巳

はじめに

本書は、わたしが折に触れて書いてきた文章のうち、主要なものを選んで一冊としたものである。つまり自選論文集であり、それぞれの章は独立した一つの論考として読むことができる。しかし、こうして並べてみると、十三の章が一つのまとまった全体をなしているようでもある。各論文を音楽療法、表現精神病理学、病跡学のいずれかに分類することもでき、実はおおむねこの順番に論文が並べてあるのだが、全体がまとまって見えるのは、そもそもこれらの三分野が互いに関連した隣接分野であるのに加え、わたしのなかでもそれぞれが内容的に緊密に結び合っているからであろう。以下に各分野へのわたしの取り組みを振り返りながら、一つ一つの章について簡単にコメントしてみたい。そうすることで本書の意義もまた見えてくると思うからである。

まずは音楽療法について。第一章から第四章までがこの分野に該当する（第五章から第八章も音楽療法の実践から生まれたものだが、それらについては表現病理学研究として後述する）。

わたしがこの分野に入り込んだのは、研修医時代に精神科病院で患者さんが参加する音楽活動に出会い、「音楽療法」というものがあるのを知ってすぐのことである。音楽家・丹野修一氏によるその卓抜な活動は、音楽が精神科治療に何がしか資するに違いないと直感させるに十分な魅力をもっていた。しかし、当時わが国ではまだ音楽療法の文献が少なく、成書にいたってはほんの数冊しか見あたらなかった。もともと精神医学から入った新参者として、わたしはこの分野を一から勉強する必要があり、所属している精神医学教室（宮本忠雄教授）の雰囲気もあって、世界的な状況や動向をいつも意識しながら研究を進めてきた。さいわい早い時期にこの方面の先進地ウィーンに留学する機会を得たのでまずはドイツ語圏、そしてのちには英米語圏や北欧の実践・研究を勉強した。

一九八〇年代から九〇年代といえば、わが国で音楽療法の全国組織をつくる動きが本格化した時代でもあった。「全日本音楽療法連盟」の結成（九五年）や「認定音楽療法士」の誕生（九六年）、「日本音楽療法学会」の創設（〇一年）などが相次いだ時期でもあり、それ以後の療法士国家資格化運動も含め、歴史的な出来事や動きのまさに只中に身を置きながら、わたしはますますこの分野に深入りした。そして必然的に考えるようになったのが、わが国の音楽療法のあり方という問題である。第一章から第四章はその成果といっていい。

いずれも比較的最近書かれたものであるが、第一章ではタイトル通りこの分野の世界的な動向と、そこから見たわが国の音楽療法の課題が論じられている。先進諸外国に比べ、音楽療法の実践・研究・教育いずれにおいても、わが国には乗り越えるべき課題がある。第二章は、執筆の少し前に翻訳作業を終えたブリュンユルフ・スティーゲの『文化中心音楽療法』（音楽之友社）を取り上げ、音楽療法と社会との関係を考察したものである。同書は該博な知識を動員しながら、「文化参加・文化運動」としての音楽療法というユニークな視点を提出した名著であるが、音楽療法による〝社会の変革〟という思いがけない問題意識をわたしが抱くきっかけとなった本でもある。

一方、音楽療法を知れば知るほど、この領域の〝学際性〟が意識されるようになった。第三章は、日本音楽療法学会誌が「音楽療法の学際性」を特集したおりに、とくにわたしの関心の高い「人類学」との互恵関係について論じたものである。もともと音楽療法は民族治療儀式やシャーマニズムと関連が深く、それを論じた文献も多い。統合失調症患者との実践からアニミズムの重要性も意識されていたため、この両概念を中心に音楽療法の学際的発展の可能性を考察した次第である。

実はそのなかで、わたしは日本の文化風土と音楽療法の関係に触れてもいた。そのテーマを本格的に論じることになったのが、次の第四章である。本書の中でもっとも新しく書かれたこの章では、丸山眞男と加藤周一という二人の〝知の巨人〟の肩に乗りつつ、わが国の音楽療法の現状と、ありうべき将来の姿について遠慮なく考えを述べさせてもらった。現代の高度情報化社会のなかで、日本的な音楽療法のもちうる意義をあらためて認識できたのはわたしにとっても幸いであった。

これら第一章から第四章までの音楽療法に関する諸論考を通読していただければ、現在の音楽療法の世界的状況に加え、そこからみたわが国の現状と課題、そしてわたしの求める日本の音楽療法のあり方、そしてそれが社会において有する意義について、十分とはいえないまでもご理解いただけるのではないかと思う。

さて、次に並ぶのは表現精神病理学関係の文章である。第五章から第八章、および第十二章がそれに該当する。わたしは自身をコンピテンシー（職業的専門能力）のある音楽療法士とみなしてはいないが、若いころは拙《つたな》いフルートなどの楽器で病棟の患者さんと関わり、ウィーンからの帰国後はオルフ楽器による即興演奏を彼らと共にした。また長く丹野修一氏や伊東光介氏といった、優れた音楽家のセッションに参加しながら、実際の現場で音楽を体験し、そこで起こる現象に立ち会ってきた。つまり音楽療法を学び始めたときから一貫してその現場に身を置いてきたわけで、いずれの章もこれらの音楽体験を元にしたものである。これらの論考は次の病跡学研究と並んで、わたしの研究のオリジナルな部分といってもいい。

第五章は、この方面のわたしの研究の出発点ともなった論文である。丹野修一氏の方法（＝丹野メソッド。練習なしにいきなり参加者と美的な音楽空間を立ち上げることを可能とする方法体系）を弟子の折山もと子氏が別の精神科病院で応用するセッションで、統合失調症の患者さんたちが特有のリズム表現を行なうのに気づいたことが始まりだった（丹野氏の活動については、前著『精神の病いと音楽』廣済堂出版、二〇〇三に詳述したのでご参照いただきたい）。この論文で、一見欠損的に見える病者のリズムに、それを超える創造的なエレメントを初めて感じ取った手ごたえがある。

つづく第六章は、大学病院における「一破瓜病者」との治療経験を、音楽療法を中心に置いて考えたものである。統合失調症の病態を作曲家ジョン・ケージの音楽の様態になぞらえて理解しようとしたもので、ケージ音楽の特性が病者のあり方をよく理解させてくれたのみならず、この治療困難な病いに対する音楽療法の可能性が仄《ほの》見えた瞬間であった。

次の第七章は、統合失調症者の音楽表現病理に関するわたしの研究のまとめともいえる文章で、中欧の音楽療法に学んだオルフ楽器による自由即興を、わたし自身が大学病院と精神科病院の二つの現場で実践した経験からの考察である。少々長い文章だが、先行研究を下敷きに、あえて遠慮なく現代音楽に関する理論やドゥルーズの哲学などをも援用しつつ、病者の音楽表現における精神病理学的な意味を論じようとしたものである。考察を通じ、第五章で気づかれた創造的エレメントが、統合失調症の核心的病態のはらむ強度的－生成的次元に由来することが明確化されている。

この研究の後にわたしが経験したのが、当時かかわっていた音楽活動の突然の廃止であった。この間の事情についてはあちこちに書いたので繰り返さないが、わたしは組織や社会というものがときに微視的な〈生命〉を殺すことがあることを実感した。そして日本芸術療法学会（花村誠一会長による第三九回大会、二〇〇七）における「いま改めて表現の精神病理を問う」というシンポジウムに参加したのを機に、第七章で考えた病者の表現が社会に対してどのような意味をもつかを考えた。それを論文化したのが第八章である。スティーゲの考え方（文化中心主義）にも呼応する内容であろう。第十二章（病跡学的な内容も含むので本書では後ろに置いた）は、その後の伊東光介氏とのセッション経験も含め、ある思想誌の求めに応じてより広い意味での病理性と音楽との関わりについて論じた文章である。

さらにもう一つ、「病跡学」という学問分野にもわたしは長く携わってきた。第九章から第十一章がそれに該当する。扱った芸術家はけっして多くはないが、それでもマーラー（第九章）、シェーンベルク、ベルク、ウェーベルン（以上、第十章）、そしてケージ（第十一章）という、それぞれ特徴のある人物の生涯と創造を取り上げた。本書には掲載しなかったが、イタリアの現代作曲家ジャチント・シェルシについて考えたこともある。周知のように、西洋調性音楽は後期ロマン派のワーグナーやマーラーにおいて拡大・膨張の極点に達し、亀裂を見せ始めた。続くシェーンベルクらの新ウィーン楽派が無調音楽においてそれを壊し、新たな秩序たる十二音音楽を発明・応用・徹底するが、ケージに至ってその新たな秩序も含めて音組織が完膚なきまで破棄されるという一連の流れがある。

　それほど明確に意識していたわけではないが、このような音楽自我の崩壊過程（それはとりもなおさず新しい位相の出現ということになるのだが）と統合失調症の病理的変化とをわたしはどこかアナロジカルに捉えていたようで、若い頃のマーラーに始まり、ケージを論じたところで何か一つの区切りをつけたように感じたのを憶えている。とりわけ興味深かったのが、ウェーベルンにおける〝病いと創造〟である。彼の（音楽的）「言語危機」ともいえる微小形式の音楽や、その後、作曲家自身が「私の人生」とまでいった徹底した十二音音楽は、ウェーベルンが統合失調症を発症したかどうかは措《お》くとしても、わたしにとってこの病いの精神病理のこの上ない音楽的図解であったし、音楽療法場面における病者の表現を理解するさいにも大いに役立った。

　統合失調症ばかりではない。マーラーにおける強迫的衝動性と汎人間的な病理としてのパラノイア性、シェーンベルクにおける闘争的で発明的なパラノイア性、ベルクにおける神経症・心身症的傾向と循環病性、ケージにおける二大内因性精神病の疾病論的交叉など、音楽家の生涯や性格、創造を論じるさいには広範囲にわたる疾病論的議論が必要であった。もちろん、たんに診断的議論をしたのではなく、病理に孕《はら》まれる創造性を探究し、非凡な作品のあり方から病理の新たな意味を汲み取り、また創造プロセスからそれぞれの危機回避の様態を特定しようとする試みであった。それらの作業によって、さまざまな創造性のあり方が存在することを知るとともに、人間精神と音楽との複雑で多様な関係を具体的に確認することができたのはわたしにとって大きな収穫である。

最後の第十三章だけは話し言葉で書かれている。「日本芸術療法学会」を主催したときの会長講演の記録である。大会は東日本大震災と原発事故の年が暮れかかる師走の二日間であった。未曾有の出来事から早くも丸四年が経とうとしているが、今なお状況はいささかも変わっていないように見える。それどころか、現代社会の問題性は、現在ますます深刻の度合いを深めているのではないだろうか。なまの現実から遊離したおびただしい情報やコミュニケーションの氾濫のさなか、予想外の出来事や不気味な暴力が日常的に突発してくる。

このような不安定な状況のなかでこそ必要なのが芸術的プロセスである、とわたしは考える。巷間いわれるところの表層的な「癒し」ではない。それとは根底的に異なる触発的な体験プロセスである。〈生命〉を内在させた音楽や、それを媒体とする音楽療法はそのプロセスを担うべき十分な資格を備えている。第十三章の患者さんの声を予告的に紹介しよう。彼は自らの混沌とした世界を「ダイヤル戦」と呼び、それでも音楽に感動しながら「美から離れない限り大丈夫」「何でも幸福ならば合格」といった。このような「感動」と「喜び」こそが、さまざまなニーズに対応する上での音楽療法の指針である。

音楽療法と精神医学 ―― 目次

第四章　日本の文化風土と音楽療法——望まれる実践の方向性とその現代的意義　121

第一章　音楽療法の現在

——世界的展望とわが国の課題

一九五〇年代にアメリカで音楽療法の現代的なシステムが産声をあげてからすでに半世紀以上が経過している。この間に音楽療法は、海外はもとよりわが国でも大きな進歩を遂げた。

一九八〇年、『児童心理学の進歩』に音楽療法の総説を掲載した中村均は、当時の日本の研究状況について、文献数が少ないことを嘆きながら、「各人が第一歩から歩みなおしているかのよう」と記しているが、いまや日本音楽療法学会の会員数は約六〇〇〇名にのぼっている。各地に音楽療法士の養成コースが生まれ、関連著作の出版や専門書の翻訳も相次いで行なわれた。国内の音楽療法関連雑誌も数誌を数え、商業誌に掲載される文章も合わせると文献数も相当な数にのぼる。

ドイツの精神科医シュトローベルとフプマン（Strobel & Huppmann）は、『音楽療法　基礎・形式・可能性』（一九七八）において、音楽療法の「現代」を標識する特徴として、関連組織・団体の結成、音楽療法士養成機関の開設、多くの治療教育施設における音楽療法部門の設置、および学問的出版物の急激な増加等々を挙げているが、わが国においても、ようやく「現代」音楽療法が社会に根づきはじめた、といってよい状況なのかもしれない。

とはいえ、わが国の音楽療法界の現状が歓迎すべきことばかりかといえば、じつはそうではない。臨床・研究・教育、そのいずれについても、海外の状況に近づきつつあるとはいえ、いまだそれと一線を画する特徴が見て取れる。

予告的にその一端を記せば、たとえば臨床面において、歌唱を中心とするレクリエーショナルな活動が多い反面、心理療法的な実践が少ないこと、研究面では、数量的・実証主義的な研究方向が称揚される傾向にあり、いわゆる「質的リサーチ」に相当する研究論文と理論研究が乏しいこと、教育面では、音楽療法士の専門性に関する認識がいまだ曖昧であり、十分な知識・技能を育てる教育システムが整っていないこと、などが挙げられる。ことの是非に関する判断はいま措《お》くとしても、これらが、歴史の浅さゆえの過渡的現象であることを指摘しても間違いではあるまい。

――以上の問題意識から、わたしは本章で、音楽療法についてまずは国内外を問わず世界的な視野のもとに、現在の状況や研究動向をまとめてみたい。というのは、音楽療法にあまり馴染みのない読者に音楽療法の「現在」をお伝えするのが第一の目的だからである。

以下、**1**では、関連組織・団体の歴史や臨床活動の全体的流れ、あるいは教育の状況について概観し、続く**2**では、いくつかの重点項目、すなわち[1]科学的研究、[2]臨床研究、[3]理論研究、[4]研究方法論への問い、という視点から音楽療法研究の諸相を描く（この部分が本稿の中心部分である）。

そして最後の**3**で、それらを踏まえ、わが国における上記の問題点について短く考えを述べる。音楽療法のグローバルな発展の相のもとで、わが国における臨床・研究・教育の課題を一瞥するのを第二の目的としたいからである。なお、上記中村均の論考は、主として日本の状況について記述しているが、村井靖児が一九八三年に、治療原理と技法論の観点からその時期の海外の状況についてまとめ、やや遅れて一九九五年、わたしがドイツ語圏を中心に音楽療法の現状を展望しているので、それぞれ参照していただきたい。

1 音楽療法の現代史

1 海外関係団体の歴史

現在、欧米を中心として世界各地に音楽療法の関連組織が存在するが、世界に先駆けて音楽療法協会という組織を設立したのはアメリカである。一九五〇年に「全米音楽療法協会」（National Association for Music Therapy = NAMT）が創設された。その後、一九五八年にイギリスに「英国音楽療法協会」（British Society for Music Therapy = BSMT）が、一九五九年にはオーストリアに全国組織（Österreichische Gesellschaft zur Förderung der Musikheilkunde）、一九八四年に「オーストリア音楽療法士職業組合」（Österreichische Berufsverband der Musiktherapeuten = ÖBMに改称）が設立され、こうした動きがヨーロッパ各国、南米と広がっていった。

たとえば、旧東ドイツには、一九六九年に「東ドイツ音楽療法協会」（Deutsche Musiktherapeutische Vereinigung Ost = DMVO）が、また旧西ドイツには一九七二年に「ドイツ音楽療法協会」（Deutsche Gesellschaft für Musiktherapie = DGMT）が設立され、DGMTには職業面での政治的な役割を専らとする組合

(Deutsche Berufsverband der Musiktherapeuten = DBVMT) が一九七八年から置かれている。イギリスにも一九七六年に「英国音楽療法士協会」(Association for Professional Music Therapists=APMT) ができ、音楽療法士の雇用制度や報酬などのガイドラインを作成している。その他、ニュージーランドに一九七四年、カナダに一九七七年と音楽療法協会の設立が続いており、ヨーロッパにはフランス、イタリア、スペイン、ギリシャなどに協会がある。

ところで一九八五年には、イタリアのジェノヴァで行なわれた第五回音楽療法世界会議のおりに、「世界音楽療法連盟」(World Federation of Music Therapy = WFMT) が結成されている。その他の世界的な動向については、マラント (Maranto 一九九三) およびデッカー＝フォイクト (Decker-Voigt 一九九六)、またアジア諸国については、香港のパン (Pang 一九九四)、中国のツァン (Zhang 一九九四)、台湾のリー (Lee, Ch. S. 二〇〇三)、韓国のキム (Kim 二〇〇二) およびチョン (Chong 二〇〇五) を参照されたい。

日本の音楽療法関連史

さて、わが国においては、全国的な組織が存在しなかった一九六〇年代から、長い間さまざまな専門家が地道な実践を行ないつつ研究を重ね、音楽療法界をリードしてきた。その代表的なパイオニアとして、故・山松質文 (一九一三〜二〇〇五)、故・桜林仁 (一九一六〜一九九五)、故・加賀谷哲郎 (一九一一〜一九八三)、松井紀和、村井靖児、遠山文吉、故・田中多聞 (一九二六〜二〇〇八) などが挙げられる。

歴史的イベントとしては、桜林仁・貫行子が日本における音楽療法の初の翻訳書 (ジュリエット・アルヴァン『音楽療法』、一九六六) を出版し、一九六七年にはアルヴァン女史が日本を訪れている。また一九七三年には、ノードフとロビンズ（Nordoff & Robbins）の著書『心身障害児の音楽療法』が翻訳出版され、ロビンズ夫妻が一九八四年に初訪日している。一九七五年には松井紀和が「日本臨床心理研究所」を設立し、毎夏開催される音楽療法セミナーを通じて、全国の多数の音楽療法実践家の教育と音楽療法の啓蒙を担ってきた。また、一九八〇年には松井の『音楽療法の手引き』が出版されている。

一九八六年には日野原重明によって「日本バイオミュージック研究会」（のちに学会に発展）が組織され、一九八七年には村井靖児によって「東京音楽療法協会」が発足した。この時代までに、全国に多数の音楽療法研究会および勉強会が組織されていた。その草の根的な研究会を統合して一九九四年に結成されたのが「臨床音楽療法協会」である。そして一九九五年に、上記「日本バイオミュージック学会」と「臨床音楽療法協会」とが連合したかたちで、わが国初の、真の意味での全国組織、すなわち「全日本音楽療法連盟」（全音連）が設立された。現在の「日本音楽療法学会」（Japanese Music Therapy Association = JMTA）は、この全音連が二〇〇一年四月に発展的に改組したもので、音楽療法の普及啓蒙のほか、年一回の学術集会の開催、学会誌の発行、音楽療法士の認定（一九九六年から）、音楽療法士の国家資格化推進などの事業を

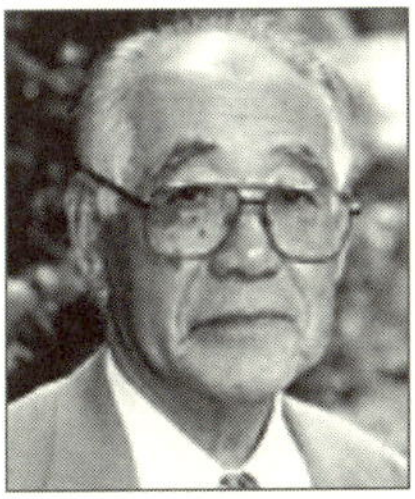

山松質文

日本の音楽療法の草分け的存在。1959年に自閉症児の音楽療法を開始。1969年「ミュージックセラピィ研究会」を創設し、心理療法としての音楽療法の実践を晩年まで続けた。著に『ミュージックセラピィ』『音楽療法へのアプローチ』など。1913～2005。

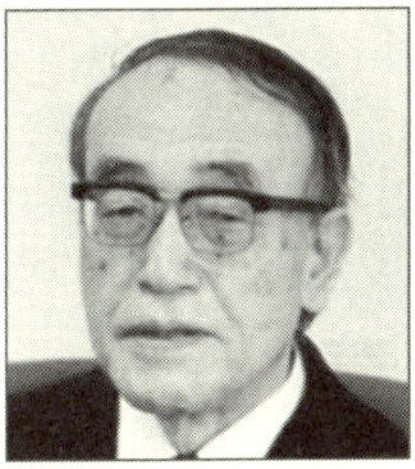

桜林 仁

音楽心理学者。日本の音楽療法活動の先駆的存在。日本音楽心理学音楽療法懇話会を主宰。イギリスの音楽療法家ジュリエット・アルヴァンによる『音楽療法』を翻訳するなど、音楽療法研究と文献の紹介も行なった。著に『音楽療法入門』『心をひらく音楽』など。1916～1995。

展開している。

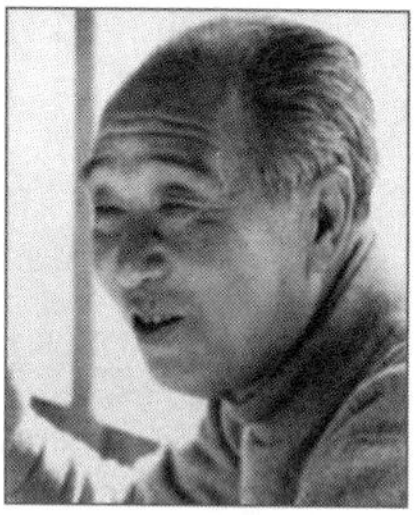

加賀谷哲郎
日本の音楽療法のパイオニアの一人。日本音楽療法協会を設立。知的発達の遅れた子供たちに対して「加賀谷式集団音楽療法」を提唱し、東京・横浜などの知的障害児の施設で実践した。1911～1983。

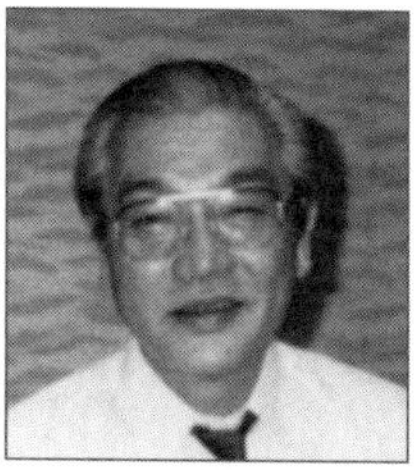

田中多聞
内科医。1960年より老年医学の研究を始める。その後、心身障害老人のための特別養護老人ホーム悠生園を設立、機能回復のための音楽演奏療法を開発。1969年第8回国際老年学会議で「有病老人の音楽療法」を発表し脚光を浴びる。著に『自分でできる音楽療法』『第五の医学　音楽療法』（ともに人間と歴史社）など。1926～2008。

2 音楽療法臨床の発展

この間、音楽療法の臨床がさまざまな流派を生み、複雑な展開を見せてきたのはいうまでもない。ごくおおまかにいえば、当初は「音楽療法」という新しい臨床技法を世間あるいは行政に認知せしめる必要から、治療効果を人間の〝行動の変化〟として客観的に捉えようとする、行動主義的な音楽療法の臨床と研究がアメリカで盛んに行なわれた。またこれとは別に、イギリスやドイツ・オーストリアを中心として、精神分析的理論にもとづく音楽療法の方法が開拓され、さまざまな学派を生みながら臨床応用されていくことになる。

アメリカではその後、上記の行動主義の科学的手法にあきたらない音楽療法士たちが、一九七二年に「アメリカ音楽療法協会」（American Association for Music Therapy = AAMT）を立ち上げたが、彼らが依拠したのは、主観的な体験や価値観、潜在的能力などを重視する〝人間主義的〟な考え方である（なかでも有名なのは「ノードフ・ロビンズ音楽療法」で、前掲書のほか『障害児教育におけるグループ音楽療法』、人間と歴史社、一九九八を参照されたい）。さらにこれらの人々は、トランスパーソナル心理学の考え方を音楽療法に取り入れ、「音楽によるイメージ誘導法」（Guided Imagery and Music = GIM）という〝聴取的〟な音楽療法の方法を創り上げてもいる。

もちろん、音楽療法の潮流はこればかりではない。ドイツでは一九八〇年代に、ゲーテの形態学とそれを精神現象に応用したザルバー（Salber, W.）の心理学に依拠する「形態学的音楽療法」（Morphologische Musiktherapie）がテュプカー（Tuepker 一九八八）らにより創始され、またゲシュタルト療法の音楽療法への応用として「統合的音楽療法」（Integrative Musiktherapie）がフローネ＝ハーゲマン（Frohne-Hagemann 一九九〇、二〇〇一b）らにより実践された。さらに旧東ドイツではシュワーベ（Schwabe 一九八七）が、神経症や心身症の脱緊張を目指した「調整的音楽療法」（Regulative Musiktherapie = RMT）という聴取的音楽療法の方法を創り出している。この時期、オーストリアでは多感覚的媒体としての音楽を障害児の臨床に活用する「オルフ音楽療法」（Orff 一九七四）が盛んに試みられた。

一方、南米アルゼンチンでは、小児精神科医のベネンソン（Benenzon 一九八三）が、人格に形成される「音アイデンティティ」や「ＩＳＯ理論」などをキーワードとした独自の音楽療法理論を展開させている。

その他、音楽療法の方法や考え方を挙げればきりはなく、のちに紹介する現代の新しい潮流も含め、現代の音楽療法は、さまざまな方法・理論が混在する〝多様性の場〟として、ますます発展を遂げているといっていい。ちなみに一九九九年にワシントンＤ・Ｃで行なわれた第九回音楽療法世界会議では、「世界の五大音楽療法」として、上記のうち「行動療法的音楽療法」、プリーストリー（Priestley）の「分析的音楽療法」、ノードフ・ロビンズの「人間主義的音楽療法」、ボニー（Bonny）の「音楽によるイメージ誘導法（GIM）」、ベネンソンの音楽療法が取り上げられた。

これら多様な音楽療法をどのように分類・整理するかというのは興味深い問題で、何人かの研究者がそれを試みているが、それは後述することにする。

3 音楽療法士の教育について

ところで、先に述べたような音楽療法関係団体は、「音楽療法士」という専門職を育成するために、ほとんどの国で「音楽療法教育とトレーニング」（education and training）のシステム構築にも貢献してきた。詳細は省くが、現在大きく分けて、「アメリカモデル」と「ヨーロッパモデル」の二つに区別することができる。

アメリカモデルとは、現在の「米国音楽療法協会」（American Music Therapy Association = AMTA：上述の全米音楽療法協会〈NAMT〉とアメリカ音楽療法協会〈AAMT〉が一九九八年に再統合した全国組織）が提示している、主に学部四年間で音楽療法士の資格を取得する形態である。一方、ヨーロッパモデルとは、主に音楽大学や心理系、医学系の大学を卒業したあとの「ポスト・グラデゥエート」（postgraduate）レベルにおける教育システムである。

とはいえ、国によって事情は異なるようで、アメリカ（羽石、二〇〇三）、カナダ（大久保、二〇〇三）、イギリス（松山、二〇〇三）、ドイツ語圏（塩原、二〇〇三、および内田、二〇〇三）、ノルウェー（井上、二〇〇三、二〇〇七）といった先進国の状況が、それぞれの国に留学した音楽療法士によって伝えられている。

二〇〇〇年に来日したニューヨーク大学のバーバラ・ヘッサー（Hesser, B.）によれば、音楽療法士教育に関し、現在さかんに議論されている問題として、次のようなものがある。

(1) 養成教育のスタンダードをどこにおくか
(2)「カリキュラムに基づく教育」か「職業的専門能力（コンピテンシー）に基づく教育」か
(3)「初級レベル」と「上級レベル」（学士・修士・博士のいずれのレベルか）
(4)「一般的教育」か「専門的教育」か
(5) 学術的トレーニングと臨床的トレーニングの関係
(6) 教師の資格・条件の問題（誰が教えるか）
(7) 教育プログラムを誰が認可するか
(8) 職業的資格を誰が与えるか

――いずれもすぐには答えの出ない問題であるが、一九九九年に世界音楽療法連盟が「音楽療法教育とトレーニングのガイドライン」を、また米国音楽療法協会が一九九六年に「職業的専門能力リスト」を発表しているため、参考にすることができる。わが国では二〇〇一年に日本音楽療法学会が、音楽療法士養成コースが参考にすべき「カリキュラム・ガイドライン01」（付則）を定めている。

欧米には、これらの点をおさえ、ユニークかつ充実した教育・トレーニングを行なっている養成コースが少なくない。二〇〇七年、わたしと岡崎香奈はデンマークのオールボー大学に現地視察し、またニューヨーク大学（アメリカ）、ウィーン国立音楽大学（オーストリア）、ギルドホール音楽演劇大学（イギリス）、メルボルン大学（オーストラリア）、ウィルフリッド・ローリエ大学（カナダ）については、インターネットその他からの情報源からまとめ、音楽療法士養成システムの〝あるべき姿〟を具体的に探っている（阪上ら、二〇〇七）。これらのうち、ウィーン国立音楽大学についてはシュメルツの文献（Schmoelz 一九八二、一九八七）、デンマークのオールボー大学についてはウィグラム、ペーダーゼンおよびオーレ・ボンデらの詳しい報告があるので参考になる（Wigram, Pedersen & Ole Bonde 二〇〇二）。

上記はいずれも〝精神力動的〟方向性か〝人間主義的〟方向性をもつ養成プログラムであるが、どのプログラムにおいても単に音楽療法に必要な知識や技能を身につけるのみならず、クライエントやセラピスト自身の内面的変化、あるいは音楽などへの〝気づき〟や感受性を高めるために学生自身がクライエント体験をする「自己体験」（Selbsterfahrung, self experience）というプログラム、あるいはそれに類した教育プログラムを有している。

教育システムの重要な軸に、セラピストの「パーソナリティの発展」という理念が含まれ、その理念や目標にもとづいた特色ある教育プログラムや有機的なカリキュラム構成、またそれを実現するスタッフを有している点は、わが国でも学ぶべき重要なポイントであろう。

なお、フォーリナッシュ（Forinash 二〇〇一）は音楽療法トレーニングにおける「スーパーヴィジョン」に関する著作をまとめており、その前半が邦訳されている（『音楽療法スーパービジョン』、人間と歴史社、二〇〇七）。これらに関連し、わが国ではニューヨーク大学大学院で学んだ岡崎香奈が、「感性化トレーニング」やスーパーヴィジョンについて発言し（一九九九、二〇〇〇）また実践（岡崎香奈・羽田喜子、二〇〇七）している。

2 音楽療法研究の現状と動向

以上のような音楽療法の現状を踏まえ、次に最近の研究状況を整理してみたい。さまざまな切り口はあろうが、ここでは、

1 医学モデルに基づく実証主義的な科学研究
2 多様な領域における実践研究・症例研究・技法的探究などの臨床研究
3 最新のものを含む音楽療法の理論研究
4 研究方法に関する議論

という切り口から論述していく。

1 科学研究

基礎研究と実証的臨床研究

ここでいう科学研究とは、実証主義的な数量的研究を指す。基礎研究と臨床研究、また調査研究があるが、基礎研究としては、一八八〇年にフランスのドジエル（Dogiel 一八三〇～一九〇五）が血液循環に及ぼす

音楽の影響を研究して以来、呼吸・脈拍・発汗・瞳孔・神経反射など、音楽が人間に及ぼす生理作用について、さまざまな実験研究が積み上げられてきた（Hodges 一九九六、Schneck, Berger & Rowland 二〇〇六）。

最近の測定技術の進歩に従い、これ以外にも、たとえば内分泌系（福井一、一九九九、二〇〇五ｂ）や免疫系（Dacher 一九九三、久保田進子、一九九九、和合治久、二〇〇四）への影響が調べられ、また画像診断（CT、MRI、fMRI、PET、SPECT）や脳磁図などの開発により、脳神経系への影響が図像的あるいは機能的に調べられるようになってきており、これらの研究にもとづいた臨床研究もある（矢野ひとみほか一九九八、三浦久幸ほか二〇〇五）。

一方、臨床の効果を測るさいには、これらの生物学的な指標に加えて〝症状評価尺度〟を用いることも多い。わが国の最近の論文の中から目についた報告の一部を挙げてみると、たとえば精神神経科領域においては、痴呆性疾患に対する実践にいくつか治療効果を実証したものがある。

たとえば、美原淑子ほか（二〇〇〇）は、脳血管性痴呆の老健施設入所者九例に一セッション一時間、週二回、合計一〇回の音楽療法を行ない、対照群五例と比較したところ、音楽療法施行群においてアルボーズ式音楽療法評価チェックリスト（「積極性」「持続性」「協調性」「情緒性」「知的機能」「歌唱」「楽器」「動き・運動」「表情」の九項目からなり、それぞれ五段階で評価する）で「積極性」、「協調性」、「動き」の項目に有意な改善がみられ、また事象関連電位でもP300潜時（刺激を与えてから反応が起こるまでの時間）が有意に短縮し、認知機能の改善が示唆されたことを報告している。

また、渡辺恭子（二〇〇二）によれば、痴呆症状を呈する高齢者一二五名を対象に、二週間連続して毎日音楽療法を実施し、その前後で認知機能検査ＭＭＳＥ（Mini-Mental State Examination）を施行したところ、

「見当識1（時間）」、「見当識2（空間）」、「記銘」、「七シリーズ」（引き算）、「復唱」、「三段階命名」、「読字」、「想起」、「命名」の各項目と「合計点」において有意に音楽療法後の得点が高く、コントロール群一二六名においては、「想起」以外の項目で有意差は認められなかったという。

さらに、能見昭彦ほか（二〇〇五）は、介護老人保健施設に入所中、著しい心理・行動障害を示していた痴呆性高齢者に〝集団音楽療法〟を施行したところ、周辺症状（Behavioral and Psychological Symptoms of Dementia = BPSD、脳細胞の死滅によって現れる中核症状に対して、環境や周囲との関係によって現れる抑うつや幻覚妄想、徘徊などを指す）の軽減が明らかであった二症例を報告している。

また、そうした認知的・機能的側面の評価ではなく、痴呆性高齢者三例を対象に、独自に開発した評価法で質的な〝感情面の改善〟を実証した蔭山真美子（二〇〇二）の研究もある。先述の美原盤ほか（二〇〇五）は、多専門職者で構成される音楽療法チームによる対応で〝抑うつ状態〟が改善した筋萎縮性側索硬化症患者の一例を報告してもいるが、これは日本脳卒中学会による脳卒中感情障害の評価尺度とVitality Index（意欲の指標）を用いて評価したものである。

ところで馬場存（二〇〇四）は、精神科領域における音楽療法の評価法についてまとめているが、このような評価尺度そのものに関する研究も貴重であろう。

新しい動向——神経学的音楽療法

馬場存のものを除き、これらの研究はすべて、研究者の仮説・命題・理論を、事実にもとづいたデータに照らして検証することを主眼とした方法である。証明された因果関係ないし結果は、人間にかかわる事象の〝規則性〟として一般化され、同様の属性をもった対象者に対して適用することができる。近年このような考え方に立脚する「証拠に基づいた医学」（Evidence Based Medicine：EBM）が医学界でも大きな位置を占めているが、同じく臨床的な治療法である音楽療法においても、臨床的効果を説明するさいに、事実に基づく証拠（エヴィデンス）は重要とされている。

最近この方向を徹底し、治療における科学的データをますます重視する実践・研究の動きが神経学的リハビリテーションの領域に現れてきた。コロラド州立大学のマイケル・タウト（Thaut 二〇〇五）によって提唱される「神経学的音楽療法」である。タウトは〈音楽療法の歴史的なパラダイム転換〉を謳っている。すなわち、「セラピーのなかの音楽が治療過程の中で社会文化的な価値をもつものとして機能しているという概念から、音楽は認知や感覚運動機能の神経生理学的な基盤に影響を与える刺激のひとつであるという概念へと転換する」というのである。それにすぐさま同意するかはともかくとして、これが音楽療法の科学的方向をいっそう推し進める動向であることは間違いない（また別の新しい動向については後述する）。

臨床技法としての神経学的音楽療法の対象は、パーキンソン病や脳梗塞後遺症、外傷性脳損傷、失語症、脳性麻痺などの神経学的な疾患や損傷をもつ患者や高機能障害を有するクライエントである。感覚運動リハビリテーション、言語リハビリテーション、認知リハビリテーションが主な領域で、それぞれにいくつかのトレーニングの技法が開発されている。

当然というべきか、これらの方法はわが国の医療関係者にも好意をもって受けとめられ、厚生労働省の研究班や日本神経治療学会の協力も得ながら、二〇〇四年には第一回の「神経難病における音楽療法を考える会」が神経内科医や音楽療法士らで催された（以来、二〇一四年現在まで年一回開催されている）。神経内科医・美原盤のグループ（二〇〇五a、b）は、同様の考えから、パーキンソン病患者への歩行障害のリハビリテーションに音楽療法を適用し、リズム刺激、メロディ刺激の即時的効果について三次元動作解析装置を用いて測定し、病態の改善を実証した。

後述するように、音楽療法の世界においては、実証的な科学研究に対して批判的な意見も多く聞かれるが、障害や疾病、症状などの対象と治療の目標によっては、こうした科学的な実践・研究には現実的なニーズがある。音楽療法においても医学や他の自然科学に学びつつ、研究の科学性を厳密化する努力がまずは不可欠であろう。――科学的な研究方向の論文が多く掲載されているのは、アメリカの『Journal of Music Therapy』であり、また近年ではわが国の『日本音楽療法学会誌』に多いので、あわせて参照されたい。

2 臨床研究

しかし、現代の音楽療法のなかで、上記のようなクリアーカットな方法はまだ多数とはいえない。むしろ数字では表現しえない内的な変化や、予測が不可能な現実のなかで格闘している例が多いのではなかろうか。近年、そのような音楽療法の対象領域は格段に拡がり、現在は各分野からの実績がまとめられる時期にきているように見える。

以下に、対象領域の拡大と、その中から現れた成果たる書物、治療プロセスを記述した事例研究、臨床的音楽技術の探究などに関する臨床研究を取り上げることとする。

適応領域の拡がりとその成果

音楽療法の従来の対象としては、知的障害・自閉症などの児童領域、統合失調症や神経症・心身症を中心とする成人精神科領域、痴呆性疾患などの高齢者領域という三領域が中心であった。それらの経験をまとめた成果をまず挙げてみると、たとえば児童領域ならボクシル（Boxill 一九八五）、ウィグラムとデ・バッカー（Wigram & De Backer 一九九九ａ）、遠山文吉（二〇〇五）、土野研治（二〇〇六）、成人領域ならタイソン（Tyson 一九八二）、アンスデル（Ansdell 一九九五）、ウィグラムとデ・バッカー（Wigram & De Backer 一九九九ｂ）、久保田牧子（二〇〇三）、阪上正巳（二〇〇三）、高齢者領域ならブライト（Bright 一九七三）、クレア（Clair 一九九六）、オルドリッジ（Aldridge 二〇〇〇）などをみることができる。とくにボクシルのものは、臨床アセスメントについて詳述した点が特徴的で、多くの音楽療法士の参考になっているものである。

上記三領域以外で近年実践が盛んなのはパーキンソン病や筋ジストロフィー、あるいは脳血管疾患後遺症などの神経疾患を扱う神経内科領域の音楽療法で、オルドリッジ（Aldridge 二〇〇五）、タウト（Thaut 二〇〇六）、ベーカーら（Baker, Tamplin & Kennelly, J. 二〇〇六）などの優れた著作がある。

またそれと同様、音楽療法ならではの領域といえば緩和ケア・ホスピスの分野があり、マンロー（Munro 一九八四）、コリン・リー（Lee, C. 一九九六）、サーモン（Salmon 一九九九）、オルドリッジ（Aldridge 一九九九）らにより、その困難で意味深い経験が報告されている。とくにサーモンの著書（邦訳『歌の翼に　緩和ケアの音楽療法』、春秋社、二〇〇四）はＤＶＤ付きであり、実際の臨床場面を見ることができて貴重である。この領域では最近、パヴリチェヴィックら（Pavlicevic & Wood 二〇〇五）により、小児ホスピスの活動が詳細に報告されてもいる。

一方、外科、内科など医学領域の音楽療法としては、ヒールとウィグラム（Heal & Wigram 一九九三）の編著（邦訳『精神保健および教育分野における音楽療法』、音楽之友社、二〇〇〇）のなかにマラント（Maranto）が多様な内容を紹介した論文が含まれている。またフレーリッヒ（Froehlich 一九九六）の編著には、入院治療を受けている子どもに対する実践について、多くの音楽療法士の経験が掲載されている。

さらに精神科領域で、早期の母子関係理論から摂食障害の音楽療法を展開したロース（Loos 一九八六、一九九六）や、災害や戦争などを通し最近注目されている外傷後ストレス障害（PTSD）に対する（ボスニア・ヘルツェゴビナなどにおける）自らの経験をまとめたサットン（Sutton 二〇〇二）の著作は、これまであまり扱われなかった対象に焦点を絞った活動の記録として、いずれも特筆すべき価値を有するものである。

最近では学校（丸山忠璋、二〇〇二、Tuepker 二〇〇五）や司法矯正施設（Reed 二〇〇〇）の現場にも音楽療法が入り込んでいる。また胎児とその母親、演奏不安のある音楽家、介護者・家族、音楽療法を学ぶ学生・診断名のない成人（自己探究、自己成長のため）など、音楽療法の研究対象は拡がるばかりである。

事例研究

当然のことであるが、このような多様な実践のなかから事例の報告が相次いでいる（もちろん上記の文献にも多く含まれている）。音楽療法の臨床効果を立証するために数量的な実証研究と並んで重要なのが、この「事例研究」である。これらの研究のなかのリアルな事例記述が音楽療法の現実を臨場感をもって伝え、そこからクライエントの反応や音楽療法士の試行錯誤、さまざまの考え方や臨床的技法、当該の方法の本質や有用性などがありありと浮かび上がってくることが稀ならずある。

こうした意味で画期的な著書が、ブルーシア編集の『音楽療法のケーススタディ』(一九九一。邦訳『音楽療法ケーススタディ 上・下』、音楽之友社、二〇〇四)であろう。この大部の書物には、上記のような広範な臨床領域、すなわち児童領域から精神科、高齢者医療、緩和ケア、脳外科・神経内科、産婦人科の各領域、あるいは音楽療法学生や健常者領域まで、全四二症例の治療プロセスがそれぞれ異なった著者により綴られている。

これに少し遅れ、ヒールとウィグラム(Heal & Wigram 一九九三)は一九九二年に行なわれた「EC共同体における保健および教育分野での音楽療法会議」にもとづく論文集(邦訳・前掲書)を編んだが、二二論文中のほとんどが事例研究であり、欧米各国およびオーストラリアの研究者による興味深い実践の数々を読むことができる。

同様に、各領域の事例を読める著作として、わが国では飯森眞樹雄と阪上正巳による編著『芸術療法実践講座4 音楽療法』(岩崎学術出版社、二〇〇四)があるが、もちろん『音楽療法』『音楽療法研究』『日本音楽療法学会誌』などの雑誌にもさまざまな報告が掲載されている。

また、書物一冊が一事例にあてられている研究報告が、目につくところ三つある。

一つは、「審美的音楽療法」を標榜する音楽療法士コリン・リー(Lee, C. 一九九六)によるもので、五〇代後半のピアニストでもあるエイズ(AIDS)の男性クライエントが亡くなるまでの約一年半の間、ピアノによる連弾即興や、それぞれの即興を聴き合うなどして過ごし、リーがセラピストとして変容していった記録(CD付き)である。特筆すべきは、CDに聴かれるクライエントの音楽の凄絶なまでの美しさで、臨床的営みがそのまま、もっとも深い意味において創造的営みとなっているさまがリアルに伝わってくる。

もう一つは、わが国の音楽療法士・土野研治によるものである。自閉症の少年とピアノ・レッスンを一四年間続けた臨床報告で、クライエントの生育につれて起こるさまざまな困難や問題に家族とともに悩みながら、セラピストも共に成長していくプロセスを記録している（『心ひらくピアノ』、春秋社、二〇〇〇）。

一方、エイギン（Aigen 二〇〇五 a）は、知的障害のクライエントと七年間（一五八回）にわたって〝トリオ〟によるジャズ・セッションを行なった記録を残している。このプロセスのダイジェストはＤＶＤで見ることができるが、ジャズのグルーヴ感（Groove）や生き生きとしたドライヴ感（Vital Drive）、演奏の微妙なズレ（Participatory Discrepance）など、音楽学の用語で表される音楽的現象が、治療上重要な役割を担うことを報告している。

なおエイギンは、すでに歴史的なものとなったノードフとロビンズによる障害児の音楽療法を実際のセッションの録音記録やインタビューから分析した質的リサーチ（ＣＤ付き）を公刊しているが（一九九八。邦訳『障害児の音楽療法』、ミネルヴァ書房、二〇〇二）、九例の事例に関する現在の視点からの検証であり、これらを広い意味での事例研究に含めることも可能であろう。今は亡きポール・ノードフ（いうまでもなくノードフ・ロビンズ音楽療法の創始者）の鬼気迫るピアノが聴ける意味でも貴重な資料である。

臨床の方法

では上記のような事例において、音楽療法士はどのような臨床技法を使っているのだろうか――。

音楽療法という臨床実践においては、治療効果を高めるために、活動を構成するさまざまな音楽技法や発音体の意味や可能性に関する探究が進められ、臨床に生かされている。ここでは、こうした研究のなかでもっとも多く行なわれている〈即興〉を中心に、セッションで用いられる臨床技法や楽器などの研究を概観する。

〈即興〉に関する研究のなかでまず取り上げておかなければならないのは、上でも言及したポール・ノードフ本人による即興音楽の指南書（Nordoff, Robbins & Robbins 一九九八。邦訳『ポール・ノードフ音楽療法講義――音楽から学ぶこと』、音楽之友社、二〇〇三）であろう。これはノードフが学生に語った講義録をロビンズ夫妻がまとめたもので、実際のセッションの中で音楽をいかに使うべきかが音楽の意味やその喜びとともに生き生きと伝えられている。全世界に拡がるノードフ・ロビンズ音楽療法の基本文献として重要な書物である。

また、音楽療法における〈即興〉の具体的技法の教科書としては、二〇〇四年に出版されたウィグラム（Wigram）による著書がすぐれている。〈即興〉といっても、ある意味で言語と同様に特有の語法・法則をもったコミュニケーションの手段である。こうした〈即興〉の文法をウィグラムは多くの譜例を活用しながら具体的かつ整然と伝えている。

ところで、このような〈即興〉を用いた音楽療法は、上記のノードフ・ロビンズ音楽療法以外にも、世界中に数多く存在している。ブルーシアは、一九八七年、こうした即興音楽療法の諸方法について、その特徴・アセスメントと評価・実践の手順・ダイナミクスとプロセスなどを詳しく解説した（邦訳『即興音楽療法の諸理論（上）』、人間と歴史社、一九九九）。取り上げられているのは、ノードフ・ロビンズ・モデル、アルヴァン・モデル、プリーストリー・モデル、リオーダン／ブルーシア・モデル、オルフ・シュールヴェルク・モデル、ハイムリッヒ・モデル、その他である。

一方、ドイツ語圏に目を転じてみると、ウィーンのシュメルツ（Schmoelz 一九七一、一九七五、一九八三、一九八八）が早くから神経症や心身症に対する深層心理学的な個人音楽療法を確立するなかで、病者の無意識が現出する場としての〈自由即興演奏〉の方法を開拓している。次いでスイスのヘギ（Hegi 一九八八）は、音楽療法における〈即興〉というテーマに特化した書物を著し、ゲシュタルト療法的な視点から、即興演奏に反映される「取り入れ」(Introjektion) や「投射」(Projektion)、「融合」(Konfluenz)、「反転」(Retroflektion) などの認知障害のパターンと音楽との関係を詳細に論じている。

その他、〈即興〉を毎瞬間に変転する動的ゲシュタルトと捉え、その最中に精神現象の治療的変化を読み取ろうとする形態学的音楽療法も含め、ドイツ語圏の音楽療法には〈即興〉を用いた心理療法的方法が多い（たとえば Decker-Voigt 一九九一、Smeijsters 二〇〇〇）が、これ以上は割愛する。まとめとして筆者の論文（一九九四）を参照されたい。

また〈即興〉に関して、わが国にも、その臨床的技法を分かりやすく伝える若尾裕・岡崎香奈による『音楽療法のための即興演奏ハンドブック』（音楽之友社、一九九六）、石村真紀・高島恭子による『即興による音楽療法の実際』（音楽之友社、二〇〇二）、野村誠・片岡祐介による『即興演奏ってどうやるの』（あおぞら音楽社、二〇〇四）などの著書があることを付け加えておく。

さて、音楽療法士が使う臨床技法は〈即興〉以外にも、歌づくりや既成曲の合唱・合奏、聴取的技法などヴァラエティに富んでいる。とくに欧米ではクライエントがセラピストの協力のもと、「自分の歌」を作曲する〝Songwriting〟の活動がさかんであり、精神病や幼児期のトラウマ、肉親に先立たれた青少年、脳損傷、白血病、癌などの悪性疾患に対する医療現場、ホスピス、学校など、さまざまな領域における方法・技法とその具体的実践例がベーカーとウィグラム（Baker & Wigram 二〇〇五）によって報告されている。

作曲ということでいえば、わが国の丹野修一がオリジナルに開発した〈合奏システム〉が世界的にみてもすぐれている。このシステムは、対象者の音楽性や音楽技術に合わせた作編曲により、練習なくしていきなり美的な〝合奏〟を実現させる方法体系で、丹野は長年にわたり統合失調症者に対して合奏活動を実践してきた（丹野は現在その体系的なまとめを準備中だが、筆者の著書『精神の病いと音楽』〈廣済堂出版、二〇〇三〉および折山もと子〈二〇〇四〉の論文でその一端を知ることができる）。

また現代の聴取的技法は、当然のことながらポドルスキー（Podolsky 一九五四）のように、音楽を〈薬〉のように処方する方法（これを「音楽処方」という）は採らない。なぜなら、同じ音楽を聴取する場合でも、個人の音楽経験や音楽嗜好、音楽文化、聴取時の状況、聴取の様態、さらには季節や一日の時間帯によっても受ける印象や影響は異なるからである。

先に挙げた「音楽によるイメージ誘導法（ＧＩＭ＝Guided Imagery and Music）」（Bonny & Savary 一九七三、Summer 一九八八）では、治療者（イメージの旅の案内をすることから「ガイド」と呼ばれる）の随伴のもと、リラクゼーション技法を用いてクライエントを安静状態に導きつつ、厳密にプログラム化された音楽を聴取させて「変性意識状態」（日常の意識状態とは異なる変容した意識状態。たとえばトランス状態など）をひき起こそうとする。また「調整的音楽療法（ＲＭＴ＝Regulative Musiktherapie）」（Schwabe 一九八七）では、音楽聴取中に、クライエントは注意をその音楽と自分のイメージ、そして自己身体という三者の間で振り子運動させるよう促される。目的は、リラクゼーションおよびその後の言語化のためである。ついでながら、少し前、聴取的音楽療法に関する技法論がディレオとウィグラム（Dileo & Wigram 二〇〇六）によりまとめられた。

このほか、詳論は省くが、臨床場面における〈声〉の治療的意義とその活用について探究した研究者がいる（ニューハム Newham 一九九七、リトナー Rittner 一九九六など）。これに関連し、〈声の即興〉を実践するドイツ在住の日本人音楽療法士・多田・フォン・トゥビッケル 房代による感動的な著作（『響きの器』、人間と歴史社、二〇〇〇）があることも記しておく必要がある。

さらに、ピアノや各種打楽器、モノコード、銅鑼《ドラ》やディジェリドゥなどの民族楽器など、楽器のもつ治療的可能性を論じた研究もある（該当文献などは阪上正巳、一九九五を参照）。

3 理論研究

では、音楽療法はどのように理論化されているのだろうか。音楽療法の分類・整理はどのようになされているか。治療理論はどのように深められ、また学際的に研究されているか。そして新しい研究動向にはいかなるものがあるか――。これらの観点から、以下に音楽療法界における主たる理論家たちの研究を紹介してみたい。

音楽療法の方法体系

音楽療法の整理・分類についてまず挙げられるのは、音楽セッションの形式と内容からこれを考えるシュワーベ（Schwabe 一九九六）の体系的整理である。シュワーベは音楽療法を大きく能動的方法と受容的

（聴取的）方法に分け、それぞれの下位分類として集団療法的方法と個人音楽療法に分ける。そしてさらにそれらを音楽の種類や内容、治療機制によって細かく区別している。これにより音楽療法は多くの種類に細分化されるが、わたしの目から見ると一番下位の分類がやや恣意的で、現在の実情を反映していないようにも見える。

これに対し、さまざまな音楽療法を自らが養分を汲んだ五つの治療のルーツから分けて考えたのがルード（Ruud 一九八〇）である。「五つのルーツ」とはすなわち、医学モデル理論、精神分析理論、行動療法理論、人間性心理学理論、情報理論である。これらは現在、おおむね受け入れられている区分であろう。

さらにスマイスタース（Smeijsters 一九九六a、b）は、①魔術的パラダイム、②数学的パラダイム、③医学的パラダイム、④心理学的パラダイムという四つのパラダイムに分類しているが、これは音楽療法を〈音楽作用の説明のされ方〉から整理した分類である。音楽の「超自然的な力」やピタゴラス学派の「世界の数的秩序」という考え方をも含む点で、音楽療法を有史以来の歴史へとつなげる拡がりをもつものといえる。これによればルードの医学モデルはスマイスタースの医学的パラダイムに当たり、また精神分析理論、行動療法理論、人間主義心理学理論の三つは、心理学的パラダイムに含まれてしまう。スマイスタースは心理学的パラダイムをさらに三つに分類しながら「音楽療法におけるアナロジー概念」という独自の考えをもち出すのだが、詳しくは『音楽療法事典［新訂版］』（人間と歴史社、二〇〇四）の該当箇所を参照されたい。

一方、ブルーシア（Bruscia 一九八九）は音楽療法の定義を扱う著書のなかで、臨床実践をいくつかの視点から分類・整理している。そのなかからいま二つだけ取り上げると、一つは実践領域あるいは治療の性質からの分類で、① 教育的実践、② 医療的実践、③ 癒し的実践、④ 心理療法的実践、⑤ レクリエーション的実践、⑥ 生態学的実践、という六つに分けるものであり、もう一つは、音楽療法がクライエントの全治療のなかで占める位置により、① 補助的レベル、② 増大的レベル、③ 集中的レベル、④ 主要的レベル、という四つに区別するものである。後者は治療者の介入レベルの深さからの分類と捉えてもよく、音楽療法には対象者との関係の浅い補助的な実践から、対象者の生き方や人生全体にまで影響を及ぼすほど深い実践まであることの表れでもある。

いずれにせよ、これらの分類により、私たちは多種多様な音楽療法をマッピングする座標軸を獲得する。もちろん分類そのものが目的ではなく、実際の臨床はほとんどこの網目の境界に位置するのであろうが、これらの分類により、目の前にあるセッションについて「これは音楽療法ではない」とか「これは音楽療法というにふさわしい」などと判断するのではなく、その活動がもつ特徴や性質を多様性のなかで正しく見定める目を養うことができる。

治療理論の深化と拡大

さて音楽療法の発展に伴い、その治療理論も深化・拡大してきた。これまで述べてきた有名な諸方法の創始者や弟子たちがそれぞれの学派ならではの理論を深めてきたのはもちろんだが、それらを逐一説明することは避け、ここでは音楽療法士・研究者のなかで特に理論的な仕事に秀でている学者たちを取り上げたい。

音楽療法の理論家のなかでもとりわけ大きな存在感を示しているのは、アメリカのブルーシアとノルウェーのルードである。ブルーシアは、上にも取り上げたように、音楽療法を精緻に定義し分類した著作（一九八九。邦訳『音楽療法を定義する』、東海大学出版会、二〇〇一）やさまざまな即興音楽療法の理論をまとめた大著（一九八七。邦訳『即興音楽療法の諸理論（上）』、人間と歴史社、一九九九）のほか、最近はＧＩＭに関する分厚い論考（二〇〇二ａ）を公にしており、音楽療法の文献のなかでもっとも引用される回数の多い学者である。

一方、ルードは、これも先に挙げた理論書で早くから世界の音楽療法の理論背景を整理したが、その後、音楽療法の文化的側面への傾斜を強め、最近は人類学の議論を援用しつつ即興や音楽療法のコミュニケーションに関する考察を深めている（Ruud 一九九八）。

また同世代で異色を放っているのが、カナダからアメリカに移ったケニー（Kenny. C.）である。ネイティヴ・アメリカンの血を引く彼女は、先住民族の教えや現代の哲学的議論を援用しながら、創造的な遊び・治療の場である〝Field of Play〟というコンセプトを練り上げたが（一九八九）、とりわけ注目されるのはその「審美性」（the aesthetic）に関する言及で、いまや世界中で重視されている音楽療法の〈審美的体験〉に関する議論の先駆けとなるものであった。最近、主だった論文を集めたアンソロジー（それ以前の二冊の主著まで所収）が出版されたが（二〇〇六）、彼女の仕事の全貌を伝える充実した一書であり、今後さらに注目を引く存在となるであろう。

彼らに続く世代にも論客は多い。イギリスのアンスデル（Ansdell. G.）、南アフリカから現在はベルギーに移ったパヴリチェヴィック（Pavlicevic. M.）、アメリカのエイギン（Aigen. K.）、ノルウェーのスティーゲ（Stige. B.）らがその代表である。ケンブリッジ大学出身の音楽学者でもあるアンスデルは、音楽学と音楽療法の互恵的な関係を強調し、両者の対話を促した（一九九七）ほか、哲学者マルティン・ブーバー（Buber.

M.）の〈出会い〉概念を援用しつつ、音楽療法における「あいだ（間）」（musical between）というコンセプトを提出するなどした（一九九五）。

パヴリチェヴィックは、南アフリカでの体験をもとに、音楽療法における文化的コンテクストに注目する一方、ウィニコット（Winnicott, D. W.）の対象関係論やダニエル・スターン（Stern, D.）の発達心理学などを参照して、音楽療法の意味を精緻に理論化した（一九九七）。エイギンとスティーゲはこれまで取り上げた仕事のほか、それぞれ「音楽中心音楽療法」、「文化中心音楽療法」というエポック・メーキングな考え方を提出しているが、これらについては後述する。

ドイツ語圏の論客には、形態学的音楽療法のテュプカー（Tuepker, R.）とヴァイマン（Weymann, E.）、またゲシュタルト療法的音楽療法のフローネ＝ハーゲマン（Frohne-Hagemann, I.）がいるが、すでに言及した。むしろドイツ語圏については先にも挙げた『音楽療法事典』（デッカー・フォイクトほか編著。人間と歴史社、二〇〇四）を挙げておくのが効率的であろう。上記の三人をはじめ総勢五三人の執筆者の手になるこの〈読む事典〉は、この地域の音楽療法の水準を余すところなく示している。各種医学や臨床心理学をはじめ、発達心理学、教育学、社会学、人類学、哲学、美学、音楽学など関連諸科学との領域横断的議論が多く所収されているのも特徴的である。

その後、音楽療法に関する教科書の決定版（『Lehrbuch Musiktherapie』、デッカー・フォイクトら。二〇〇八）がドイツから刊行された。きわめて包括的かつ体系的な書物で、出生前から人生の最終段階に至る人間の発展段階ごとに、さまざまな障害とそれに対する音楽療法の理論的基礎、臨床的技術、臨床適応、セッションのあり方、音楽の役割や効果、楽器の意義などを詳説し、具体的なケース記述も掲載したものである。

新しい潮流——音楽中心主義と文化中心主義

理論的研究の最後に、音楽療法に関していま最も注目される二つの考え方を示しておきたい。エイギンによる「音楽中心音楽療法」(Music-Centered Music Therapy 二〇〇五b)とスティーゲによる「文化中心音楽療法」(Culture-Centered Music Therapy)である。いずれも理論のみならず実践、教育、研究にまで適用される可能性をもつ考え方といえる。

まずエイギン(邦訳『音楽中心音楽療法』、春秋社、二〇一三)は、音楽療法は治療の中心に音楽をその〈核〉として持っていなければならないという信念にもとづきながら、音楽療法の「目標」を音楽独自の体験と表現の達成におく。これはきわめて大胆かつ興味深いテーゼである。なぜなら、従来の私たちの考え方においては、音楽療法の「目標」は音楽以外の臨床的課題、たとえば衝動コントロールや社会的スキルの向上、症状の改善、発達の促進などであり、音楽はあくまでその臨床目標を達成するための「手段」(means)に過ぎなかったからである。

ところが、この「音楽中心的アプローチ」においては、音楽学者エリオット(Elliot, D.)がいうところの〝musicing〟(音楽すること)が音楽療法の「目標」になる。臨床的諸問題の改善はこの「媒体」(medium)を用いた介入の一次的な目的ではなく、「二次的な結果」なのである。また研究方向としても音楽中心の方向性は一貫しており、生物学的、心理学的、社会学的、霊的、哲学的という、音楽以外のものを援用した研究方向ではなく、「音楽学的」な研究方向を示す。音楽療法のプロセスを、ほかならぬ音楽そのものの構造や意味のなかに見いだそうとするのである。

ノードフ・ロビンズ音楽療法や丹野修一の合奏活動など、これまでにも「音楽中心的」な方法は存在したが、こうしたエイギンの考え方が、臨床における〝音楽の質〟を高めようとする動きにつながるのは間違いない（リーの「審美的音楽療法」はその好例である）。また研究面でも、音楽療法独自の方法論を構築しようとしており、「音楽中心音楽療法」はあらゆる面で音楽療法のアイデンティティを強く意識した新たな動向と見なされる。

さて、このエイギンの考え方が音楽療法の足元を強くする思想であるとすれば、対照的にスティーゲの「文化中心音楽療法」（Culture-Centered Music Therapy 二〇〇二、二〇〇七）は、音楽療法をますます社会・文化的な文脈へと開いていく考え方といえる。スティーゲが指摘するように、障害や病いは社会や人間との関係、個人が置かれる複雑なコンテクストや環境の中から析出する。そうであるなら、治療も音楽療法室の週一回のセッションなどという閉じられた時間・空間や、クライエントとセラピストという二者関係のなかで行なわれるにとどまらず、上記のコンテクストや環境に働きかけ、それを変えていく努力であるべき、というのがスティーゲの考え方である。つまり、クライエント個人のみならず、それをとりまく家族や友人、施設関係者、地域社会、さらには行政や国家にいたるまでを音楽活動の対象とする。「文化中心音楽療法」は、文化や習慣の違いを意識した「文化特異的音楽療法」ではなく、（そうした視点を含みつつも）社会・文化のなかでそれらを変えていく「文化（参加）としての音楽療法」ないし「文化（運動）としての音楽療法」なのである。

スティーゲは、こうした考え方を理論づけるため、著書（邦訳『文化中心音楽療法』、音楽之友社、二〇〇八）の中で、文化や音楽の定義の検討をはじめ、人間の系統発生論や個人発生論、各種心理学、社会心理学、文化人類学、文化理論、文学論、美学、哲学、現代思想など、驚くほど広範囲の文献を渉猟しており、いささかナイーブであった音楽療法の議論水準を一挙に一般の人文科学の水準まで引き上げてしまった観がある。そのなかから、「既存の音楽療法モデルを個人的・局在的なコンテクストに適応させることを超えて」、(社会に開き個々のコンテクストに敏感な)「まったく新しい実践方法や新しい音楽療法理論」を構築しようとするのである。

この考え方の実践形態として、「コミュニティ音楽療法」(Pavlicevic & Ansdell 二〇〇四)や「生態学的音楽療法」(ブルーシア、一九八九)がいまや各地で行なわれ、音楽療法の活動範囲を拡げつつある。なお、ブルーシア(二〇〇二b)によれば、「文化中心音楽療法」は、行動主義的、精神分析的、人間主義的、トランスパーソナルという従来の四つの勢力に続く「音楽療法の第五の勢力」と位置づけられるほど、大きな潮流とみなされている。

4 研究方法論への問い

研究動向について語る場合、音楽療法の研究方法に関する議論が活発であることに言及しないわけにはいかない。多面的で複雑な〈生きている〉臨床現象を、どのように評価・研究すればよいか、という問題があるからであるが、他方、音楽療法が置かれた政治的状況の影響という一面もある。

先にも述べたように、音楽療法を他領域の研究者や行政関係者、あるいは一般の人々に理解してもらうためには、活動の有効性を数字で示した実証主義的(量的)、客観的な研究が求められる。音楽療法士の国家資格化や保険点数化、学位取得のためには、このような実証主義的な研究が必要なのである。

しかしながら、このような研究は、現場で働くセラピストには必ずしも臨床の現実を反映したものとは感じられない、という実感がある。実験的研究につきものの現実の縮減や操作（たとえば観察要素の絞り込みや介入の制限、仮説・検証という手法、予測不能性の排除など）が治療的現実にそぐわないからである。実際の臨床においては、予測不可能で数字にあらわれにくい人間の内面的事象（体験の主観的性質や物事の感じ方、価値観など）が重要で、それらに焦点を合わせた研究のほうが臨床的には有益な場合がある。

また、音楽療法に関する社会的認知に、世にいわれるほど実証的な研究が役立ったのか、という反論もある。むしろ社会の理解を獲得したのは、実際のセッションの見学や、映像資料、数字によらない著述などによるところが大きかったのではないか、というエイギンらの意見である（生野里花、一九九七）。

さらに、科学的認識自体を疑う本質論的な議論もある。時代がまるごと「科学」という迷信を信じ込んでいるといったエピステモロジカルな問題ばかりではない。スティーゲ（二〇〇二）はヴィトゲンシュタイン（一八八九〜一九五一）の有名な「アヒル－ウサギ」の議論を引きながら、データと理論は原理上、完全に分離されるというわけではなく、データの収集はすでにある程度まで解釈であると論じている。つまり、完全な客観性などはありえず、「われわれは解釈するように見る」ことから逃れられないというのである。

これらの考えから、治療現場における人間の包括的体験を、音楽療法の本質を歪めることなく科学的に研究するための方法論が求められるようになった。このような方法論は、実証主義的な「量的リサーチ」（Quantitative Research）に対して「質的リサーチ」（Qualitative Research）と総称されている。これは研究結果よりも研究のプロセスを重視する研究方向であり、特徴として、

(1) 現実を多重的・構成的・ホリスティックに捉える
(2) 研究対象は研究者と切り離された現実ではなく両者は不可分であるとする
(3) 般化の可能性としては時間と脈絡に結びついたかたちの仮説のみ可能とする
(4) すべての実在は相互的同時的に形成されており、結果と原因を区別することは不可能と考える
(5) 研究調査と研究者の価値観は結びついていると考える

などが挙げられる（生野里花、一九九七）。

当然のことながら、このような〝科学的〟研究は原理的に困難であり、さまざまな方法論が探究されてきた。その集大成となったのが、ウィーラー（Wheeler, B. L.）編集の『音楽療法研究 第2版』（二〇〇五）である。この浩瀚な書物には、「量的リサーチ」と「質的リサーチ」の双方に関して、その歴史や展望、原理、具体的な方法などが多角的かつ詳細に述べられている。同書の中から両者の研究のタイプを挙げてみると、「量的リサーチ」には、実験研究、調査研究、量的事例研究、応用行動分析などがあり、一方、「質的リサーチ」には、現象学的研究、解釈学的研究、自然主義的研究、グラウンデッド・セオリー、一人称

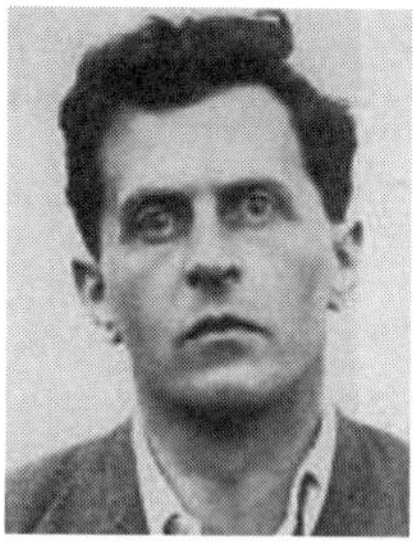

ヴィトゲンシュタイン
オーストリアの哲学者。言語哲学・分析哲学に強い影響を与えた。はじめ工学を学んだが、数理論理学に興味を抱き、B・ラッセルに師事。第1次世界大戦中オーストリア陸軍に従軍しつつ『論理哲学論考』（1921）を執筆。そのなかで、言語の適正な記述とは、どんな文もそれが表す現実を映したもの、またどんな考えも文であるということがわかるものでなければならないと主張した。のち、『哲学探求』（1936〜1949）を執筆し、前説をすて、「言語の意味とは表現の“使用法”という機能であり、表現が役割を演じる“言語ゲーム”である」と主張した。著作『哲学探究』のなかで、見方によっては“ウサギ”にも“アヒル”にも見える図（**下図**）を使って、完全な客観性などはありえないことを論じた。1889〜1951。

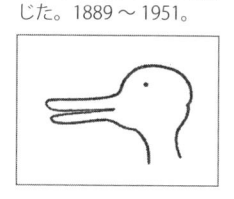

研究、民族誌および民族誌的傾向の研究、参加型アクション・リサーチ、ナラティヴ研究、形態学的研究、質的事例研究、アートにもとづく研究（Arts-Based Research）、個人的構成体心理学（Personal Construct Psychology）およびレパートリー・グリッド・テクニック（Repertory Grid Technique）がある。

また同書には、その他の研究のタイプとして、①研究対象音楽へのアプローチ、②哲学的研究、③理論の発達に関する研究、④音楽療法の歴史研究、の四つが挙げられている。

ところで、先のスティーゲ（二〇〇二）は、以上のような「量的リサーチ」対「質的リサーチ」、あるいは「客観主義」対「相対主義」という二元的な対立は、音楽療法研究において「スキュラとカリュブディスのあいだ」（「前門の虎、後門の狼」）ではないかと述べている。つまり、どちらに転んでも危険があるというのである。彼が著書のなかで音楽療法の「第三の文化」に向けて、精緻な議論を展開していることを付言しておきたい。

3 わが国の音楽療法の課題

以上のように、欧米先進国を中心に研究の状況を概観してきたが、音楽療法はその短い歴史にもかかわらず、相当の〝多様性〟をもって発展してきたことがわかる。では、こうした欧米の状況に照らすとき、わが国の音楽療法の課題はいかなるものになるだろうか――。以下、臨床・研究・教育という三つの側面について、それぞれ簡単に考えを述べておきたい。

[1] 心理療法的実践と独自な音楽療法の探究

まず臨床面についていえば、近年拡大しつつあるとはいえ、音楽療法の対象が従来の三領域、すなわち障害児、成人精神科、痴呆性高齢者になお集中しているという現実がある。しかも、知的障害や自閉症などの児童領域を除き、とくに高齢者や成人精神科領域で大集団の歌唱療法、しかもレクリエーショナルな方法がきわめて多い。これはたんなる印象ではなく、一九九九年に行なわれた音楽療法士へのアンケート調査（村井靖児ほか、二〇〇〇）でも確認されている。

裏を返せば、欧米諸国でさかんな〈即興〉を用いた心理療法的な個人音楽療法がまだ少ないことが、わが国の特徴ということである。――ただ、心理療法的な活動がなお少ないとはいえ、山松質文（一九九七）および山松質文ら（一九九九）、北本福美（二〇〇二）、稲田雅美（二〇〇三、二〇〇七a、b）、古平孝子（二〇〇七）など、すぐれた報告や論考が公刊されつつあることは記しておくべきであろう。

このような状況の背景として、後述するような〝教育〟の問題が大きい（心理療法的音楽療法の指導者不足）が、それ以外にも、そうした方法が普及すべき医療・福祉・教育・司法領域の専門家や一般の人々にいまだ音楽療法が正しく認知されていないこと、さらに音楽療法の保険点数化がいまだなされていないなど、医療経済的問題もある。

しかし、いじめや自殺、児童虐待、引きこもり、過食・拒食、リストカット、ドメスティック・バイオレンス（DV）、性犯罪の増加、重なる災害による心的外傷の頻発などを考えれば、心理療法的な心のケアが必要であることは論をまたず、欧米のように音楽療法士がこれらのニーズに応える責務があると、わたしは考える。

いま挙げた諸問題を解決し、上記三領域（障害児、成人精神科、痴呆性高齢者）はもとより、それ以外の幅広い対象者にも、個人や少人数グループの「心理療法的音楽療法」が普及していくことが望まれる。またこれに伴い、方法的にも、先に見たような即興的方法や歌づくり（Songwriting）などの、より心理療法に適合的な音楽形態が必要になることが予想される。――これらの能力・技術の向上も課題のひとつである。

臨床面の特徴としてもうひとつ、わが国で開発されたオリジナルな音楽療法の方法がまだ〝道半ば〟であることが挙げられる。児童領域では、それでも少なからぬ独創的な成果が達成されているように思われる。「発達臨床」という大きな枠組みのなかで音楽療法を捉えた宇佐川浩の研究（二〇〇七a、b）、発達的ないし教育的な観点から子どもの音楽療法に微細な観察眼を取り入れた遠山文吉の報告（二〇〇五、二〇〇六、二〇〇七a、二〇〇七b）、ピアノレッスンや声・身体に注意を払う土野研治の活動（二〇〇〇、二〇〇六）などが代表的である。

他の領域については、すぐれた活動は少なくないものの、まとまった形でその全貌が明らかになっているとはまだ言い難いのではなかろうか。わたしのみるところ、統合失調症者に対する丹野修一の「合奏活動（丹野メソッド）」は期待を抱かせるに十分な方法であり（阪上正巳、二〇〇三を参照）、現在、折山もと子が精神科病院のみならず高齢者施設（折山もと子、二〇〇四）や児童領域で応用しているが、体系的な〈まとめ〉が待たれるところである。

また、上でわが国に集団的な〝歌唱療法〟が多いことを述べたが、古来、「うたまい」や「あそび」など歌唱を好んだ国民性を考えれば、あるいはこれが日本の音楽療法のオリジナルな形のひとつなのかもしれない、との観測が成り立つ。山下晃弘ら（一九九六、一九九七、一九九八、二〇〇〇、二〇〇四）をはじめ、加藤美知子ほか（二〇〇〇）、青拓美（二〇〇四）などがこの方法を整理しつつあり、最近伴奏に関する技法書（平田紀子、二〇〇六）が出版されたが、この歌唱療法について、総合的・体系的な論考を期待するのはわたしばかりではあるまい。

ところで、わが国に独自の音楽療法といえば、精神科医の牧野英一郎は、日本古典文学など、古来の文献や日本音楽の検討から、日本人の音感覚や音楽性に見合った音楽療法のあり方を、一貫して模索している（一九九一、二〇〇〇、二〇〇三、二〇〇七a、二〇〇七b）。牧野のいうように、日本文化の検討がわが国独自の音楽療法を模索するうえで必要であるなら、欧米の研究者たち（たとえば、ヤサルギル Yasargil 一九六二、メラー Moeller 一九七一・一九七四、ホーデン Horden 二〇〇〇）が古代からの西洋音楽療法史を研究したように、私たちも日本もしくは東洋の音楽療法史を構築する必要があるのではなかろうか。日本や中国などの歴史的文献の中に、音楽療法的にみて興味深く啓発的な記述はかならず含まれているはずである。

2 科学主義的研究方向と本質主義的研究方向

次に研究面を考えてみる。かつて『日本音楽療法学会誌第6巻第1号』に、「音楽療法の研究を考える」という座談会が組まれたが（栗林文雄ほか、二〇〇六）、そこでまず話題にされているのは、学会誌への掲載論文の中に、先に述べた言葉を使えば、実証主義的な「量的リサーチ」が多く、いささかの〝偏り〟があるのではないか、ということである。

背景として指摘されていたことの一つは、音楽療法という学問自体がまだ歴史が浅く、医学などの「強大なアカデミズム」の圧力を受けざるを得ないという事情である。とくにわが国の音楽療法界には、医師が多く所属しているのが特徴的で、医学的な〝科学主義〟が強い影響力をもっている。もうひとつは、音楽療法士の国家資格化との関連で、政治や行政に対して、音楽療法の臨床効果を客観的な〝数字〟で明らかにしようという姿勢が強いという背景である。これらにより、たしかにわが国の研究の状況には、科学的な実証主義に傾く傾向はあるかもしれない。

ただ、一方で個性記述的な事例研究が少ないかといえば、そうではない。『日本音楽療法学会誌』にはたしかに少ないかもしれないが、他の学術誌を見ればかならず事例の報告は目にとまるのである。これに対して座談者の一人である林庸二は、事例研究の質を問い、これに関する教育の不足を指摘している。いずれにしても、これらの事例研究が、前述したような「質的リサーチ」になり得ていないことは確かで、わが国で科学主義的な研究にくらべて本質主義的な研究がいまだ少ないことは、やはり大きな課題として指摘しておかなければならない。

それに関連し、欧米の研究状況とわが国とでさらにはっきり異なると思えるのは、音楽療法の理論研究と、（とくに人文科学との）〝学際的〟な議論が極端に少ないということであろう。この分野でわが国から出た新しい理論研究としては、英米語圏の最新の動向に目を配りながら〈音楽することの力〉を中心に幅広い議論を展開する若尾裕（二〇〇〇、二〇〇六）、精神病理学的観点から統合失調症の音楽療法論を探究した筆者（本書第六・七章）、および統合失調症の治療における音楽に関して論じた馬場存（二〇〇七）、ラカンの精神分析理論に依拠しながら音楽活動のもつ治療的意義を考察した稲田雅美（二〇〇七b）など、まだ数えるほどしかない。

学際的研究についても同様であるが、かろうじて『日本音楽療法学会誌』が二〇〇二年に「音楽療法の学際性」という特集を組み、林庸二が心理学、真壁宏幹が教育学（人間形成論）、筆者（阪上）が民族学、岡崎香奈が音楽学、若尾裕が美学・哲学との関連について論じている。

また筆者（阪上、二〇〇七）は最近、音楽療法の基礎学として、人間と音楽との関係を〝五つ〟の視点、すなわち、①生物学的、②心理学的、③社会学的、④人類学的、⑤哲学・美学的視点から考察する「臨床音楽学」という学際的枠組みを提案した。

わが国における理論研究がまだ少ないとはいえ、前述したように欧米の理論書の翻訳は進んでおり、またロビンズやブルーシアをはじめ、ヘッサー、ケニー、エイギン、スティーゲ、リー、パヴリチェヴィック、アンスデル、タウトなど、海外の研究者の来日も相次いでいる。また、研究を進めるにあたって不可欠でありながら、これまでほとんどなされてこなかった書誌学的研究も国立音楽大学附属図書館の屋部操（二〇〇七a、b）により開始されており、今後の研究成果が期待されるところである。

3 音楽療法士の資格と職業的専門能力

最後に教育的側面について簡単に問題点を指摘しておきたい。

わが国で音楽療法士の本格的養成コースが音楽系大学に生まれたのは、まだここ一〇数年のことである。したがって、養成教育に関する議論が始まったのもそう古いことではない。だが、二〇〇〇年のバーバラ・ヘッサー教授（ニューヨーク大学大学院）の来日講演を機にその機運が高まり、同年の臨床音楽療法協会の機関誌『音楽療法研究第5号』には「音楽療法士の養成教育」という特集が組まれている。また『日本音楽療法学会誌第1巻1号』（二〇〇一）には、特集「音楽療法の専門性と教育」が組まれ、『同第5巻第1号』（二〇〇五）には、狭義の養成教育についてではないが、「資格取得後の学習」に関していくつかの立場からの論考が掲載されている。さらに『国立音楽大学音楽研究所年報第19集』（二〇〇六）にも関連論文を見いだすことができる。

いま、それらをいちいち取り上げるいとまはないが、これまで掲げた論文等を参考に、現在のわが国における養成教育の現状と問題点を列挙すると以下のようになるだろう。

(1) 音楽療法コースの乱立
(2) 養成プログラムにおける教育理念の不明確さ
(3) コンピテンシー（専門能力）に基づく教育という観点の乏しさ
(4) 理念やコンピテンシーを踏まえた有機的なカリキュラムの不備
(5) 指導者の不足
(6) コースあたりの学生数の過多
(7) 実習施設の不足
(8) 自己体験や感性化教育の不備（「パーソナリティの発展」という視点の乏しさ）

などである。

少子化の影響による学生数不足を補おうと、各地の音楽大学や短大が競って「音楽療法コース」を立ち上げたという背景がある。半世紀の伝統のある欧米先進国の現状にくらべ、いまだ非常に心許ない状況といって差し支えない。

上記はいずれも大きな問題であるが、なかでも音楽療法士の職業的専門能力をどう考えるか、すなわちコンピテンシーの問題について、いまだコンセンサスが得られていないことが最も本質的な問題であろう。そのために、日本音楽療法学会でも、音楽療法士の国家資格化を推進するにあたって、明確な教育要件が描けずにいる。ただ、こうした問題意識はすでに学会内でも芽生えており、現在、当該委員会で学会としての「音楽療法士のコンピテンシー」をまとめる作業が進められている。自己体験や感性化教育の問題も、その指導者の養成も含め、真剣に考えていかなければならない問題であろう。

参考になるのは、やはり海外の状況である。先にも述べたように、ヨーロッパでは大学院レベルの教育が主流であり（イギリスなどはすべてのコースが修士課程にある）、アメリカでもニューヨーク州では、修士レベルの教育を受けた者にのみ同州における心理療法業務内の「Creative Arts Therapy」の施行が認められるという法律が二〇〇六年に制定された。またアジアでも、大学院レベルの教育を導入している韓国の例がある。つまり、世界的には、ますます高水準の教育により、音楽療法士を育てる方向性がはっきりと見えるのである。

これら海外の動向を精査しつつ、わが国における音楽療法士の専門能力の水準を議論し、コンセンサスが得られれば、教育水準やその内容、さらには資格試験の水準設定の問題にまで自ずと議論が進んでいくのではなかろうか。

なるべく多くのクライエントに音楽療法を経験してもらうために、音楽療法士を一人でも多く生み出す必要がある、という議論に反論するものではない。しかし、それと同時に、少人数教育により、しっかりとした専門能力をもつ音楽療法士を〝じっくり〟と育てるという信念がなければ、この国の音楽療法文化は歪んだものとなり、結局はクライエントの利益にもならない。わが国の音楽療法の今後は、まさに〝教育〟に関する議論にかかっているのである。

新たな創造への転化

以上、現代の音楽療法に関する世界的状況と日本の課題を概説するという目的のもと、まず音楽療法の現代史と臨床活動の発展、および教育の現状を略述した。次いで音楽療法研究の現状を、①科学研究、②臨床研究、③理論研究、④研究方法論への問い、という枠組みで紹介したのち、わが国の音楽療法の現状について臨床・研究・教育という諸側面から簡潔に問題点を指摘した。

欧米の〝文献〟を引用するに際しては、どうしても原書に当たらなければならない場合を除き、なるべく邦訳のある文献を取り上げたことをお断りしておく。また論文の数が非常に多いため〝成書〟の紹介が多くなった。とくに、最近急激に増加しているわが国の音楽療法関連論文については、また別にレヴューワークが必要であろう。

一九五〇年代に音楽療法の「現代」が始まって以来、この新しい治療法は、関連団体の組織化が相次ぐとともに、臨床実践や方法の多様化が進み、音楽療法士の養成教育についても議論が積み上げられてきた。研究面においては、実証的な科学研究が着実な知見を重ね、タウトの「神経学的音楽療法」がリハビリテーション領域で確実に地歩を築きつつあるが、臨床研究の分野でも、ますます幅広い実践領域からの総合的な成果が報告され、事例研究や臨床的技法論に関する研究が厚みを増してきている。

また、音楽療法をメタレベルの視点から考える理論研究も英米語圏、ドイツ語圏を問わずさかんであり、すぐれた論客たちにより音楽療法の体系が整理され、本質論的な議論も深められている。とりわけ新しい潮流として、エイギンの「音楽中心音楽療法」とスティーゲの「文化中心音楽療法」が注目されるが、一方は音楽療法の〝アイデンティティ〟を強めるために実践に関する独自な考え方と研究方法を提案し、他方は音楽療法の思索や活動を〝文化社会的〟な文脈に開いていく、という興味深い対照をなしている（もちろん互いに矛盾するものではない）。

さらに、研究方法論に関する議論として、実証主義的な「量的リサーチ」に関する疑問から、臨床の生きた現実や内面的事象に忠実であろうとする「質的リサーチ」の方法が探究され、さらにそれらの間の対立を超えようとする動きがあるのも注目すべき動向である。

このような欧米諸国の現状に照らすとき、わが国の音楽療法は、近年発展が著しいものの、臨床・研究・教育いずれの側面についても課題を抱えている。臨床面では心理療法的な個人音楽療法が少なく、またわが国にオリジナルな方法の探究がいまだ道半ばである。研究面では客観的な実証研究にくらべて、本質主義的な研究や理論的・学際的研究が乏しい傾向がある。また教育面でも、音楽療法士の専門能力に関する認識が曖昧で、教育システムの水準が定められず、内容も十分に整わないなど、多くの問題がある。

とはいえ、あせることはない。わが国の音楽療法の「現代」が始まってからまだ二〇年余であるにもかかわらず、この間の発展には目を見張るものがある。諸外国の研究者との交流もさかんであり、海外で学ぶ学生も多い。また何よりわが国特有の音・音楽文化がある。欧米と同じ歴史を歩む必要はないのであって、現在の不足や空白は、むしろ私たちのアイデンティティを刻む余地と考えることもできるだろう。臨床場面がいつもそうであるように、困難ではあるが、問題や課題はつねに新たな創造へと転化される可能性をもつのである。

第二章　社会批評としての音楽療法

——ノルウェーに生まれた「文化中心音楽療法」をめぐって

二〇〇一年に誕生した「日本音楽療法学会」は、現在六〇〇〇名を超える会員を抱えている。音楽療法の現代的システム（関係団体の設立、音楽療法士の専門化、各種施設への浸透、方法論の多様化、関係書籍の出版など）がアメリカ・イギリス・オーストリアに萌芽したのが一九五〇年代であったから、半世紀のあいだ、この治療法は版図の拡大をつづけ、この極東の地にも一つの拠点を築いたことになる。この間、音楽療法はその時々の社会状況のなかで理論と方法の多様化を図ってきたわけだが、最近ノルウェーを中心として、文化・社会的な文脈に〝自らを開こう〟とする考え方が台頭してきた。理論としての「文化中心音楽療法」（スティーゲ）、その実践形態としての「コミュニティ音楽療法」（パヴリチェヴィック、アンスデル）や「生態学的音楽療法」（ブルーシア）である。

これらの考え方は、音楽療法の概念を拡張し、その対象を家族や施設、社会、行政など、クライエントをとり巻く周囲の環境にまで拡げるものであるが、わたしはスティーゲによる『Culture-Centered Music Therapy』（邦訳『文化中心音楽療法』、音楽之友社、二〇〇八）の翻訳作業を通じて、こうした考え方がひとり音楽療法の問題のみならず、現代の精神保健領域が抱える問題、さらには広く現代の文化・社会の問題をも内に包含するものであるとの印象をもった。

わたし自身はといえば、これまで精神科医としての体験や音楽療法の実践を通じて、統合失調症の精神病理を探究してきた経緯をもつが、訳業を通じて〝社会的コンテクスト〟の重要性に気づかせられたのである。この変化には、その直前にわたしが体験した出来事、つまり音楽療法の現場が廃止に追い込まれるという痛恨事も強く影響している。精神保健活動を含む現代社会の内には、音楽療法がこんにち立ち会っている問題がそのまま横溢しているといっていいのかもしれない。

――以上の問題意識から、ここでは、スティーゲによる「文化中心音楽療法」という考え方の概要を紹介し、それが現代の文化・社会に対して有する意義について、わたし自身の体験も交えて考えてみたい。

音楽療法について馴染みの浅い読者のために、まず現代音楽療法の発展史のなかにこの考え方を位置づけ、次いでこの〝文化中心的〟な考え方の概要をみる。そのうえで、わたし自身の体験を交えつつ、この考え方に触発されたさらなる意義を考察していくが、そこでは現代社会における〈管理〉と〈生〉の問題がクローズアップされる。

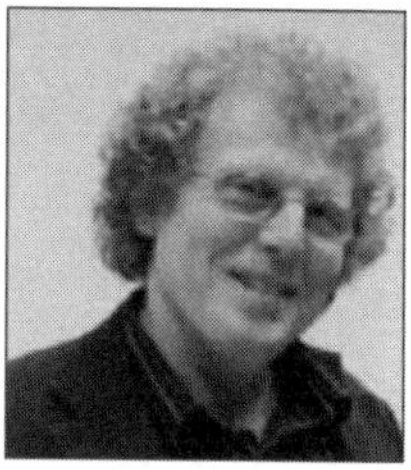

スティーゲ

ソグン・フィヨルダーネ大学（ノルウェー）音楽療法教育プログラム初代コーディネーターをへて、現在ベルゲン大学音楽療法科準教授およびコースリーダー。ノルウェー認定音楽療法士、Ph.D.。「コミュニティ音楽療法」という概念の創始者の一人であり、「文化」や「共同体」をキーワードに、いわゆる「エコロジカルな実践」を行なっている。『北欧音楽療法誌』編集主幹。音楽療法士の電子ジャーナル『Voice：音楽療法のための世界フォーラム』編集長（キャロライン・ケニーとの共同編集）。
スティーゲは『文化中心音楽療法』において、「文化中心的であるということは、歴史という枠組みや環境という枠組み、民族性という枠組み、言語という枠組み、信念や価値という枠組み、そして瞬間瞬間の相互作用を通して個人個人のあいだに発展する終わりのない移行的な枠組みが存在する、ということにいつも自覚的であるということである」と述べている。

1 「文化中心音楽療法」の位置

1 現代音楽療法小史

まず、現代の音楽療法がどのように発展してきたかを簡単にみておこう。ただし、ここでの記述は簡略にとどめる。詳しくは、村井靖児「米国における音楽療法のあゆみ」（芸術療法、一九七二）、阪上正巳「音楽療法の現況と展望」（臨床精神医学24、一九九五）、「音楽療法の現在——世界的展望とわが国の課題」（本書第一章）を参照されたい。

現在、欧米を中心として世界各地に音楽療法の関連組織が存在するが、世界に先駆けて「音楽療法協会」という組織を設立したのはアメリカである。一九五〇年に「全米音楽療法協会」（National Association for Music Therapy = NAMT）が創設された。その後、一九五八にイギリスで「英国音楽療法協会」（British Society for Music Therapy = BSMT）が、一九五九年にはオーストリアで全国組織（Österreichische Gesellschaft zur Förderung der Musikheilkunde）が設立され、こうした動きが東西ドイツをはじめとするヨーロッパ各国、南米へと広がっていった。

わが国においては、全国的な組織が存在しなかった一九六〇年代から、長い間さまざまな専門家が地道な実践を行ないつつ研究を重ねていたが、一九八六年に「日本バイオミュージック研究会」（のちに学会に発展）が組織され、一九九五年にわが国初の、真の意味での全国組織、すなわち「全日本音楽療法連盟」（全音連）が設立された。現在の「日本音楽療法学会」（Japanese Music Therapy Association = JMTA）は、この全音連を二〇〇一年四月に発展的に改組したものである。

この間、音楽療法はさまざまな流派を生み、複雑な展開を見せてきた。ごくおおまかにいえば、当初は「音楽療法」という新しい臨床技法を世間あるいは行政に認知せしめる必要から、治療効果を人間の〝行動の変化〟として客観的に捉えようとする行動主義的な音楽療法の臨床と研究がアメリカで盛んに行なわれた。またこれとは別に、イギリスやドイツ・オーストリアを中心として、精神分析的理論にもとづく音楽療法の方法が開拓され、さまざまな学派を生みながら臨床応用されていく。

アメリカではその後、上記の行動主義の科学的手法に飽きたらない音楽療法士たちが、一九七二年に「アメリカ音楽療法協会」（American Association for Music Therapy = AAMT）を立ち上げたが（彼らが依拠したのは、主観的な体験や価値観、潜在的能力などを重視する人間主義的な考え方である）、その代表的な方法として「ノードフ・ロビンズ音楽療法」がある。さらにこれらの人々は、トランスパーソナル心理学の考え方を音楽療法に取り入れ、「音楽によるイメージ誘導法」（Guided Imagery and Music = GIM）という聴取的な音楽療法の方法が出現することになった。

音楽療法の理論・方法はこればかりではない。旧西ドイツでは一九八〇年代に、ゲーテの形態学とそれを精神現象に応用したヴィルヘルム・ザルバー（Salber, W.）の心理学に依拠する「形態学的音楽療法」や、ゲシュタルト療法の音楽療法への応用として「統合的音楽療法」が開発された。さらに旧東ドイツには、神経症や心身症の脱緊張を目指した「調整的音楽療法」という聴取的音楽療法の方法がある。この時期、オーストリアでは多感覚的媒体としての音楽を障害児の臨床に活用する「オルフ音楽療法」が創始され、南米アルゼンチンでは、小児精神科医のローランド・ベネンソン（Benenzon, R.）により、人格に形成される「音アイデンティティ」や「ＩＳＯ理論」などをキーワードとした独自の音楽療法理論が発展した。しかし、これらはそれぞれ独自の発展を遂げているとはいえ、局地的な発展にとどまり、音楽療法のメイン・ストリームを形成するまでには至っていない。

その他、音楽療法の方法や考え方を挙げればきりはなく、台頭しつつある新しい動向も踏まえれば、現代の音楽療法は、さまざまな理論・方法が混在する〝多様性の場〟とみなされてよい。

２ 文化中心音楽療法の登場

さて、アメリカの音楽療法研究者ケネス・ブルーシア（Bruscia, K.）の序文によれば、「文化中心音楽療法」は、上記の行動主義的音楽療法、精神分析的音楽療法、人間主義的音楽療法、トランスパーソナルな音楽療法という四つの勢力に続く「第五の勢力」とされるものである。もちろん、現在の音楽療法がすべて文化中心的視点をもつものに置き換えられたということではなく、現実には上記すべての「勢力」が混在している。

また新しい動向として、感覚運動リハビリテーション、言語リハビリテーション、認知リハビリテーションを主な領域にＥＢＭ（Evidence-based-Medicine ＝根拠に基づく医療）に立脚したトレーニングを展開する「神経学的音楽療法」（マイケル・タウト Thaut, M. H.）や、音楽療法の「目標」を症状の改善や発達の促進にではなく、音楽独自の体験と表現の達成に置くという「音楽中心音楽療法」（ケネス・エイギン Aigen, K.）などの考え方も現れてきており、「文化中心音楽療法」のみが現代の新しい「勢力」というわけではない。とはいえ、碩学ブルーシアがあえて「第五の勢力」と呼ぶ独創性がこの考え方に含まれているのは事実である。

障害者の〝文化的な権利〟

この考え方が登場してきた歴史的背景を見ておくことにしよう。

その登場には、ノルウェーという国の地誌的・歴史的事情が大きく影響していたようである。スティーゲは、「ノルウェーの音楽療法は、とくにその草創期において、ハイ・アートに対するカウンター・カルチャー（対抗文化）として自己を性格づけていた」と記している。草創期とは一九七〇年代のことであるが、それまでのノルウェーでは、政府の芸術へのサポートはもっぱら、たとえば有名な劇場や交響楽団など、主要都市のエリート主義的な施設・団体によるハイ・アートに関係したものだった。ところが七〇年代になると政策の風土に変化が生じ、文化政策に関する論争の結果として、ポピュラー・アートや民俗芸術の諸活動をそれまで以上にサポートするようなかたちに国の政策が変わったというのである。

スティーゲによれば、そこで議論されたのは、芸術の価値は専門家が創造した作品の質に関係するだけではなく、人々の活動と参加の可能性にも関係している、ということであった。つまり、芸術や美的経験への権利はすべての人に与えられるべきであり、ジェンダー（社会的・文化的性差）や人種、社会階級、年齢、あるいは個人的リソース、地理的な条件などが美的経験への「参加」の権利に影響してはならない、とされたのである。この原則は障害者の権利にも当然適用され、ノルウェーの音楽療法のパイオニアたちは、この治療法が同国で足場を築いたとき、障害をもつ人びとの〝文化的な権利〟に焦点を合わせたという。事実、パイオニアのひとり、エヴェン・ルード（Ruud, E.）はブルーシアの書中で次のように記している。

「（音楽療法は）文化的な姿勢の一部であり、社会のなかで音楽をいかに使うか、そしてすべての人を包括する音楽的なコンテクストは何かという重要な問いを含んでいる。つまり音楽療法は、一般的な興味から派生するさまざまな文化的なテーマに対して責任のある答えを探し、地域共同体のために予防的機能を備え、社会的ネットワークを強化するよう試みるのである」（『音楽療法を定義する』、生野里花訳、東海大学出版会、二〇〇一）

音楽療法の定義や性格づけは現在数十を超えるが、そのなかでもこのルードの記述はユニークなものである。世界の大勢とは異なり、ノルウェーにおいては当初から、音楽療法は〝文化〟との関連のもとに考えられていたのであり、障害者が〝美的体験〟に参加する権利として、社会的コンテクストのなかで展開される活動であった。一九八〇年代に入ると、一九七二年に設立されたノルウェーの音楽療法協会が国の予算のもとに入ったという（井上勢津「ノルウェーの音楽療法事情」、二〇〇七）。

このあと、ノルウェーの音楽療法は国からの助成を受けて発展するようになったのである。スティーゲは明言していないが、おそらくこういう文化的政策変化の背景には、ノルウェーが他の北欧諸国と同様に高負担・高福祉国家であるという恵まれた環境にあったことがあり、また隣国デンマークやスウェーデンに発したノーマライゼーション*概念の影響も強かったと考えるのが自然であろう。

こうした環境のもと、一九八三年から西ノルウェーの小さな町サンダーネで、後述する「グロッペン・プロジェクト」が開始され、これが現在世界各地で行なわれている「コミュニティ音楽療法」の始まりとなり、スティーゲによる「文化中心音楽療法」の理論化へとつながったのである。

*ノーマライゼーション　障害者などが地域でふつうの生活を営むことを当然とする福祉の基本的考え。

2 文化中心音楽療法とは何か?

では、「文化中心音楽療法」(Culture-Centered Music Therapy = CCMT)とはいかなる考え方か、ここで本稿の文脈にとって必要な論点のみに絞って紹介することにしよう。というのも、スティーゲ自身、日本語版(『文化中心音楽療法』、音楽之友社、二〇〇八)の序文のなかで、「(CCMTという)特殊な職業的実践形態を広めようとしているのではなく、この学問領域における将来の研究と理論の発展の方向性を示すための理論的、メタ理論的視点を探究し発展させようとしている」と述べているように、理論としての文化中心音楽療法の扱う内容はきわめて広範かつ多岐にわたるからである(注1)。

注1　スティーゲは、議論の前提として文化の歴史と定義、人類の系統発生や個体発生、文化心理学や社会心理学と音楽療法の関連、音楽すること(ミュージッキング)の意味などから説き起こし、三つの事例を詳細に呈示しな

がら文化中心的視点の理論的仔細を明らかにするとともに、音楽療法を職業的実践として、学問として再定義しながら新たな領域と課題を提出し、最後にこの領域の新しい研究方法や方向を探るというふうに、きわめて広範で包括的な理論的作業を行なっている。

1 〈文化のなかの音楽療法〉と〈文化としての音楽療法〉

さて前章でも触れたように、「文化中心音楽療法」とは、ひと言でいえば、〈文化としての音楽療法〉という方向性を意識しながら、音楽療法をますます社会・文化的な文脈へと開いていこうとする考え方である。スティーゲが指摘するように、〝障害〟や〝病い〟は社会や人間との関係、個人が置かれる複雑なコンテクストや環境の中から析出する。そうであるなら、治療も音楽療法室の週一回のセッションなどという閉じられた時間・空間や、クライエントとセラピストという二者関係のなかで行なわれるにとどまらず、クライエントの置かれているコンテクストや環境に働きかけ、それらを変えていく努力であるべき、というのがスティーゲの考え方である。つまりクライエント個人のみならず、それをとりまく家族や友人、施設関係者、地域社会、さらには行政や国家にいたるまでを音楽活動の対象とする。

音楽療法と文化というと、すぐに思いつくのは、日本人に対しては日本音楽（文化）を、アフリカ人にはアフリカ音楽をセッションに導入する、などというものであろう。クライエントの文化的なアイデンティティに興味と尊敬を払いつつ、それに寄り添おうとする方向性である。スティーゲはこれを文化特異的な音楽療法、または〈文化のなかの音楽療法〉と呼んで〈文化としての音楽療法〉とは区別する。「文化中心音楽療法」とは、文化特異的な視点をある場合には含みつつも、それを超えて、クライエントの置かれたコンテクストを変え、シチュエーションを変える〈文化（運動）としての音楽療法〉を理論づけるものである。

また、この考え方は「参加への招待」ともいわれるように、音楽を従来の音楽療法が捉えてきたような「刺激などの手段（means）」や「コミュニケーションの媒体（medium）」とは捉えない。スティーゲは文化を「人間の共存を可能にし調整する習慣とテクノロジーの集積」と定義するが、この考え方においては、音楽は社会的・文化的な「環境」（milieu）や「コミュニティ」として捉えられている。

音楽は社会・文化的な何かに参加する（共存する）ことへの招待であり、ここで音楽療法は、〈文化（参加）としての音楽療法〉という性質をもつのである。なお、先にも記したが、こうした理論としての「文化中心音楽療法」の具体的な実践形態が、「コミュニティ音楽療法」や「生態学的音楽療法」などと呼ばれる活動なのである。

2 グロッペン・プロジェクト

コミュニティ音楽療法の例を一つ挙げよう。先に述べた「グロッペン・プロジェクト」である。

このプロジェクトは、ソグン・フィヨルダーネ県グロッペン市における、障害者への〝音楽提供〟を目的とするプロジェクト（一九八三〜八六）で、財政面を含め、国、県、市とノルウェー音楽療法協会が共同で行ない、スティーゲら三名の音楽療法士が関わった。これは文化参加としての音楽療法をスティーゲが初めて経験したプロジェクトで、アップビートという三〇〜四〇代の〝ダウン症〟のグループとの経験が中心となっている。

音楽療法の初めてのセッションにやってきたとき、アップビートのメンバーのひとり、クヌートが部屋の壁に貼ってある街のブラスバンドの写真に駆け寄り、

「ぼくたちもブラスバンドで演奏するの？」

――と叫んだことから始まる。

街のブラスバンドは彼らの憧れだったのである。音楽療法士たちは従来の音楽療法活動でない要望にとまどったが、そこからメンバーの夢を実現すべく、さまざまなプロセスが展開する。まず、約一年間の音楽即興の実践をとおし、メンバーはコンタクトとコミュニケーションをとることを学習し、ビートを合わせることや音楽構造やルールに沿った演奏をする技術、演奏にサインを取り入れることなどを学んだ。同時に音楽療法士たちは、地域の音楽評議会を通し、合唱団やブラスバンドにプロジェクトやアップビートについての情報を伝える。そしてまず建国記念日に、ある合唱団とアップビートが共同で演奏会を開くことにこぎつけ、その〝協演〟は成功した。

音楽療法士は一方で、さらなるスキルアップのために、メンバーとの個人・グループの即興演奏（ノードフ・ロビンズ・アプローチによる）を一年間つづけた。公共の場での演奏も行ない（レパートリーにはグリーグなどクラシックも加わる）、徐々にアップビートは街ではよく知られるグループとなっていく。そして三年目になり、ついに彼らは憧れのブラスバンドとの「協演」という夢を叶えるのである。

それにより、アップビートのメンバー、ブラスバンド、合唱団の新たな関係が生まれることになった。アップビートのメンバーは「サンダーーネ」という小さな街を歩けば、彼らの音楽仲間と出会うことにな

る。街の人びとの音楽に対する考え方も変わった。アップビートのメンバーは一生の思い出をつくり、新たなコミュニティでの位置を獲得し、さらにはこのコミュニティに暮らす特別なニーズをもつ他の人びとにとっても明るい見通しが生れたのである。その後、グロッペン市サンダーネ地区にはソグン・フィヨルダーネ大学音楽療法コースが開設され、北欧音楽療法学会の開催、音楽療法季刊誌の刊行、インターネットフォーラムの編集・配信など、国際的な音楽療法研究の中心地の一つとなっている。

この例が示すように、ここでの音楽療法は、従来のようにクライエントと音楽療法士により音楽療法室で行なわれる〝閉じた〟活動ではない。そのような形態で準備を進めつつも、対象を地域の音楽評議会や合唱団、ブラスバンドへと拡げ、音楽療法士は音楽活動のためのコーディネーターのような役割をも果たしている。それを通し、アップビートのメンバーは、地域の合唱団やブラスバンドとの音楽活動への「参加」を果たし、また地域の人びとの意識さえも変化させて、地域社会との「共存」が成し遂げられた。

さらには、この成功により、行政が動いて大学に音楽療法コースが開設され、学会の開催や学術誌の発行、ネットでの情報発信なども開始され、いまや極東の音楽療法研究者（筆者・阪上）が本論を書くに至っている。「グロッペン・プロジェクト」は、〈文化（参加）としての音楽療法〉が遂行され、社会・文化的なコンテクストを変容させる〈文化（運動）としての音楽療法〉が成功した好例といえるのではないだろうか（注2）。

注2　こうした同心円的に拡大する変化の諸相を、スティーゲはユーリ・ブロンフェンブレンナー（Bronfenbrenner,U.）の生態学的発達理論の用語（ミクロシステム、メソシステム、エクソシステム、マクロシステムなど）を用いて概念化している。

3 社会批評としての音楽療法研究

さて、スティーゲはこうした実践を理論づけるため、驚くほど広範囲の文献を参照しながら、いくつかの重要で興味深いキーワードを提出している。

たとえば、これまでとくに注釈も加えずに使ってきた「コンテクスト」（文脈、状況）という言葉がある。これは「文化中心音楽療法」を貫く〝キーワード〟（概念）といってもいいが、スティーゲはこれを普遍的（ユニヴァーサル）、局地的（ローカル）、個人的（パーソナル）という三つのレベルで措定し、個人においてそれらすべてが互いに結びつき、相互作用していると考えている。

普遍的なレベルのコンテクストは人類の系統発生のなかで進化した意味機能に、局地的レベルのコンテクストは個人が所属する集団の文化史に、個人的レベルのコンテクストはバイオグラフィあるいは個人の歴史、つまり学習や個人の体験に関係したものである。つまり、個人のコンテクストを考えるにあたって、スティーゲは生物・心理・社会・文化的な次元を切り離さず、それらすべてが結び合う〝結節点〟に位置する個人と、それをとり巻く複雑に錯綜した意味と関係性の全体を「コンテクスト」と名づけるのである。

音楽についても同様である。「出来事としての音楽は人間の原音楽性の文化的な表現として体系づけられたある瞬間の音である」というように、スティーゲは動詞形としての「音楽すること」（musicking）の極微発生的な発現の底に、系統発生に由来する人間の原音楽性（protomusicality）と、文化の歴史とともに多様に形成された複数の音楽（musics）とが個体発生に及ぼす影響をみている。

音楽療法は、こうしたコンテクスト概念、また音楽概念に照らしてみると、おそろしく複雑で多様な含意をもった活動ということになる。スティーゲは音楽療法を「進化している社会文化的コンテクストにおける状況関連的なプロセスである」とし、その実践を「コンテクストのなかでの意味形成（meaning-making in context）」と性格づけているが、そこには上記のような生物・心理・社会・文化といった多層的な含意と、網目のように張り巡らされた複雑な関係性が想定されており、そのなかでの緊張した相互作用のプロセスこそが重要なのである（注3）。

こういう現象を研究するときに、研究者もまたコンテクストの〝さなか〟にあると考えるのは自然である。スティーゲは、新しい研究方向をめぐる議論のなかでエスノグラフィ（ethnography：民族誌）的な研究方法と参加型アクションリサーチの可能性を挙げているが、いまそれは措くとしよう。わたしにとって興味深いのは、フランクフルト学派の批判理論などに触れつつ、彼が「音楽療法研究者は社会変化に貢献すべきなのだろうか?」と問うていることである。

〈文化（運動）としての音楽療法〉を提唱してきた彼の答えは明確である。

「音楽療法士と研究者は政治的・社会的責任をもつ」——。そして、「社会批評としての研究の問題、あるいは研究と社会変化の関係は、音楽療法研究を議論すべきときに、検討すべき課題の中心的位置を得る」というものである。スティーゲは、来日時（二〇〇四年）のインタビューでもこう答えている。

「わたしはときどき、コミュニティミュージックセラピーは世界を変えるというのです。でもいつも〝少しだけ〟と付け加えて……」

しかし、なぜスティーゲはことさらにそう語るのだろうか。現代の文化・社会的コンテクストにおける上記の緊張関係のなかで、クライエントと同様に彼自身もまた権力と抑圧の問題を体感しているからであろう。彼は研究をめぐる行論のなかで、現代の生活空間が科学・技術・行政によって支配され、制御され、植民地化されており、そこからの解放が必要である、と述べている。『文化中心音楽療法』のなかでスティーゲはそれ以上、このテーマに深入りしないが、わたしがこの文化中心的な視点に触発されつつ問題提起したいのは、まさにこの点である。

注3　スティーゲは、二つの観点から音楽療法を再定義している。すなわち、「職業的実践としての音楽療法は、クライエントとセラピストとの共同作業において計画されたプロセスにおける、状況関連的な〈健康ミュージッキング（health musicking）〉である」。また、「学問としての音楽療法は、音楽と健康との関係性を学び研究するものである」。

3　音楽療法と社会

1　現代社会における〈生〉

はじめにも記したように『文化中心音楽療法』を翻訳するに先だって、わたしは音楽療法と現代社会の関わりについて考え込まざるをえないような痛恨事に立ち会った。ある精神科病院において、長い歴史を有する音楽活動が廃止に追い込まれるという出来事である。丹野修一によるこの「合奏療法」（病院では「器楽クラブ」）については、拙著『精神の病いと音楽』に詳しく紹介したのでそちらを参照していただきたい。

簡単に書けば、クライエントの音楽的な技術の壁を取り払い、またメンバーの繊細な感覚や身体性に寄り添いながら、誰もが即座に〝審美的〟な音楽空間に参加できるように開発された方法で、世界的に見ても類のないオリジナルな活動である。

わたしは研修医時代の二年間を含む計一〇年間、この稀有な音楽活動に参加していた。厳しくも手応えのあるこの活動は、参加者に「生きている実感がある」などの発言をもって受け止められ、他の活動に参加しない患者も「（これだけは）特別」と通ってくるような引力をもっていた。それがとつぜん、三七年間の歴史を閉じることになった。主たる理由は、「患者の回転が悪い」というものであった。これは活動の性質からいって無理からぬことで、もちろん技術的にはそうしたベルトコンベアー式のセッションも可能ではあったが、それは活動の本質を失うことでもあった。リハビリテーション部の責任者と何度も話し合いを持ったが、治療の効率を求め活動を管理しようとする病院側の姿勢と折り合わず、結局、活動のすべてを中止することになったのである。

同じようなことがわたしと親しくするドイツ在住の音楽療法士（多田・フォン・トゥビッケル房代）にも起こっている。そのセッションも単なる即興音楽のやりとりではなく、窓外の緑や光、風など、その場のすべての環境を取り込むような、きわめて環境的・感覚的な特徴をもつもので、自宅の一角を改造してつくったアトリエに近隣の施設の障害児・者を招いてセッションを行なっていたが、施設側の管理者が変わり、〝非効率的〟という理由で活動の中止を余儀なくされたという。

クライエントのひとりがこれに反発していった言葉のひとつが、

「ぼくらはただ生きていたいだけなのに（なぜ行けなくなるの？）」というものだった。

これらの活動は共通して、人の〈生〉に注意深い視線を向けている。また治療がそのまま〝創造〟であるような活動である。ところが、それらがいずれも、まるで申し合わされたかのように時期を同じくして、効率の悪さ、治療効果の不明確さ、管理しにくさといった理由から、陰惨ともいいたくなるような仕打ちを受けている。わたしはここに現代の管理社会の問題をみる。「健康増進法」をはじめとする数々の医学・福祉関連の法律、マスコミにあふれる健康番組、ますます勢いづくセラピー・ブーム、精神医学においては操作的診断基準やＥＢＭ（根拠に基づく医療）の隆盛などに明らかなように、現代社会においては、健康水準や寿命、出生率や死亡率など、私たちの〈生〉そのものが効率的な管理の対象である。

しかし、「人間」を守ろうとするそうした「美名」のもとに、上記のような〈生〉の殺戮が行なわれている。フランスの哲学者ミシェル・フーコー（Foucault, M.）がいみじくも喝破するように、現代の「いのちの政治（biopolitics）の裏側は、死の政治（thanatopolitics）」なのであり、社会における「生活・生命の保証は死の命令と結びついている」のである。

２「抵抗」の拠点としての「芸術療法」

現代社会がそうした巧妙なカラクリをもつとすれば、しかもその管理が同じフランスの哲学者ジル・ドゥルーズ（Deleuze, G.）の指摘するように、金銭やコンピュータを介して社会のあらゆる局面にまで（人々が自動的にこれを行なうまでに）行きわたり、際限なく続くものとなっているとすれば、私たちに残された道はあるのだろうか――。

これは大きな問いであり、むろん簡単に答えの見つかる問題ではない。だが（これ以上の例を挙げることはしないが）今日の社会状況をみるにつけ、この問いはますます強く問われるべきと思われる。そしてわたしはこうした状況認識のもとでこそ、スティーゲの〝文化中心的〟視点の意義も際だつと考えるのである。

先にみたように、スティーゲの答えは「音楽療法研究者は社会変化に貢献すべき」というものだった。たしかに彼は、社会批評としての音楽療法研究の可能性を指摘する以前に、〈文化参加〉あるいは〈文化運動〉としての音楽療法を通じて、事実として社会的コンテクストの変革を実践している。臨床実践が深く社会的コンテクストに結びつき、音楽そのものも複雑なコンテクストの結び目に発生するものであれば、そこでの仕事が新たなコンテクストの創造に関わることはむしろ当然である。音楽療法における文化中心的視点の可能性を、わたし自身もまずは積極的に支持したい。

だがわたしは、そこにいま述べた「いのちの政治」、あるいはそれと裏腹の「死の政治」という視点を加えることが重要であると考えるものである。そうすることによって何が見えるか――。ひとつには、スティーゲのいう「世界を変える」という言葉のもつ楽観的な響きをぬぐい去ることである。もちろん、スティーゲ自身いつも〝少しだけ〟と付け加えるように、決して現状を楽観視しているわけではない。しかし、ひき起こされたコンテクストの変化が、現代社会の管理下にある、むしろ「美名」のもとの変化である可能性もまた否定しきれないのである。「いのちの政治」は、それくらい瀰漫《びまん》的で根深いものではないだろうか。するとここに「変化」でなく、「抵抗」というあり方が見えてくる。管理に対する〈生〉の「抵抗」である。

いうまでもなく、〈生〉はいつでも規律や管理からはみだしてしまう。〈生〉をまるごと管理する社会が到来したとはいえ、フーコーがいうように、「それは、生が余すところなく、生を支配し経営する技術に組み込まれたということではない。生は絶えずそこから逃れ去る」のである。そして同じフーコーの「生存の美学」や「芸術作品としての人生」をもちだすまでもなく、わたしの実感からすれば、この〈生〉をますます生かすのが音楽をはじめとする「芸術」である。スティーゲ自身、音楽の審美的側面を強調してはいるが、音楽への「参加」ないし「共存」という彼の考え方にしても、こういう視点のもとに見ることで、よりアクチュアルかつ現実的な意義が増すのではないか。つまり「健康ミュージッキング」〈スティーゲ〉である音楽療法が、管理社会における生の「抵抗」の拠点たる性格を有しているということである。さらにいえば、以上のような「抵抗」の拠点としての「芸術療法」という視点を打ち出すことで、わたしは彼のいう「コンテクスト」をも超える契機を見いだす。すなわちコンテクストの「外」である。共約不可能な出来事としての芸術は、いかなる意味のコンテクストにも属さない「外」にふれたものではないだろうか——。スティーゲがそこをどう考えるか、ぜひ本人に問うてみたいところである。

だが、ともかくこうした「外」の力を実践に取り込むことこそが、「死の政治」の圧力をかいくぐり、生き延びていくための一つの戦略になることは疑いえない。コンテクストの「変革」もまたここから始まるのであろう。

音楽療法の生命的意義

本稿では、精神保健活動を含む現代社会の内に、音楽療法がこんにち立ち会っている問題がそのまま現れているという問題意識から、スティーゲの「文化中心音楽療法」という考え方について、まずその歴史的な位置づけと、それが生まれたノルウェーの時代背景とを述べ、この文化中心的視点の概要を実践例とともに紹介した。またそのうえで、わたし自身の体験をもとに、スティーゲの考え方に社会における〈生〉の管理という視点を付加することの意義を検討した。

「文化中心音楽療法」とは、人々の文化アイデンティティに特異的に適合させた〈文化のなかの音楽療法〉ではなく、そうした視点を含みつつも、人びとをコミュニティに参加させ、その社会的コンテクストに変化をもたらそうとする〈文化参加としての音楽療法〉ないし〈文化運動としての音楽療法〉である。

それは社会批評としての側面も持ち、スティーゲによれば「音楽療法士と研究者は政治的・社会的責任を持つ」が、フーコーらのいう「いのちの政治」もしくはそれと裏腹の「死の政治」という視点を付加することで、この文化中心的視点の意義はさらに際だつ。——すなわち、音楽療法が管理に対する生の「抵抗」という性格を有することが示唆され、スティーゲの鍵概念である「コンテクスト」に加え、その「外」の力という審美的契機が社会変化への可能性として考察に導入されるのである。

わたしは、自身の体験として、統合失調症者に対する音楽療法にその可能性を見いだしているが、ここでは「文化中心音楽療法」の紹介に焦点を絞ったため、それについてはまた別の機会にまとめることとする（第八章参照）。ここで触れた〈生〉をめぐる政治的問題についても、そのさいに深めたいと考えるが、ともあれ、現代の精神保健領域で音楽療法が置かれた困難さは、逆説的にこの方法がはらむアクチュアルで生命的な意義を、私たちに見せつけているかのようである。

第三章　音楽療法と人類学

最近の音楽療法に関する議論のうち、もっとも目を惹くもののひとつに「文化への転回」(the Turn to Culture) がある。これはアメリカのケニー (C. Kenny) とノルウェーのスティーゲ (B. Stige) 編集による『音楽療法における現代の声』という本の序文に記されている言葉である。二〇〇二年、オックスフォードで催された第一〇回音楽療法世界会議においても、このテーマに関連したシンポジウムやワークショップが行なわれたのが記憶に新しい。

この動向の全体像をつかむのはまだ困難だが、相当に野心的かつ意欲的な動きであるようだ。たとえば、クライエントの属する文化的背景への配慮といった従来からの取り組みの強化に加え、音楽療法の対象を個人のみならず共同体や社会、地球環境にまで拡げて考えるブルーシア (K. Bruscia) の「生態学的音楽療法」、アンスデル (G. Ansdell) らの「コミュニティ音楽療法」、さらにはスティーゲの「文化参加・文化運動としての音楽療法」といった、スケールの大きな概念がそこに含まれているからである (注1)。

ところで、こういう文化へのさまざまな注目のなかで、依然として、あるいはますます重要な位置を占めているのが、音楽療法と「人類学」との関連であることはいうまでもない。イギリスのアルヴァン (J. Alvin) をはじめとする、多くの研究者が音楽療法の淵源に民族治療儀式を置いているし、ケニーの理論構想の出発点にも「神話」と「儀式」の考察がある。

また少し前、ノルウェーのルード（E. Ruud）はオスロ大学における講義で、民族音楽学や文化人類学の話をすることが多くなったと告白し、「民族音楽的転回」という言葉を用いている。さらに、先のスティーゲは、アメリカの民族音楽学者ブルーノ・ネトル（Bruno Nettl イリノイ大学の音楽・人類学の名誉教授）の言を引きながら、民族儀式における音楽への参加の意義やその創造性、あるいは共同体というもののもつ治療的価値を強調している。アメリカのモレノ（J. Moreno）、ドイツのティンマーマン（T. Timmermann）やシュトローベル（W. Strobel）、南アフリカで活動したパヴリチェヴィック（M. Pavlicevic）など、この問題に関心をもつ音楽療法士は枚挙にいとまがないほどである。

こうした現状を踏まえ、本章では、音楽療法研究者が〝なぜ文化人類学や民族学に関心をもつか〟、またそうすることが〝なぜ有効なのか〟に注意しつつ、それらの領域（注2）と音楽療法との関連をいくつかの切り口からまとめてみたい。切り口は、

1 音楽療法と民族治療儀式の歴史的関係と内的関連性
2 スピリチュアリティの問題
3 シャーマンと音楽療法士の類同性（音楽療法士養成教育の問題を含む）
4 これらの議論による音楽療法理論の深化

という四つである。

論述にあたっては、欧米の議論に加え、わたしなりの考えを積極的に述べていこうと思うが、こうしたテーマを扱うときに、わが国の「文化」への言及は避けられない。本章では「日本の音楽療法」の可能性

にも言及してみたい（このテーマは、より本格的には本書第四章で論じられる）。

注1　スティーゲはその後二〇〇二年に、〝Culture-Centered Music Therapy〟（Barcelona Publishers、阪上正巳監訳『音楽中心音楽療法』音楽之友社、二〇〇八）を出版した。その内容については本書「第二章」を参照。

注2　本論では人類学（anthropology）、民族学（ethnology）、民族音楽学（ethnomusicology）という用語をあまり厳密に使い分けることはしない。欧米およびわが国におけるそれらの用語の使い分けについては、「文化人類学事典」（弘文堂）を参照されたい。ただ本論で「民俗学」としたときは、柳田国男（一八七五〜一九六二）を中心としてわが国で発展した学問領域をおおむね指すこととする。

1　歴史的背景

1　音楽の力

冒頭にも示したように、音楽療法の歴史が自然民族の治療儀式にさかのぼることは多くの書物の示すところである。その意味でスマイスタース（H.Smeijsters）が、音楽療法理論を分類した〝四つ〟のパラダイムのなかに、「数学的パラダイム」「医学的パラダイム」「心理学的パラダイム」と並んで「魔術的パラダイム」を入れているのは正当と思われる。「魔術的パラダイム」とは、音楽作用の説明にあたり、音楽のもつ超自然的な〝説明できない力〟を強調する立場について用いられる用語である。ところが、現代の音楽療法的議論においては、昨今の「エビデンス」（evidence）という用語の示すとおり、計測可能な実証主義への要請が強まり、音楽のこのような「非科学的」な力についての議論は、わきに押しやられてしまっている観がある。

これに対し、早くから異議を唱えてきたのがルードであり、彼は現代音楽療法の実証主義への過剰な振り子の揺れを戒めつつ、「新しいロマン主義」として「音楽の力」への注目を促していた。マストナク（W. Mastnak）もまた、「われわれの世界観が自然科学的に証明可能なものへと縮減されている」と警鐘を鳴らしながら、音楽の創造的で審美的な力に言及していた。そして昨今、半世紀にわたる実践への反省から音楽療法における〈音楽〉をもう一度見直そうという動向が現れるにおよび、「文化」というキーワードとともに、ふたたび民族学的な治療実践への関心が高まってきたわけであるが、わたしは音楽療法における人類学への関心は、このように「音楽の力」をめぐるわれわれの態度と関係することを、論述を開始するにあたり、まずは確認しておきたい。

2 音楽療法と民族治療儀式

さて、現代の音楽療法と民族治療儀式には多くの共通点があることは周知であるが、たとえ大きな流れにはならなくても、両者の関連についての研究は暗流のように現在まで続いている。それらを少し紹介しておこう。

古くはドイツの精神科医ウィルムス（H. Wilms）の『音楽と脱緊張』という本のなかに各地の民族治療に関する論文がいくつか含まれている。たとえば東アフリカにフィールドワークを行なったマーラー（T.

Maler）は、呪術医（Medizinmann）の叩くさまざまな〝リズム〟により、それに対応した〝悪霊〟が消え失せるという事実を報告しているし、リヒター（M. Richter）は現代の精神病理学的事象へのインドの〝音楽的瞑想法〟の応用について論じ、カナカキス＝カナス（J. Canacakis-canas）はギリシャの「火踊り」における〝トランス〟を扱っている。

ドイツの音楽療法専門誌『音楽療法展望』（Musikthrepeutische Umschau）には、インディアンの治療儀式に関するエバーゾル（B. Ebersol）の論文やモレノ（J. Moreno）による音楽療法と治療儀式の深い関連を主張した論文がある。また同じドイツ語圏から出版された『音楽療法事典』（一九九六。邦訳、人間と歴史社、一九九九）には、この領域に関する記載が豊富で、そこにはブラックアフリカの〝ブッシュマン〟の儀式を記述したアイブル＝アイベスフェルト（Eibl-Eibesfeldt）など、民族治療儀式に関する多くの記載がある（注3、4）。こうした研究のうち、最近出色なのが、ゴウク（P. Gouk）編集による『文化的文脈における音楽的治療』であろう。この本の中にはボリビア・アンデスやアフリカ、西ヨーロッパ、イスラムなどの治療的儀式の「ケーススタディ」が詳細に記述されている。

これらの研究の中から、音楽療法をシャーマンの治療儀式と比較したモレノの研究をみてみよう。彼は音楽療法士を「現代のシャーマン」と規定し、音楽療法は数千年来続くシャーマニズムの伝統の現代的形態ではないかと論じている。ブッシュマンの壁画やジンバブエ、バリ島の音楽・儀式を参照しながら、シャーマニズムの技法と現代の音楽療法には以下の共通点が認められるとモレノはいう。

(1) 音楽に伴う「空想の旅」を利用する。

(2) シャーマンが「暗い部屋」で儀式するように、音楽療法では非日常の無意識世界に集中させる。

(3) 両者ともに体験を表現したり感情を意識化するのを助ける。
(4) 治療場面では、音楽の変化によりイメージや表象が変化していく。
(5) 音楽と他の方法（絵画、ダンス、身体運動、ドラマ等）を統合的に利用している。

ここからモレノは、音楽療法研究には民族学や民族音楽学との提携が欠かせない、と説くのだが、うなずける主張である。もちろん現代音楽療法と民族治療儀式をたんに類同関係におくだけで足りるものではない。現代の音楽療法家はシャーマンとは異なり、今日的な疾病理解・診断大系の上に立って、より分化し、洗練された方法によっていると見なければならないだろうし、またシュトローベルのように、「魔術的」な儀式と「スピリチュアル」な治療は異なるとする見解もある。すなわち前者が、自己と世界との分裂にもとづいて脅威的な自然や世界に対する不安からの解放を願うのに対し、後者では、トランスにおける自己と世界の「一体感」（Einheitsgefuehl）が基盤にあるというのである。しかし、現代の診断体系・技法と自然民族の思考・方法の相違は、彼我のコスモロジーの違いに過ぎないと考えることもできるだろうし、魔術的儀式における変容意識が自然や宇宙との一体的感情とどう異なるのか、曖昧な点も残る。

注3　この『音楽療法事典』は、音楽療法と民族学・文化人類学に関係した内容が豊富で、関連が明らかなものだけでも以下の項目を数えることができる。「民族学と音楽療法」、「シャーマニズムと音楽療法」、「音楽人類学的、民族学的視点」、「文化心理学・社会心理学的視点」、「トランス」、「音によるトランス」、「変性意識状態」、「声」、「倍音の研究」。

注4　わが国においては、音楽療法的観点から民族治療儀式（東北地方のイタコや沖縄のユタなど）のフィールドワークを行なった研究をわたしは寡聞にしてまだ知らない。牧野は論文中でその必要性を説いているが、わたしもこの方向の研究の今後の発展を期待し、また自らも興味をもつものである。

3 音楽と無意識

そこでもうひとつ、現代音楽療法と民族治療儀式を結びつける〝視点〟を確認しておこう。原始治療と現代の力動精神療法の近縁性である。フランスの精神医学史家アンリ・エレンベルガー（H. F.Ellenberger 一九〇五～一九九三）は『無意識の発見』という力動精神医学史論のなかで、抜魔術などの原始治療→磁気療法→催眠術→現代力動的精神療法という、治療の歴史的連続性を克明に跡づけているが、現代の力動的精神療法と原始治療には次のような共通性があるという。

(1) 治療者が自分の持つ能力を信じていること。
(2) 患者が治療者の能力を信じていること。
(3) 病気そのものも治療法も治療者もその社会集団に公認のものであること。

また彼は、力動的な精神療法を行なう治療者は現代の科学的治療を行なう医師よりも、むしろ原始治療の治療者に共通点が多いという。すなわち、力動精神療法家および原始治療者は、たんなる医療の専門家以上の役割をもち、治療は技術のみならず自らの人格の関与をもってし、心身二元論を採らない心身治療者であり、合理的トレーニングより自らの感情疾患を含めた問題の徹底的で長期にわたる訓練を経る必要があり、さらに一元的医学を土台とするより独自の教説をもつ学派に属する、などの諸点である。

現代の音楽療法士、わけても力動的、精神分析的な指向性をもつ音楽療法士には思い当たることが多いのではないだろうか。音楽療法士の場合、しかも治療（儀式）に音楽を使うという点で、言語を主たる治療媒体とする心理療法士よりも原始治療にいっそう近いとすら言えるわけである。音楽療法はこうして、力動精神医学史からみても、無意識を扱う治療という系譜上で、民族治療儀式と強い内的関連性をもつ治療技法であることがわかる。

ともあれ、ティンマーマンがいうように、「いまや今日の音楽療法士は、諸民族から学ぶことができる」のであり、またそうしなければならない。だがそのさい重要なのは、たんに民族楽器を使うというような具体的な模倣でなく、「民族音楽療法的エレメントに内在する意味を再活性化すること」なのであろう。

次に、このような観点、つまりエッセンスを汲むという観点から、まず音楽療法における「スピリチュアリティ」の問題を、シャーマニズムとアニミズムという枠のなかで見ていくこととする。

2 音楽療法とスピリチュアリティ

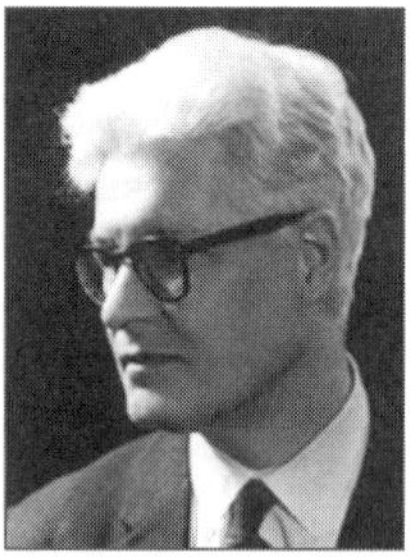

エレンベルガー

フランスの精神科医・精神医学史家。天才的な業績を成し遂げた人は、一度重大な神経症を患っていることを発見し、これを「創造の病」と呼んだ。歴史学の厳密な方法を精神医学史に最初に導入。主著『無意識の発見』。1905～1993。

【創造の病】

いわゆる、天才は心が病む経験をしていたいう概念。その主な傾向として、

① 長時間、不休の知的作業へ没頭した後にとつぜん起きる。

② 症状としては、鬱(うつ)・不眠・頭痛などの神経症的な症状が続く。

③ 病は数年間に及ぶこともあり、その人は完全な孤独感に悩むが、知的作業は継続される。

④ 回復はとつぜんに訪れ、爽快な気分を味わう。そして、自分は新しい精神世界を発見したという確信を携え、社会的な評価を得る。

ブルーシアの著書『音楽療法の定義』（東海大学出版会、二〇〇一）をみると、音楽の治療的作用として、たいていは生物・心理・社会的作用が挙げられているが、まれに音楽の「霊的」（spiritual）な作用に言及している定義がある。人類学的視点からわれわれが汲めるものは、まずこの音楽の霊性（spirituality）の問題であろう。いうまでもなく、音楽には人間の狭隘な社会や現実を超えて「あの世」や「世界の外」との交流を可能にすると評していい側面がある。精神医学者の宮本忠雄は芸術行為における治療的契機として「美的エクスターゼ」を挙げ、これを語源学的に「外に出で立つ」（ek-stasis）契機と説明したが、これは音楽療法にもそのまま当てはまる事柄である。

1 シャーマニズムと〈超脱〉

さてシャーマニズム（注5）においては、音楽によるこの「外に出で立つ」契機をフルに利用するが、それが「神がかり」ないし「トランス」（Trance）と呼ばれる状態である。トランスのような「変性意識状態」（altered states of consciousness = ASC）を特徴づけるのは、思考の変化、時間感覚の変化、コントロールの喪失、感情のあり方の変化、身体図式の変化、知覚の変容、意味体験の変容、表現不能な感覚、新生・再生の感覚、暗示性の亢進などである（『音楽療法事典』四九六頁）。音楽は太鼓の単調なリズムなどの知覚の狭小化・焦点化により、また逆に強烈な音響やリズムなどの知覚の壊乱化により、意識の変性状態をひき起こすことができる。

また音楽には、こうした状態への導入のほかに、そのコントロール、すなわち音楽のさまざまな要素による感情やイメージのコントロール、そして変性意識状態からの離脱も担う機能がある。シャーマンは、巧みな技術によって、こうしたトランス体験を自らの治療儀式に生かしていると言えるわけである。

ヘス（P. Hess）とリトナー（S. Rittner）によれば、現代の音楽療法においても、それが聴取的方法であれ、能動的方法であれ、いわゆる「小トランス」まで含めれば、さまざまな程度のトランス現象がひき起こされているという。彼らがとくに挙げるのは、いわゆる「連想的即興」やロイナー（H. Leuner）の「感情誘因性イメージ体験」などであるが、わたしが考えるに、ウィーン学派の即興を用いた深層心理学的音楽療法などもこうした意識状態と無縁ではなく、また、ことにロース（G. Loos）の摂食障害者に対する方法（「治療空間」）などは、クライエントを深い退行に招き入れるわけで、その紹介ビデオ（Meine Seele hoert im Sehen、一九九六）を見ても、参加者が変性した意識状態へと陥っている表情を読みとることができる。

しかし、現代の方法のなかでトランスと関係が深いのは、何といってもボニー（H. Bonny.）やサマー（L. Summer）によって創始・紹介された「音楽によるイメージ誘導法」（GIM）であろう。この聴取的音楽療法では、プログラムされた音楽により日常的な意識から非日常の拡大意識、つまり変性意識状態へとクライエントが旅立つことになるわけだが、そうした特別な意識状態のなかで、「自分の存在をより大きな、宇宙的コンテクストの中で体験」（サマー）し、「より拡大された全体」のなかで「より大きな自己になっていく」（ブルーシア）とされる。つまり外へとつながる「窓」である音楽が同時に内的体験への通路ともなり、そうしたスピリチュアルな契機によりクライエントは新たな方向づけを得ると考えられるのである。

注5　「シャーマニズムとは、通常トランスのような異常心理状態において、超自然的存在（神、精霊、死霊など）と直接接触・交流しこの過程で予言、託宣、卜占、治病行為などの役割をはたす人（シャーマン）を中心とす

る呪術―宗教的形態である」(佐々木宏幹)。シャーマンは、長年の労苦と修行の末に忘我、脱魂の技術を習得した霊能者であり、「あの世」と「この世」の境界に立ち、両界を自由に往来する。

2 憑依型トランスモデルの提唱

ところで、トランスといえば、それをひき起こす〈楽器〉や〈声〉について触れないわけにはいかない。シャーマニズムで用いられる楽器といえば、まずはシャーマン太鼓が挙げられるが、現代の音楽療法では、そうした打楽器類に加え、ゴング(銅鑼)やモノコード(すべての弦が同一ピッチに調弦されている大型の琴)、クラングシャーレ(仏具の磬子《けいす》=大型のリンのような体鳴楽器)などが用いられる。またオーストラリア原住民アボリジニのディジエリドゥや各地の口琴などが用いられることがある。いずれも倍音楽器であり、倍音とトランスの深い関係をうかがわせるもので、そうした研究も現代音楽療法領域では進んでいるようである。

一方、人間の〈声〉もまたトランスと関係が深い。リトナーによれば、〈声〉は、変性意識状態への導入の基本原則である知覚の焦点化にあたって、「驚くべき自己暗示効果をもった、強力な身体固有の媒体として機能する」という。〈声の即興〉といえば、わたしはすぐに多田・フォン・トゥビッケル房代によるすぐれた実践を思い浮かべるが、ドイツにおける実践ではほかに、モンゴル民族の倍音唱である〝ホーミー〟を治療に使うなどといったこともあると聞く。

トランスと音楽療法に関連し、ここでわたしが常日頃考えていることを一つ記しておきたい。トランスには、①エクスタシー(ecstacy=脱魂)と②ポゼッション(possession=憑依)の二種類があるが、現代音楽療法においてモデルとして考えられているのは、「脱魂型」が多いのではないか、ということである。G

ＩＭにおける「魂の旅」などというのはその典型である。この場合、セラピストとクライエントはシャーマンと村人と同様、イメージの世界を経巡《へめぐ》ることになる。

わたしの主張は、もう一方の「憑依型」の音楽療法モデルは考えられないだろうか、というものである。あるとすればそれは、それは音楽や演奏への集中ということなのではないか。「入魂の演奏」、「憑かれたような表現」という言葉があるように、我を忘れて音楽に集中するということのもつ治療的意義を、ＧＩＭのような「脱魂型トランスモデル」に対し、わたしはあえてこの人類学的な「憑依型トランスモデル」という用語で強調してみたいと考えている。

３ アニミズムと〈生命〉

さて、シャーマニズムはしばしば「アニミズム」に立脚しているといわれるが（注６）、アニミズムのほうは、意外と現代音楽療法の世界で参照されることが少ない。ところが私見によれば、森羅万象に生命や霊気、精霊をみるアニミズム的世界観は、じつは音楽と深い関係をもち、したがって音楽療法にとっても大変重要なエッセンスをもつと考えられるのである。両者を結ぶキーワードは〈生命〉である。――なお、わが国は「草木も言問《こと》う」（古事記）という言葉や、「御神木」、「神体山」、「石神」などという言葉が示すように、山川草木《さんせんそうもく》をはじめ自然界のあらゆるものに〝霊気〟を認め、それを崇拝する文化をもっており、このアニミズム的世界観は意外にも身近なものと考えることができる。

ところで、精神医学的文脈の中でこれと関連するものを探すとすれば、統合失調症に関する議論のなかにある（注7）。たとえば精神病理学者・宮本忠雄（一九三〇～一九九九）は、この病いの発病初期において、周囲の事物が日常的な意味を失い、不気味な相貌を帯びてせり出してくる体験を記述し、これを「もの体験」と名付けたが、その発想の源は、サルトルの小説『嘔吐』（一九三八年）にある独学者ロカンタンの実存的体験、すなわちマロニエの木の根の異様な相貌化というアニミスティックな体験であった。

また治療論的には、精神療法家サールズ（H. F.Searles）の「ノンヒューマン環境論」がある。サールズは、統合失調症者との精神療法の経過のなかで、「近くの高い鬱蒼《うっそう》と茂った木を見て、その美しさを常にない鋭さで感じている自分に気づいた（中略）。これまでの感じよりはるかに、その木の全体性は生き生きとしていた」という体験を記述している。さらにもう一人、精神科医・加藤清もやはり統合失調症の治療に関し、タイの村人たちが一本の老木の前で示した一瞬のアニミスティックな感受性について触れているのである（注8）。

サールズも加藤も、このような日常世界に突如出現する異次元的な感覚がもつ治療的意義を強調しているのだが、ひるがえって考えるに、音楽には本来こういう異次元的なエッセンスが宿っていないだろうか。

「あらゆる存在をつらぬいてひとつの空間、リルケが世界内部空間と呼んだ不可視の空間があり、樹は、その存在を人間に予感させる唯一のものである」
「樹を見るように、樹に感ずるように、音とも触れたい」
「一つの生命がもう一つの生命に呼びかける時、音が生まれる」

――これらはわが国の作曲家・武満徹（一九三〇～一九九六）の言葉であるが、いずれも音楽や音のもつアニミスティックとも呼べる繊細で密やかな生命性を、樹木に寄せながら的確に言い表すものである。そもそも音や音楽の世界においては、移動運動とは異なる、植物や細胞の成長運動のような生命性が聴き取れ、また体験されるとわたしは思うのだが、いかがであろうか。

音楽療法の領域でこれと類縁のものを探すとすれば、まずは多田による〈声の即興〉がある。彼女は、ドイツの森の中で感覚を鋭敏に研ぎ澄ましながら、「ひとつひとつの音とともに生命が生まれる」と感嘆しつつ、治療を進める。『響きの器』（人間と歴史社、二〇〇〇）という著書をみても、いたるところ、樹木のこだま（木霊）に耳を澄ますアミニスティックな感性が息づいているのを見ることができる。

そしてもう一つは丹野修一による合奏活動である。統合失調症者を主たる対象とするこの活動については、わたし自身が関与していることもあり、とうていここで語り尽くすことはできないが、この方法の核心の一つにアニミズム的なものへの鋭敏な感覚があるのは間違いない。丹野は病者の音楽的技術や感受性に合わせた自らの作曲のなかで、まるで俳句の一句のような曲想を作り出し、セッションにおいて「異

宮本忠雄
精神科医・精神病理学者。現代社会と精神病理との関係を追究し、うつ病になりやすい性格を分析。文明論的病理学の一大系譜を構築した。また日本における病跡学の先駆者として知られ、芸術家などの作品を精神医学的に解明。著に『精神分裂病の世界』『人間的異常の考察』『現代の異常と正常』など。1930～1999。

武満徹
作曲家。作曲は独学。『弦楽のためのレクイエム』（初演1957年）がストラビンスキーに絶賛され、一躍その名を高める。詩情と緻密さが共存する独自の音響世界を創出し、映画音楽、現代音楽祭の運営にも活躍した。1930～1996。
武満徹の音楽を生涯つらぬいたテーマは“自然”と“宇宙”であった。『樹の曲』『海へ』『秋庭歌』『カシオペア』など、武満は自らの自然観を“音”に反映させた。川の流れが集い、たゆたう（ただよう）大海、時とともにうつろい、見るものによって姿を変える庭……。武満はそれらを自らの音楽の理想とした。映画監督の篠田正浩は、彼の音楽には「アニミズム・禅・密教など日本人のあらゆる自然観が入っている」と述べている。（「武満徹　音楽の森への旅」、NHK教育より）

界」ともいうべき独特な聴覚・身体体験を実現していくのであるが、そのさいもっとも印象的でなましいのが、たとえば水面に拡がる「水の輪」を静かに見入るような音楽体験や、「精霊の棲む杜」をイメージしたいわば民俗学的な音楽体験なのである。

注6　アニミズム的世界観がシャーマニズムの基礎になっていることは周知であり（佐々木、一九八〇、岩田、一九八九）、じっさい両者を分けることは困難とされるが、一方、シャーマニズムはアニミズム的世界の崩壊ないし近代社会への移行に際して現れる現象というふうに両者を区別して考えることもある（高畑直彦ら、一九九四）。つまり、シャーマンという霊的世界の専門家の出現とともに、どこにでもある日常の生活世界から精霊が消えていったと考えるわけである。

注7　これも私見であるが、疾病論的には、シャーマニズムが解離性障害、転換性障害を中心とした神経症圏の議論に親和的なのに対し、アニミズムは統合失調症圏に関する議論に親和性をもつと思われる。

注8　わたしも統合失調症患者と即興演奏をするなかで、類似の体験をしたことがある。それについては、本書「第七章」を参照されたい。

4 「日本の音楽療法」について

このようなアニミズム的感覚は、文化的特性からいっても、欧米の音楽療法家よりもわれわれ日本人に近縁なものなのかも知れない。さらなる検討が必要であろうが、上記のようなアニミズム的音楽療法観が、まずひとつ「日本の音楽療法」を考えるうえで参照枠になるであろうことをここに指摘しておく。

さて、これに関連して本節では、やや横道にはそれるが、日本文化と音楽療法の関係を考えてみたい。人類学と音楽療法を扱いながら、自国の文化について考えないわけにはいかないからである。

この問題について、これまでもっとも精力的に発言しているのは、アジアや日本の音楽に関する該博な知識の持ち主たる精神科医・牧野英一郎である。牧野は、記紀以来の日本文学のなかから、音楽の力を示した記述（たとえば「古事記」におけるアマテラス神話や「古今著聞集」の説話など）や音楽療法的記述（たとえば「梁塵秘抄口伝集」より）を引用する。詳しくは論文を参照されたいが、この牧野の試み自体、いわば「西洋中心的」（Euro-centered）な音楽療法史をわれわれの手で書き換える先がけとして評価できるものである。われわれとしては、さらに多くの文献に当たりながら、音楽療法的・音楽心理学的記述を探す努力をすべきであろう。ちなみに牧野は同箇所で、「今様」（平安中期から鎌倉初期にかけて流行した歌謡）の治療的意義について、音の中に身を置く者を取り巻く歴史的・社会的・文化的等々の文脈が重要であることを指摘している。

ついで牧野は、日本の音楽の特徴のなかから、「もののね」「即場性」「あそび・うたまい」「歌掛け」「祭り」などを取り上げて、現代音楽療法への応用可能性を指摘している。たとえば「もののね」とは、「自然音、楽器の音の他に、聴覚以外の感覚でとらえたその場の状況、雰囲気、気配、感情までを切り離せぬ一つのものとして捉えようとする傾向」とされるが、こうした日本人の感性は、自然音の活用や音の記憶を語るセラピーに応用されるはずである。

また、「その場に即した見計らい」である「即場性」は、セッションの理想的モデルを提供するであろうし、音楽にかならず歌や舞が随伴していた「うたまい」の伝統からはダンス・ムーブメント療法が、「歌掛け」の伝統からは「替え歌」や「自分歌」の可能性が、そして「祭り」のイベント性や多感覚性からは盆踊りなど各種イベントによる五感を活用した療法活動が発想される、などである。

わたしとしては、これらに加え、日本文化における「身体性」の問題や、「簡素化・集中」といった問題も重要であると考えている。

まず「身体性」からいえば、デカルト以来「心身二元論」をとる西洋的思考に対し、哲学者・湯浅泰雄（一九二五～二〇〇五）が指摘するように、わが国では「心身一如」の考え方が強い。「修行」ないし「行」をみれば明らかなように、身体の訓練と心の鍛錬は同じ一つのものであり、〈身体〉から〈心〉へという方向性さえ読みとれる。禅における「常坐三昧」（静止的瞑想）や踊り念仏における「常行三昧」（運動的瞑想）という実践にも同様の傾向が指摘できる。

かつて教育学者・作家の齋藤孝が論じた「腰肚文化」を想起してもいい。ティンマーマンは、著書『道としての音楽』（Musik als Weg 一九八七）のなかで日本の芸術にも触れながら、音楽をまさに「超越への道」、「動く瞑想」（bewegende-Meditation）などとしているが、論じ方はまだ西洋的な観念性を免れていない。そこには真の意味で〈身体〉が介在していないからであって、われわれとしては西洋からの逆輸入ではなく、ここにみる「身体性」の問題を、自らの実践のなかで証明すべきときであると思われる。

つぎに「簡素化・集中」の問題であるが、千利休の「一輪の花」による〝もてなし〟の逸話を引き合いに出すまでもなく、日本文化には西洋の「巨大化・複雑化」に対し、簡素なものへの愛好、また「そぎお

デカルト
フランスの哲学者。「明晰判明」を真理の基準とする。あらゆる知識の絶対確実な基礎を求めて一切を方法的に疑ったのち、疑いえぬ確実な真理として「考える自己」を見いだし、そこから神の存在を基礎づけ、外界の存在を証明し、「思惟する精神」と「延長ある物体」とを相互に独立な実体とする二元論の哲学体系を樹立。「コギト・エルゴ・スム（cogito,ergo,sum）」はデカルトが「方法序説」で述べた言葉で、「われ思う、ゆえにわれあり」の意であり、彼はあらゆることを懐疑したあげく、意識の内容は疑えても、意識するわれの存在は疑いえないという結論に達し、これを第一原理とし、確実な認識の出発点とした。1596～1650。

湯浅泰雄
哲学者。研究分野は日本思想史や東洋思想研究、深層心理学の研究、「身体」の問題に関する領域など多岐にわたる。和辻哲郎（1889～1960）から哲学と日本思想を学ぶ。デカルト・ニュートン的な二分法を克服した「主観主義的経験科学」を提唱。著に『東洋文化の深層』『ユングと東洋』『身体論——東洋的心身論と現代』など。1925～2005。

とし」の美学がある。加えて、能を見れば、その簡素さがきわめて強い集中とともにあることが理解される。日本音楽にしてもまた然りである（注9）。

こういう「簡素化」と「集中」というエッセンスを音楽療法に生かすことはできないだろうか——。思い出すのはまたしても丹野修一の合奏活動における音楽エレメントの簡素化と集中であるが、それとてもやはり西洋の即興音楽における要素的な音への注目とは一線を画すもののようである。ただ、両者の厳密な異同については、やはり今後の検討に委ねざるをえない。

以上、ここでは、牧野の論文とわたしの考えをもとに、「日本の音楽療法」の可能性についてその一端を論じてみた。ただ、この問題はわが国でようやく緒についたばかりであり、今後、古典文学、日本音楽学、民俗学、宗教学、医学史、等々との学際的研究が待たれるところである。なお、そのさい重要なのが何よりわれわれの臨床実践から析出する事実であることはいうまでもない。

注9　吉川英史『日本音楽の性格』（音楽之友社、一九七九）も参照。吉川は音楽に対する日本人の傾向として、単音愛好性、余韻愛好性、噪音愛好性、声楽愛好性、音色尊重主義などを挙げている。これとは別に、日本音楽の教授法の特異性として、練成の精神、寒稽古、秘伝の意義、「型」の尊重などが挙げられているが、これらは後述の音楽療法士養成の議論との関連で見ると興味深い。

3　シャーマンと音楽療法士

話を元に戻したい。ふたたび「シャーマニズム」がテーマとなるが、以下ではとくに〝シャーマン〟に焦点を当てる。本章では先にモレノによるシャーマンの治療儀式と音楽療法の共通性、およびエレンベルガーによる原始治療者と力動的精神療法家との類同を見た。いまあらためて「音楽療法士」という視点からみて、われわれはシャーマンから何を汲みとれるか考えてみたい。

1 両者に共通するもの

この点についてとても示唆的なのが、ネイティヴ・アメリカンの血を引く音楽療法士キャロライン・ケニー（C.Kenny）によるシャーマンと音楽療法士との比較である。ケニーは両者が共有する要素を次の七点にまとめている。

(1) 両者とも完全には理解できない魔術的な現象あるいは技術を使って仕事する
(2) 両者とも共同体の健康を、予防的にも治療的にも監視する責任をもった専門家として仕事する
(3) 両者とも成果を挙げるためには所属する共同体の人々からの信用と信頼を必要とする
(4) 両者とも技術を習得し、いつどこでそれを適用するかについての自らの判断と直観を信頼している。両者とも徒弟の身分で修行し、自らの仕事を洞察するための霊感を手にする
(5) 両者ともダイナミックな人格の所有者であり、エネルギッシュで精力的である。たとえ照れ屋であれ、社交的であれ、保守的であれ、エキセントリックであれ、両者ともつねに自らが主導する活動に従

事している

(6) 両者とも、この生業《なりわい》に携わるようになる前からにせよ、携わるようになってからにせよ、シャーマニスティックな技術（Art）に関与することで自分自身を癒している

(7) 両者とも、神話やさまざまな芸術、つまり音楽、ダンス、装束、色彩、その他と密接に結びついた儀式やセレモニーを提供する

わたしにとって興味深いのは、ケニーが両者をプロフェッショナルな専門家と規定していること、両者の人格特徴に言及していること、両者に徒弟制的な訓練期間を認めていること、および両者とも携わる技術により癒されているとしていることなどである。

2 音楽療法士の専門性とパーソナリティ

じつはジュリエット・アルヴァン（J. Alvin）も人類学者（マーガレット・ミードなど）の言を借りながらシャーマンのパーソナリティについて述べている。それによれば、シャーマンは社会的孤立者であり、不適応型の人間で、不安定かつ敏感な性格をもっていたらしい。それゆえ（また呪術的能力を持つこともあって）彼らは通常は人々から恐れられ、遠ざけられていた。彼らの仕事に同情とか友情とか愛情というものはまったく介在せず、彼らはただひたすら〝悪霊払い〟の仕事に専念する。しかもそのさい、彼らは自らの技術を信頼し、まるで科学者のように確信的に行動したという。

アルヴァンの記述にはケニーによる比較といくつかの共通性がある。たとえば、アルヴァンにおいても、やはりシャーマンのプロフェッショナルな専門性が強調されており、シャーマンは自らの技術を信頼している。しかも興味深いのは、シャーマンが同情や友情、愛情に無頓着で、ただ専門職としての仕事に専念するという点である。もちろんこれをそのまま現代音楽療法士に当てはめるわけにはいかないが、現状としてまったくその逆の実践（つまり気持ちのみ先行し、専門的技術の伴わない活動）が少なくないことを考えれば、これとて一考に値するシャーマンの特徴であるといえる。

またもうひとつ、二人が挙げるのが、シャーマンにみる強い指導性（リーダーシップ）である。彼らは確信的に行動し、つねにイニシアチブを取りながら仕事する。あるいは、さらにこれを進めてシャーマンのもつある種の「カリスマ性」といってもいいだろう。ケニーにおいてはダイナミックで精力的な性格がこれを示唆するが、アルヴァンにおいては畏怖の対象とすらなるような人物像として、より印象的に性格づけられている。

治療対象が多様に拡大した現代の音楽療法において、音楽療法士の「カリスマ性」にどこまで注目する

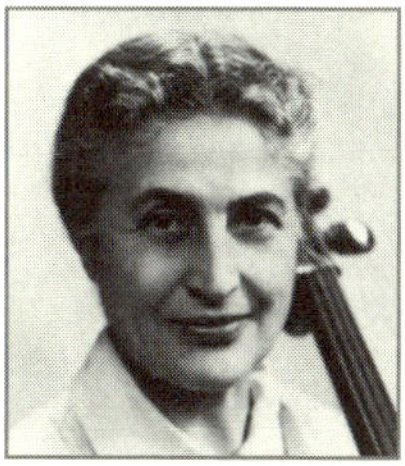

アルヴァン

チェロ奏者。音楽療法のパイオニアの一人。1958年英国音楽療法協会（BSMT）を設立し、音楽療法界の国際的リーダーとして世界的に知られる。1967年と1969年に来日し、日本の音楽療法の指導と開発にあたった。著に『音楽療法』（邦訳1969）『障害児の音楽療法』（邦訳1982）がある。

アルヴァンは「呪術者のパーソナリティと機能」について、「呪術者は、欠くことのできない存在ではあったが、愛されてはおらず、敬われるというよりは恐れられており、普通の日常生活から離れて暮らしていた呪術者が、病人を治すために呼ばれる場合、同情とか友情とか愛情というものは、まったく介在しないのであった。呪術者の使う音楽は、苦しみを和らげたり楽しみを与えるということを意味しない。その音楽は、呪文や歌やリズムや、ある種の楽器によって影響を与えうる悪霊に対して、ひたすら向けられていたのである」と述べている。

か意見の分かれるところではあろうが、音楽療法の〝パイオニア〟と呼ばれる人々にこのような「カリスマ性」を帯びた人物が少なからずいるのも確かであり、また実際にわたしもすぐれた音楽療法士でこうした特性をもつ人々を知っている。現代音楽療法の多様性や柔軟性を認めたうえで、わたしはなお、音楽療法の本質にこのような「カリスマ性」を要求するところがあるのではないかと考えるものである。

3 音楽療法士の養成教育について

さて、ケニーの指摘から音楽療法士の養成問題についても少し考えてみる。まず、「シャーマンも音楽療法士も携わる技術により癒されている」という指摘からは、シャーマニズムにおけるシャーマンの自己救済の機能がすぐに思い浮かぶが、宗教人類学者・佐々木宏幹によれば、そもそもシャーマンとなる人物は（アルヴァンも指摘していたように）身体障害や性格的な問題、また不幸な生い立ちや人間関係の困難など、自己の救済を必要としている人物であることが多い。

誤解を恐れずにいえば、音楽療法士の世界においても同様のことが指摘されるわけだが、重要なのは、それがシャーマンにとって成巫《せいふ》過程に必要な要素であるのと同様、音楽療法士の抱える問題性も、よきセラピストになるために恵まれた資質と捉えることが可能だということである。大きな問題を抱えた人間はそれだけセラピストになるための資質も大きいという逆説的な見方を、成巫過程論はクローズアップする。ユング（C. G. Jung）による「傷ついた治療者」（wounded healer）という考え方がこれに関係しているのはいうまでもない。

またケニーがシャーマンと音楽療法士の養成に〝徒弟制〟のような修練期間を挙げるのは、先に述べたエレンベルガーが力動精神療法家に関して「徹底的で長期のトレーニング」を挙げるのと呼応する。わたしも音楽療法士の養成プロセスに少人数を対象とする濃密な教育の必要性を認め、また伝統文化の技術習得にみるような教育制度に関心を持つものである。おそらくはそうした密度の濃い師弟の触れ合いのなかで、たんなる専門技術の習得のみならず、もっと一般的な師の考え方や感じ方、その強さと速さ、深さ、ものの好み、性向、さらには話し方や立ち居振る舞いの癖に至るまで、つまりより内的で身体的な伝達が執り行なわれるのであろう。現実にはなかなか困難だが、こうした教育方式を、いわゆる「感性化トレーニング」の方法の一つとして音楽療法に応用することも、シャーマニズムの議論との関連においては突飛でなくなってくる。

ところで「感性化トレーニング」といえば、シャーマンの成巫過程こそ、さまざまな感受性を磨くプロセスであるとみなすことができる。生まれつき霊感の強い、いわゆる「召命型シャーマン」になりえない者は、トランス体験を獲得するまで長い修練を積まねばならないが、こうした「修行型シャーマン」の、いわば「感度を上げる」訓練は、音楽療法士養成プロセスにおける現在の「感性化トレーニング」に対応するものであろう。

だがいったい、何に対する「感度」を上げるのであろうか――。岡崎香奈はこの問題をテーマとするすぐれた論文（二〇〇〇）のなかで、端的に「『人間』に対して敏感になること」と記しているが、そうした心理臨床的感受性とともに、ここではシャーマンにならい、音楽による「人間を超えたものへの感受性」を付け加えておきたい。そしてやや唐突ではあるが、こうしたいわば〈シャーマニズム型感性化トレーニング〉ばかりでなく、むろんそれと密接な関係を持つものではあるが、音楽や自然における〝生命的〟なものに鋭敏になるための〈アニミズム型感性化トレーニング〉があっていいことをも、ぜひ付言しておきたい。

4 音楽療法理論と人類学的議論

音楽療法の理論形成やその発展に人類学的議論ないし人類学からのインスピレーションが重要な役割を果たすことがある。たとえば上述のケニーは、有名な「遊びの場」(the Field of Play) という審美的治療空間論を、「神話」と「儀式」という民族学的・人類学的事象から出発させている。そのさいに重要な「美」(beauty) という概念を「生き残り」(survive) という契機につなげて考えるのも、彼女がアメリカ原住民ナバホ族の〈詩〉を引用するように、自然民族的な考えかたからの発想であるように見える。

本章の終わりにあたり、ここではこうした例のなかから、即興に関するエヴェン・ルード (E. Ruud) の議論を取り上げ、それがやはり人類学的な思考から多くを汲んでいることを確認しておきたい。

ルードが参照するのは、文化人類学者ファン・ヘネップ (A. Van Gennep 一八七三〜一九五七) が最初に記述した「通過儀礼」という広く見られる民族学的事象と、これに関し、同じ文化人類学者ヴィクター・ターナー (V. Turner 一九二〇〜一九八三) が付け加えた「境界性」という概念である。ファン・ヘネップによれば、誕生や種々のイニシエーション、結婚や葬礼などにさいして執り行なわれるさまざまな通過儀礼は、つねにまず参加者が日常的に身を置く時間・空間からの「分離」という契機で始まり、その古い世界と新しい世界の中間の薄明に身を置く「移行」という契機を経て、さいごに元の（ただしすでに新しくなった）日常世界にふたたび戻る「再統合」という契機で終わるという。

ターナーはこのうちとくに「移行」期に注目し、その性格をラテン語で「閾・境界」（threshold）をあらわす〝limen〟から「境界性」（Liminality）と規定した。これは「ここでもなくあちらでもない」曖昧な中間性により特徴づけられ、ここで人々は、構造化された階級的社会様式から離れ、未だ組織化されない未分化な「コムニタス」（Communitas）の一員として、平等で自由な人間関係をダイナミックに体験するという。

ルードは、音楽療法における即興の意義を、こうした「境界性」や「コムニタス」という性格のうちに見いだそうとしているのである。彼は即興について、これと類似の「あいだの時間」（Zwischenzeit）という移行的時間を指摘した音楽療法士グローテアアス（F.Grootaers）とともに、日常の時間からはずれたこの「境

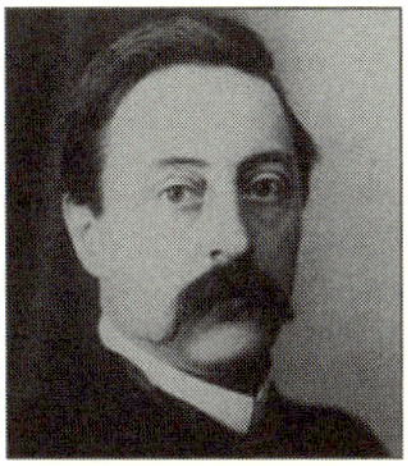

ヘネップ

フランスの文化人類学者・民族学者。「通過儀礼」概念で後世に影響を与えた。民族的習慣を〝生きた文化〟として重視し、精力的に民族学資料を集め、『Le folklore français（現代フランス民俗学）』を出版。1873～1957。

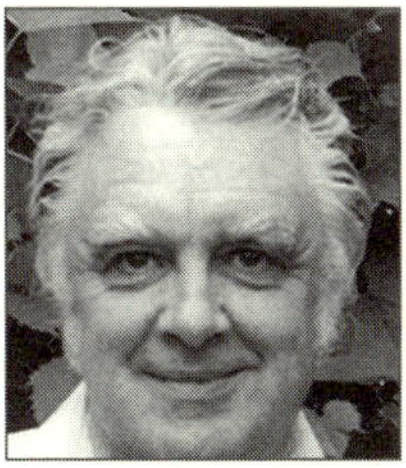

ターナー

アメリカの文化人類学者。象徴・宗教儀式・通過儀礼等の研究を行なう。ヘネップによる「通過儀礼」の三段階構造理論の深化と、その二つの段階の中間に位置する「過渡期」についての理論拡張によって評価。著に『儀礼の過程』ほか。1920～1983。

界的」な時間を指摘する。音楽による曖昧、不安定で移ろいやすいこうした時間のなかでこそ、われわれは〈新しいものの徴候〉を見いだすことができる。また、そうした性質をもつ即興という未分化で平等な「コムニタス」のなかでこそ、われわれはダイナミックで自由な変化の機縁に没頭することができる、というのである。

わたしは、こうしたルードの指摘にある種の興奮すら覚えるものであるが、それは何より、こうした議論が先に記述したアニミズムをめぐる議論に接続するからである。文化人類学者・岩田慶治（一九二二〜二〇一三）は、わが国でみられる年末年始の民俗的行事に触れながら、それに携わる人々が身を置く（やはり特別に生命的な深みをもつ）「境界的時間」の重要性を強調している。道元（一二〇〇〜一二五三）の思想からも多くを汲む岩田のいわゆる「新アニミズム論」は、自然にまったく白紙の状態で対峙することから得られる日常的な不思議、驚き、衝撃、感動体験を多く記述するものだが、飛躍を恐れずに記せば、〈生命〉というキーワードを介して、まさに音楽の問題と多くを共有するし、わたしの個人的な関心からすれば、それは統合失調症の治療論にも大きな示唆を含んだ議論である。さらにいえば、この問題は、音楽から多く

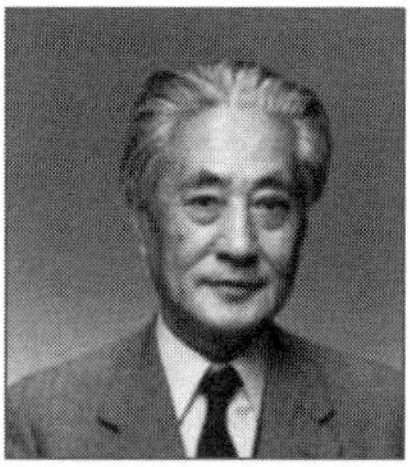

岩田慶治
文化人類学者。国立民族学博物館名誉教授。東南アジアの少数民族を調査し、日本との比較民族学的研究を行なう。アニミズムの再考を提唱した。1922〜2013。

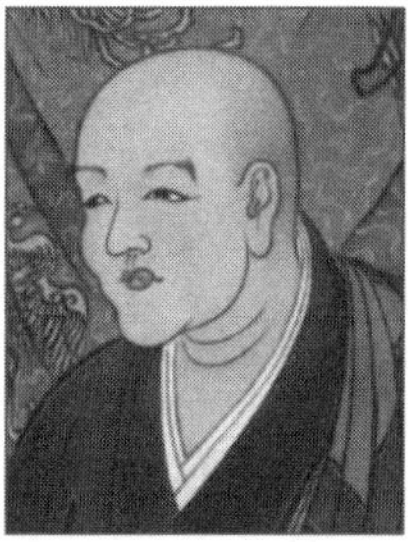

道元
鎌倉時代の禅僧。日本曹洞宗の開祖。その思想は、座禅によって釈迦に還れ、と唱え、理論より実践を重んじ、見性（けんしょう：自己の本来の心性を徹底して観ること）を中心とした。その説法・言行は『正法眼蔵』（しょうほうげんぞう）に記録。「身心脱落」（つまり身と心、あるいは精神と肉体という区別が抜け落ちきったところに真の仏道修行がある）を主張した。1200〜1253。

のインスピレーションを汲むジル・ドゥルーズ（G. Deleuze 一九二五～一九九五）などの現代思想や最新の生命論などを介し、音楽療法をさらに今日的な議論に導く端緒となるものでもあろう。

だが、すでに紙数は尽きている。それらについてはまた別稿で論じることにし、ここでは、民族学・人類学的議論が現代音楽療法の最新の理論においても重要な役割を持ちうることをもう一度確認するにとどめたい。

音楽療法における特殊性と普遍性

本章では音楽療法と人類学という枠組みのなかで、音楽療法と民族治療儀式の内的関連性や類同性、シャーマニズムやアニミズムにみられる〝スピリチュアリティ〟と音楽との関連、「日本の音楽療法」の可能性、療法士養成問題を含む〝シャーマン〟と音楽療法士の関係性、そして人類学的議論による音楽療法理論の深化などを論じてきた。人類学が音楽療法を照らし出す局面は多様であり、そのなかには重要な論点がきわめて多いことにいまさらながら驚かされる思いである。

これまでの論述から明らかなように、民族治療儀式は現代の音楽療法にとって決して古いものではない。われわれは今後もそこから多くの養分を汲み取ることができるであろうし、またそうしなければならない。わたしの記述したいくつかのアイディアが音楽療法に関するわが国の議論の糸口となればと願うものである。

本章を終えるにあたって最後に指摘しておきたいのは、音楽療法における「特殊性」（ないし個別性）と

「普遍性」のことである。さまざまな断面があるが、たとえばクライエントのもつ文化的・個人的な「特殊性」と「普遍性」、「病い」のもつ文化依存的「特殊性」と「普遍性」、それぞれの文化のもつ「特殊性」と「普遍性」、音楽のもつ文化的「特殊性」と通文化的「普遍性」などが思い浮かぶ。音楽療法の実践、研究においては、これらすべての「特殊」と「普遍」が錯綜しているのであり、われわれはつねに、こうした「文化」の問題から離れられないのである。

だが、重要なことは、何にせよ、まずは個別的な「特殊性」に身を合わせ、つき合い、それを凝視してみることであろう。なぜなら、ほかならぬ「特殊」なものにこそ、重要で本質的な「普遍」が潜んでいるように思われるからである。

第四章　日本の文化風土と音楽療法

――望まれる実践の方向性とその現代的意義

わが国で草の根的に音楽療法が実践されはじめてからもう半世紀以上、初めての全国組織である「全日本音楽療法連盟」（日本音楽療法学会の前身）創設から数えてもすでに二〇年近くが経過する。この間、周知のように世界の音楽療法は目覚ましい発展を遂げ、わが国もそこから多くを吸収してきた。海外で学んだ音楽療法士の数も増えている。

しかしながら、わが国からこの領域の新しい独創的な理論や方法が世界に向けて発信されたかといえば、残念ながら首をかしげざるをえない。海外から講演などのために来日した音楽療法士たちから、「日本独自の音楽療法はあるか？」とたずねられて説明に窮した経験も再三である。こと音楽療法に関していえば、わが国の実践家・研究者は海外から学ぶのには熱心であるが、オリジナルなメッセージの発信となると、どうも〝苦手〟というのが実情のようである。

どうしてこのようなことになるのだろうか――。もちろんまだ歴史が浅いということもあろうし、語学の壁はやはり高い。音楽療法という概念自体が欧米から輸入されたものであるし、療法士の養成教育に関する議論もまだ始まって日が浅い。聞くところ海外の養成システムにおいては、教育の早い段階から「自分自身の音楽療法理論」を考えるよう促されるところもあるという（注1）。

だが理由はそればかりではなく、わたしはここにも〝文化〟の問題が横たわっているように思う。つまり、わが国の文化風土のなかに理論や理念に馴染まない傾向があるように感じられるのである。音楽療法はすでに「文化への転回」(the Turn to Culture)を遂げており、科学的な実証研究とともに文化や社会の問題は現在のトピックの一つでもある。わたし自身、かつて「音楽療法と民族学」(『日本音楽療法学会誌』第二巻・第二号)のなかで、不十分ながら音楽療法と民族治療儀式の内的関連性や類同性、シャーマニズムやアニミズムにみられるスピリチュアリティと音楽との関連、「日本の音楽療法」の可能性、療法士養成問題を含むシャーマンと音楽療法士の関係性、そして人類学的議論による音楽療法理論の深化の可能性などを考察した(第三章参照)。

本稿では、このうち「日本の音楽療法」の可能性という問題を大きく取り上げ、音楽という枠にこだわらず、わが国の文化風土全般との関連で日ごろの考えをまとめてみたい。わが国には独自で多彩な文化的リソースがある。そろそろそれらを意識しながら実践・考察を深め、私たち独自の音楽療法文化を形成していく時期に来ているのではなかろうか。

このような問題意識から、以下にまずわが国の音楽療法の現状を確認し、それを日本の独特な文化風土から理解する、そのうえで、日本独自の音楽療法が発展・深化するとすればそれはいかなる方向性をもつか考察し、その具体的例示として実際日本人の手で行なわれた音楽療法実践の例を三つ取り上げる。そして最後に、そのような実践が現代社会のなかで持ちうる意義を考えてみようと思う。

注1　たとえばキャロライン・ケニー(C. Kenny)は、著書『フィールド・オブ・プレイ』(春秋社、二〇〇六)のなかで次のように述べている。「音楽療法士のトレーニングにおける最善なる第一歩は、トレーニングのスター

トの時点で、理論に触れさせることである。健全な形で理論の構築ができるよう、最初の土台として、私は学生たちにこんな問いを投げかけている。(1)癒しや療法について、あなたは基本的にどのような考えを持っているか？
(2)あなたはどのような世界観を持っているか？　(3)あなたの信念は何か？（後略）」。

1　日本という「執拗低音」——現状の認識

「執拗低音」とは、日本思想史研究の第一人者・丸山眞男（一九一四〜一九九六）がわが国の文化風土について、神話時代から幾多の外来文化を受け入れながらも変わらぬ「基調」があることを指して抽出した概念である。それを参照しながらわが国の現状を考えるのが本節の目的だが、そうするためにはまず、海外の状況とわが国のそれを比較検討してみる必要がある。

1　世界的状況とわが国の課題

本書の第一章で「音楽療法の世界的展望とわが国の課題」について論考した。そこで、ここではそれを簡潔に要約することから始めたい。

周知のように、「現代」音楽療法は一九五〇年代に始まった。一九五八年の全米音楽療法協会（NAMT）を皮切りに、現代音楽療法の指標の一つでもある関連団体の組織化が相次ぐとともに臨床の場が拡がり、臨床の方法や背景理論の多様化が進んだ。すなわち、医療、福祉、教育、司法、一般社会のあらゆる臨床現場において、形式的にも聴取、演奏（即興・既成曲）、創作（songwriting など）、またはそれらを組み合わせた多様な実践が行なわれるようになった。

音楽療法の背景理論については代表的なものを挙げるだけでも、アメリカにおける行動主義的な考え方を嚆矢《こうし》として、精神分析的ないし力動精神医学的な理論、人間主義やトランス・パーソナルな考え方が順次あらわれ、さらにはドイツ語圏で形態学的心理学やゲシュタルト療法にもとづく考え方が登場した。最近では、音楽療法のアイデンティティを強める「音楽中心音楽療法」（ケネス・エイギン K. Aigen）や、音楽療法の思索や活動を文化社会的な文脈に開く「文化中心音楽療法」（ブリュンユルフ・スティーゲ B. Stige）、「コミュニティ音楽療法」（ゲーリー・アンスデル G. Ansdell）らが出現し、大きな注目を集めている。

養成教育についてもさまざまなテーマをめぐって議論が積み上げられてきた。それは世界音楽療法連盟の「音楽療法教育とトレーニングのガイドライン」（一九九九）や米国音楽療法協会による「職業的専門能力リスト」（一九九六）などに結実している。注目すべきは、各国の養成機関が教育の理念・目標にもとづく特色ある教育プログラムや有機的なカリキュラム構成、またそれを実現するスタッフを有していることである。

たとえば、精神力動的方向性あるいは人間主義的方向性をもつ養成プログラムにおいては、単に音楽療法に必要な知識や技能を身につけるのみならず、教育システムの重要な軸にセラピストの「パーソナリティの発展」という理念を置き、クライエントやセラピスト自身の内的変化や音楽などへ感受性を高めるための「自己体験」（Selbsterfahrung, self experience）というプログラムを有している。

研究面においては、ＥＢＭ（根拠に基づいた医療）にもとづく実証的な科学研究が着実な知見を重ね、最近は「神経学的音楽療法」（マイケル・タウト M. Thaut）がリハビリテーション領域で確実に地歩を築きつつある。一方、臨床研究の分野でも幅広い実践領域からの成果が報告され、事例研究や臨床的技法論に関する研究が厚みを増してきている。さらに、音楽療法をメタレベルの視点から考える理論研究も英米語圏、ドイツ語圏を問わず盛んであり、すぐれた論客たちにより音楽療法の体系が整理・分類され、本質論的な議論も深められている。

研究方法論に関する議論についても、一方で実証主義的な「量的リサーチ」に関する方法・理論があり、他方それらに対して臨床の生きた現実や内的事象に忠実であろうとする「質的リサーチ」の方法・理論もある。さらにそれらの対立を乗り越えようとする動きもあり、いずれも音楽療法研究にとって必要かつ興味深い動向である。

さて、このような世界的状況に照らすとき、わが国の音楽療法は、臨床・教育・研究いずれの側面においても独特な様相を帯びているように見える。

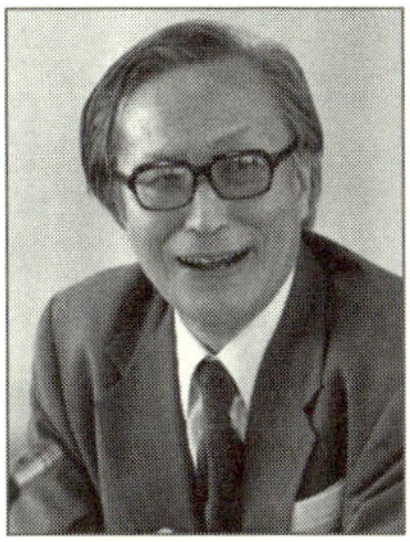

丸山眞男

日本の政治学者、思想史家。東京大学教授。第2次世界大戦中に近代政治学を踏まえた独創的な方法による日本政治思想史の研究を発表。戦後、いちはやく天皇制ファシズムの内面構造を鋭く分析する「軍国支配者の精神形態」「超国家主義の論理と心理」などを発表して思想界に大きな影響を与える。その学問は「丸山政治学」「丸山思想史学」と呼ばれ、経済史学者・大塚久雄（1907～1996）の「大塚史学」と並び称される。マックス・ヴェーバーの影響を強く受けた学者の一人。思想史では、日本を代表する思想家として荻生徂徠（儒学者。1667～1728）と福澤諭吉（1834～1901）を高く評価。さらに日本の思想を通底する〈原型〉的意識などに注目。「執拗低音」ないし日本の「古層」についての考察は『丸山眞男講義録』（東京大学出版会、1998～2000）の第4冊～第7冊に収められている。1914～1996。

①臨床面についていえば、心理療法的（精神分析的）な個人療法がきわめて少なく、したがって（障害児・者領域を除けば）即興を用いた実践も少ない。これに対し、大集団によるレクリエーショナルな歌唱療法が多い。背景理論の明確な、もしくは理論に意識的な実践が少ない。わが国にオリジナルな方法の探究が道半ば、などである。――いわゆる「集団歌唱療法」はその可能性の一つであるが、まだわたしは納得しきれていない。

②教育面については、音楽療法士のコンピテンシー（職業的専門能力）に関する認識が曖昧で、教育システムの水準が定められず、そのためカリキュラムや教育内容も十分に整わない。教育理念や目的にもとづいたシステマチックな養成プログラムが構築されていない、などが挙がる。

③研究面では、客観的な実証研究（エヴィデンス重視）にくらべて、本質主義的な研究や理論的・学際的研究が乏しい。世界的な方向性や風潮に影響され、新しい動向の輸入・習得には熱心だが、それが十分実質的には根づかず、次々に関心が移っていく、などが指摘される。

もちろんとくに臨床面について、いまだ国家資格化が実現しないこと、医療経済的な問題などの影響もあるが、国家資格は先進国においても存在しないところがほとんどで、経済的な逼迫は諸外国でも事情はあまり変わらない。教育面では、養成校の歴史の短さや教員の資質の問題もあるだろうし、これが研究の右に挙げた偏りに影響している可能性はある。

しかしながら、これだけ情報化の進んだ現代において、数年前から一向に変化の兆しが現れないのはいったいなぜだろうか。わたしは、以上指摘したわが国の状況を、やはり日本人の問題、あるいは文化的風土の問題として考えざるをえないのである。

2 「執拗低音」ないし日本の「古層」

変わらない変化のパターン

冒頭に記したように、参照したいのは丸山眞男の「執拗低音」ないし「古層」という考え方である。丸山は、たとえば儒教や道教、仏教、キリスト教など、古来わが国に圧倒的な影響を及ぼしてきた外来文化との接触を問題にしながら、「日本的なもの」を抽出しようとした。絶えず新しい文化的影響を海外から受けながら、根本的には驚くほど変わらない「日本的なもの」がこの国には存続し、いつのまにか当の外来文化さえも日本化させてしまう、と語るのである。丸山はそうした日本の文化的風土を初め「原型」と名づけたが、ついで「古層」と呼び換え、さらには音楽用語を用いて「執拗低音」(バッソ・オスティナート)と表現した。

「執拗低音」とは、「上声は変わっていくのに、バスだけは同じ楽句に固執し、執拗に反復するものである」(『標準音楽辞典』、音楽之友社)。

バッハの「シャコンヌ」*を思い出されたい。儒教や仏教など上声部はつぎつぎと変化するが、その下にくり返し執拗に反復する〝何か〟が存在し、その目立たない低音域の旋律音型が知らずしらず上声部の思想に大きな影響を与えている、儒教や仏教、キリスト教までがいつのまにか日本型宗教のようになってしまう、というわけである。

その「古層」ないし「執拗低音」を抽出するにあたり、丸山は『古事記』や『日本書紀』『万葉集』『日本霊異記』といった日本神話や重要な思想文献の記述を扱い、そのなかの明らかに中国的な儒教や道教、諸子百家、あるいは大乗仏教などに由来する観念をつぎつぎに消去していくという方法をとった。すると何もなくなるかというとそうではなく、日本的なサムシング、ものの考え方、感じ方のパターンが残ったという。

ただし丸山の場合、興味深いのは、「執拗低音」の音型がいつも聴き取れるわけではないように、この「日本的なもの」も明確な「土台」や「イデオロギー」（たとえば国家神道や天皇制）のようなものではなく、むしろある種の変化の仕方、〝変化のパターン〟であるということである。上声部が変化するにもかかわらず変わらない低音部があるというよりも、執拗に現れ沈む低音部ゆえに上声部の変化の仕方、変化パターンそのものが変わらない。つまり、〈変わらない変化のパターン〉が〝サムシング〟であるというのだ。

では、その〈変わらない変化のパターン〉とはいかなるものか——。それはひと言でいえば、「つぎつぎになりゆくいきほひ」であるという。これは三つの基底範疇「つぎ」、「なる」、「いきほひ」から構成された言葉である（もちろんこの三つは互いに関連している）。

＊シャコンヌ（chaconne）　ゆっくりとした三拍子の舞曲で、一種の変奏曲。パッサカリアと同様、同じ和声進行または低音旋律がくり返される。

日本風な調べ

これらの範疇に関する丸山眞男の解説をみてみよう。

まず、「つぎ」は時間的継起性をあらわしている。世界の連続的展開（つぎつぎ）である。たとえば血統の連続的増殖過程（ツギ＝継）などを指す。天皇家や歌舞伎の継起的な世継ぎ、代がわりなどがすぐに思い浮かぶが、現在の世相をみても流行が〝つぎつぎと〟入れ替わる様は、まさにこのことを表現しているだろう。西洋人がしばしば感嘆する日本的伝統のひとつ、「絵巻物」にはひと続きの作品のなかに〝つぎつぎと〟別の時間・場面が立ち現れてくる（異時同図）。

つぎに「なる」であるが、古来わが国では、〈生〉〈成〉〈変〉〈化〉〈為〉〈産〉〈実〉などの漢字が当てられてきた。丸山によれば、西洋的な主体による他動詞の「つくる」「うむ」ではなく、自ずから「なる」のであって、自然増殖へのオプティミズムと栄枯盛衰的「うつろひ」の空しさ（諸行無常）を意味しているという。

主体の意思や責任性、あるいは「理念」からは遠い概念であり、そういえば日本では、さまざまな社会現象が流れに任せて自然と形づくられていく。全体にそのような流れなのであって、そこに個人の意思というものはなく、したがって責任もない。上の「つぎ」と合わせれば〝つぎつぎに〟現象が生じてはまた〝はかなく〟消えていくのである。

さらに「いきほひ」は「生く」と同根であり、気息（いき）つまり「呼吸」とも関係する。丸山によれば、それは人間の自由意思を超えた「運動量」、生成のエネルギーであり、「時勢」や「天下の大勢」「権勢」という言葉があらわすように、むかしからわが国において「いきほひ＝勢い」はすなわち「徳」であった。勢いの強いものが価値をもつのであり、大勢に従う国民性もここに根をもつのかもしれない。またそうしていても世の中は〝つぎつぎに〟生じ、無窮に連続していくのであって、強力な外来文化も思想も、いつの間にか、この「執拗低音」によって、日本風な調べに変わっているというのである。現状が困難でも〝何とかなる〟という歴史的なオプティミズムもここに読み取ることができる。

３「執拗低音」と音楽療法の現状

うつろいゆく一瞬の享楽性

このように、丸山眞男の「つぎつぎとなりゆくいきほひ」は、ひと言でわが国の文化風土のもつある種の根強い傾向を的確かつ鋭利に言い当てた驚くべき指摘だと思う（注2）。いちいち例は挙げないが、現在の日本の政治・文化の状況をみれば、上のいずれの基本範疇もこのうえない有効性をもつ概念であることがわかる。丸山の弟子であり、音楽プロデューサーの中野雄（一九三一〜。著に『丸山眞男 音楽との対話』『丸山眞男 人生の対話』など）は丸山のこの議論を取り上げながら、「外圧に弱い日本」「輸入品崇拝」「自主性の欠如」「横並び体質」「集団的無責任体制」などの古くて新しいこの国の「国民的体質」とその問題点を指摘しているが、上の説明を読めばなるほどと思う。

つまり、絶えず外来の風潮を受け入れながらも、主体が考え決定し現実をつくっていくという「理念」的対決は行なわず、その時々の勢いに流されて、とどまるところなく変わりつづける（とはいえ、理念的対決がないので、古いものも消滅はせず、同時並行的に存続する）。その過程で、強力な外来文化もいつの間にか日本化されてしまう。そのあらわれが中野の指摘するいくつかの「国民的体質」である。加えて、わが国には「理念」への錨づけから解き放たれた、うつろいゆく一瞬の〝享楽性〟があるという指摘がある。歴史的な弁証法によらず「いま」「この一瞬」の楽しみに流れるのもまた日本的現象である。

注2　もちろん丸山眞男の「執拗低音」は思想史学者の間で批判されることもあるが、いまそれを論じるいとまはない。ただ、この研究がその後の批判や論争も含めて戦後の思想界に強烈なインパクトを与えた成果であることも衆目の一致するところであり、本論の対象である音楽療法の状況を考えるにふさわしいと、わたしは感じている。

なんとはなしに〝集団歌唱〟

さて、この観点からわが国の音楽療法を考えてみれば、それが驚くほど現状の理解に有効であると気づかされるはずである。世界的な方向性や風潮（それが時々の「いきほひ」でもある）を輸入・学習することには熱心だが、それが実質的に根づかず「つぎつぎ」に関心が移っていくことなどはその最たるものである。これは臨床面についても研究面についても当てはまる。もちろん、海外から学ぶことは結構だが、それと十分に向き合う前に次の対象に移ってしまうとすれば、これは必ずしも望ましいとはいえないだろう。

背景となる理論の不明確な臨床実践が多いことにこれが帰着する。また、さまざまな臨床実践や研究方法が同時並列的に同居するのも、一見豊かにはみえるが、「理念」的対立のないことに起因するのでないか。さらに、現在ＥＢＭ（根拠に基づく医療）に関連した研究が盛んなのも、昨今の「いきほひ」である英米語圏の科学の風潮、そして〝資格化〟を求める学会の呼びかけ（天下の大勢）に影響されてのことではないかと論評せざるを得ない。わが国に独自の理論研究に乏しいことはもはや説明するまでもないだろう。

教育について、コンピテンシー（職業的専門能力）の内容や水準がいまだ不明確なこと、そしてそれぞれの養成機関において教育理念が決められないことも同様で、意思が不明確で「なりゆき」にまかせる日本の文化的風土をよくあらわしている。これでは理念や教育目標にもとづいたカリキュラムやシステマチックな養成プログラムが整わないのも、ある意味で仕方のないことである。

〝理念〟ということでいえば、精神分析的傾向をもつ臨床がなかなかわが国に根づきにくいのも、ユダヤ・キリスト教的な本質をもつ精神分析と、抽象的思考を好まないわが国の文化風土の間の齟齬《そご》と無関係ではないはずである。何とはなしに〝集団歌唱〟を用いた活動が多いのも、「なりゆき」に流されてしまう国民性に関係するといえば言い過ぎだろうか。

もちろんわたしは、先述したように、この国の音楽療法の歴史がなお浅く、社会の理解が不十分で、教育機関においても予算が伴わないという背景は承知している。上の指摘は批判的に過ぎると思われる向きもあろうが、このさい、他の諸事情はあえて括弧《かっこ》に入れて、文化風土に根ざすところのみを強調して述べてみた。

とくに私たちがそのときどきの「いきほひ」、すなわち権勢に流されがちで、自然の「なりゆき」にオプティミスティックであることを考えれば、いささかネガティブに過ぎるという批判は承知のうえで、あえてこのように評価しておくことも必要と思う次第である。

2 「日本文化の文法」からみる音楽療法——文化特異性

1 文化資源の音楽療法への応用

日本文化の特異性

では、上記のような日本の特徴的な文化的風土が、音楽療法にかならずしもマイナスにのみ作用するかといえば、じつはそうではない。医師でありながら著明な文明批評家でもあった加藤周一（一九一九〜二〇〇八）は、わが国の「土着的」な世界観を扱う論文のなかで、日本の文化風土のもつ積極的な側面を取り上げている。

加藤も丸山眞男と同様、儒教・仏教・キリスト教・マルクス主義などのもつ抽象性や理論性、包括性、超越性、普遍的価値とは対照的に、わが国の文化的基層には具象性や非論理性、断片性、非超越性（具体性）、および非超越的世界観（祖先崇拝、シャーマニズム、アニミズム、多神教的信仰体系）がみられ、これらが上記の輸入文化をいわば「日本化」（注3）してしまったと述べているのだが、加藤の場合、扱う領域が広く文化・芸術に及んでいるため、日本文化の特徴をポジティヴに描きやすいのだと思う。

本節では、こうした加藤の考えを中心に取り上げながら、日本独自の音楽療法が発展・深化するとすればそれはいかなる方向性をもつか、すなわちわが国の音楽療法に潜在する可能性を考えてみる。ただ、ここでも加藤の理論に入る前に、少しこれまでの議論をふり返る迂路をとらねばならない。

周知のようにスティーゲ（B. Stige）は、著書『文化中心音楽療法』（二〇〇八）のなかで、音楽療法における「文化特異性」と「文化中心性」を区別した。前者はいわば「文化のなかの音楽療法」（MT *in* culture）

において問題となるもので、日本の実践では日本音階や和太鼓を、アフリカでは現地のポリリズミックな踊りを導入するなど、各地の文化資源やその特性に注意を払うことを意味している。

これに対し後者は「文化としての音楽療法」（MT *as* culture）において問題となり、クライエント個人のみを治療対象とするのではなく、クライエントをとり巻く家族や社会などを巻き込みながら、クライエントの置かれるコンテクスト（関係性、状況）を変えていこうとすることを意味する。ここで扱われるのは、このうち「文化特異性」のほうである（「文化中心性」については**4**で述べる）。

日本独自の音楽療法という場合に、私たちがまず考えるのがこの「文化特異性」であろう。上に挙げた日本音階や和太鼓の使用以外にも、素朴に考えて、音楽療法場面で活用できそうな〝文化資源〟はいくらでも存在する。

注3　「日本化」とは、抽象的・理論的な面の切り捨て、包括的な体系の解体とその実際的な特殊な領域への還元、超越的な原理の排除、彼岸的な体系の此岸的な再解釈、体系の排他性の緩和などを指す。仏教における現世利益の強調（世俗化）や神仏習合（排他性の緩和）などがその例である。加藤周一によれば、かくして日本には、背景となる世界観が常に少なくとも三種類存在したことになる。すなわち、外来の世界観、土着の世界観、日本化された外来種の世界観である。

いにしえの音の治療的意義

楽器にしてもいちいち例は挙げないが、使えそうな和楽器は数多くある。音の出る郷土玩具なども含めればその種類はさらに増す。音楽構造を考えても音階ばかりでなく、〝不即不離〟といった絶妙なリズム感（間合い）や複雑な音色に対する好みは日本独自のものである。昔なつかしい童歌や唱歌、流行歌、最近のポップスをはじめ、歌の資源が豊かなのもわが国の特徴であろう。替え歌の伝統もわが国にはある。また、盆踊りや祭りなどの発想をレクリエーション的な活動に活かすことも考えられるし、カラオケすら使いようによっては有効な方法になるだろう。シンセサイザーなどで自然音を活用してもよい。

何より、鳥の鳴き声や人の声、川のせせらぎ、風のそよぎなどの自然音、風鈴や花火、街の音（サウンドスケープ）をセッションに取り入れる工夫をしてみてもおもしろい。物売りの声など、昔あって今はない音の音源すら手に入る時代である。これらを上手に取り入れながら新しい発想で実践を形づくっていく可能性はまだ十分汲み尽くされたとはいえない（注４）。

この方面の研究でもっとも示唆に富む発信を行なっているのは精神科医の牧野英一郎（武蔵野中央病院院長）である。牧野は、アジアや日本音楽に関する該博な知識を駆使し、また古来の文献を渉猟しながら、日本文化に特異的な音楽的契機、すなわち「もののね」「即場性」「あそび・うたまい」「歌掛け」（替え歌）「祭り」などを取り出し、それぞれについて音楽療法への橋渡しを試みている。たとえば「もののね」などは、自然の音のみならず、それに触れて私たちに生じる感興そのものまでを音楽に取り込んでしまう日本人の美的感性を示している。詳細については牧野の論文に当たっていただきたいが、ただ一つ補足するなら、それらを活動に導入する場合、日本の音楽や音感覚のたんなる取り入れ、代入ではなく、牧野が平安・鎌倉時代の「今様《いまよう》」の治療的意義に触れて述べるように、いま現在音のなかに身をおく者の関係性、つまりは歴史的・社会的・文化的文脈に留意しつつ現代的に用いることが必要となるのではないだろうか。

注４　わたしは国立音楽大学の音楽療法講義のなかで、毎年学生にこういうアイディアを聞くことにしている。いま取り上げたものの多くも学生から出されたアイディアである。

2 「日本文化の文法」

時代を超えて〝心〟に訴えるもの

前おきが長くなったが、加藤周一の議論に入ろう。先に少し触れたように、加藤は日本の文化的風土を芸術に即して積極的に捉えている。加藤が「日本文化の文法」を論じるさい多く言及するのは、千利休《せんのりきゅう》の「美学革命」や茶の湯、茶室や陶磁器である。じつはわたしもここ数年やきもの鑑賞に没頭してきており、個人的にも実感をもって受け止めやすい内容を含む。わが国の文化特異的な音楽療法を考えるさいに、音楽という枠を超えて〝日本文化〟のもつ独特な特徴を参照するのは有益なことであろう。いうまでもなく重要なのは個々の具体的事例でなく、そこに含まれる〝エッセンス〟だからである。

加藤のいう「日本文化の文法」は、ある意味で、前述した丸山の議論とも共通する。すなわち「時代を超えて多くの心に訴える何ものか、日本文化の持続的な傾向」「文化の原型」と深く関係するものであり、桃山期に千利休が発見した〝侘《わ》び茶〟の世界に意識化されているものである。それは互いに関連する次のような特徴をもつ。すなわち、**1** 此岸性《しがん》、**2** 集団主義、**3** 感覚的世界、**4** 部分主義、**5** 現在主義、の五つである。

これらが儒教・仏教・キリスト教・マルクス主義といった外来文化にみる「抽象性」「理論性」「包括性」「超越性」「普遍性」と対照的であることはすぐにわかる。しかし列挙した特徴のみではあまりに抽象的であり、説明を要するだろう。以下は加藤の文章をわたしなりに簡略化したものである。

1 此岸性とは「現世」のことであり、〃いまここ〃の状況のことである。日本の民俗信仰のなかに超越的な「彼岸」の考えはほとんどない（アニミズムや現世利益を参照）。紫式部の『源氏物語』や同じく平安時代の歌物語である『伊勢物語』も、花鳥風月《かちょうふうげつ》といった自然や現世的な恋愛の世界であり、草庵の茶の湯も此岸的な小世界を美的に洗練したものである。

2 集団主義は、「現世」を具体化した所属集団、すなわち内と外との区別が明瞭な〃ムラ共同体〃である。茶室の内部は外部の空間や社会秩序とは隔離され、外とはまったく別の価値観によって秩序づけられる。茶室が小さくて少人数に限るのは、たんに美学的な理由からだけでなく、より大きな集団の構造と機能とをそこに象徴して理解を容易にするためである。

3 感覚的世界とは、私たちの感覚を通して与えられる〃いまここ〃の日常的世界である。世界を、それを超える何ものかと関連させることなしに一つの文化が成熟すれば、感覚の無限の洗練が起こるが、その極致が集中して成立したものが利休の「茶の湯」である。それは感覚の〃よろこび〃を追求してきた、長い歴史が到達した微妙きわまりない文化の要約である（注5）。

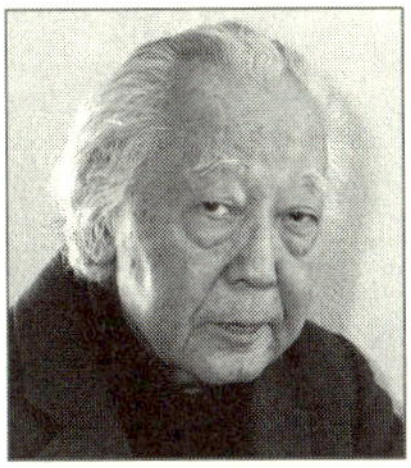

加藤周一

評論家・医学博士。1951年から医学者としてフランスに留学、帰国後、評論集『雑種文化』で明晰な文体と分析力で日本文化の雑種性を鋭く指摘。また『日本文学史序説』は古代から現代にいたる日本文学の流れを大胆に通観。該博な知識と強靭な論理に裏打ちされた文学・美術・政治・文化全般にわたる評論は高く評価。戦後の思想界をリードしてきた思想家・評論家として丸山眞男と並び称される。1919～2008。

千利休

安土桃山時代の茶人。草庵での簡素で静寂と清浄（和敬静寂）を旨とする侘び数寄の茶道を大成。茶器および諸道具にも創意工夫を凝らした。「茶の湯天下一の名人」とうたわれたが、豊臣秀吉の怒りにふれ、切腹。侘び茶の境地に徹することが茶道の究極とされた。1522～1591。

4 部分主義とは、全体から離れての部分それ自体への関心である。木立のなかで目立たない小さな茶室から、やまと絵の細密画的部分、桂離宮のふすまの把手《とって》にいたるまで、日本の造形美術の歴史に一貫する特徴のひとつである。全体は部分の積み重ねとして成立するのであって、全体の構造から部分に至るのではない。茶室における露地の敷石や楽茶碗に典型的にあらわれるように、部分はそれ自体〝千変万化〟する極度に複雑な世界である。

5 現在主義とは、過去と未来の関係から時間を構造化する知的作業なしに、全体から離れた部分的な現在の状況に注意を向けることである。日本のような感覚的な文化においては、時間は現在という〝瞬間〟の無限の連続である。そこでは過去と未来を見通した環境変化への適応、つまり環境構造自体の変化を企図したり変化に抵抗することは不可能であるから、移りゆく環境変化への適応のみが残る。しかしそれは敏速、聡明、実際的でありえ、微妙で、洗練され、芸術的に生産的でさえありえる。その可能性の完璧な実現の一つが草庵の「茶の湯」であった。茶の湯では「一期一会」というように、この瞬間に人生のすべてを託す。

――いかがであろうか。加藤周一が利休の「侘び」の茶や茶陶に見いだした上記の「日本文化の文法」が、中国や西洋の世界観とはことごとく対照的な特徴をもっていることにわたしは驚かざるをえない。日本陶磁の歴史をふり返りながら加藤がいうように、わが国においては内発的な技術革命は起こらなかったが、〝美学革命〟は起こったのである。

この「文法」が丸山眞男の「つぎつぎになりゆくいきほひ」とともに「時代を超えて多くの心に訴える

何ものか、日本文化の持続的な傾向」「文化の原型」と深く関係するものであるなら、当然それはわが国の音・音楽文化にも反映しているはずであるし、そこから音楽療法の進むべき方向性も見えてくるはずである。以下に日本音楽の特徴をも勘案しながら、その潜在的可能性を検討してみよう。

注5　加藤周一のみならず黒川雅之も日本文化のこの感覚性を強調している。すなわち日本人は絶対的な価値、すなわち神や信念や哲学によってではなく美のために生きており、もっと身体の感覚に近い、心地よさとでもいうべき美意識、ほとんど動物的な生理が生の規範となっているという。彼は「微・並・気・間・秘・素・仮・破」という八つのキーワードから日本の美意識を論じており興味深いが、紙幅の都合でその紹介は控えざるをえない。

3 日本音楽療法の方向性を考える

一瞬への集中と感動

まず加藤周一の挙げた「此岸性」、「感覚的世界」からは、何よりも音楽療法場面における感覚的洗練（鋭敏化）が目指される。これは「部分主義」にもつながるが、音の全体との関連にこだわることなく、また音楽の線的な構造やそれによる音楽的意味よりも、ひたすら〝その場〟の音に集中する姿勢である。

音楽学者・吉川英史《きっかわえいし》（一九〇九～二〇〇六）は、日本音楽の特徴として、「単音愛好性」「余韻愛好性」「噪音愛好性」「声楽愛好性」「音色尊重主義」を挙げている。琵琶や三味線の音を西洋のギターと比較すれば明らかなことであるが、一つ一つの音のなかには無限に変化する複雑な世界がある。また一つの音の出現と減衰には移ろいゆく時の濃密な表情が宿っている。ある場合には触覚的ですらある音。それを聴き逃さないことが重要ではなかろうか。またそれを意識して〝音を発する〟ことに全力を傾注することである。セッションで西洋楽器や電子楽器を使用する場合でも事情は変わらない。まずは当たり前と考えられているこのことを、日本文化との関連で再度強調しておきたい。

このこととも関連するが、二番目には、この過ぎゆく〝一瞬への集中〟を挙げておく。「現在主義」との関連である。二つの側面がありそうである。一つには、たんなる感覚的洗練を超えて刻々と変化する環境に適応すること、すなわち〝即興性〟の側面である。全体の見通しを欠くなかで難しい課題であろうが、反応を加藤のいうように、敏速、聡明、実際的で、微妙かつ洗練され、芸術的に創造的にすべく努めることが必要であろう。

もう一つは即興と微妙に関係し、また関係しないという見方もあるが、その一瞬の「強度＝生命」の問題である。私見によれば、これは感覚の深い「喜び」、そしてそれによる「感動」とも関係する。この二つは音楽療法にとって決定的に重要な契機であり、その瞬間とその後の身体の「活性」、ポテンシャルに関わる問題ではなかろうか。いずれにせよ、流れのなかでこの〝一瞬〟にどうかけるか、という日本的な「現在主義」の伝統をセッションのなかでいかに実現するかが肝要である。

三番目は上記に関連し、アニミズム的な〝感性〟をもつことのすすめである。これは「此岸性」の問題とも関わる視点である。西欧的な超越神と違い、日本の神は日常世界に内在するアニミスティックな〝カミ〟である。山川草木《さんせんそうもく》すべてが言問《ことと》い、岩や樹木、動植物、茶筅や箸にも〝霊〟が宿るこの国の音楽セッションが一神教的な音楽観のみにもとづいて運営されてよいはずはない。

念のためいえば、これは西洋音楽を用いる場合においても同じことである。音に内在するアニミズム的な〝音霊《おとだま》〟を聴きわけ、感受する〝感性〟を用意すべきではないか。これは自然への〝畏敬〟と〝共存〟という姿勢にもつながる。吉川が、単音、余韻、噪音、声楽、音色愛好性はいずれも日本的自然観からくるものであると述べているように、アニミスティックな自然への深い感受性は、音楽セッションにも必ずや役立つものと考える。

四番目はもう少し趣味的な問題である。加藤の「感覚的世界」とも関係するが、日本的な「侘《わ》び」「寂《さ》び」「幽玄《ゆうげん》」「粋《いき》」などの感覚はセッションに現れ得ないのだろうか――。

吉川はまた別に日本音楽の精神的特徴として「和・敬・清・寂」を挙げているが、そのような味わいをセッションにもたらすという想像は、現代においては突飛な時代錯誤的発想であるだろうか。もちろん、常にそうすべきというわけではない。また茶の湯や神道の真似をせよということでもまったくない。くり返すが、重要なのはそのエッセンスを汲むことであり、あくまでも現代に適合したかたちで、それらの洗練された美的感覚がわが国のセッションに現れるときがあってもよいし、それは不可能・不必要なのであろうかという願望と問題提起である。

五番目も「感覚的世界」に関係するが、中国陶磁（青磁や白磁）の均整のとれた完璧な器形や光沢の美しい器肌に対し、いびつで歪み、ある場合には汚れた陶器の美しさを発見し、積極的につくり出したのは日本人である。楽茶碗や織部、唐津の沓形の器をはじめ、その伝統はいまでも強く存続している。私たちは歪んだ形だけでなく、器肌に走るヒビを「貫入《かんにゅう》」と尊び、にじんだ滲みや汚れですら「雨漏り」と呼んでその〝景色〟を賞美する。

であれば、病いや障害をもつクライエントが発する音・音楽や、彼らの存在そのものに〝美〟を発見する能力を私たちはもともと有しているはずではなかろうか。病者の「痛み」にすら美を見いだすアメリカの音楽療法士キャロライン・ケニー（C. Kenny）はすでにそれを実践しており、ドイツの音楽療法士イザベレ・フローネ＝ハーゲマン（I. Frohne-Hagemann）は従来の西洋美学ではない音楽療法に独自な美学が必要とのメッセージを発しているが、先にみたとおり、そうした〝美学革命〟を何百年も前に達成しているのが日本文化である。いまこそ私たちの伝統的な「美学」を音楽療法の議論に積極的に〝発信〟していくべきであろう。

ほかにもある。六番目として「身体性」の問題を挙げたい。これは「此岸性」と「感覚的世界」に関係する。前にも記した覚えがあるが、わが国では古来「心身一如」の考え方が強い。「修行」ないし「行」をみれば明らかなように、身体の訓練と心の鍛錬は同じ〝一つ〟のものであり、身体から心へという方向性さえ読みとれる。禅における「常坐三昧」（静止的瞑想）、踊り念仏における「常行三昧」（運動的瞑想）にしても同様である。これはデカルト以来「心身二元論」をとる西洋的思考とは対照的である。「意識」や「自我」を「身体」と切り離すのは理念的思考のなせるわざである。動きとともに感覚をフル稼働させるとき、現実にそれらは別物としてあるのだろうか。此岸的な音楽的現実（セッション）においては、それらの区別がなくなる瞬間こそが力をもつように思われるが、いかがであろうか。

さらに上記と関連して、七番目に「音楽療法士養成」の問題にも一言したい。吉川は日本音楽の教授法の特異性に触れ、そこに「錬成の精神」があるとした。「苦しい修行を積んで初めて芸の妙道にたどりつく」というものである。「弟子入り」や「修行」、「荒稽古」などを思い出されたい。ここには厳しい鍛錬により「自我」や「個性」を打ち消し、自然の摂理などとの〝一体化〟を目指す独特の発想がある。

吉川によれば、それは秘伝主義などの仏教（密教）の影響というので、それをあえて排した日本文化の「古層」や「文法」によるここでの議論とはやや離れるが、少なくとも西洋式の知的で合理的な学校教育とは異なる教授法ではあり、こうした養成の可能性も日本の音楽療法教育にありえなくはないと、わたしは考える——こう述べたからといって、もちろんわたしは西洋式の教育を否定するものではないし、現に大学ではそのように指導している。

ほかにも身体性に関連した「型」の問題、また少し方向は異なるが「見立て」という美的慣習もあり、音楽療法を考えるうえでも興味深いが、紙数の都合上省略せざるをえない。

最後の八番目として忘れてならないのは、加藤のいう「集団主義」の問題であろう。わが国に〝集団歌唱〟によるセッションが多いことは1で触れたが、此岸的・現世的な日本のムラ社会である「集団」は、その掟《おきて》（茶席でいえば「作法」）とともに治療的に大きな可能性をもつものであるに違いない。

現状を踏まえて望むらくは、利休がしたように茶室を小さく、つまりもっと少人数にして、加藤のいうような「より大きな集団の構造と機能とをそこに象徴して理解を容易にする」ことができないか、ということである。集団歌唱をより適切な空間配置や意匠のなか少人数で行なうならば、先の「現在主義」で言及された「一期一会」の言い換えである「一座建立」（主客の一体化した他に代えがたい時間・空間の成立）も、より生じやすくなるのではないだろうか。

以上、わが国の音楽療法の取るべき方向性について思いつくまま列挙してみた。読者のなかには、これらの事柄があまりに現実と離れた理想論と感じられる方も多いと思う。あるいはあまりに具体性を欠いた抽象論と受け止められる向きもあろう。たしかにわたしは、加藤や吉川の議論をもとに、あり得べき理想型を思い描きつつ、あえて遠慮なく記述してきた。

しかしながら、その内容がまったくの抽象論かといえば、じつはそうではない。というのも、これまでのわたしの経験のなかで、上記のような日本的特性の数々を自らの活動のなかに実現してしまっている音楽療法士および音楽家を知っているからである。わたしの提言の可能性を裏づける具体例として、次にそれらの方々を紹介してみたい。

3 三つの具体例のなかの「日本」

取り上げたいのは、遠山文吉、多田・フォン・トゥビッケル 房代、丹野修一の三人である。多くの音楽療法士と同じくみな大学での西洋音楽の教育を経ており、程度の差はあれ、欧米の影響を受けている。また後述するように、それぞれまったく異なったタイプの実践を行なうし、当然のことながら西洋的な構造をもつ音楽をセッションのなかで活用することも多い。しかしその考え方や活動に驚くほど日本的な特徴が読み取れるのもまた事実で、それがわたしには大変興味ぶかいのである。（以下、敬称略）

1 自然との交渉——遠山文吉

まずは遠山文吉について——。遠山はいまさら紹介するまでもない著明な音楽療法士にして音楽教育家でもあるが、わが国で音楽療法を真に生業とする初めの人物であるといってもいい。若き日にイギリスのジュリエット・アルヴァン（J. Alvin）と出会った鮮烈な体験からこの道を志し、障害児との長く豊かな実践経験ののち、国立音大や東京藝術大学にて後進の指導に尽力した。遠山の臨床を特徴づけるのは、クライエントの〈命〉に対する畏敬の姿勢とともに、臨床観察を素早く精緻におこなうこと、そして経験に裏打ちされた自在な対象への反応（働きかけ）であろう。

遠山は、国立音楽大学の〝退任記念講演〟を皮切りに、数々の講演で自身の臨床的感受性と自然との関係性を語っている。彼は音楽療法に取り組む際に求められる感性としてとくに〈状況の変化に対する感性〉（まさに加藤の「現在主義」ではないか）と〈対象者への対応を含め、自己を表現する際に必要な感性〉を挙げ、「こうした様々な能力を発揮するためには、様々な感覚をフル稼働」させることが大切と述べる（加藤の「感覚的世界」を参照）。

そして、これらの感性に関係する事柄として、「出会いに驚き、感動・感謝する資質と能力」、「僅《わず》かな変化をも見過ごさない集中力と注意力」、「一つ一つの〈音の命〉を感じ取り、大切に扱う態度」、「音・音楽を挟んで〈共に居る〉時間と空間を得たことの喜びを感じ取ることのできる能力」等々を挙げるのであるが、それらを遠山は、まさに多様な自然、すなわち動植物や山川草木、気象現象などとの交渉のなかで育んだというのである。

これに続く遠山の、自然との交渉に関する記述（語り）は圧巻である。遠山は、幼いころ駆けまわった広大な療養所の敷地内外で、多様な植物や昆虫、鳥、小動物、風、山、川、月・星、海、沼、波、虹、水、氷、雪……等々の動きや形態を見、聴き、触り、味わい、嗅ぎ、それらとともに揺れ、驚き、戦慄し、感動し、喜びながら育ったという。その具体的な記述にうかがえる微細な観察眼は、まるで精密なカメラのようにリアルである。彼は大学を退官後の現在も毎日の散歩の時間にカメラを携行し、多様な自然を対象にすでに何千枚もの写真を撮影したと聞く。……そうしながら培われた感性こそが、遠山のその後の音楽療法実践を支えている、という事情が如実に伝わってくる。

わたしはここに加藤の挙げた「日本文化の文法」、すなわち「此岸性」や「感覚的世界」を見るのである。遠山の自然の「部分」を観察する目は小さな世界の驚くべき多様さと複雑さを捉えており、先に挙げた音楽療法における感覚的洗練（鋭敏化）に関係する。また、自然によって培われた〈状況の変化に対する感性〉は、「現在主義」における絶え間ない環境変化への素早い適応そのものである。

動植物や自然環境に〈命〉を感じる遠山の感性もまた、アニミズム的な〝生命〟への感受性と通じるのではなかろうか。さらに遠山がよく使う「喜び」「感動」という言葉も、この一瞬の「強度」という日本的音楽療法の方向性に合致したもののようにわたしには思われる。

すでにおわかりと思うが、遠山が伝えている体験は、音楽療法士の養成プロセスにおける「感性化トレーニング」の一つのあり方を示してもいる。感性化のプロセスは療法士教育のなかできわめて重要な位置を占めるが、具体的な方法となると自己体験（self experience）やスーパーヴィジョン、グループ体験、自身の音楽履歴書の制作などの西欧的な実践か、「芸術をつねに身近に置くこと」というケニー（C. Kenny）の提言にとどまる（注6）。自然との交渉を通しての〝感性化〟とはまさにこの問題に対してわが国から発信できるユニークな具体論のひとつなのではないだろうか。

注6　二〇〇五年度国立音楽大学夏期音楽講習会音楽療法講座における講演のさい、わたしの質問に対してケニー

氏が答えた言葉である。講演原稿はケニー氏の著書〝Music & Life in the Field of Play: An Anthology. Barcelona Publishers, Gilsum, 2006.〟に収められている

２ 「生きていること」と音楽——多田・フォン・トゥビッケル 房代

次に紹介する多田・フォン・トゥビッケル 房代は現在、ドイツで自己開業している音楽療法士である。偶然であろうか、まさにこの部分を書き始めようとしているそのとき、本人（多田）から国際電話が入った。彼女からの電話は一年に一、二度しかない。多田はこのタイミングを偶然と思わせない不思議な資質をもった人である。

自宅の森を歩くとき、「音でウサギを驚かせないように雪を踏む」という。感覚がそのまま歩いているような人といってもいい。日本で音楽を学んだあと、単身ドイツに渡り、音楽療法士の資格を取って現在まで彼の地で音楽療法を実践している。一時ミュンスター大学で療法士の養成に携わったこともある。実践で行なうのは主に〈声〉による自由な即興である。その半生とセッションの具体的な様子などは自身の著書『響きの器』（人間と歴史社、二〇〇〇年）にみずみずしく語られているので参照してほしい。

多田は長く海外で生活しているだけに、身体の中の「日本」をより強く意識しているようにみえる。著書に記しているように、ドイツの大学の卒業論文に日本神話（天照大神が洞窟に籠もり世界が闇に覆われたときアメノウズメノミコトが洞窟の前で踊り、天照が外に出て来て世界に光が戻ったという話）を援用したり、空間の共有の仕方に〝彼我《ひが》〟の違い（日本におけるゆるやかな間〔ま〕の共有と西洋における個の一致における空間の成立など）を実感したり、等々である。

音楽においても自由な即興をわざわざ西洋で「無調」とか「モダンな音」といったりするのを、「これらのことは、昔から日本の音楽にはよくあること」と意外に感じ、また花の咲きはじめる間（ま）を表現した即興演奏をドイツ人が「不規則リズム」「不協和音」と名づけることに、「何を基準にしているのか？」と違和感を抱いている。

前章でも紹介したが、わたしは、多田のビデオで見たあるセッションの様子をいまでも鮮烈に覚えている。障害をもつクライエントの青年が直立して腕をゆっくりと回しながら深呼吸している。多田は彼の斜め後ろに立って、そこからまたゆっくりとウチワで彼をあおいでいる。窓の外から緑の光と野鳩の鳴き声だけが聞こえてくる。……ただそれだけの場面である。しかし、そこには午後のゆるやかな空間と緑の光とやわらかい風と野鳩の声と二人の人間が溶け合った、えもいえぬ時間が流れていた。それはクライエントにとっても多田にとっても、ほかに代えがたい刻（とき）だったのではないだろうか。

彼女は日常において全身で自然を感じている。また自身の「身体」と「感覚」に忠実である。わたしの硬い文章で解説するより、彼女の本の中から生（なま）の言葉を拾ってみたほうがよい。というのも、多田は自身のえもいえぬ感覚にあたる言葉を必死で探し当てようとしているからである。

「木の香り、空気、光、私たちはその中で、身体中をアンテナのようにして、耳を澄ませます」
「『音』は、生きている私の身体が、感じる、味わうことで生かされてくる」
「感じることは流れている、そしてそれを流そうとせずとも、流れるとき、流れる」
「響きを感じる身体、響き返す身体、『響きの器』になりたい」

「今、音が生まれている！」

「カテゴリーにあるものは、過去における経験から生み出されたことであり、たしかに我々にとって、それらを聞き知り、学ぶことはたいへん貴重なことではあるけれども、しかし時間はいつでも先に進んでいるのです。生命は一瞬一瞬、新しく生まれている」

多田の言葉のなかには、森羅万象に〈生命〉を感得するアニミスティックな感受性が輝いている。わたしは、まさにこの「感覚的世界」のなかに「部分主義」と「現在主義」（いずれも加藤の「日本文化の文法」）が息づいていることを実感するわけだが、そうした彼女の行なう治療もまたこの「文法」のもとにある。

「自然が常に流れ、動き、変化していくように、そこで生きている私たちも、その流れの中で、関係の中で、動き、変化し続けていく、人と人との間も、音と音との間も、しがみつこうとしなければ、いつも流れ、変化していく」

声の即興により一瞬の生命にかける多田の治療空間は、わが国特有の「感覚的世界」をきわめてデリケートなかたちで私たちに伝えている。と同時に、〈音楽〉と〈生命〉に共通するもっとも重要な標識、すなわち「真正性」と「代替不可能性」とを同時に示すもののようである。

3 音楽という「異界」――丹野修一

さてもうひとり、丹野修一は傑出したチェリスト・作曲家である。都内の精神科病院にて三七年間の長きにわたり、統合失調症患者との音楽セッションを行なってきた（注7）。主としてシンセサイザーを用いた少人数の〝合奏活動〟である。その方法の要諦は、技術的・感性的に対象者に歩み寄りながら、審美的な音楽的時空の創造を目指すというものである。すなわち、クライエントの音楽技術や反応性、また音楽的好みや世界性を察知して、古今東西の音楽語法を自在に駆使しつつオリジナルな楽曲を作曲し、各人には技術的に無理のないパート譜を提供して、たちどころに合奏を成立させてしまうのである。たしかに並たいていの音楽知識・技能でなせるわざではない。

活動の詳細とその精神医学的な意味などについては拙著『精神の病いと音楽』（二〇〇三年）に書いたので詳しくはそちらを参照されたい。ここでは本論の文脈に沿ったことのみを紹介しよう。興味深いのは、丹野がクライエントとともに創り上げる音楽世界の特性である。

「患者さんたちがいなければ、あのような音楽は創れなかった」

と自ら語るように、丹野の創造自体いわゆる病跡学的な問題を含むが、いまそれは措く。ともかくその音楽世界は独特で、いくつかの曲はあたかも俳句の〝一句〟を思わせるような小世界の実現である。自然のなかの〝一幅の絵〟といってもいい。たとえば「水の輪」と題された音楽は、池に投げ込まれた一つの石が立てる〝波紋〟の拡がるさまを演奏する。静かな池の面に水の精が浮遊するようなアニミスティックな感覚もある。夏の夕暮れの開放感を想起させたり、秋の張りつめた青空を思わせる音楽もある（それは無調で、一音の減衰を効果的に使っている）。

このセッションが非常な集中のなかで行なわれることは特筆されてよい。丹野は病いをもつクライエントだからといって（技術的には歩み寄るが）、音楽性では決して妥協しない。一音一音に集中して、セッションの一時間半はまるで〝戦場〟のような緊張感を帯びてくる。その結果、音楽による俳句的世界もリアルさを増し、日常とは離れた独特な時空、すなわち丹野のいう「異界」となるのである。それは先に述べた日本的な「一座建立」の実現といってもいい。セッションはただ厳しいだけの時間ではなく、音楽の「喜び」や「感動」の伴う魅力的な活動となるのである。小集団による俳句的世界、自然への親和性、一音への集中、一瞬の「強度＝生命」、「一座建立」、いずれも「日本文化の文法」にのっとった、わが国の音楽療法の方向性を示す特性ではないだろうか。

ところで丹野の活動には、もうひとつ、わたしが先に挙げた要素が含まれている。音楽療法士養成に関わる問題である。音楽療法士、あるいは音楽家を育てるときの丹野は非常に厳しい。とくに音楽による〝身体性〟を厳しく仕込まれる。音楽に内在する地球上の物理法則の体得のためである。弟子入りすると西洋式のレッスンというより、「稽古」や「修行」に近い指導を受けることになる。それはたんなる知識や技術の伝達ではなく、世界観や生き方にも及び、全人格に影響を与えるかのごとくである。なかには心身の不調を訴える者もいる。こうした長く厳しい鍛錬によって、丹野のいわゆる「合奏システム」を伝授された弟子に「折山もと子」がいる。その是非については議論もあろうし、現行の養成カリキュラムにそぐわないのも事実だが、こうした教授法も先に吉川を引用して指摘した日本型の養成方法として意外に深い意味をもつもののように思う。

以上はもちろん丹野の活動の一部に過ぎない。音楽面においても、たとえば調性構造を意図的に活用し、西欧的な力学構造を臨床的に応用したり、より主体性を引き出す場合にポリフォニックな音楽構造を選ぶなど、ほかにもいろいろな表現世界がある。わが国以外のさまざまな国・地域の音楽文法を利用することも多い。しかし、丹野の方法が日本の音楽療法の方向性を上記のような希有なかたちで指し示していることもまた確かなのである。

注7　丹野修一は自身を決して音楽療法士と名乗らず、活動も音楽療法とは呼ばない。患者さんとともに音楽家が音楽をする、ただそれだけであるという。このことは音楽療法学的にみて、きわめて興味深い事情をはらんでいる。つまり「音楽中心音楽療法」との関係である。「音楽中心音楽療法」においても、一次的に目指されるのはクライエントとの十全な音楽の達成であり、症状の改善や行動の変化などはあくまでその結果とされる。

以上、三氏の活動や考え方を紹介して、**2**でわたしが提示した日本の音楽療法が進むべき方向性の一端が、彼らの活動のなかにすでに現れていることを例示した。本人たちがそれを意識しているかどうか確認しているわけではないが、わが国に生まれた三氏が必然的に行なう創造的な臨床・創作活動に、はからずも日本的な特質が内包されていて不思議はないし、またそれ自体興味深いことである。先に列挙した日本の音楽療法の方向性、あるいは潜在的可能性がけっして抽象的な夢物語ではなく、実現可能な事実として意識されるべきものであることを、ここにもう一度強調しておきたい

4　今日の社会と日本の音楽療法——文化中心性

では、上記のような方向性をもってわが国の音楽療法が発展・深化した場合、それは今日の社会のなかでいかなる意味をもつのだろうか——。ここでは現代社会のなかで音楽療法が果たしうる役割について考えてみる。

「第二章」の冒頭に述べたように、スティーゲ（Stige）は音楽療法における「文化特異性」と「文化中心性」を区別したが、ここでは後者、つまりクライエントを取り囲む社会文化的な環境に音楽療法が及ぼしうる〈力〉がテーマとなる。いわば「文化運動」としての音楽療法を考えることになるが、わたしはいま、より全般的・抽象的な意味でこの言葉を使っており、スティーゲの「文化中心性」の拡大解釈ともいえる考察である。

1　IT社会と「情報学的転回」

現代のグローバル化した社会は、いうまでもなく情報社会である。コンピュータとインターネットを中心とするIT（情報技術）のめざましい発達によって、私たちは日々氾濫する〝情報〟に囲まれている。しかもその情報が信頼できるかといえば、そうではない。実体のない、あるいは虚偽の情報すら夥《おびただ》しく出まわって、どれを信用したらいいか、と途方にくれるほどである。しかも、そうした情報の網の目によって私たちは日々監視され、管理され、過度の効率化のもとに〝ロボット化〟されてしまっている。私たちは高度ＩＴ社会のなかでいわば〝機械化〟されてしまっているのである。こうした状況のなかで、私たちはいったいどうすればよいのだろうか――。

情報学者の西垣通は上記のような現状を踏まえ、「情報学的転回」を呼びかけている。「情報学的転回」といっても西垣のいうそれは、ＩＴの高度利用によって人間の生活を効率化し、グローバル社会を活性化することではない。むしろ逆である。西垣によれば、「現在のＩＴ文明の猪突猛進を、われわれ人間の解放のために文字通り『転回』させる思想的な試み」であり、「人間を機械化していく現在の流れを逆回転させること」、「機械情報にもとづく転回を拒み、生命情報にもとづく転回へと変質させること」、すなわち「あらゆる生命の尊重」なのである。

では、西垣のいう「機械情報」「生命情報」とは何か――。西垣によれば、情報が出現したのは地球上に生命が発生した約四〇億年前で、情報とは本来「生命情報」（広義の情報）である。それはＤＮＡの遺伝情報というものよりも広く、生物にとっての餌とか敵、異性、そういうものすべてであり、生物にとって意味があるもの、価値があるもの、生物に刺激をあたえ、行動を促すもののすべてである。

われわれの体の中にある無数の情報も〝生命情報〟である。だが、いったん社会的コミュニケーションが行なわれるとき、生命情報とは違ったものが発生する。これが「社会情報」（狭義の情報）で、人間によって意識的に抽出され、記述された情報、つまり社会に通用する、意味をもった情報（言語や画像イメージなど）である。その発生は〝ヒト〟という生物種が出現した、約十数万年前と考えられる。

さらにもう一つ、文字が発生した約六〇〇〇年前に出現した「機械情報」（最狭義の情報）がある。これは社会情報のなかで〝記号表現〟だけを独立させたもので、記号内容から分離されてたとえばコンピュータにより複製、編集、蓄積、伝達されたりするものである。

もはや容易に了解されるであろう。西垣は「情報学的転回」という言葉によって、現代の「機械情報」にからめ取られてしまった人間を〝解放〟し、生命の発生とともに出現した「生命情報」にもとづく存在へと〝呼び戻そう〟というのである。情報を生物の存在や生死に関係する本来の次元に戻そうとするといってもいい。

人間もまた、植物や動物と同じ「生物の一種」である。「情報学的転回」においては人間を特別扱いしない。これは理性をもった人間を他の生物種と区別する西欧的な近代合理主義の思考法とは一線を画する考え方である。

2 生命情報と音楽療法

西垣はＩＴ社会に必要なのは「聖性」であるとまで語っているが、わたしには本論でずっと述べてきた〝日本独自〟の音楽療法の可能性や存在意義があるとすれば、まさにここではないかと思われる。**3**でみたように、動植物や昆虫と夢中で交渉した遠山はけっしてそれらと自身を区別しないであろうし、言葉にならない多田の身体と感覚はまさに四〇億年つづく「生命情報」の渦であった。また丹野による音楽の「異界」にも、審美的な生命や霊性がみなぎっている。

それらは西欧の近代が生み出した、主観（内界）と客観（外界）を分けたり、「意識」や「自我」を「身体」と切り離したりする思考とはまったく別の根拠にもとづいた活動である。此岸的な自然に定位し、諸生物と同じく身体と感覚をフルに働かせて多様複雑な生命情報に従いつつ変化する環境に適応し、一瞬一瞬の「生命」に立ち会う日本の音楽療法は、情報の氾濫のなかで機械化する人間の解放にかならずや力を発揮するであろう。

もっとも、こう述べたからといって、日本の音楽療法士がみなこの三氏のような実践を目指さなければならないわけではない。三氏ともきわめて個性的な人たちであり、セッションの方法も考え方の傾向も大いに異なっている。要は、自らの身体と生命情報（そのなかには当然日本的なものも含まれている）に従って、その声に耳を澄ましつつ、自らを「感性化」してほしいのである。実践のかたちは生物種が多様なように、それぞれに異なってくるはずである。

ところで、こうしたわが国あるいは〝東洋の知〟を、西洋の知のほうがむしろ求め始めていることも指摘しておきたい。たとえば最新の脳科学の知見（注8）は、人間の「意識」や「自由意志」といった、従来の固定観念を揺るがせ始めている。そこでは「私」の主体性までもが疑われているのである。詳論は省くが、このような脳科学の知見から「受動意識仮説」を説く工学博士・前野隆司は、自身の仮説と禅や老荘思想など、東洋的世界観との親近性を指摘している。音楽に目を転じれば、西洋音楽を死に至らしめたと評されるジョン・ケージは、作曲から意図を廃し音楽の構造をすべて捨て去ろうと決意したプロセスにおいて東洋思想に強い影響を受けている。ケージの次の言葉は、あたかも多田がいったもののごとくである。

「時間は音とともに、一つ一つの音のなかに在るのです。時間は一つ一つの音とともに生まれるのです。そしてそれは終わることがない」

音楽療法についても事情は変わらない。**3**においてわたしは、歪み・滲み・汚れさえも賞美する日本の美学と、クライエントの傷や痛みをも内包した「美」について語るケニー（Kenny）の治療論の共通点を指摘した。また西洋美学に代わる音楽療法独自の美学を提言するフローネ＝ハーゲマン（Frohne-Hagemann）を紹介したが、さらにドイツのトニウス・ティンマーマン（T. Timmermann）も、著書『道としての音楽』（Musik als Weg）のなかで、松尾芭蕉（一六四四～一六九四）の俳句や斎宮女御《さいぐうのにょうご》（九二九～九八五）の和歌を紹介しながら（注9）、日本の「もののね」（物の音）的な感性を学ぼうとするのである。

ティンマーマンにとって東洋から学ぶ音楽の本質がどうしても「超越への道」「動く瞑想」（bewegende-Meditation）といった西洋的表現となってしまうのは仕方のないことであるが、こういう事情を考えても、海外の思慮ぶかい音楽療法士たちが、西洋的感性のみではクライエントの深刻な状況に対応できないと感

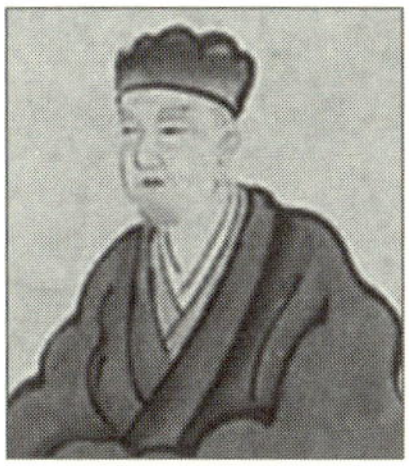

松尾芭蕉
江戸前期の俳人。名は宗房。伊賀（三重県）上野の生まれ。元・伊賀上野の藤堂藩士。武士身分を捨てて町人の世界に入った。江戸で談林派などの俳諧を学び、のち「さび」「しおり」「細み」などの根本理念とした蕉風を開拓。俳諧を芸術として確立した。各地に旅し、名句と紀行文（『奥の細道』）を残した。1644～1694。

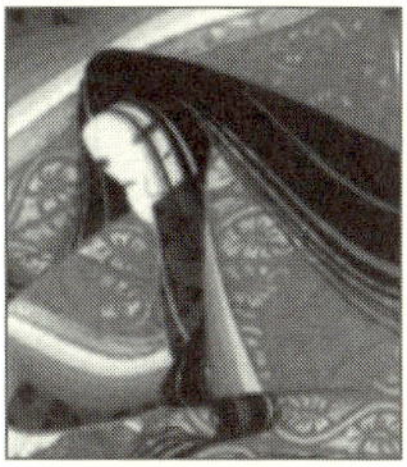

斎宮女御
平安中期の歌人。三十六歌仙の一人。醍醐天皇皇子重明親王の女（むすめ）徽子（きし）女王。村上天皇に入内し、女御となったため「斎宮女御（さいぐうのにょうご）」と称された。和歌以外にも、琴・書にもすぐれ、周辺に一文化圏を形成した。家集に『斎宮女御集』。929～985。

じていることは確かである。

いずれにせよ、わが国の音楽療法が進むべき道は、日本においてのみならず、また音楽療法の領域を超えて、今日の人間社会全体にとって重要な地点を目指している。

注8　脳科学者ベンジャミン・リベットは、頭蓋骨を切開したある被験者の随意運動野に電極を取り付け、人差し指を曲げる運動準備電位（運動の準備を無意識に始めるときの脳内の指令信号）を計測した。加えて光点が回転する時計のような点滅モニターを作り、脳に上記の電極を取り付けた人に「指を動かしたい」と自発的に意識した（意図した）ときに指を動かしてもらい、さらにその瞬間に光点がどの位置にあったかを尋ねた。その結果は衝撃的なもので、無意識下の運動準備電位が生じた時刻は「指を動かしたい」と意図した時刻よりも〇・三五秒早く、実際に指が動いたのは意図した時刻よりも〇・二秒遅かったのである。つまり、「自由意志」で行為を始めようと本人が意図・意識した瞬間よりも前にじつは脳に神経活動が始まっていることが示されたわけで、ここから「自由意識」や「意識」とは私たちの「錯覚」に過ぎないのではないかという議論が始まった（前野による）。

注9　松尾芭蕉の俳句は「古池や　蛙飛び込む　水の音」（Alter Teich/ Frosch springt hinein/ der Ton des Wassers.）、斎宮女御の和歌は「琴のねに峰の松風かよふらし　いづれのをよりしらべそめけむ」（Wie Saitenspiel/ erklingt die Foehre auf dem Gipfel、/ wenn der Wind durch die Zweige geht./ Wo hat er diese Kunst gelernt?）である。

3　大いなる自然の交響楽

残るは「文化中心性」の問題である。これまで述べた音楽療法の意味は、高度ＩＴ社会における〝個人の解放〟ということにとどまっていた。そのような実践がより広い社会や共同体の構成に、逆に〝どう影響するか〟を考えてみなければならない。わたしは上に、「諸生物と同じく身体と感覚をフルに働かせて多様複雑な生命情報に従いつつ変化する環境に適応」する、と書いた。これはどういうことなのであろうか――。

「生命情報」に関する西垣の言葉を思い出してみよう。それは「生物にとっての餌とか敵、異性、そういうものすべて」であった。人間を含む生物はみなそうした生命情報を鋭敏に取捨選択し、自らの活動性を上げ下げしながら現実を生き延びている（ある場合には毒に触れて死ぬ）。変化する環境のなかで「何を避け、何を捉えるか」が死活的に重要である。生物はそういった複合的な関係性、触発し触発される力の関係性のなかでしか存在しない。

じつはフランスの哲学者ジル・ドゥルーズ（G. Deleuze 一九二五～一九九五）も「スピノザ論」（注10）において同様の見方をしている。ただもう少しラディカルにそうした関係性や力、すなわちコンテクストやそこに働く力を主語にして次のように語る。

「個を特徴づけているこの関係や力が、世界の中で、この自然のなかで、その個物に対応するものを、つまりこれを触発しまたはこれによって触発されるもの、これを動かしまたはこれによって動かされるものを、選択しているのである」、「たとえばある動物について なら、（中略）どんなものがその食物になるか、どんなものが毒となるか、それは、何を自分の世界に『とらえる』か。どんな音符も、それと対位法の関係をなす音符をもつ。植物と雨、クモとハエというように。すなわち、どんな動物も、どんなものも、それが世界と結ぶ関係を離れては存在しない」

だからこそ、人間も昆虫のように、生き延びるため、触角をフル稼働させなければならないのである。

ドゥルーズが音楽の比喩を使うように、セッション音楽の中でも事情はまったく同じである。だがいまはそれが問題ではない。ドゥルーズの非凡なところは、その先の問題の発展のさせ方にある。そのような関係性は個人の生のみならず、より大きな構成関係、すなわち社会や共同体にまで拡張しうるのではないかと、彼は考えるのである。

「今や問題は、各個を構成している相互関係が（中略）直接組み合わさって、あらたな、もっと『拡がりの大きい』構成関係をかたちづくることができるかどうか、（中略）にある。もはや個的利用や捕捉ではなく、社会を形成する力、共同体の成立が問われているのだ」

つまりドゥルーズは、さまざまな個人がどのように複合してより高次の一個体（共同体）を形成し、さらにこの高次の共同体がまた複合してさらに大きな共同体を形成するかという、無限の拡大の可能性を問うているのである。

わたしにとって興味深いのは、これをドゥルーズが、またしても音楽の比喩を使って「大いなる自然の交響楽」と呼ぶことである。それは「次第に拡がりを増し強度を増してゆくひとつの世界の構成の問題」であるという。コンテクストは変えるというより新しくつくられる。世界はまさに音楽的に構成されていくのである。生命や自然に敏感な一つの音楽療法実践が、社会の中で組み合わさり、音楽療法以外の実践とも協働しながら、新たなコンテクストを構成していく。そのコンテクストがさらに高次のコンテクストを構成する（以下無限に続く）。それがここでの「文化中心性」の意義である。

わたしが本論で描いた日本の音楽療法のありうべき姿は、こうした構成関係のなかでみれば一つの音にも似た、小さな核に過ぎない。しかしその一つ一つの音には、驚くべき複雑な生命情報が宿っているのであり、それらがまとまって次第に次元を増していけば、やがて大いなる〝交響楽〟が奏でられることになるだろう。そのとき社会は氾濫する機械情報にではなく、生命情報としての音楽の「喜び」に満ちたものになる。わたしはそうした社会の到来を心待ちにするものである。

注10　スピノザ（一六三二～一六七七）は一七世紀オランダの哲学者である。「神即自然」という概念に代表される「汎神論」（一切万有は神であり、神と世界とは同一であるとする宗教観・哲学観）を説き、自由意志を認めない徹底した決定論を唱えた。わが国の音楽療法はもとより、本論で言及されるあらゆるテーマにとって最重要の哲学者と思われるが、その著述内容と音楽療法に関する議論は今後の課題とする。

〈生命〉を内在する日本の音楽療法

以上本論では、日本独自の音楽療法の可能性と、それがもつ現代的意義を考えるために、**1**で世界的状況との比較のもと、わが国の現状と問題点を指摘し、丸山眞男の「古層」論ないし「執拗低音」という概念でそれを解釈した。**2**では、「文化特異性」（スティーゲ）の観点から日本の音楽資源の音楽療法への応用可能性を考え、加藤周一の「日本文化の文法」に拠りながら、わが国の音楽療法の進むべき道を列挙した。次いで**3**では、実践のなかにそれらを具現する日本人の音楽療法士・音楽家三名を紹介することで**2**の具体例とし、**4**でそうした音楽療法実践が現代社会においてもちうる意義について、「文化中心性」（スティーゲ）の観点から考察した。

現状においてわが国の音楽療法は、臨床、教育、研究のいずれの側面についても、理念的に思考し責任をもって決定していくプロセスに乏しく、そこにときどきの勢いに乗りながら成り行きにまかせてしまうといった古来の「執拗低音」を読み取らざるを得なかったが、一方、芸術的な文化資源が豊富なわが国においては、音楽文化を実践に応用する可能性のみならず、音楽を超えた「日本文化の文法」にのっとった方向性や潜在性が存在することもまた見いだされた。たとえば、感覚的な洗練（鋭敏化）、過ぎゆく一瞬への集中、アニミスティックな自然への感受性、侘び・寂び・幽玄・粋などのエッセンスの汲み取り、歪み・滲み・汚れを含んだ美学の自覚、心身一如の実現、錬成の精神による養成、集団主義のさらなる有効化（一座建立）、などである。

遠山、多田、丹野の三氏の活動はそれぞれ、〈多様な自然との深い交渉〉〈生命情報の渦としての身体〉〈審美的な音楽空間の生命性〉といった点で、この日本的方向性をみごとに具現したものであった。このような音楽療法の実践は、過度なＩＴの発達による管理社会のなかで、効率化のために機械化されてしまった人間を解放する「情報学的転回」（西垣通）の一端を担う意義をもつ。また、ドゥルーズの「スピノザ論」を参照すれば、たとえ小さな営みではあれ、こうした驚くべき多様な生命情報を宿した活動が存在し、それらが組み合わされれば、音楽の「喜び」に満ちたより大きな構成関係（社会・共同体）の形成へと拡大していく可能性のあることが理解された。

この国の音楽療法は今後どのように発展していくのだろうか——。丸山や加藤の教えるように、土着的なもの、外来種、日本化された外来種の雑居状態がつづくことは確かである。おそらく外からの影響を受けながら「つぎつぎになりゆくいきほひ」により変転していくのであろう。わたしのこの文章の存在も含め、自然の摂理が働いていると思わざるをえない。

だが、本論を書き終えたいま感じるのは、わが国特有の臨床実践があると仮定して、そのもっともすぐれたところは、この音楽療法が自らの内に、大いなる自然に宿る神的な〈生命〉をしっかりと内在させている、ということである。


【附記】

本章で日本の音楽療法の方向性を考えるにあたり、わたしは「アニミズム的な感性」の必要性を説き、またすぐ後に陶器にちなんで〝日本的な美〟の発見を強調したが、大切なことを書き忘れていたことに気づいた。「もののね」という、わが国の音楽に独特なあり方とも通じることがらに関してである。本文にも記したように、「もののね」とは、楽器や自然の音のほかに、聴覚以外の感覚でとらえたその場の状況、雰囲気、気配、感情までを切り離せぬ一つのものとして捉えようとする傾向を指す。たとえば、「波風の声に響き合いて、さるこだかき松風に吹き立てる笛の音も、ほかに聞く調べには変わりて身にしみ…」(『源氏物語』若菜下)というように、音楽は人間が奏でる音や自然音のみによってもたらされるものではなく、人間を取り囲む自然や環境と、それによる感興とが一体となってつくり出されるという感性である。

このなかで、芸術はひとり人間の営為にのみ帰せられるものではなく、自然と一体的につくられるという側面をとりあげてみたい。やきものづくりについて考えてみると、それが明確になる。いうまでもなく、やきものは人間だけではつくり得ない。陶芸家は自然の土や石に敬意を払い、また窯炊きする前に必ず神に祈る。窯の中では土と水と炎が格闘するが、そこは人間の巧みの及ばない世界であり、やきものは「火のカミサマ」がつくるのである。

ところで、音楽と陶器には無視できない共通点がある。昭和の天才陶芸家・岡部嶺男（加藤唐九郎の長男。一九一九〜一九九〇）が「陶器は火と土の音楽」と書き、また「耳で聞く陶器」「目で見る音楽」という言葉を遺しているが、それはわたし自身の実感とも一致する。

では、岡部や私たちがそこに聴こうとしているものはいったい何であろうか——。難しい問いであるが、あえて日本の外にまで目を向けて、わたしはそれを荘子《そうし》のいう「天籟《てんらい》」のようなものではないかと考える。音楽には人間の奏でる「人籟《じんらい》」や、たとえば松風の響きのような「地籟《ちらい》」があるが、荘子は「人籟にせよ、地籟にせよ、穴が音を立てるという点では同じ。ではその穴に音を立てさせているものは誰であろうか」（『荘子』内篇）と記す。人籟や地籟といった区別を越えて、それらの背後にある〝根源的な何ものか〟に耳を傾けることを説いているのである。

わたしは、音楽療法における音楽づくりのさいに、こうした「根源的な存在」にまで耳を傾ける療法士が増えてくることを願っている。本章で取り上げた三人の音楽療法士・音楽家を思い出してほしい。自然を一心に見つめる遠山や、ドイツの森林の太い樹の元で声の即興を行なう多田、音楽による「異界」を創り上げる丹野は、そうしながらいずれもこの「天籟」を聴いているのではないだろうか。これを鑑みても、わが国の音楽療法に重要なのは、やはり「大いなる自然に宿る神的な〈生命〉」である。

第五章　合奏活動における慢性統合失調症者のリズム

近年、芸術療法の広い普及に伴い、音楽療法に対しても多方面から関心が寄せられている。各施設における治療的実践も、これを受けて多様さを増し、この中からさまざまな知見が集積されつつある。しかし、音楽療法の分野においては、絵画療法などの造形芸術を活用する諸分野にくらべ、表現病理学的研究がきわめて少ない。このことは、音楽に特有の時間的性質、すなわち、時とともに消え去る捉えがたい性質にも起因するが、また一方で、セッションの運営そのものが技術的に困難であるため、多くの場合、療法場面における音楽の構成が非意図的、また非反省的にならざるを得ない実情にもよると思われる。

しかし、病者の音楽能力が病いによる変化を被りうることについては、二〇世紀初頭にドイツの精神科医エミール・クレペリン（E. Kreapelin 一八五六～一九二六）が指摘しており、われわれの臨床経験を顧みても、ここで扱う精神統合失調症と音楽がある意味で相反する関係にあることは十分予想される。音楽療法の可能性が問い直されて久しい現在、われわれはこの〝病者の音楽〟にこそ、より注意深い目を向ける必要があると考える。彼らの音楽表現あるいは音楽行動に関する理解は、病いに対する音楽の有効性の内実に示唆を与えるばかりでなく、療法場面での音楽構成や利用意図についても、われわれに自覚を促すであろう。そしてまた、そこには病者を新たな光のもとに照らしだす可能性をも見いだせると思われる。

以上のような問題意識から、本章では統合失調症者に特有の音楽表現（統合失調症性音楽）を求めて考察を進めていく。対象となるのは、わたしの関わる合奏活動場面における慢性患者たちの演奏である。なかでもセッションでよく観察された彼らの〝リズム〟の特徴に焦点を合わせるが、われわれはこれらの所見が従来よりさまざまな表現で記述されてきたのをみるであろう。それゆえ、文献的考察を通して統合失調症者に共通なリズム性の特徴を取り出してみたい。そのうえで、まず拍節的なリズム論からみた彼らのリズム性の障害を考える。これは彼らの時間性の問題と関連をもつ。

次いで「間のリズム」の視点から、〝合奏〟という共同作業内での彼らの〝リズム〟を考察する。問題となるのはリズムにおけるある種の相互主観的な側面である。そしてこれらを手がかりとしつつ、「音楽的時間」の概念を導入して、彼らの演奏の中にむしろ積極的な統合失調症性の表現的特質をさぐっていきたい。ここでの知見の療法的応用の可能性についても最後に検討するつもりである。

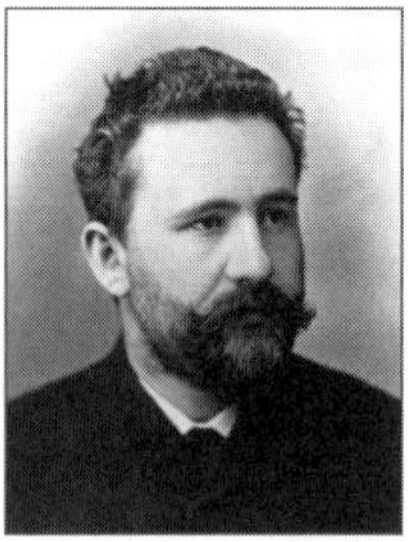

クレペリン

ドイツの精神科医。精神医学の統一的な診断基準を確立し「近代精神医学の父」と呼ばれる。「精神医学」に関する体系的かつ網羅的な教科書を執筆。「ありのままの客観的な症状」を観察してできるだけ忠実に記述するよう主張。早発性痴呆（統合失調症、旧・精神分裂病）と双極性障害（躁鬱病）を「二大内因性精神病」として定義した。また作業曲線や疲労の研究、いわゆる「クレペリン・テスト」（一桁の数の計算作業を一定時間行なわせ、その結果によって精神機能を判定する検査法）の考案でも知られる。1856 ～ 1926。

1 合奏活動と病者の演奏

わたしはかつて都内の精神科病院において、チェリストであり作曲家でもある丹野修一による合奏活動に参加する機会を得、また別の病院にて、丹野の弟子・折山もと子とともに同様の方法を踏襲した合奏セッションを試行したのでまず紹介したい（注1）。

対象は主に長期入院の慢性統合失調症者である。楽器は病者の技術レベルや好みに合わせて、グロッケンやキーボード、ギター、オートハープ、コントラバス、各種の打楽器、その他を使用する。スタッフがピアノで伴奏することが多い。

この方法の特徴の中心は、音楽の巧みな使用による演奏技術の困難の除去と、全体として充実した〝響き〟をつくりだすことにある。それを可能にするのは、病者個々の楽器演奏レベルに応じてスタッフが行なう作編曲である。たとえば、和音進行やスケールなどの音楽理論を踏まえて、効果的かつ演奏しやすい音の配列を選ぶ。これにより、リズムやメロディー、和声は単純化（あるいは技術レベル向上に合わせて複雑化）される。

技術と楽譜の照合により、譜面に並ぶ音で病者の音楽能力がある程度客観的に把握できる利点もある。また、楽器の構造を生かす工夫も考えられる（たとえば、コントラバスの開放弦使用やマリンバのグリッサンドなど）。あるいは音符に彩色し、グロッケンなどの相応した鍵盤に同色の紙を貼って見やすくしたり、必要な鍵盤のみを残して他をとり外したりといった細かな点にも気が配られる。もちろんこれらを逆に用いれば、技術上のハードルをつくることもできる。

これらはさまざまな工夫の一端であるが、このようにして〝合奏〟の成立が可能となり、病者は事前の訓練を必要とされないため、セッションへの導入も容易になる。また、ここでの論述に重要なのは、楽器が個々に与えられることで、技術指導を通して病者と自然に関与しながら、かれらの様子や音楽表現を観察する機会が与えられることである。そして観察される病者の演奏は先に述べたとおり、音楽構造の理解を踏まえ、しかも個々の音楽能力の水準に合わせた編曲によるものであるため、われわれはこれをある程度客観的に把握することが可能なわけである。こうしてこの合奏活動は音楽表現病理の絶好の培地のひとつとなるが、以下に実際の病者の演奏を呈示していく。

【症例1】 64歳男、発病44年

二〇歳ころ、戦地で「内閣に連絡をとる」などの誇大的な妄想や作為体験、思考奪取、幻聴にて発病し、以後多彩な病的体験を呈しながら徐々に感情鈍麻がすすんで、無為自閉的な生活にいたる。他患との交流もほとんどないが、時に「深川に行って芸者を身受けしてくる」などといって駅に向かってしまう。

楽器はグロッケンである。拍子はほぼ正確にとれ、小節の頭のみの打拍も可能であるが、ひとまとまりのフレーズ、たとえば、テーマを演奏することなどは苦手なようである。アウフタクトや付点音符はパート譜の中に少なく、結果的に楽譜には反復した音型が多く、音符の系列化がみられる。演奏自体も、その

都度の打鍵に終始し、持続性に乏しく、流動的な変化や曲想に応じたニュアンスは聴きとりにくい。

【症例2】 56歳男、発病32年

二四歳ころ、作為体験、被害妄想、幻聴にて発病し、以後「死刑になる」という被害妄想と「自分は秩父の宮家の人」という血統妄想が持続するが、次第に思考障害がすすみ、妄想体系も崩れて支離滅裂となる。対人交流もほとんどなく、無為自閉的である。

楽器はトライアングルである。ひとまとまりのリズム的なグルーピングはもとより、拍子をとりながら小節の第一拍を打つことすら困難であり、打拍がズレる。待ちきれず、早く出てしまうことが多いようであり、音楽の流れとの不一致が目立つ。パルス演奏のほうが容易であり、合わせやすいテンポ(比較的快速な)があるようである。結果的に、演奏は反復的、系列的な行為となり、流動性、即応性に乏しい。

【症例3】 38歳男、発病21年

一七歳のとき、自分はノイローゼだと森田療法を受け、大学卒業後に被害関係念慮、行動異常が出現した。その後、昼夜逆転の生活が始まり、二四歳時より入院生活を始めてからは、人格水準の低下が著明となる。多弁、脱抑制、感情の平板化が認められ、落ち着かず、行為もまとまらない。

楽器はマリンバである。パルスを叩打するのが精いっぱいであり、音は大きいが、ときどき楽器を乱打してしまうこともある。ひとまとまりのメロディーを演奏することが困難であるため、主音と属音の二音の反復演奏(ペダル演奏)やグリッサンドが主な演奏行為である。

【症例 4】 39歳男、発病24年

中学三年の終りころ「授業が頭に入らなくなり」、翌年の夏ころより、不眠、被害関係妄想、考想伝播、幻聴などが出現。不潔となり、周囲に暴力を振るうため入院した。病的体験の軽快とともに無為となるが、以後も被害的な幻聴は一貫してつづき、これに影響された奇妙な言動や、独語、空笑がみられた。しだいに訴えも減り、最近数年はまったくの無為自閉状態である。母の面会時にもほとんど話をせず、要求もない。他患との交流もない。

楽器はエッグマラカス（プラスチック製の卵の中に豆のようなものが入っている）である。パルス演奏すら不可能なため、自由に楽器を振ってもらっているが、曲が始まると小刻みに楽器を振り始める。注意して聴くと、その振動数はテンポの三倍、つまり一拍を三連符で振っていることもあるが、それは症例特有のテンポにうまく合う場合で、スローテンポの曲になっても振動数はあまり変らず、常同的なその動作をくり返すのみである。

――以上の病者の演奏に共通して認められるのは、反復化、系列化の特徴であり、自然な流動性や変化、ひとまとまりのフレーズをひと息で演奏する持続性にも乏しい。［症例4］に極端なかたちであらわれているように、自己の表現（テンポなど）への被拘束が強く、表現の多様性や速度の可動性も低いようである。

その他の参加メンバーにも共通して特徴的なのは、彼らの〝タイミング〟の悪さである。合奏の出だしに遅れたり、曲の終りに残ってしまったりするのみならず、他の演奏者の音を聴いて出たり、呼応したり

することが難しい。彼らは待つこと、休むこと、つまり休符が苦手であり、他人の音を聴くことがうまく行なわれていないようである。二拍子系の曲で、後拍を強拍とできず、つい第一拍目を打ってしまっていたり、待ちきれずに、のめるように出てしまったりすることがよくある。また、他のパートの音に惑わされてしまったり、逆に一緒に叩いてしまったりする。ノイズを拾いやすいとでもいえようか。

これらの諸特徴は、時おり参加する看護者、その他の健常者と比較して明らかなものであるが、容易に想像されるような演奏の不馴れや薬物による注意力、運動能力の低下でのみ把握しきれるものだろうか。以下に過去の文献を参照しながら、彼らに共通の表現様式をより明確に取り出してみたい。

注1　丹野による合奏活動の方法はその後さらに進化を続けている。ここでの記述はあくまで本稿執筆時におけるものであることをお断りしておきたい。その進化した姿については拙著『精神の病いと音楽　スキゾフレニア・生命・自然』（廣済堂出版、二〇〇三）に詳しいので参照していただきたい。

2 文献的考察

精神病者の演奏や歌、音楽作品などに関する報告は、比較的まれではあるが、従来より注意されてきているので、それらを取り上げていく。ここでわれわれは〝リズム〟ばかりでなく、音楽の他の主要素、すなわち〝旋律〟や〝和声〟などの特徴にも触れておくつもりでいる。もとよりこの三要素は音楽において不可分に結びついており、リズムについて考えるうえでも、旋律や和声などの知見は有用だからである。

さて、まず病者の演奏からみていくと、すでに前述のクレペリン（Kreapelin）の教科書（一九〇九）にその記載がみられる。クレペリンによれば、早発性痴呆患者の場合、とりわけ、音楽的感情の細やかさが侵されている。患者はぎこちなく、無表情に演奏し、歌うという。また一九一三年、スイス・ブルクヘルツリ病院のアンドレ・レポント（A. Repond 一八八六〜一九七三）は、重篤な慢性統合失調症者について、演奏の無鈍着さや機械性、保続傾向、反復性、マニエリスム（ルネサンスからバロックへの移行期に出現した誇張の多い技巧的様式。ここでは演奏のわざとらしさ、衒奇性を指す）を挙げ、演奏が中断してしまいやすいことにも言及している。さらにドイツのアルブレヒト・ランゲリュデッケ（A. Langelüddeke 一八八九〜一九七七）は、統合失調症者のリズムと拍子について、基底のリズムがもはや認識不可能なほど拍子の前景化がみられるとしている。

これらはすべて「抗精神病薬」出現以前の記載である。したがって、少なくともこれらの記述に関するかぎりは、薬物による運動能力や注意力低下などの副作用は考慮されずにすむわけである。ちなみにランゲリュデッケは、パーキンソン病で拍子はむしろ低下すると述べ、背景にリズム運動を遂行する器官そのものの障害を推測して、統合失調症者の所見との相違を強調している。

薬物出現以降の研究としては、オランダのC・ホルトハウス（C. Holthaus）が、欠陥統合失調症者を対象にドラムを使ったリズムテストを行なったものがある。ホルトハウスによれば、病者は休止したり、リズムを織り込んだりすることが不得手であり、異なったリズムで同時演奏すると不安定である。また、自己のテンポに拘束されている特徴があるという。

ほかに、ドイツのラインハルト・シュタインベルク（R. Steinberg）らは破瓜《はか》病者（統合失調症の病型の一つで、早期に発症し幻覚妄想はあっても著明ではなく、病いによる人格変化が目立ってくる予後不良のタイプ）の即興演奏について、たとえば四つの音の短いモチーフの際限ない反復やマニエリスムの傾向などを挙げ、彼らの演奏（これは作曲としての側面も持つわけであるが）には音楽的論理や秩序の次元で変化がみられると述べている。わが国では高江洲義英が統合失調症者の〝三拍子〟の不得手を挙げ、彼らにおいては日本人の原リズムである二拍子系が析出してくるのではないかと推測している。

これらの特徴は、たとえば、躁状態患者の演奏とも異なるもののようである。クレペリンによれば、彼らはエネルギーに満ちた飛ぶような、しかし〝ぞんざい〟な演奏をする。ランゲリュデッケの表現によれば、それは「拍子の弛緩」であり、その基底には拍子を有効でなくする〝強められた〟リズムの存在がうかがわれている。しかし、総じて彼らの音楽能力に統合失調症者のような形式面での変化は目立たないらしく、たとえばシュタインベルクの報告には、その演奏表現上に病態の影響は少ないと記されている。むしろ躁病やうつ病者では、演奏の音圧レベルやテンポ（注2）にその特徴があらわれるという。

さて、もう一度統合失調症者の演奏に戻って、上に挙げた文献中の記載と、われわれの所見とを比較してみたい。これらの間には多くの特徴が共有されている。まず、クレペリンの記す〝ぎこちなさ〟や〝無表情〟などは、われわれの病者の演奏にみられた自然な流動性低下と共通するであろうし、レポントやシュタインベルクの挙げる保続傾向や反復性、機械性などは、そのままわれわれの反復、系列化の特徴と同様である。またホルトハウスの観察した、リズムの織り込みや異なるリズムの共同演奏の不得手は、われわれのみたタイミングの悪さや休止の困難さ、ノイズの拾いやすさに通じる。自己テンポへの被拘束もまた共通した所見である。マニエリスムの傾向についても、自然な流れからの逸脱として、とりあえずここでは理解しておけるかもしれない。

――以上からわれわれは症例にみた演奏表現上の特徴を、統合失調症者に特異的な音楽表現の一部と捉えてよいと思われるが、これらの特徴はリズム性の障害として次の二つの表現に収斂可能と考えられる。つまり、一つはランゲリュデッケにならって「リズム性の後退に伴う拍子性の前景化」といえる現象であり、もう一つは、「間（ま）としてのリズムの障害」という事態である。われわれは後でこの二つをやや詳しく論ずるつもりであるが、その前に、統合失調症者の音楽作品についていくつかの記載があるので、それらを一瞥《いちべつ》し、旋律や和声に関する特徴をも視野に入れておくことにする。

統合失調症者の作曲については、スイス・ベルン大学のH・パーラー（H. Perler）、ハンガリー・ブダペスト大学のB・ペテ（B. Pethö）、米国セント・エリザベス病院のヨハンナ・スタイン（J. Stein）、わが国の村井靖児らが報告している。

これらのなかから、まず「リズム」についてみると、やはり上と同様に、たとえば単純な拍子や同一音型の反復、パターン化がみられる。先述したシュタインベルクの即興演奏における四音のモチーフ反復も加えてよいと思われる。病跡学的には（診断的に議論はあるが）、作曲家シューマンを統合失調症とするドイツのM・リントナー（M. Linder）は、シューマンの後期の作品に、初期に多用された豊かなシンコペーションが姿を消し、拍子にピタリとはまった作曲をする傾向があると記している。

次に「旋律」についてみると、すでに述べた同一音型の反復のほかに、音域の縮小、中心音への非回帰性、十二音音楽性、借りものの表現、旋律らしさ、つまり旋律的な整合性の悪さなどが挙げられている。すなわち、ここでも秩序ある自由の代りに、無秩序や不自然さ、単調さが確認されているのである。これは〝和声〟についても同様で、その平板化や和声的規則の無視、不協和音への耐性、そして音楽的道筋の置換や継時的な生成的発達の悪さが指摘されている。これらはシュタインベルクのいう、音楽的論理や秩序の次元の変化と符合した内容であり、興味ぶかい。

もちろん、正式な音楽教育の経験をもたない病者の作曲に、音楽の秩序だった論理を期待するのは無理があろうが、しかし、演奏から作品を通じて認められ、病者のあらわす、たとえば絵画などの他芸術における表現とも呼応しあう、このような諸特徴を無視することもまた、不自然である。

注2　テンポも心理学的にきわめて興味深い問題であり、リズムとの関連からみても〝間〟や〝休止〟との関わりにおいて重要と思われるが、ここでは以下の報告を紹介するにとどめておく。ホルトハウスは、欠陥統合失調症者の演奏でテンポが絶え間なく上がっていき、遅いテンポに戻れないことを指摘している。村井靖児は、閉鎖病棟の慢性統合失調症者に対してタッピング試験を行ない、彼らの精神テンポが健常者の二倍近くも速いことを見いだした。二宮英彰らも指タッピング試験でテンポの加速性を観察している。ホルトハウスはここから彼らのテンポの遅速の可動性の幅を拡大する方向が治療上有益であろうことを示唆している。しかし、テンポはスウェーデンのゼーレン・ニールツェン（S.Nielzen）やスタイン、シュタインベルクらも指摘するように、躁病患者についても速くなり（内因性うつ病においては遅くなるという）、また、二宮のタッピング試験で、テンポの加速性がパーキンソン病患者でもみられることなどから、テンポの問題だけを取り上げて統合失調症者の表現病理を考察するためには、さらに慎重な吟味が必要であると思われる。

3 リズムの本質

1 生の跳躍

前節で取り出した演奏表現上の特質のうち、まず「リズム性の後退に伴う拍子性の前景化」について考えてみたい。このためにはリズムそのものについての考察を予備的に行なう必要がある。

音楽学者クルト・ザックス（C. Sachs 一八八一〜一九五九）は、「リズム」という語の定義の混乱を嘆きながら、その本質の「とらえがたく、描きがたい」ことをリズム論の冒頭で述べている。一方、哲学者・筆跡学者ルートヴィヒ・クラーゲス（L. Klages 一八七二〜一九五六）も、多くの研究者が「リズムを研究していると思いながら、実際は拍子を研究していた」と記し、拍子とリズムの混同をいましめている。そこでわれわれはまず、音楽学者のグロスヴェナー・クーパー（G. Cooper）とレナード・メイヤー（L. Meyer）による「拍子」（meter、Takt）と「リズム」（Rhythm）の明確な定義をみて、考察の糸口とする（**図1**）。

すなわち彼らによれば、拍子とは、たとえばメトロノームのように「パルスの中に多かれ少なかれ規則的にアクセントのあらわれたもの」であり、これに対してリズムとは、「一つあるいは一つ以上のアクセントのない拍が、アクセントのある拍との関係でグループ化されるやり方」とされる。つまり、リズムに重要なのはアクセントを目印としたグループ化であり、拍子より大きな、区切りのあるひとまとまりの持続といった特徴がここに見いだされる。

ギリシャ語の「rhythmós」の語源は〝流れる〟という動詞である「rhēo、rhein」にさかのぼるという説がある。これはドイツ語の「Rhein」や英語の「river」と関係があり、上の定義でみたリズムの持続的な側面をよく表現する。ここからファウラー（Fowler）は端的に「リズムとは流れである」とし、またクラーゲスによれば、拍子が「時間的現象要素の規則的な反復、絶えず分節化されてゆく系列で持続性に欠ける」のに対し、リズムとは「流れるもの、したがって不断に持続的なもの」であるということになる。

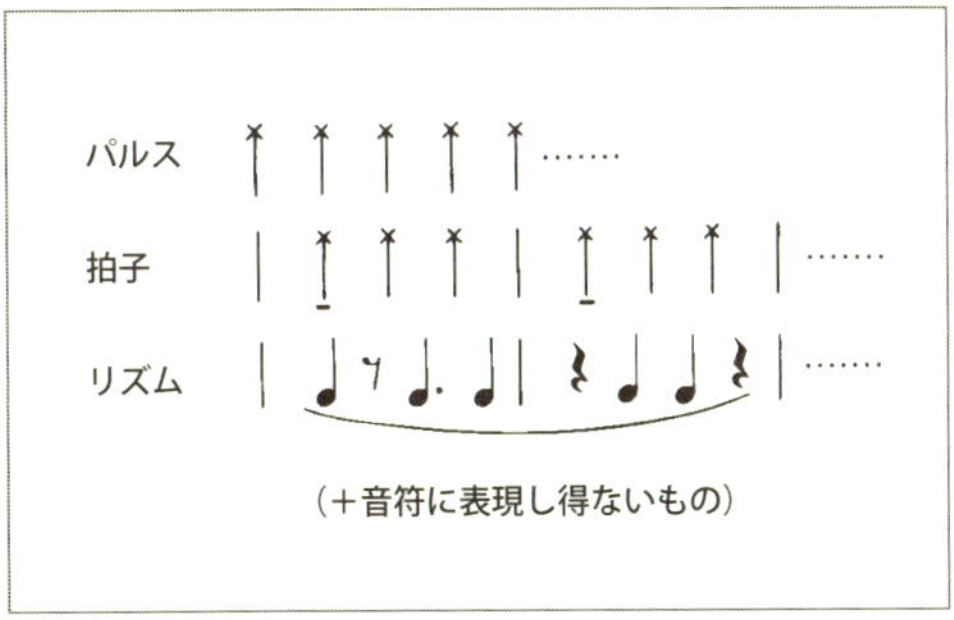

図１

リズムのこの側面を代表するものとして、日本に拍子をまったくもたない「自由リズム」が存在する。

しかし、単に流れ、持続するだけでリズム的といえないことはクーパーらの定義をみても明らかである。すなわち「区切り」もまたリズムの大切な要素であり、美学者・中井正一（一九〇〇〜一九五二）が「前の時間が、そのまま流れているのは滞っているのである。切って捨てて新しく生まれるからこそ生きているのである」というときの時間の区切りと、その都度の更新がそれである。これはクラーゲスが「リズムの打拍可能性」と呼ぶものであり、彼はまた拍子についての「同一者の反復」と、リズムにおける「類似者の再帰」ないし「過ぎ去ったものの更新」とを対比させて、リズムの「区切り」と「更新」の側面を明確にしている。

ここで明らかになるのは、リズムが抑制とか調整などの、誤解をおそれ

拍子性	リズム性
系列（連続）	流れ（持続）
反　復	更　新
固　定	変　化
被拘束	秩序ある自由
物　質	生　命
計測される時間	生きられる時間
非歴史性	歴史性

表１　拍子性とリズム性

ずにいえば、ほとんど拍子的な意味にまで、その射程を拡げうる性質をも持ちあわせていることである。つまり、リズムとは「秩序をもつ、常に新しい衝動をもった流れ、組織化された流れ」（ザックス）であり、運動と調整という二つの極限をあわせもった、きわめて有機的な性質をはらむものなのである。このようなことからザックスはリズムの内に「時間を組織する生成パターン」をみているし、われわれがメトロノームに合わせて演奏する困難から容易に察せられるように、「機械はリズムを否定する」（クラーゲス）。そしてこれを裏返していえば、「事象や形態をリズム化するものは生命そのものである」ともいえるであろう。

　こうしたリズムによりもたらされる時間が、拍子によって与えられるいわば「計測された時間」と性質の異なるものであることはいうまでもなく、われわれはここに「生の跳躍としてのリズム」という表現が可能であることを知る。リズムはわれわれに「生きられる時間」としての「現実的時間の脈動的進行」（クラーゲス）をもたらす。ちなみにザックスは非リズム的な状態として、稲光《いなびかり》がそこここで光るような運動の混沌状態と、なめらかに滑走する帆船のような運動の連続状態を挙げている。

　――以上を、多少の強引さを押してまとめると［表1］のようになる。

　さて、これを踏まえて、われわれが病者の演奏から取り出した第一の特徴をふり返ってみれば、まさにそれが「リズム性の後退」と、それに伴う「拍子性の前景化」であったことが理解される。すなわち彼らの演奏には、流れではなく系列が、更新でなく反復が、また秩序ある自由でなく固定、被拘束が認められたのである。彼らの音楽には、したがって、生命的な「生きられる時間」の性質よりも「計測された時間」的な特質が、濃厚に表出されていたわけである。そしてわれわれは、この表現の基底に、統合失調症者の深く被っている時間性の障害が刻印されているのを指摘したいと思う。

またひとつ言及しておきたいのは、以上のような統合失調症者の音楽が形態的に原始音楽との類似性をもつことである。スタイン（Stein）は、病者の作曲の音域の縮小と同一音型の反復を取り上げ、これと未開人により作られた音楽（logogenic music ザックス）との類似をみている。またペテ（B. Pethö）も病者の音楽記述のなかに、ウィーンのコッファー＝ウルリヒ（E. Koffer-Ullrich）はハンドベルによる演奏に、原始的な単純化や魔術的な音楽形式の目覚めを認めている。高江洲義英の〝原リズム〟をこの文脈でとらえることも可能かと思われる。

しかし、病者の音楽と原始音楽との間には、われわれが考察したリズムの観点からみれば、大きな隔た

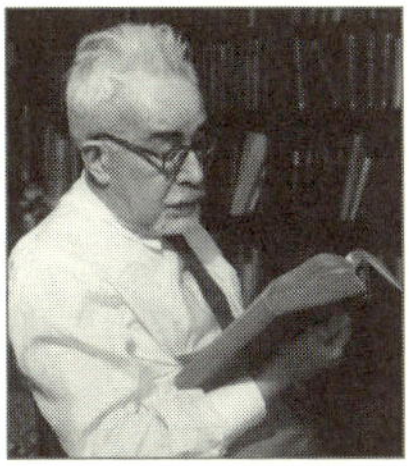

ザックス

アメリカの音楽学者。ドイツ出身。近代楽器学の創設者の一人で、マイヨン（1841～1924）のあとを受け、エーリッヒ・フォン・ホルンボステルとともに楽器分類法「ザックス＝ホルンボステル分類」を考案。この分類法は改訂されてはいるが、音楽民族学と楽器学の分野で現在でももっとも広く使用されている。著に『楽器の歴史』『世界舞踊史』など。1881～1959。

クラーゲス

ドイツの哲学者・心理学者。筆跡学・性格学・表現学の祖。ニーチェの影響を受け、その思想を伝えて心（魂）と精神との対立関係を説くところから独自の性格理論を展開。1897年ミュンヘンに「ドイツ筆跡学会」を設立、また1905年には「表現学ゼミナール」を開設。1922年と1923年に彼の生哲学の中核を含む『宇宙生成的エロスについて』と『リズムの本質について』を発表、1929年には主著『魂の対抗者としての精神』を刊行。終始民間学者として活躍。1872～1956。

りがあることは特記されてよい。つまり、原始音楽においては各地の民族音楽に聴くことができるように、その一見単調な反復の底に、強烈で旺盛なリズム感が横溢しており、またそれがたとえ、今日のわれわれの耳には馴じまない響きをもっているにしても、音楽は彼ら特有の規則をもって共有の時間を醸成しているのである。

次にわれわれは、病者の演奏から特定したもうひとつのリズム障害を「間（ま）としてのリズム」の観点から考察する。合奏の共同作業的な構造がこれを浮き彫りにする。

2 「間」と「呼吸」

これまでの論述は、音楽の拍節的な面に基礎をおいたリズムの考察である。このいわば西欧的な視点に対して「間（ま）のリズム」はその本領をむしろ日本音楽や、他の日本文化一般にもつが、両者が他者と時間を共有するという性質において互いに通底しあうものであることはいうまでもない。

病者の演奏では、タイミングの悪さや休止の不得手、ノイズの拾いやすさが目立ち、われわれはそれを「間（ま）としてのリズムの障害」というい方にまとめた。

日本語には「間が合う」「間合い」「間が悪い」「間をもたせる」など、「間（ま）」という語が生活に深く浸透しているが、こうした言い方を用いるならば、彼らの演奏はまさに間が合わず、間がはずれて間違うことが多かったと表現できるからである。

「間（ま）」とは中井正一によれば、「時の内面的無限において何物かをねらうにあたって、一刻もさきにすることもできず、一刻も遅れることもできないところの、法機の極促を意味する」ものである。簡単にいえば、何かを待って、それに合わせて出る絶妙のタイミングのことだともいえるが、もちろん、このことが必ずしも寸分たがわぬ他との一致をさすものでないことは、日本の「不即不離、合不合」と称される間のリズムをみても理解される。しかしいずれにせよ、そこに高度の時空的把握能力が要求されることはいうまでもない。このことをもう少しみてみよう。

美学者・藤田竜生はリズムの語源をさらにさかのぼって〝引く〟に、つまり活動よりも休止に求める学説のあることに注意を促している。すなわち、音楽においては、動と動のあいだの緊張した静止こそが重要であり、「間のリズム」はこの休止の成否に関わっているという。世阿弥（一三六三〜一四四三）は能の舞や音曲等のわざについて、「せぬひま」を心でつなぐと休止の心得を説いたが、能をもちだすまでもなく、たとえば、われわれが合奏に参加して、他のパートとの関連で少々複雑なリズムを織り込む経験をしてみるとよい。休符を持たせるためには、自らの音と音との間を測るばかりでなく、休止の間にそこに響く音がつねに感得されていなければならない。

つまり、空間を満たす音を、他の奏者の耳で、またわれわれの耳で聴きとっていなければならないのであり、「間」は打拍と打拍の間であるとともに、他者のあるいはわれわれの音との間でもあるわけである。休止の瞬間瞬間という、いわば時の尖端においてわれわれは、この二つの「間」を測りながら、来たるべき行為の時を〝迎え俟《ま》つ〟。

合奏においては以上のような、一種の時空的パースペクティブが必要である。これが満たされてはじめて、各奏者は音楽の時空を共有する。すなわち合奏の間が合うのである。

しかるに、われわれの症例ではその「間」が合わなかった。あたかも彼らの「間」においては、その時間の充実から〝何ものか〟が脱け落ちてしまっているかのようにみえた。ドイツの精神病理学者ヴォルフガング・ブランケンブルク（W. Blankenburg 一九二八〜二〇〇二）は、「統合失調症者の世界関係について知られるすべてのことからみて、彼らの仕事能力は連携行動において最も深く障害されているといえる」と述べているが、合奏という共同作業においても、病者のこの連携行動の障害が独特の形で観察されたわけである。「間のリズム」に要請される時空的把握能力を考慮すれば、このリズム障害は、彼らの相互主観性の障害とも深く関連をもつことが理解される。

ところで、「間のリズム」を考える際には「呼吸」の問題にも触れないわけにはいかない。精神科医・中里均は、ここにみるようなリズム性を「我々の五官に先立つ共通感覚」の問題ととらえ、より身体性にひきつけて考えているが、「呼吸」もまた、リズムの身体性をよくうかがわせる。藤田竜生はこのことを次のように説明する。すなわち、「間が合う」ということは「イキが合う」、つまり吐く息、吸う息が合うということで、この息の間のことを「息の止め」とか「息の支え」といい、この両者こそがリズムだと

中井正一
美学者・評論家・社会運動家。京都帝国大学文学部哲学科で深田康算、九鬼周造（実存哲学の立場から日本的な美の範疇や文芸の哲学的解明に業績を残す。1888 〜 1941）らに師事。京都学派の流れを汲みつつ、「中井美学」と呼ばれる独自の美学理論を展開した。著に『美学入門』『美と集団の論理』など。1900 〜 1952。

世阿弥（ぜあみ）
室町初期の能楽者・能作者。観阿弥（かんあみ）の子。父の教えと足利義満の庇護により能を大成。義満没後は不遇で晩年は佐渡に流された。能を優雅なものに洗練するとともに、これに芸術論の基礎を与えた。また父の観阿弥とともに乞食の所業とさげすまれてきた「猿楽」を室町時代の代表的芸能まで押し上げた。『風姿花伝』『花鏡』など 20 を越える能楽論書がある。幽玄美を重視し、「花」の理論や「闌位（らんい）」という芸位についても説いた。「幽玄」は初め、艶麗で融和な美しさを意味したが、世阿弥はそれを「冷えた美」「闌（た）けた美」に深化させた。『高砂』『井筒』『檜垣』『砧』『融（とおる）』など多くの能を作り、完成度の高い詩劇を創造した。なかでも『風姿花伝』は能の理論書で日本の美学の古典でもある。1363 〜 1443。

いう。

たしかにリズムは歩行運動や呼吸など、われわれの身体運動や身体感覚と深く結びついている。病者の演奏をみても、吸って出たり、息をこらしたりする様子はまれで、彼らは待ちきれずにのめってしまったり、逆に出遅れていたりした。——しかし、リズムにおけるこのような身体性の問題に関しては、本章では今後の課題として指摘しておくにとどめ、われわれはさらに次の考察に進んでいきたい。

4 統合失調症性音楽を求めて

前節までにわれわれは、病者の演奏におけるリズムについて、二つの角度から、その障害の基底に彼らの「生きられる時間」の変質とある種の相互主観性の障害がうかがわれることをみてきた。しかし、これらはいずれも、彼らのリズムを否定的にとらえた見方である。

本節においては、病者の演奏を彼らなりの積極的行為のあらわれとして、これらをポジティブにとらえ直してみたい。そのためには、以下にまず「音楽的時間」の概念を説明する迂路を通らねばならない。そしてここでは文献中に見いだした統合失調症者の旋律や和声に関する特徴も、臆せず議論に取り入れていきたい。

1 「音楽的時間」の概念

哲学者アンリ・ベルグソン（H. Bergson 一八五九〜一九四一）は、音楽を彼の純粋持続の例証として取り扱ったが、音楽学者ジゼール・ブルレ（G. Brelet 一九一五〜一九七三）はベルグソンのそうした形而上学的態度を批判しながら、「音楽的時間」（Le temps musical）を、音楽に固有な自律的時間としてはじめてはっきり主張した。「音楽的時間」は、体験された時間と一致しうるものではあるが、作品のなかで純粋に音楽的思惟によって築き上げられる自律的有機的な時間だというのである。

ところで音楽学者・武田明倫《たけだあきみち》（武蔵野音楽大学教授。二〇〇三年没）によれば、音楽を音によるある種の時間的建築物とする考え方は、音楽と時間の関わり合いのほんの一面であるという。彼はブルレの思い描く音楽的時間（注3）ではまだ「〈音楽〉が〈時間〉の領域に住まいし」ているものと述べ、「〈音楽〉こそ〈時間〉の住まうところなのであり〈作曲〉とはアモルフィな〈時間〉にその住まいに他ならぬ〈すがた〉を与えることなのだ」と記す。つまり音楽は「貌のある時間」なのである。

音楽学者ダニエル・シャルル（D. Charles 一九三五〜二〇〇八）は同様のことを、音楽は「時間の中にあるイマージュ」ではなく「時間から成るイマージュ」であると表現する。あらかじめ論点を先取りすれば、統合失調症性音楽は、武田やシャルルのとらえる音楽のほうへ向かう音楽であるといえるが、まずはブルレのいう有機的音楽の構造を理解しなければならない。以下は作曲家・近藤譲の説明による。

楽音とは、一定の音色感、音圧レベル、明瞭な音高感をもったものとされるが、音楽とは、こうした楽音の分節—連接（関係づけ、グルーピング）により生じてくるものである。そしてこの分節—連接により音楽に時間性が産出されてくる。音楽聴取においては、音のこの関係づけを聴くことになるわけだが、そのさい、直前の音の存在（記憶）が次の音の体験に影響をもち、また逆にそれぞれの後続音からの、記憶を媒介とした遡行的影響も考えられる。すなわち、たとえばＡＢＣという音の連続を聴くとき、三つの音は独立して継起的に生ずるだけではなく、相互に影響を及ぼし合いながら体験されるのであり、ＡＢＣとＣＡＢではＢの体験は異なっている。継起する音が互いに何の関係をもたないならば、音はわれわれの周囲の雑音の継起と（聴取態度を考慮の外におけば）、何ら質的な相違をもたない。しかし、音楽においては、音相互間の関係づけにより、上にみた交換不能の体験の持続が得られるのである。関係づけは、和声や旋律、リズム他においてなされる。旋律についてみれば、各々の音の中心音との関係で牽引的な力が生じ、フレーズという形での関係化の結果、心理的時間プロセスが生じてくる。同様に和声についても、その進行の一定の規則（たとえばドミナントのあとには必ずトニックが続く、など）により、予測－期待とその充足、あるいは緊張と弛緩の交代などという時間的プロセスが産生されてくる。そしてこのような音の諸関係が生み出す自律的時間に、リズム的グルーピングが「流れ」として、あるいは「間」として、さらに有機的生命的な性質を付与することは前にやや詳しく述べた。

――以上のように「音楽的時間」は、音楽の各要素によりきわめて有機的に構成されたものであることが理解されるが、それゆえにこそ、ここでの現在（に響く音）は、全体との関係によって一定の音楽的意味と方向性を有している。

2 統合失調性音楽の特性

さて、以上のような理解を踏まえて、前節までに検討した統合失調症者の作曲の特徴をもう一度ふり返ってみると、彼らの手になる「音楽的時間」が、その構成を失いつつあることがみてとれる。そこでは音楽的論理や秩序の面で変化が起こっていた。すなわち、和声的規則の無視や不協和音への耐性、中心音への非回帰性などの旋律的整合性の悪さ、音域の縮小、パターン化、反復の多用などである。演奏におけるリズムの非リズム化も、これらと通底する音楽の無秩序化の徴候であった。われわれは、これらの諸特徴のなかに、ペテがいみじくも挙げていた「十二音音楽性」の比喩を持ちだすまでもなく、西欧調性音楽の解体過程の断片をアナロジカルに見いだす。

二十世紀に入って調性音楽が、それまで堅固に身にまとっていた構造をつぎつぎと脱ぎ捨てていったことは周知である。音楽が調性を失い、すべての要素が系列（セリー）にゆだねられ、リズムが解体されて他の要素と同様、偶然性にあけわたされるとともに「音楽的時間」は死に近づいていく。そこでの音は互いに無関係に継起し、意味や方向性をもたない。音楽は、われわれの周囲の雑音や、ある意味では「沈黙」ともさほど距離のない響きである。すなわち、われわれは「時間」そのものをそこに聴くことになり、音楽はまさに「貌のある時間」としての性質をのぞかせる。

またこれは、言い換えれば「表面」の音楽といってもよい。音楽学者・庄野進の紹介するモートン・フェルドマン（M. Feldman アメリカの現代音楽作曲家。世界初の図形楽譜の発案者。一九二六～一九八七）によれば、音楽には「構成」が重要なものと「表面」が重要なものとある。織物にたとえるなら前者は「図柄や織り方が、閉じられた一つの系、一つの全体をなし、そこにおいては個々の要素はその全体との関係によって意味を得る」。これに対して後者においては、織られた図柄や織り方は問題でなく、「織られた繊維の手触り、光沢、そして個々の繊維のけばだちや不均質な太さなどの個別的特性、それらの間に見いだされる偶然的な照応関係等が問題なのである」。

すなわち、問題となるのは、音楽の背後にある意味や方向性でなく、各瞬間に生起する「表面」的なテクスチュア（肌触り）である。ここにあるのは何も語りかけない音楽であり、庄野によれば「負のコミュニケーション」の音楽である。ところでわれわれは、この音楽のあり方に、ほかならぬ慢性患者たちの病棟での〝身ぶり〟を連想するものである。

精神病理学者・花村誠一は、「アンディ・ウォーホル論」において、統合失調症者が記憶を欠いた現在のただなかで、背後を欠いた表面として生きることに言及している。そしてウォーホル（アメリカの画家・版画家・芸術家でポップアートの旗手。一九二八～一九八七）の際限のない単調さの芸術をそうした統合失調症的エクリチュールの図解とみなし、その特性を「破瓜病的表現身振り」と確定したうえで、そこにみられる完全な「表面」的特性すなわち強度を、生成の過剰のさなかにおける彼らの戦略的特性であると論じている。われわれがここに見いだした「表面」的な音楽も、こうした強度の特性をもつものとはいえないであろうか。音楽においては、これがしかも「貌のある時間」「時間のイマージュ」として、われわれの前に立ち現われてくるのである。

こうしてみると、先に考察した病者の演奏における「拍子性の前景化」や「間の悪さ」も、単にリズム性の障害として否定的にとらえるだけでは不十分であることが理解される。彼らのリズム性は、ザックスが挙げた二つの非リズム的な状態、すなわち滑走する帆船の連続運動と明滅する稲光の混沌運動に向かうものであった。つまり反復と無方向性の両者をその特質としていたわけであるが、われわれはこれらを「表面」的な音楽のもとにあるものとして、むしろ新たな生成的時間のうちにとらえなおしておきたい。――統合失調症性音楽におけるリズムは、以上のようないわば創造的逸脱の特性をも、その表現の内に宿していると考えられる。

注3　武田はブルレの名を直接挙げてはいない。したがって、この判断の責は筆者にある。

療法への応用可能性と残された問題

合奏活動場面における慢性統合失調症者の演奏を、とくに彼らのリズムを中心として検討し、そこに二つの視点からのリズム性の障害と創造的逸脱の特性を見いだした。そうした所見をわれわれはなるべく音楽の構造に即して取り出そうと試みたわけであるから、これを逆に、療法場面における音楽の組み立てに応用できるかもしれない。よくいわれるように、音楽は、人間と時間との間に秩序を回復する可能性をもつものである。

まず、彼らのリズム性の後退は、拍子性の前景化にとって代わられるものであるから、作編曲に際しては、彼らに可能なパルスあるいは拍子を強く刻み、しかもダイナミックなリズム感をもった曲の導入が示唆される。この際、彼らの自己テンポへの配慮も必要であろうし、また、スタッフによる打楽器パートの補強も有用と思われる。また、「間のリズム」の観点からは、他のパートの音を聴いて出たり、楽器を相互に呼応させたりする対位的な編曲の工夫もよいトレーニングとなることが思い浮かぶ。アウフタクトやシンコペーションなどの負荷を適宜設けることも、「間」や「呼吸」の問題と関連して興味ぶかい。リズムの身体性を重視すれば、ダンスなどの導入も考えうるし、唐突なようだが、スポーツなどのレクリエーションも音楽療法と無関係でないはずである。

音楽構成上のこうした工夫については、すでに丹野修一のセッションにおいてさまざまに取り入れられているのをわたしは目のあたりにしている。ただ、療法場面で治療目標をどこに設定するのか、つまり彼らのリズムを単に通常のリズム、われわれの時間性へと引き戻すことを目ざすのか、あるいは統合失調症者に親和的な時間性の次元において共有の時間を求めるのかといった点は、さらに考察を要する問題である。

残された課題は多い。たとえば、トレーニングによって音楽表現が改善されたとして（実際に学習効果は小さくない）、それと彼らの病態とは単純に連動する関係にあるとは考えられない。また、楽器演奏においてあのようにリズムのとれない患者が、童謡や演歌などを歌うと、比較的複雑なリズムも間違いなく歌ってしまうという現象はどう考えるべきか。話すことと歌うことの質の相違もまた考えてみなければならない。健常者や他疾患との比較、薬物の影響などの検討も実際には行なわれていない。また、多様な統合失調症者の表現を類型的に分析することは可能であろうか。継時的な個人療法的症例研究も、これらとの関連で今後必要となるであろう。

いずれにせよ、音楽は、病者の〝ことば〟以前のもの、〝言い得ないもの〟を探るときの有力な武器のひとつとなるはずであり、われわれは今後、病者の音楽により注意ぶかく耳を傾けていく必要がある。

第六章

統合失調症に対する音楽療法の可能性

――「志向性トレーニング」を超えるもの

統合失調症者に対する音楽療法の実践がますます多様さを増している今日、そのバックボーンとなるべき「治療理論」が改めて要請されていることは断るまでもない。この方面の探究は、しかし、いまだ周辺的なところにとどまっているというのが実情のようである。こうした状況は、おそらく、音楽そのもののとらえがたさと、統合失調症の病態がはらむ難問とが相まって、特有な困難をかもし出していることによるのであろう。とはいえ、これらいずれについても、すでに一定の見解は提出されており、われわれが今日なすべきこととといえば、両者を有機的に結びつける議論ではないだろうか。

精神病理学にはじつに多くのパラダイムの競合がみられるが、統合失調症圏については、現象学的・人間学的アプローチが最も豊かな成果をあげてきたように思われる。すでに一部では、〝ポスト現象学〟的な方法の模索が盛んであり、なかでもフランス構造主義やアメリカ・システム理論の影響は無視できない。これら二つの動向は、いずれも数学的論述を得意としており、音楽とも格別の親和性をもつことに注意を促しておく。

われわれとしても、その前衛性を認めるにやぶさかではないが、花村誠一が「統合失調症の生の形式」（一九八三）において、また十川幸司・花村誠一が「ラカンあるいは一なるものの論理学」（一九八九）において指摘するように、少なくとも狭義の統合失調症に関する限り、一定の制約をもつものと考えられる。

統合失調症者に対する音楽療法の可能性を問うにあたり、われわれはむしろ、現象学的な問題構制のただ中から出発することを選ぶ。それによって、現象学的精神医学の豊かな知見を享受できるからであるが、さらに、より積極的な理由を挙げておかなければならない。現象学以後に現れた多くの理論的端緒は、エピステモロジカルにはなお広義の現象学的動向のなかに内属しており、必ずしも新しいものとはいえない。真に「ポスト現象学的」と評しうる視界を拓くには、いま一度、ある種の限界的な現象学的営為に賭けるべきであると思われる。

1 現象学と音楽体験

音楽はフランツ・ブレンターノ（一八三八～一九一七）が心理的現象を説明するさい、またエドムント・フッサール（一八五九～一九三八）が内的時間意識について記述するさいに、思索を導く重要な役割を果たしており、現象学的議論によくなじむ。

わたしは以前、合奏療法場面における陳旧性統合失調症者の演奏に、「リズム性の後退に伴う拍子性の前景化」と「間（ま）としてのリズムの障害」という二つの特徴がみられることを指摘した。そこでもすでに、現象学的含意のもと、統合失調症者に特有な時間性の障害と、ある種の相互主観的な障害とに照準が合わせられていた。こういう論点は、結局、彼らにおいては他者との時間の共有、すなわち、われわれに共通する一つの生活世界への関与が困難であるということに帰着する。

われわれはここで、日独の精神病理学者の所論、すなわちヴォルフガング・ブランケンブルク（W.Blankenburg 一九二八〜二〇〇二）によるパースペクティヴの現象学と、木村敏《きむらびん》による音楽論を参照し、この問題をさらに深化してみるつもりである。

1 パースペクティヴ性

ブランケンブルクは「統合失調症者における実在性への関わり」（一九七一）のなかで、自己および世界の実在性（Realität）の構成について、パースペクティヴ性が重要な役割を果たすと説く。

ブランケンブルクは現象学的観点から、精神科医クラウス・コンラート（K.Conrad）の「乗り越え」（Überstieg）、すなわち、世界を自分の眼だけでなく、他者の眼でも見ることを、現象学的に改めて俎上

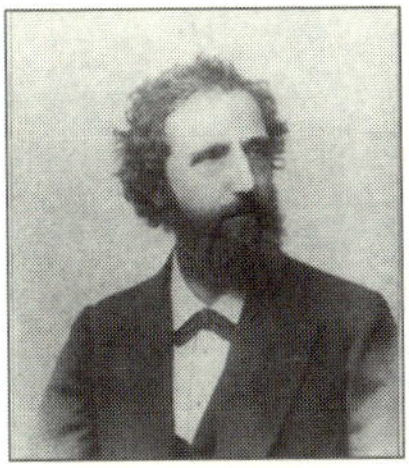

ブレンターノ

オーストリアの哲学者・心理学者。B・ボルツァーノ（1781 〜 1848。『学問論』〈1837 年〉で説かれた、命題自体、表象自体、真理自体の三概念にもとづく論理学説は、ブレンターノ、フッサールらに大きな影響を与えた）とともにドイツ・オーストリア学派の祖。1873 年までカトリックの聖職にあり、アリストテレス、トマス・アクイナスを研究。哲学も自然科学とひとしく経験的方法をとるべきだとし、直接的内経験の客観的記述をめざす「記述的心理学」を提唱。現象を心的現象と物的現象とに分け、「志向性」という概念を導入して心的現象の根本的な特徴とし、その概念はフッサールの現象学や心理学へ大きな影響を与えた。著に『経験的立場からの心理学』『心理現象の分類について』など。1838 〜 1917。

にのぼらせている。彼によれば、「パースペクティヴ」とはつねに、他者のそれへと相対化されるべき知覚であるが、より直接には、世界のなかでの人間の運動、出会うものとの交渉に負うものである。彼はこういう具体的なパースペクティヴのほか、潜勢的な身体運動、つまり自分を他者の中に移し入れることによって得られるそれも問題にしている。後者は「相互主観性への関連」(Intersubjektivitäts-bezogenheit)の強さの様態であるが、両者は互いにダイナミックな関係をもちつつ、世界のわれわれ存在への超越を可能ならしめる。彼がパースペクティヴ性について語るさい、その知覚面ばかりか、むしろそれ以上に身体の潜勢運動および具体的な行動を重視している点に留意されたい。

木村敏もまた著書『あいだ』(一九八八)において、ほぼ同様の観点から、人間一般の環界との関わりが、ヴィクトール・フォン・ヴァイツゼッカー(V.Weizsäcker 一八八六〜一九五七)のいう意味で、知覚と運動との一元的なゲシュタルトクライスをなすと述べる。彼はこれを音楽行為に即して語っており、本論の性格上、ここで彼の所説を一瞥《いちべつ》しておくことは有益と思われる。

合奏において、個人的主体は〝ノエシス的〟*に演奏を行なっていると同時に、〝ノエマ的〟*な音楽表象

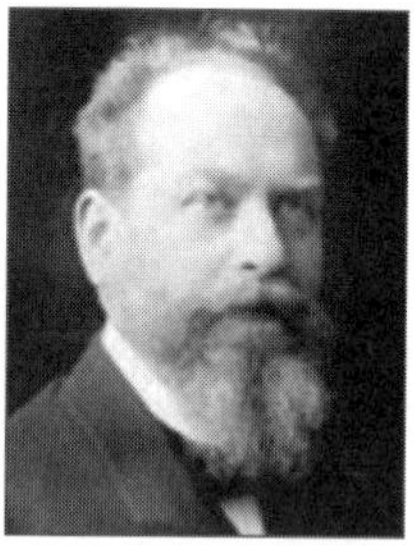

フッサール

ドイツの哲学者・現象学の創始者。心理主義を批判して論理的研究を行ない、のち哲学を前提のない基礎の上に確立する現象学に到達。後期は人間同士の間主観性にもとづく日常の生活世界の構成にかかわり、そこからシェーラーの「生の哲学」やハイデガーの現存在分析、また現象学的美学などへの道を拓いた。主著『論理学研究』『純粋現象学と現象学的哲学のための諸考想(イデーン)』『ヨーロッパ諸学の危機と超越論的現象学』などで現象学運動を主導。その提唱になる志向性、エポケー、ノエマ=ノエシス、生活世界、間主観性などの概念、および「厳密な学としての哲学」たる超越論的現象学を軸とする理性主義革新の試みは、とりわけシェーラー、ハイデガー、サルトル、メルロー・ポンティらに継承され、精神医学・社会学・言語学など人間諸科学全般に深い影響をあたえている。1859〜1938。

を知覚してもいる。これらのノエシス面とノエマ面は互いに支えあい、限定しあう円環的なゲシュタルトクライスの関係にある。しかも、そこに鳴る音楽はつねに各主体の「あいだ」にあり、音楽の全体が各自の個別的な意志から独立した自己生産的な自律性をもっている。このメタノエシス性（注1）ともいうべき働きは、たとえば次に来たるべき音に各主体を導くというかたちで、先のノエシス・ノエマ円環を間主体的にもまた規定している。

ここでも、理想的な合奏において、各主体が自分のパートだけを意識したり、間（ま）を主体的に全体の音楽を意識するのは、そのつどの自由な観点（パースペクティヴ）の変換によるとされる。しかもそのさい、意識のノエシス的な作用面は生命活動の行為面と捉えられ、具体的な行動にまで拡張されつつ環界との関わりのなかで重視されている。

統合失調症の精神病理学的要諦は、結局、ブランケンブルクによればパースペクティヴ性としての「実在性への関わり」の障害、木村によればメタノエシス性としての「人と人とのあいだ」の不成立、と定式化できる。われわれの課題は、これらの定立をほかならぬ音楽療法を介して吟味することにあるが、もとより、それには何らかの具体的な技法が要請されよう。

＊ ノエシス　思惟。現象学における意識の作用面をいう。
＊ ノエマ　思惟されたもの。現象学における意識の対象面をいう。

注1　メタノエシス性としての「あいだ」について、木村は日本の前衛作曲家・武満徹（一九三〇～一九九六）の音楽にことよせながら、それが単なる音の空白ではなく、生きた音それ自体から分泌される〝沈黙〟であるとし、その基底に未来産出的な「力」の次元を見いだしている。

2 志向性トレーニング

われわれにとって突破口となったのは、ブランケンブルクが自らの所説の治療的帰結として提出した「志向性トレーニング」という実践的視点である。「志向性」の概念は、フッサールをはじめとする現象学者が意識の根本現象としたもので、今日、認知科学や分析哲学との関連で、改めて刮目されつつある。ブランケンブルクは当該の箇所で、とくに志向性を定義してはいないが、さしあたり「意識とは何かについての意識である」という、よく知られた定言に従っておく。言い換えると、対象への方向性としての志向性、および、意識体験をひとつの意識の流れへと統合する能作としての志向性が問題になる。フッサールの「相互主観的志向性」という言葉が示すように、統合としての志向性は相互主観性の構成にもあずかるものである。

ブランケンブルクのいう「志向性トレーニング」の背景には、この相互主観性への関連と「出会い」との次のような関係がある。

ブランケンブルク
ドイツの精神病理学者。ハイデガーに師事するも医学に転向。「自明性の喪失」こそが統合失調症（とくに破瓜型・単純型）の本質であるとの視点を提示した。主著に『自明性の喪失 分裂病の現象学』（1971年）。ブランケンブルクは統合失調症を「生きられた現象学的還元」と呼んだ。1928～2002。

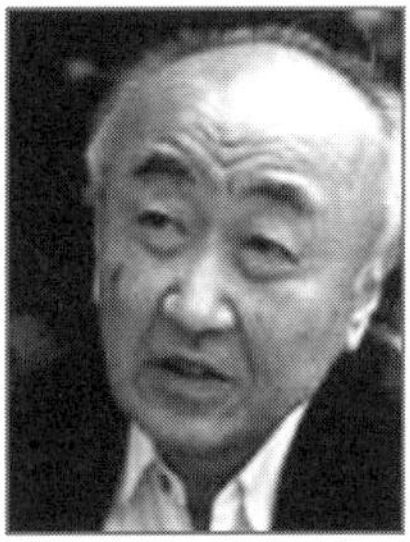

木村敏
精神科医。専門は精神病理学。笠原嘉、中井久夫、宮本忠雄、安永浩らとともに日本の精神病理学第二世代を代表する。「あいだ」を軸にした独自の自己論を展開して国内外に大きな影響を与えた。人間の心理的時間感覚を「祭りの前」（アンテ・フェストゥム）「祭りの後」（ポスト・フェストゥム）「祭りの最中」（イントラ・フェストゥム）の三つに分類し、それぞれが「統合失調症的」「躁鬱病的」「癲癇的」と考察。著に『時間と自己』『精神医学から臨床哲学へ』など。1931～。

「相互主観性への関連の欠如は出会いを困難にするが、出会いが成功する場合には、他のどこにも見い出せないようなある種の『出来事性』がそこに付与され、出会いはそれ自体、沈殿している相互主観性をひき出す能力をもつ」

彼はこういう「出会い」を具体的に実現すべく、特異な意味での行動療法、つまり「……に対してふるまうことができる」(Sich-Verhaltenkönnen-zu)ためのトレーニングを考案した。実際の臨床では、患者とともに、まず外界の差し障りのない対象に注意を向け、そのまわりを巡回して、あらゆる角度から観察する。次いで差し障りがなくもない対象、そしてよく知っている人間を……というふうに、徐々に「他者の眼で」、そして「われわれの眼で」外界を見るトレーニングを患者に課す。これが志向性トレーニングの「視覚–運動」モデルであるとすれば、われわれの扱う音楽行動はさしづめ「聴覚–運動」モデルであると考えることができよう。なぜなら、先にみたとおり、音楽行為においては、つねに時空的なパースペクティヴの変換ないし交替が要請され、しかもこの行為自体すぐれて精神的かつ身体的な運動に属するからである。

3 病者とのパラレル化

「あいだ」を病み、相互主観性への関連に乏しい統合失調症者にとって、上記のトレーニングが困難であることはもちろんである。合奏療法場面にみる〝リズム性〟の障害が、この困難の音楽表現への露呈であることも容易に察せられる。

ブランケンブルクは、トレーニング実施のさい、パラレル化（Parallelisierung）を介して患者へ歩み寄ることが役立つという。ブランケンブルクはスイスの精神療法家ガエターノ・ベネデッティ（G.Benedetti）の「逆同一化」（Gegenidentifikation）にならい、患者にいきなりわれわれと同じ正常な〝まなざし〟で世界を見ることを期待せず、まず治療者のほうが病者と並んで（パラレルに）「彼の眼」でこの世界を見ることを推奨する。花村誠一もコミュニケーションにおける実用論的視点から、統合失調症者の治療場面における発話状況について、治療者が患者に対し、けっして杓子定規に〝日常的コード〟を押しつけるのでなく、時にはすすんで彼らの〝逸脱的コード〟に身を合わせることの重要性を指摘している。

パラレル化の音楽行為への翻案として、われわれはただちに技術的な歩み寄り（丹野修一）、そして患者の情動面への音楽の「同質化」（Iso-Principle アルトシューラー I. M. Altshuler）を思い浮かべるが、対象が統合失調症者となると、事態はより複雑な様相を呈するようである。この問題を扱うには、しかし、集団的な合奏療法の経験では不十分で、患者の病態と、それに対する音楽的実践の詳細がたどれる個別的なケース・スタディがやはり必要となってくる。そこでわれわれは次に範例的な一症例との経験を取り上げ、本節の論述の具体的例示を行なうとともに、その後の問題へと至る糸口を見いだしたい。

2 個人音楽療法の例

1 症例

ここに呈示する症例は、発病以来すでに九年を経過している破瓜《はか》病者（若年発症で幻覚妄想よりも人格変化が目立つ予後不良のタイプ）で、前節で示したようなかたちで、世界との統合失調症的な関連様態を濃厚に呈している。

ブランケンブルクは寡症状性（幻覚や妄想などの症状が少ない）の破瓜型ないし単純型に属する患者、あるいは欠陥状態の患者に即し、統合失調症の基礎障害（Grundstörung）を問題にした。彼の表現を借りるなら、それは「妄想的事象自体が生育してくる土壌」とみなせるが、本例もそのとおり、ふだんは幻覚妄想のいわば手前にとどまっている。本例にはしかし、種々のストレスを機縁に中井久夫らのいう〝軽症再燃〟を反復するという特徴がみられる。これについては、精神病理学者ヴェルナー・ヤンツァーリク（W.Janzarik）の構造力動論にならい、「弱められた構造」からの「心的力動の逸脱」と捉えることが可能と思われる。

【症例】 男性、27歳

山陰の小都市に、全国的なチェーン店社長の次男として出生し、裕福な家庭で手のかからぬよい子として育つ。幼時よりピアノ、リコーダーに親しむ。一七歳ころ「頭がひきつりそう」「肉体感覚がマヒしたよう」といった心身の変調と強い緊張感により発病し、ヨガや哲学書、仏教書に没頭する。一浪して東京の某私立大学に入学した一九歳の秋、「自分のおかしいことが知られる。大平首相が自分を殺そうとしている」などの病的体験が出現し、著明な行動異常も現れたため、郷里の精神病院に入院する。

体験消退後、情意鈍麻、自閉傾向を示すが、このころから、一過性軽症再燃の反復が始まる。二〇歳のとき、父の希望で当科初回入院。一過性再燃に対しブロマゼパム（bromazepam）20～30㎎投与が奏効し、再燃頻度の減少とともに活動性も増し、二二歳で帰郷する。しかし、父のレコード店でアルバイトをしていた二三歳のとき、ふたたび行動異常にて急性増悪におちいり、当科に再入院となる。

破局の瞬間を患者は「ヨガで最高に昇りつめ、最後までいけると思ったときにゾゾッときた」と語る。思考途絶、考想伝播、幻聴、被害念慮の消退とともに、ふたたび無為自閉となり、軽症再燃の反復をみるようになる。以来、おおむね同様の状態が長期間続き、彼が二六歳のとき、われわれが担当している。このときの訴えの中心は、「根気がなく、集中力、記憶力が働かない。すぐ緊張する。現実に触れるのが不安」というものであった。

なお、患者の軽症再燃について一言すれば、それは精神的・肉体的ストレス時に多く、強い緊張、焦慮感とともに、「気ちがいが大人になった」などの被害的幻聴、「天井に人の眼や鼻が見える」という錯視様体験と強い不眠が主症状で、多くはジアゼパム（diazepam）10㎎静注で軽快ないし消失する。

患者の無為や自閉、緊張の背景には、前節でみたパースペクティヴ性の特徴的な障害が認められる。それはたんに空間的に「乗り超え」の不能、つまり「自分を他者の中に移し入れ、物事を他者の眼で見る」ことの不全としてのみならず、時間的にも、過去把持と未来予持の現在における機能不全といったかたちで、彼の陳述のなかにしばしばあらわれる。

「ひとの中へ入っていくと1と出てきて2と返すのだが、3と出られると、どうしてよいかわからなくなる。駅の改札口でも迷ってしまう。あの人がこっちを通ったから自分はこっちとなってしまう。行きあたりばったりで勘がない。刹那主義。相手はこっちの心を見すかしているのに、こっちは相手のことがわからない。ぼくは物事を一面でとらえてるから裏に強みがない」

こうした時空的パースペクティヴの障害により、患者にとっての世界は、複数の主観に共通に成り立つものとしての基盤を失い、彼みずからいうように「ひとり荒野に立たされる」ことになる。患者は自己の世界を脅かす不意の出来事や他者との関わりを、「体力(精神力)」で乗り超えようとするが、それも果たせず、結局、激しい焦慮感のさなか、軽症再燃か周囲を避けた自閉かの隘路に立たされてしまう。この時期、「薬を増やすと気は楽になるが元気がなくなる。減らすと精神は活性化するが夜眠れなくなる」と語られるように、薬物療法的にも手づまりの状況であった。われわれは以上のような状態の患者に対し、彼の音楽的嗜好を頼りに、個人音楽療法的アプローチを開始したわけである。

2 患者の音楽行動

図1に示すように、われわれのプログラムは大きく分けて三つの局面をもつ。一つの局面は、治療者と患者との「個人面接」および「音楽活動」であり、この面接では、生活全般にわたる話題のほか、音楽に関する話題を積極的に取り入れ、セッションに対する患者の動機を高めようとする。二者の演奏は、患者がピアノかリコーダー、治療者がフルートかピアノを使い、合奏か独奏をする。

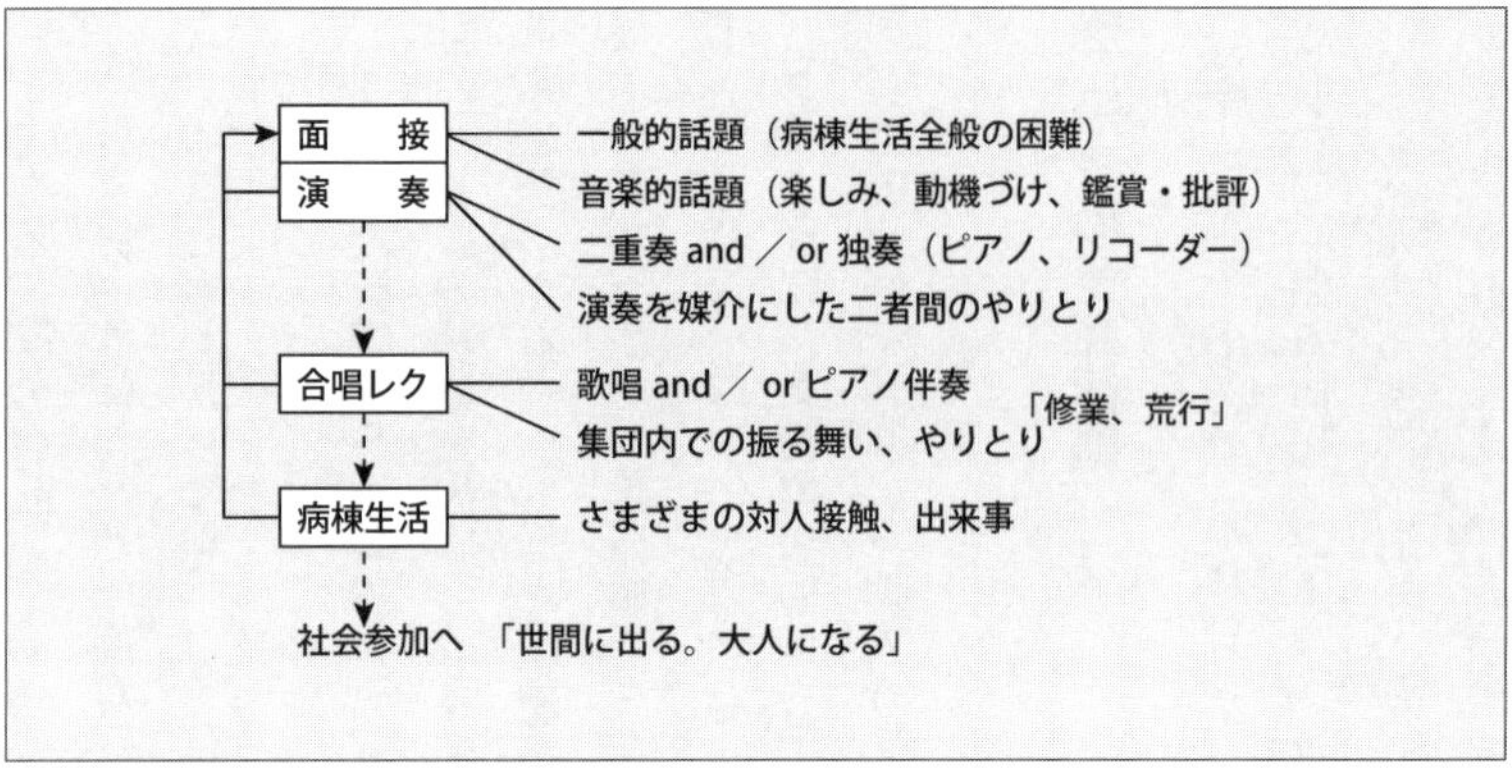

図１　症例に対する音楽療法プログラム

二つめの局面は、病棟で週一回行なわれる「合唱レクリエーション」である。ここで患者は皆に混じって歌ったり、まれにはピアノ伴奏をすることもある。これは患者により「修業、荒行」と呼ばれ、彼と主治医の二者関係から、音楽を介して集団へと踏み込む場面である。もうひとつ、「病棟生活」におけるさまざまな対人接触や出来事もわれわれのプログラムに含まれ、面接で時には音楽行動との関連のもとに問題とされる。

これら全体がわれわれのアプローチの枠組みであるが、二者間の演奏行為と面接が志向性トレーニングの核となり、合唱レクや病棟生活全般は、いわばその応用場面ということになるだろう。

音楽行為の先にみた性格からして、患者が演奏に際して多くの困難を示したことは容易に想像されると思う。彼の特徴的な音楽行動と表現を以下に列挙しておこう（「」内は彼の言葉である）。

①易疲労性。セッションの短さ

②演奏の途絶しやすさ。「音楽は歩み」

③暗譜した曲を自発的に弾き出す場合でも冒頭部や断片のみ

④リコーダーによるロング・トーンの不得手。息が続かず、

かすれたかぼそい音

⑤演奏中、鼻息が荒くなり、終わると大きな溜息をつく

⑥即興演奏におけるリズムやフレーズの単調さ。「ひとり立ちできない」

⑦音程や和音に対する良好な感覚

⑧ときおり閃めく控え目で繊細なニュアンス

⑨以上の音楽能力の易変性

これらの特徴に、技術的な拙劣さや薬物の影響が強いことは勘案すべきであろう。だがセッションにより、あるいは同一セッション内ですら認められる音楽能力の易変性⑨は、刻々変化する病態が彼の音楽行動に反映している有力な証左であると思われる。

3 音楽療法の経過

おそらく上記の困難ゆえであろうが、患者は当初、音楽的話題を好むわりに演奏には消極的であった。ときにはセッションのあとに先の軽症再燃が現れ、やりとりの負荷の大きさを痛感させられることもあった。われわれはそこで、次のような歩み寄りの工夫を始めた。

まず楽譜を簡略化し、演奏においても彼の呼吸、リズムにこちらが合わせるよう努める。また演奏に即興的要素を取り入れ、たとえば治療者がピアノで一定のコード進行を弾き、その上を患者が自由に行き来

する。もっと単純に、黒鍵のみを使用して両者がリズム遊び的な同時即興を行なうこともある。技術的難易度と音楽的満足とのかね合いが難問であったが、ほかにも彼にとって負荷の少ない選択がなされた。たとえば合奏より独奏のほうが容易であり、楽譜使用より暗譜している曲のほうが、リコーダーよりピアノのほうが、そしてもちろん演奏より鑑賞のほうが、患者にとって消耗の少ない選択であった。彼に選曲をはじめ、以上の選択をまかせることも負担軽減に役立った。

こうした試行錯誤はおよそ一年半継続されたが、この間、セッションは大きく変貌を遂げ、患者の病態にも特有の変化が観察された。だがそれらはいずれも、ある種のパラドックスを内に含んだものである。

まずセッションの変化についていえば、さまざまの工夫の結果、楽譜により合奏するという当初の杓子定規な営みから、徐々に多様なやりとりが雑居するランダムで行きあたりばったりの〝音楽遊び〟へと移行していく。患者は「何でも許される」ともいうべきこの状況のなかで、セッションの進行にさいし気ままに振る舞うとともに、音楽内でも気ままに傾くようになる。これはある意味で、音楽療法から〈音楽〉が乏しくなっていく過程とみなせるだろう。つまり、セッションがうまく運べば運ぶほど、セッションそのものの混迷の度合いは深まり、不確定で偶然的な性格が濃くなっていくのである。

こうしたわれわれの営みは、もちろん志向性トレーニングを作業仮説におくものだが、病者とともに並び歩みつつ（パラレル化して）、彼らをわれわれの共通世界へと引き戻そうとするブランケンブルクの図式には必ずしもそぐわない。また、木村敏のいうメタノエシス的な志向性に導かれたノエシス・ノエマ円環としての演奏行為とも少しく様相を異にするようにみえる。このことにいかなる意味があるのだろうか。

患者の病態のたどった経緯もまた特徴的である。彼はこの一年半の間に、「土台がしっかりしてきた」

とみずから語るように、軽症再燃の頻度を減らし、徐々に安定感を増していった。しかし経過中、何度も良好な兆候をみせては、湛えられた水が器からあふれ出すかのように、そのつど増悪ないし後退をくり返した。あたかもここには、臨床経過における軽症再燃、すなわち「心的力動の欠損にして逸脱」(ヤンツァーリク)という逆説的事態が縮小再生産されているもののごとくである。音楽療法は、いわば「両刃の剣」的性格をもってこの病態に関わったに違いないが、それにしても、いかなる関わりを音楽がもちえたのだろうか——。

われわれは、これら二つの問いを検討するにあたり、ここでもう一度、患者の病態へと視点を戻さなければなるまい。ブランケンブルクは破瓜病者の亜アポフェニー的な病態を「点状の異質性」(punktuelles Aliter)と形容しているが、われわれの患者の臨床像もよくこれを具現している。ただし、その内実を問うためには、現象学的‐人間学的な言説から少しばかり離れ、われわれなりのパラダイムの変換を準備する必要がある。

3 沈黙・出来事・力

精神病理学者・宮本忠雄は、視点の乗り超えが不能になった統合失調症者の描画を取りあげ、そこに遠近法の喪失と「表面」的拡散への強迫がみられると指摘している。

音楽における遠近法の喪失とも呼べる事態、すなわち調性の崩壊は、後期ロマン派の巨匠グスタフ・マーラー（一八六〇～一九一一）を分水嶺として二〇世紀初頭に始まるが、音楽的構造を完膚なきまでに捨て去ったのは、アメリカの前衛作曲家ジョン・ケージ（一九一二～一九九二）であろう。

前節で俎上に載せた問題を論じるにあたり、われわれはここで、ケージの音楽の本質と統合失調症者のありかたとの類同を検討していくが（注2）、もとより理由もなくそうするわけではない。彼の音楽は「構造」ならぬ「表面」の音楽と評されるように、慢性統合失調症者の演奏や作曲との間に、表現精神病理学的に見てじつに興味ぶかい多くの符合を有している。

注2　こうした考察にはいささか慎重を要する。宮本忠雄は統合失調症者の妄想的ディスクールの特徴と詩的言語のそれとのアナロジーに言及しながら、詩人が言語を意図的に使用するのに対して、病者たちは病いによる強制を受けて、もはやそうした自由を失っているかのようであると述べている。両者のこの相違はつねに念頭に置くべきだろう。

①ケージと点状の異質性

臨床場面でわれわれがまず驚いたのは、自己の行動様式について患者自身が語った「無作為抽選券」という言葉である。この言葉は、ケージの偶然性の作曲技法〝チャンス・オペレーション〟（注3）をいやでも連想させる。また「刹那主義」と自らいうように、パースペクティヴを欠いた彼の時間体験は、前後の脈絡から自由で瞬間的な音の様態を思わせる。「心が干渉される」「ぼくには裏がない」という患者の訴えは、それぞれケージの音楽におけるノイズの許容や、構造を喪失した「表面」的特質に呼応する。不意打ちゃ突発事に満ちた患者の日常は、ケージのいう〝ハプニング〟との類同を示すし、さらに、秩序や構造が一瞬のうちに変化しうる彼の音楽の性格は、患者の次の言葉とよく重なる。

「ぼくの世界観で歩いていると、ひねくれたことが起きて、世界観が変わってしまう。別な世界が進行するんです」

患者の病態とケージの音楽との間には、以上のように多くの類同を認めることができる。先にふれたブランケンブルクの「点状の異質性」という言葉にしても、こういう対照のもと、その特異な輪郭を改めて浮き立たせてくるように思う。両者の対照を**表1**にまとめるが、これらの意味するところを正確に把握するには、もう少しケージの〝音〟について深く検討してみる必要がありそうである。

注3　ケージは音を選択するさい、コインを投げたり、中国の占辞集「易経」を使って偶然により選んだ。紙のシミを音符にみたてた作曲もある。

2 〈出来事〉としての〝音〟

ケージは講演や著書（たとえば『小鳥たちのために』）の中で、無音室に入って自分の身体の発する音を聞いた体験にくり返し触れ、完全な沈黙（silence）というものがないことを主張している。彼によれば、あるのは予測不能で、絶えず変化する音、意図されない音（noise）だけである。ケージはここから、音をできるかぎり組織化しない努力を始めた。彼は音楽から楽曲形式はもとより、和声、旋律、リズムにわたるす

患者の病態	J. ケージの音楽	調性音楽
《無作為抽選券》	チャンス・オペレーション	和声体系内での選択
	不確定性	
《刹那主義》	断片化された現在	持続的時間
《心の干渉》	ノイズの許容、交流	ノイズの排除
《見抜かれる》		
《裏がない。真正直》	「表面」の音楽	「構造」の音楽
不意打ち、突発事	ハプニング	予測、期待と充足
《世界観が変る》	音楽的秩序の交代	ひとつの秩序
世界多重化の危険	重複した秩序	
点状の異質性	瞬間的構造可変性	同質性
(punktuelles Aliter)	〈音楽〉の音楽	〈音〉の音楽
主体(?)	作曲家の不在	作曲家の媒介

表1　統合失調症の精神病理とJ・ケージの音楽

べての構造をしりぞけていくが、そうして得られた〝音〟は次のような諸性格を帯びるにいたる。

①単独性……音は代替、置換が不可能な特異性をもつ。ただし、背後で鳴らなかったすべての音の可能性がこれを支えている。

②偶有性……音は関係的、因果的なコンテクストからはずれ、たんに鳴り、無意味である。

③顕現性……音は構造により迂回、遅延、距離化される以前の無根拠なリアリティーをもつ(図2、図3参照)。

これらの諸性格は、この音楽における〝音〟がとりもなおさず〈出来事〉であることを示す。このことは〝音〟のもつ「瞬間的」な特質を考えるとき、さらに明確となる。彼の作品「〇分〇〇秒」について考えてみよう(注4)。

この作品は表題の示すとおり、ほんの一瞬しか持続しえない。フランスの音楽学者ダニエル・シャルル(D. Charles)によれば、「それは聴き手に、時間をたんに現前としてだけでなく、不在として解釈するよう促す」。音は生起するやいなや消滅するわけだが、しかし、われわれはここに、決定的な逆説の存在することに注意したい。つまり、逆に、音は非在しつつ在るともいえる。しかも「時間は一つ一つの音とともに生まれる」（ケージ）。ケージ研究者・白石美雪《しらいしみゆき》（二〇一〇年『ジョン・ケージ 混沌ではなくアナーキー』で第二〇回吉田秀和賞受賞）も記すように、ここでは時間の所与性が否定されることにより、逆に〈時間〉の生成（注5）が体験されるといえる。先にみた音の単独性、偶有性、顕現性の諸特性も、それぞれの音のもつ、各瞬間に固有の時間生成性によるものといえるだろう。

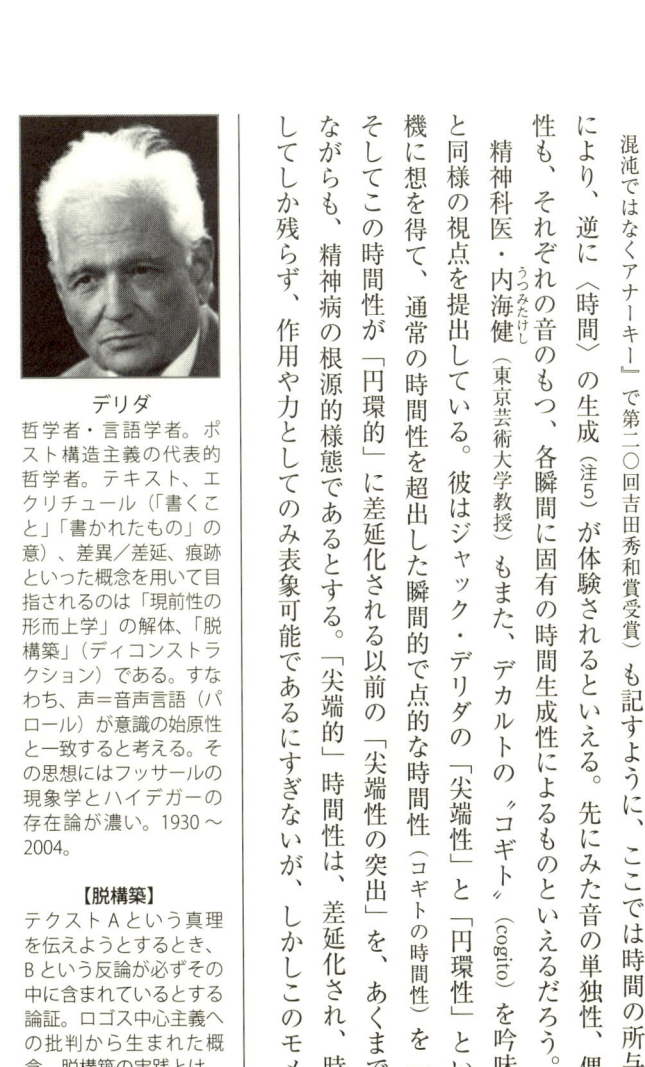

精神科医・内海健《うつみたけし》（東京芸術大学教授）もまた、デカルトの〝コギト〟（cogito）を吟味しながら、われわれと同様の視点を提出している。彼はジャック・デリダの「尖端性」と「円環性」という時間を与える二契機に想を得て、通常の時間性を超出した瞬間的で点的な時間性（コギトの時間性）を「尖端的」時間と呼ぶ。そしてこの時間性が「円環的」に差延化される以前の「尖端性の突出」を、あくまで権利的なものと断りながらも、精神病の根源的様態であるとする。「尖端的」時間性は、差延化され、時間化され「痕跡」としてしか残らず、作用や力としてのみ表象可能であるにすぎないが、しかしこのモメントを欠くと、健常

デリダ

哲学者・言語学者。ポスト構造主義の代表的哲学者。テキスト、エクリチュール（「書くこと」「書かれたもの」の意）、差異／差延、痕跡といった概念を用いて目指されるのは「現前性の形而上学」の解体、「脱構築」（ディコンストラクション）である。すなわち、声＝音声言語（パロール）が意識の始原性と一致すると考える。その思想にはフッサールの現象学とハイデガーの存在論が濃い。1930～2004。

【脱構築】

テクストAという真理を伝えようとするとき、Bという反論が必ずその中に含まれているとする論証。ロゴス中心主義への批判から生まれた概念。脱構築の実践とは、「形而上学的諸概念の階層秩序的二項対立の解体作業」として整理できる。

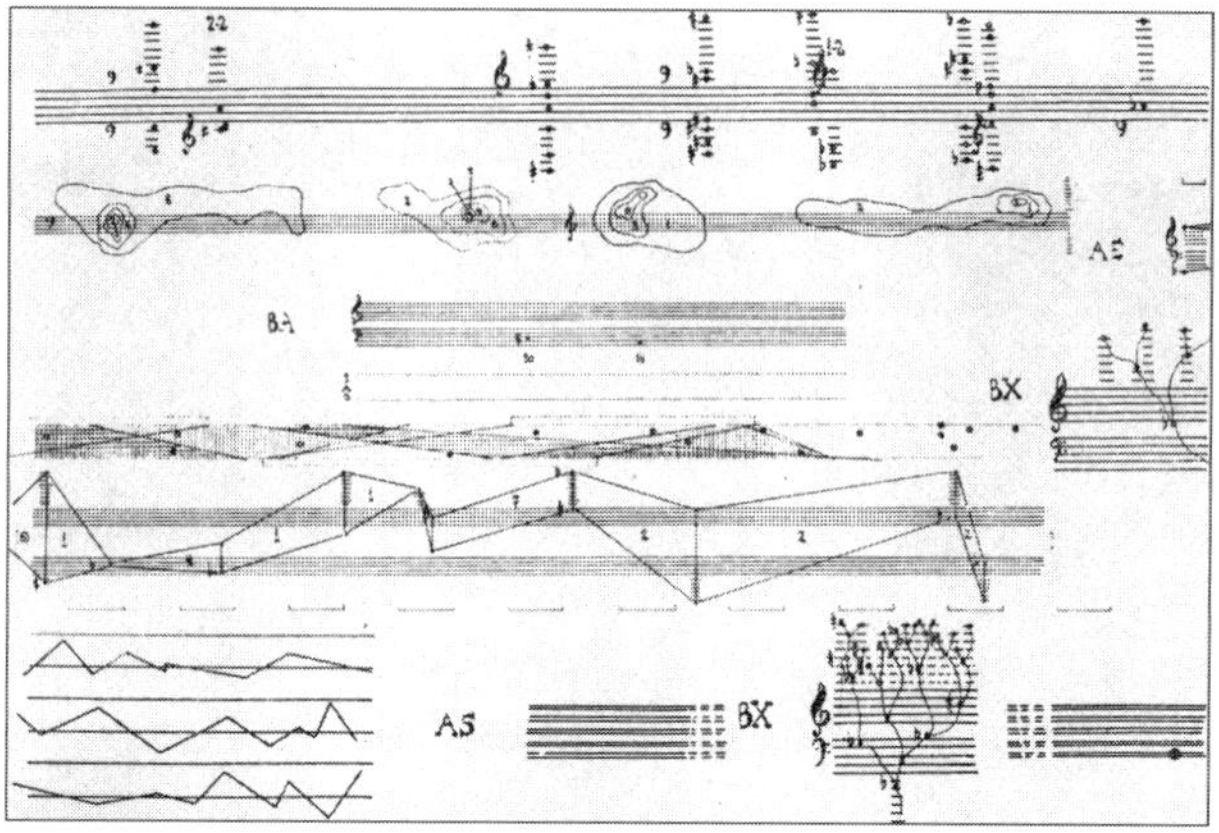

図２　J・ケージの記譜法の一例
《ピアノとオーケストラのためのコンサート》（1958）

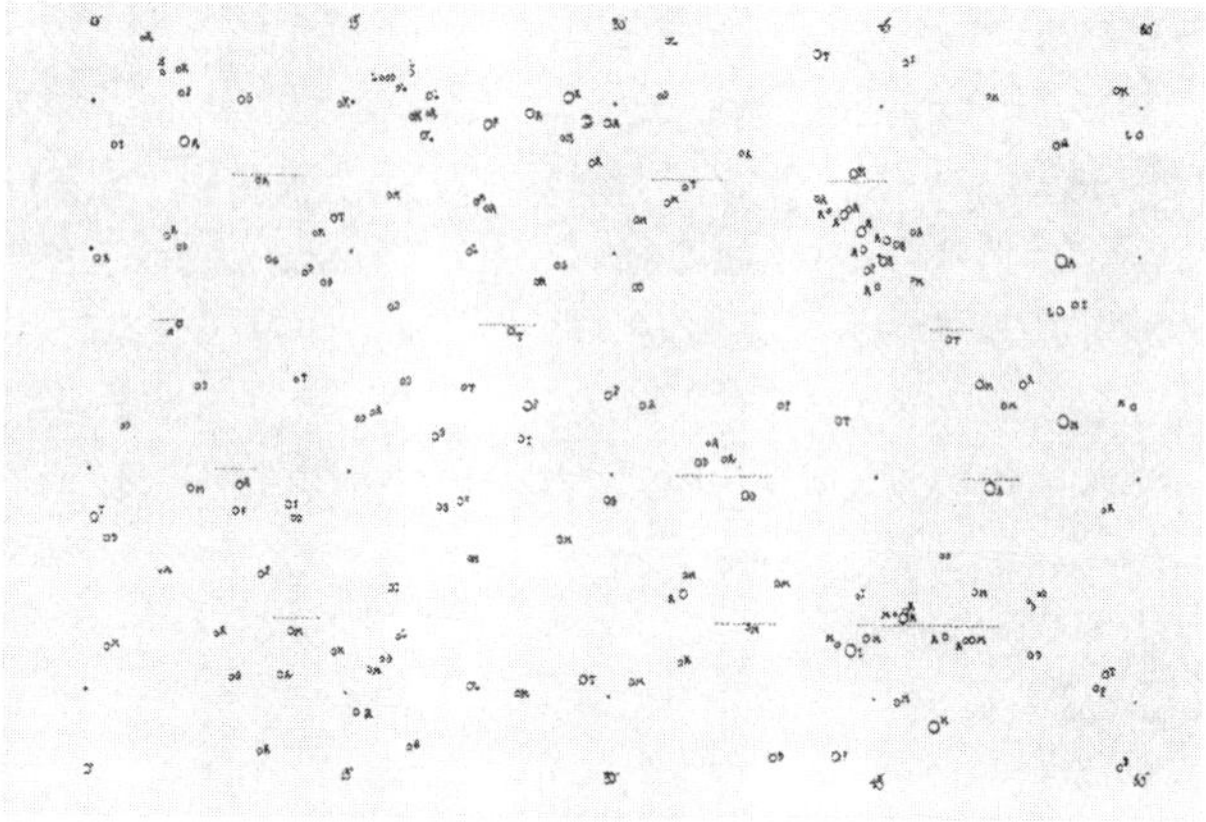

図３　同じくJ・ケージの記譜法の一例
《アトラス・エクリプティカス》（1961）

な世界の現出はもとより、事実的狂気すらありえないわけである。
　ブランケンブルクは破瓜病者の存在を、いわば「時間以前」のうちにとどめられているものと理解している。その意味は、彼らがまさに、上述の時間生成的次元、内海のいう「尖端的」な〝コギト〟の時間性の次元に定位しているということであろう。さらにいえば、この次元は、われわれの共通世界の手前、つまりパトス的な根拠関係の外にあり、他方疾病論的には、先にみた「心的力動の欠損にして逸脱」という逆説的事態を基礎づけるものである。われわれはこうして、花村誠一が多様な統合失調症者を同時追跡しつつ作図したあの界域、パトス的観点と疾病論的観点を両軸にもつダイヤグラムの「中間の中間」に位置する病態に直面する。ケージの音楽がわれわれの患者の病態理解に資するとすれば、まさしくこのような抽象的－強度的な統合失調症性（das Schizophrene）との関連においてであると思われる。

注4　有名な「四分三三秒」という作品が最もラディカルにこの様態を示している。D・テュードアが弾いた（弾かなかった）ピアノ・ヴァージョンでは、テュードアがピアノの前に二七三（絶対零度）秒間すわり、その間二度、鍵盤のふたを開閉した。この四分三三秒間に会場に生起するすべての音が作品を形成する。
注5　ハイデガー（一八八九～一九七六）は、時間を贈りとどけ自らは身を隠すこうした境位に〝Ereignis〟（出来事）をおいた。

3 音楽療法の治療的モメント

　ここで改めて、先に報告したわれわれの音楽療法的実践について再考してみよう。そこから音楽療法の治療的モメントも見えてくるはずである。

まず、セッションが時期を追うにつれ、いわゆる〈音楽〉に乏しい不確定な状況に変貌したことについてだが、これは患者の「瞬間的」な時間性を考えれば、それに合わせようとしたこと以外に多くの説明は要すまい。問題はむしろ、われわれのさまざまな工夫が「パラレル化」という平行線的な様相をもはや示していないことである。ブランケンブルクのいうパラレル化は、あくまで、われわれに共通する一つの〝実在世界〟へと向けられたものであった。しかし、患者は上述のごとく、いわばその手前に定位しているわけで、この点をおさえれば説明が可能かと思われる。つまり、われわれが知らず知らず参与しようとしていたのは、患者との共通世界ではなく、むしろ、世界が多様に分岐してくる「時間生成的」次元だったのではなかろうか。音楽の概念を〝沈黙〟の次元にまで拡張すれば、こうした考えも、そう荒唐無稽なものとは思われない。

このことは前節で立てたもうひとつの問い、つまり、いわゆる「欠陥」という事態に音楽がいかに関わるかという問題にも関係してくる。ヤンツァーリクは構造力動論的な観点から、つねに薬物療法的な動態を重視するが、ブランケンブルクもまた、志向性トレーニングにさいし、ＭＡＯ（モノアミン酸化酵素）阻害剤によって妄想患者の力動面を賦活した例に触れている。

われわれの音楽的やりとりも、これと同様に、患者の〝発動性〟や〝情動〟という力動的な側面を賦活したように思える。しかし、患者が活気をみせ、良好な経過をたどるかにみえた矢先、「力動は動揺」し、パラドクシカルな増悪が現われた。音楽が賦活した次元がここでやはり問題となってくるが、われわれにはそれが、まさに「欠陥」という逆説的事態そのものを基礎づける次元であったように思われる。

われわれはいまや、二つの軸から、統合失調症に対する音楽療法の治療的モメントに逢着したようだ。

焦点のひとつは、われわれが参与しようとした時間生成的次元である。それは先にみたように、共通世界における志向性のさらに手前に拡がる、いわば前志向的な領野といえる。もうひとつは、「構造」と「力動」の対立を超え、そうした分節すら無効にするような抽象的な「力」の次元である。両者はおそらく、同じものの二つの謂《いい》であり、われわれの共通世界と病者の多様な世界との一瞬の分岐点に作用する働きであろう。

　思えば、絶えまなく変化する音楽の本来的領野はまさにここに求められるはずで、音楽療法の可能性も、少なくとも原理的には、この危うい瞬間にコミットしうるか否かにかかっている。ただこの一瞬から分岐するいかなる世界を目標とするのか、そして、そこへ至る道に要請される理論や技法はいかなるものか、これらについてはいずれも今後の実践にゆだねざるをえない。

4 音楽療法の音楽の形態

　われわれの主張は、あるいは楽観的、抽象的にすぎると響くかもしれない。そこで最後に、以上のような考察から導かれる治療音楽の可能的形態について触れておきたい。

　われわれはまず、従来の、たとえば調性音楽に代表される単一構造の音楽にとらわれる必要はないと考える。前述したように、音楽の概念を〝沈黙〟や〝騒音〟にまで拡大し、病者に即妙に対応していきたい。

　誤解を恐れずにいえば、音楽療法にいわゆる〈音楽〉は必ずしも不可欠でなく、楽器や声すら要さない音楽療法すらありうるのではないだろうか。たいせつなのは、個々の〝音〟にまで解体された音現象を、病者との間で有効に活用する工夫であろう。発せられた声、打つ音などは、音楽の発生機状態に（in statu nascendi）あるものとして、また身体との関連においても重要である。世界各地の民族音楽のありかたも参考になろうし、瞬間的に反応する（コード進行からさえ自由な）即興的要素が重視されるべきことは諸家も指摘するとおりである。

われわれはもちろん、調性音楽がみごとな〝場〟を現出させるさいの「力」を否定しようとは思わない。音楽における一回的でリアルな状況の出現は、その形態の如何にかかわらず、音楽そのものがもつ生成的次元に由来するからである。

治療的モメントと音楽的営み

本論では、統合失調症の精神病理と音楽論とを有機的に論じることを心がけながら、この病いに対する音楽療法の原理的問題について考察した。

われわれがまずとりあげたのは、ブランケンブルクにより、現象学的観点から創案された「志向性トレーニング」という構想である。相互主観的な「あいだ」（木村敏）の障害を抱える統合失調症者にとって、時空的パースペクティヴの交替を要する音楽行為は、それ自体、志向性トレーニングたる要件を備えている。

われわれの呈示した一破瓜病例は、一面でその範例となると同時に、もはや志向性概念の枠内にはおさまり切れない局面をも現出させた。われわれはそこで、いわば「時間以前」に引き止められている患者の病態を、ジョン・ケージの〝偶然性〟の音楽と類比しつつ考察した。音楽療法の治療的モメントは、彼の音楽に典型的に現れる時間生成的な〈音‐出来事〉的領野に求めるべきである。この領野は、世界が多様に分岐する以前の、いわば前志向的次元に拡がる。その意味で、われわれの音楽的営みは、ひとつの〝共通世界〟という基盤に立つブランケンブルクらの立場を微妙に踏み越えようとしている。

ブランケンブルク自身も、当該の治療実践にさいし、たとえばＭＡＯ阻害剤を用いて病者の情動や発動性を賦活するというように、われわれの指摘する領野の重要性を自覚している。われわれはただ、〝音楽療法〟というひとつの特異な視点のもとに、彼のいう「志向性トレーニング」における前志向的領野の重みを改めて確認したにすぎない。われわれは最後に、音楽療法が一方で、かくのごとく統合失調症研究に何がしか資する可能性をも有するものであることを強調しておく。

第七章

統合失調症と音楽

――統合失調症者の音楽表現に関する精神病理学的研究

1　序論

表現精神病理学は、広く人間の創造活動とその所産を対象にした精神病理学の一分野である。主として病者の芸術作品を扱いながら、病理の非言語的側面を探索し、いっぽう近年は、「芸術療法」と結びついて、治療論の深化・発展に寄与している。本論もまた、この延長線上に位置する。治療的活動のなかから統合失調症者の音楽表現を抽出・記述し、その精神病理学的意義を吟味するものである。あらゆる芸術が憧れるという音楽は、特有な構造をもつ〝音響的構築物〟であると同時に、その〝非言語的〟な純粋性においてきわだった特質を示し、表現病理学的にも豊かな可能性をもつ。

音楽表現に関する検討は、しかし、この領域で決して多いものではない。有名なドイツのプリンツホルン（H. Prinzhorn）やオーストリアのナヴラティル（L. Navratil）の著作をはじめ、従来の研究の大半は、絵画などの造形芸術に関するものか、詩を中心とした文芸作品を対象とするものであった。

スイスのパーラー（H. Perler）はその理由について、造形芸術や文芸作品が具体的であるのにくらべて、音楽がより抽象的であることや、作曲行為を念頭に、その創造活動が専門的な修練を要することを挙げている。たしかに、言語や観念で把握不能な抽象性や、一瞬のうちに生起／消滅する瞬時性、および数学的ともいえる精密な規則にかかわる専門性などが、この芸術の表現や分析を難しくしてきたことは否めない。

一方、精神病理学者・宮本忠雄により「言語危機」(Sprachkrise) と評される統合失調症の病態は、これを扱う研究者に対しても同様の困難を強制するもので、音楽そのもののもつとらえ難さと、統合失調症の病態がはらむこの難問とが相まって、音楽表現病理に固有の難しさを与えてきたのであろう。加えて、とくにわが国においては、即興音楽を用いた音楽療法が精神科領域でなお少なく、合唱形式や既成曲による方法が圧倒的に多いという事情が、この領域の不毛に拍車をかけている。

とはいえ、病者の音楽が〝病い〟の刻印を受けないはずはなく、早くも二〇世紀初頭、ドイツの精神科医クレペリン (E. Kraepelin 一八五六〜一九二六) は自らの精神医学教科書に、精神病者の音楽の特徴を記載している。その後も何人かの研究者が病者の音楽を対象に選んでいるが、音楽表現に関する考察が、従来の精神病理学の知見を補い、深化させる可能性をもつことはいうまでもない。音響現象としての音楽は、病者の〝認知〟の様態をよく反映するであろうし、力動と構造の不可分な音楽は、両者の相即的連関についても〝何がしか〟の知見をもたらす。

また、リズムや調性体系の共世界的成り立ちを考慮すれば、病者の相互主観的な世界関連についても、音楽は多くを教えるに違いない。これまでの困難性すら、逆に固有な可能性とみなせる。たとえば、上にみた抽象性や瞬時性は、われわれの体験の生々しさと直結しているが、とりわけ行為的な音楽は、現象を単に客観的な作品としてだけでなく、それを行なう者の〝生の体験〟として考察するよう促すものである。「いま-ここ」という微視的時空への視界や、変化の力性をはらむ「出来事」への鋭敏な視点も、音楽の本来的性格に由来するものといえる。

オランダの精神科医リュムケ (Rümke, H. C) が「プレコクス感」(Praecoxgefühl) を指摘し、アメリカの精神科医サリヴァン（H. S. Sullivan 一八九二〜一九四九）が「関与しながらの観察」（participant observation）を推奨して以来、統合失調症の病態理解には、われわれ自身の主観的印象や生の体験への着目が欠かせないものとなっている。そればかりか、客観と主観を分割する〝主客二分〟の図式自体が、ことに統合失調症を扱うさいには〝破産〟に追い込まれるという指摘すらある。

本論で、とりわけリアルな質性をもつ音楽を扱うのは、まさにこうした問題意識をもつがゆえで、わたしは病者の表現特徴をたんに従来の精神病理学的知見に架橋するばかりでなく、私たちの臨床体験の最も非演繹的な次元、いわば「一次的非言語性」の次元をもここで追究してみたい。音楽の表現病理にはなるほど特有の困難性が指摘されるが、しかし、〝統合失調症〟と〝音楽〟という両者はまさにこの「語り得ぬもの」の領域で交錯するのである。

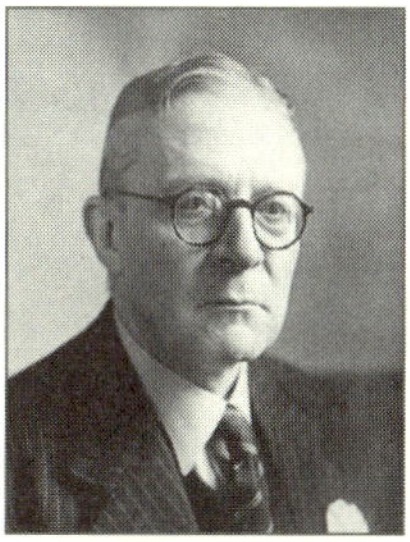

リュムケ

オランダの精神科医。精神分裂病（統合失調症）の診断にさいして感じられる独特の印象を「プレコックス感」と命名し、重要な診断基準とした（1941）。これは分裂病者と相対するときに観察者が抱く特有の感じをいう。この感じは言葉では表現しがたいもので、分裂病のもつ個々の症状からくるものではなく「分裂病らしさ」として分裂病者の人格全般から直感的に把握されるものである、としている。1893〜1967。

サリヴァン

アメリカの精神医学者。精神分析学が専門。精神医学を対人関係論として構想した先駆者。精神医学と社会学・人類学の交差を企図。医師は患者を客観的対象として観察することはできず、人間関係の中で相互に影響し合いながら観察するのだという〈関与しながらの観察〉の概念を提起した。著に『現代精神医学の概念』など。1892〜1949。

2 対象と方法

1 研究の対象と診断的手続き

わたしは一九八三〜一九八四年に、都内の精神科病院で慢性統合失調症者に対する合奏活動に参加したのを皮切りに、現在まで方法的に変遷はあるものの、一貫して統合失調症者に対する音楽療法を試みてきた。このうちここで扱うような「自由な即興演奏」によるセッションを経験したのは一九八九年、留学中のウィーンにおける活動以後で、一九九〇年の帰国後、いずれも入院患者を対象に、A大学病院精神科で個人療法（Einzelmusiktherapie = EMT）、B病院精神神経科で集団療法（Gruppenmusiktherapie = GMT）と個人療法の経験をもった。

考察の背景には、これらすべての体験がある。だが、直接本論の対象となるのは、上記のうち、一九九一年以後のA大学およびB病院における統合失調症者との音楽的やりとりである。症例は一五例であるが、そのうち二例を除いて、すべてわたしが自ら主治医ないし副主治医として治療に関わった。音楽療法セッションの回数など、治療的関与の濃淡はさまざまであるが、全例について、直接わたし自身が合奏を体験した。

統合失調症の診断はDSM－Ⅲ－R（アメリカ精神医学会の『精神障害の診断と統計のためのマニュアル改訂版』）に

よる。ただしDSM－Ⅲ－Rの導入以前に診断が下された症例については、あらためてDSM－Ⅲ－Rとの照合のもと、統合失調症の診断基準を満たすことを確認した。のちに**表3**で示すように、症例はいずれも従来診断ならば破瓜《はか》型か、破瓜－緊張型にあたる非妄想性の重篤例である。

　この偏りには理由がある。のちに示すように、文献上の記載をみると、音楽的な形式変化が目立つのは幻覚や妄想が前景に立つタイプより、破瓜病的な欠損成分、あるいは緊張病的な運動障害の顕著なタイプである。たとえばドイツのランゲリュデッケ（A. Langelüddeke）の報告では、音楽形式の変化とブロイラー（E.Bleuler 一八五七～一九三九）の一次症状との関連が指摘されているし、オランダのホルトハウス（C. Holthaus）の記載した〝リズム障害〟を示す症例もまた重症の統合失調症者である。

　こうした関連はわたし自身の臨床経験にも合致しており、わたしは音楽療法の対象として自然にこうした病者を選択していたということができる。結果として本論の対象は、幻覚や妄想を特異的に示す症例よりも、むしろそれらの土壌となるような統合失調症性の基本障害（Grundstörung）を重篤に呈する症例に限られたわけである。

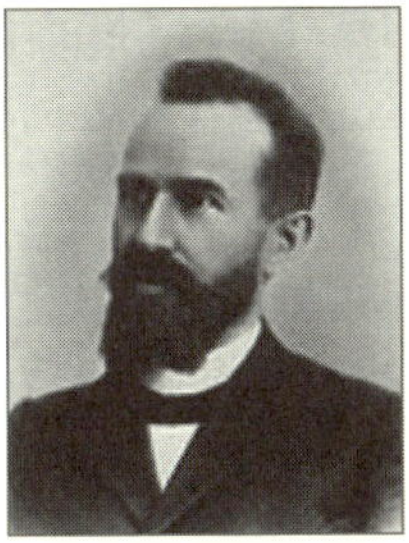

ブロイラー

スイスの精神医学者。チューリッヒで医学を学んだのち、さらにロンドンやパリ、ミュンヘンでも医学を学ぶ。1911年、「精神分裂病」（統合失調症）という名称をはじめて使用、連合心理学に則ってその症状を記述した（早発痴呆または精神分裂病群）。統合失調症にみる「自閉」「連合弛緩」「両価性」の3症状は、その頭文字から「ブロイラーの3つのA」として知られる。
精神分析の祖で異端児扱いされていたフロイトを、アカデミックな精神科医として最初に擁護し、フロイトのもとにユングを送ったのもブロイラーである。自閉、両価性（アンビバレンツ＝同一の対象に相反する感情を同時に抱くといった感情の働き）などの精神病理学的概念は今日にも引き継がれている。1857～1939。

2 方法――即興演奏

次にわたしが患者と行なった「自由な即興演奏」(freie Improvisation)について説明する。この方法は、とくに〝個人音楽療法〟についてウィーンのシュメルツ(A. Schmlz)が心身症治療の領域で開発・発展させたもので、欧州各地で実践されている。

簡単にいうと、楽譜を用いず、その場で自由かつ自発的に行なう音楽行為で、使用される道具は、平易に演奏できるよう工夫された治療・教育用のオルフ楽器(グロッケン、木琴、鉄琴、太鼓など、打楽器が多い)や各地の民族楽器などである。実際のセッションにおいては、これらの楽器を自由に叩くのみならず、音の出るものはすべて利用可能であり、たとえば壁やイス、床などを打ち鳴らす音なども音素材とみなされ、また患者の声や手拍子、身振りまでもが表現として注目され、記述される。

わたしの方法もこれを踏襲するが、対象が統合失調症者であるため、以下の点に配慮した。まず病者の〝自我脆弱性〟に鑑み、治療的な「枠組み」の設定を行ない、強い情動的賦活は避けるよう努めた。具体的に、たとえば「楽器」という枠内で演奏することとし、あいまいな意味をもつ発音体の使用は控えた。自発的な表現を得るため原則的には自由な〝即興〟にまかせたが、患者が当惑するような場合には、音楽的な枠組み(一定のリズム・パターンの呈示や弱→強→弱という音量の指示、遅→速→遅というテンポの指示、など)を提供した。演奏の意識的な撹乱や妨害などの賦活・呼び起こし(Provokation)の技法は使用を控え、わたしはむしろ患者の表現に歩み寄る並行的・同伴的な演奏を心がけた。

本論では、これを音楽における「パラレル化」(Parallerisierung)と呼ぶ(**5**で詳述する)。このパラレル化は患者の安全を保障する狙いをもつが、一方で彼らの音楽表現の誘発にも役だつ。また病者の強い被影響性を考慮し、わたしは自らの演奏の開始を病者のそれよりも少し遅らせるようにした。患者の演奏の始りにわたしの表現の与える影響をなるべく少なくしようとの意図である。

「即興」(Improvisation) の語源が〝im-provisus〟(nicht vorhergesehen)、すなわち「前もって見られない」「予測されない」であるように、既定の規則のない自由な状況のなかで、患者はそのつどの「いま－ここ」(Hier und Jetzt) に表現を与える。演奏にあらわれる制約は、患者個人の条件による制約であり、行為への病態の反映とみなしてよい。観察(体験)される現象はつねに微視的かつ動的であり、演奏を通してわれわれは音楽およびコミュニケーションのいわば「発生機状態」(in statu nascendi) に立ち会うともいえる。即興演奏が音楽表現病理の絶好の培地となるゆえんである。なお、セッションの記録は診療録、あるいは別に定めたプロトコールに残し、演奏の多くはテープに録音した。

3 論述の手順と考察の方法

問題の所在をより明確にするため、わたしはまず病者の音楽に関する文献を展望する(3)。過去の研究は、病者の演奏の形式的変化や、病態との関連、薬物の影響などに関し多くを教えているが、演奏に関する精神病理学的検討は現在のところきわめて乏しく、それに足る、より詳細で微視的な臨床記述が要請されている。これを踏まえ、わたしは上記方法による自らの臨床的所見を呈示する(4)。音楽を言語的に描写することがいかに困難とはいえ、研究の現況に照らすなら、病者との音楽的やりとりをなるべく忠実に、しかし整理しつつ記載しておくこと自体がすでに意義深いことであろう。ここで得られた臨床的所見が次の二章に分かれた考察の対象となる。「考察」（その一）（**5**）では、これらの所見が従来の精神病理学的知見で理解されると同時に、次章の中心的問題が準備され、考察（その二）（**6**）では音楽論的思考を援用して、準備された問題の深化が図られる。最後の治療的帰結（**7**）は、以上の考察から自然に導かれるものである。

考察の方法について触れておく。病者の音楽を理解するために**5**で採用される精神病理学的視点は、**1** 認知論的、**2** 感情論理的（ないし構造力動論的）、**3** 現象学的という三つの視点である。音楽が一定のゲシュタルトを有する聴覚芸術ならば、病者の演奏についてもその認知論的分析は可能であり、必須とも言える。一方、音楽は、それ自体きわめて有機的に構築された構造体であり、しかもその構造は力動的な成分と相互規定的な不即不離の関係にある。ここで音楽と構造力動論とが本来的に親和性をもつことは強調されてよい。さらに、宇宙論・世界論と古来から関係の深い音楽は、時間－空間的パースペクティヴを扱う現象学的精神病理学と連結しやすく、とくにリズムや調性体系の共同世界的、相互主観的な成り立ちを考慮すれば、この方面からの考察が不可欠となることも容易に納得される。

ところで、病者の音楽表現と従来の精神病理学的知見を架橋するだけなら、われわれは音楽を何も特別な研究対象とする必要はない。音楽は統合失調症の病態理解に関し、これまでのいわば行き止まりの地点を突破する何らかの新たな〝視界〟を提供しているはずである。**6**はこうした問いにひとつの解答を試みるものだが、わたしは、主にアメリカの作曲家ジョン・ケージ（J. Cage. 一九一二～一九九二）の音楽の様態と、フランスの哲学者ジル・ドゥルーズ（G. Deleuze. 一九二五～一九九五）の思考を援用しながら、この地点をさらに掘り下げて考えてみたい。

そのさいには、もう一度、患者との臨床的やりとり（これは音楽表現というより、むしろそれをめぐる出来事なのだが）を追加して呈示する必要がある。これにより、病者のいわば「乏しい」音楽が、その欠損的な外観を超えて、また別な臨床的意義を帯びてみえてくるはずである。あらかじめ記しておけば、そこで問題となるのは（音楽を論じながら）すでに現象としての音楽とは位相の異なる、より普遍的な、人間の行為一般に内在する生成的－出来事的エレメントである。

統合失調症の本体は妄想や幻覚といった陽性症状よりも、従来「欠損」や「不足」とされてきたいわゆる〝陰性症状〟に求められるべきである。病者の音楽表現は、この陰性症状と密接に関係するようにみえるが、本論における二つの考察は、両者の関連を通し、この基本的病態の理解に力点を置くものといえる。

3 文献の展望

まず文献を概観し、問題の所在を明らかにしておく。過去の研究は、統合失調症者の音楽の形式的特徴について多くを教えるばかりか、病態との関連、薬物の影響、他疾患・健常者との比較に関しても興味深い知見を提供している。ただ演奏に関する研究と作曲に関する研究とに分けて眺めてみると、とくに前者の臨床的意義に関する検討がいまだ十分でないことに気づかれる。一回的な演奏行為を精神病理学的に扱うさいには、より詳細かつ微視的な臨床観察、およびそれを論じる者自身の体験への注目が要請されるのであろう。

1 病者の演奏について

統合失調症者の能動的な音楽表現に関する記述は、まずクレペリンの精神医学教科書に見いだせる。第八版で彼は、「比較的粗大な脳疾患による障害（失音楽）を除けばこの問題についてはほとんど知られていない」と断りつつ、次のように述べる。

「早発性痴呆では、特に音楽的な繊細な感覚が損なわれているようにみえる。患者たちはぎこちなく、無感情に演奏し、歌う。一方進行麻痺ではその他に、音楽的記憶や表現手段の技術的制御も破壊されている。躁病患者はたいてい粗略に軽率に、しかし大きな活力で非常に力強く音楽を奏する」

第九版ではこれに加え、早発性痴呆者について、急性期の激しい症状のあとには簡単な音楽の作業能力は回復すること、しかしながら多くは演奏に機械的な〝規則性〟が見いだせること、制止するまで飽くことなく演奏を続ける患者がいることなどを記している。

その直後、チューリヒのレポント（A. Repond 一九一三）は、統合失調症者に各々の音楽能力に見合った課題を遂行させたり、すでに習得した曲の演奏や歌唱から表現の特徴を調べた。たとえば、病者はあたかも機械的作業を行なうように無関心に演奏し、結果として技術的誤りも多いという。また病者は既知の音符に固執し、保続性が見られ、音楽的語唱（Verbigeration）にまで至ることがある。さらに音楽的感情表出の不適切さは、しばしばマニエリスティック（衒奇的）な表出に置きかえられる、等々である。

レポントはこれらの特徴を、感情や知性、精神運動の各領域における統合失調症性の障害が音楽的に表現されたものとしたが、同時に、病者の場合「音楽を感じる能力」（musikalisch zu fühlen）は完全に失われているわけではなく、恵まれた状況下でそれは再び出現し得るとつけ加えている。

一方、ドイツのランゲリュデッケ（A. Langelüddeke 一九二八）は、メトロノームを使用した指タッピング試験で、統合失調症やその他の疾患のリズムと拍子について検討し、病者の〝リズム性〟について興味深い知見を得た（注1）。彼によれば、統合失調症者のタッピングは多様であるが、大きく分けて、リズム性が後退し、過度に拍子に合わせようとするタイプ（Hypermetrie ＝過拍子群）と、メトロノームのパルスからまったく離れたタッピングのタイプ（Parametrie ＝錯拍子群）とがある。そしていずれの程度も、ブロイラーの「一次症状」（primre Symptome）と関連しているというのである。

ランゲリュデッケはまた、これらの現象を軽度の緊張病性運動障害とみなしてもいるが、注意をひくのは、それが、発達障害者やパーキンソン病患者、躁うつ病者の特徴と異なるものとされることである。すなわち、発達障害者の音楽表現には、統合失調症者の表現の作為的、人為的な硬さは認められず、前者の音楽能力は脳機能の発達段階のどこかに固定したままであるに過ぎない。またパーキンソン病の患者では、一見、統合失調症者と類似のリズム障害が観察されるが、統合失調症者の場合のような質的な変化でなく、たんに量的な運動性リズムの障害であって、運動能力の低下が軽度の場合、たとえばワルツのリズムに彼らは同調できるという。さらに躁うつ病者の場合、躁状態でタッピングが速く強くなり、うつ状態で遅く弱くなる（混合病像もあり、逆の結果となる場合もある）が、いずれにせよ、統合失調症者の過拍子性ないし錯拍子性と異なる「拍子の弛緩」（Taktlockerung）が特徴的とされる。ちなみに、自然民族の音楽の場合はポリリズミックな動きが特徴的で、これは「低拍子性」（Hypometrie）と評価されている。

ところで、これらの所見はいずれも抗精神病薬出現以前のものである。したがって、少なくとも上記の知見に関するかぎり、音楽表現に対する薬物の影響は皆無といってよい。だが、これらに続く薬物投与下の観察によっても、類似した音楽特徴は記載され続けている。

たとえば彼らのリズムについて、タッピングのような実験状況でなく、実際の合奏の現場からいくつかの報告がある。まず、ドイツのヘンゲシュ（G. Hengesch）は慢性統合失調症者と集団で即興演奏を行なったが、彼によれば、病者は常同的で紋切り型のリズムを非常に長く保持するという。しかも、健常者ではさまざまなリズム・パターンが集団に共通の拍子にはからずも合致してしまうのに対し、病者では個々の常同的なパターンが相互に独立して並列的に演奏される傾向にある。またティンパニーの音しか聴きとれないほど、各自手持ちの楽器を高音量で鳴らすことが多く、リズムの並列現象とともに、「病者が他者に注意せず自己のためにのみ演奏している印象を聴き手に呼び起こす」とのコメントも残されている。

一方、ベルリンのライセンベルガー（K. Reissenberger）らも、やはり即興演奏の経験から、病者の集団に共通のリズムが成立しにくいことを挙げたが、ほかに病者の演奏が力性のある変化に乏しいこと、常同的演奏や既知の旋律の再現が多いこと、合奏の途中でしゃべり出したり席を変えたり、故意にリズムをずらしたり、打楽器の音は大きいとして、字義どおりに強音を鳴らしつづけたりする患者の例を記載している。

即興演奏ではないが、わたしもかつて、簡略化した楽譜を用いた丹野修一の方法による合奏場面で、とくにリズム性に注目して同様の知見を確認した。すなわち、慢性統合失調症者の演奏では、生き生きとした流動性のかわりに反復、保続、系列化といった特徴が認められ、病者は他の参加者とリズム的なタイミングを合わせるのが困難だった。つまりそこには「リズム性の後退に伴う拍子性の前景化」が認められ、同時に、他者との音楽的交流に関わる相互主観的な「間（ま）としてのリズム性の障害」が指摘されたのである（第五章参照）。

さて、オランダのホルトハウス（C. Holthaus）は、太鼓を用いたリズム・テストを行なった。そこには上記のようなリズム障害（休止を含むリズム的ゲシュタルトの形成不全、およびステレオタイプな非構造的演奏の反復）のほか、〝テンポ〟について興味深い記載があるので、次にテンポに関する知見をまとめておこう。

まずホルトハウスによれば、病者は自己の固有テンポに拘束されている。とくに欠陥統合失調症者の場合、テンポが正常者より有意に速く、また絶え間なく加速してしまい、遅いテンポに戻れないという現象が観察された。同様に音楽療法研究者・村井靖児も、慢性統合失調症者のテンポが正常者より顕著に速いことを確認し、のちに、テンポが早い群ほど再入院率が高いことを指摘した。また精神科医・二宮英彰らも、指タッピング試験で、統合失調症者のテンポの加速性を報告しているが、パーキンソン病の患者にもそれは同様に認められたという。

さらにスウェーデンのニールツェン（S. Nielzen）ら、アメリカのスタイン（J. Stein）ら、ドイツのシュタインベルク（R. Steinberg）らによれば、躁病者でもテンポは速くなり、逆に内因性のうつ病者では遅くなるとされている。ちなみにイギリスのフェレイラ（F. Ferreira）はとくにうつ病者におけるテンポに言及し

著者	方法	音楽表現	病態との関連	コメント	他疾患との比較、他
Kreapelin, E. (1909)	演奏と歌唱	繊細な感覚の障害 ぎこちない、 無表情な表現 機械的規則性 止まらない	急性期後にある程度回復		進行麻痺：音楽的記憶や技術的制御も破壊 躁病：粗略で力強い演奏
Repond. A. (1913)	音楽能力に見合った演奏や既成曲の歌唱	無関心な演奏→誤りも多い 衒奇的表現への置き換え 保続性（音楽的語唱）	状況依存性 完全な障害ではない	感情、知性、精神運動領域の分裂病性障害	
Langelüddeke, A. (1928)	メトロノーム使用の指タッピング試験	過度に拍子に合わせる 拍子から全く離れる	重症度 (Bleuler の一次症状）と関連	過拍子性と錯拍子性 拍子：おもに大脳皮質 リズム：おもに皮質下	発達遅滞：人為的硬さなし パーキンソン：たんに量的低下 躁うつ病：拍子の弛緩
Holthaus, C. (1969)	課題によるリズム・テスト	テンポが速く、つねに加速 遅いテンポに戻れない 自己の固有テンポに拘束 リズム的形態とれず、常同的	とくに欠陥分裂病者	音楽療法に応用可能	神経症：不規則に動くテンポ メランコリー：静的、従順で無色 てんかん：自制なく不器用
Hengetsch, G. (1974)	集団即興演奏	常同的リズムの保持 個々のパターンの同時並列	慢性分裂病者	自閉性	健常者：共通のリズムに合致
Reissenberger, K. (1983)	集団即興演奏	力性や変化に乏しい 常同的演奏 既知旋律の再現 集団に共通のリズムの不成立	慢性分裂病者		
村井 (1984)	指タッピング試験	テンポが健常者の二倍程速い	慢性分裂病者	内的緊張の高さ	
Steinberg, R. ら (1985)	演奏と歌唱 統計的処理	短いフレーズの保続 不適切な感情表現 偶発的なアクセントづけ	とくに破瓜病者に顕著	音楽的論理や秩序の次元の変化	内因性うつ病：動きが弱化 神経症性抑うつ：著変なし 躁病：テンポが速い
二宮ら (1986)	指タッピング試験	テンポの加速性			パーキンソン病でも同様
阪上 (1987)	簡略化した楽譜による合奏	反復、保続、系列化 タイミングの悪さ 休止やリズム的挿入の不得	慢性分裂病者	リズム性↓　拍子性↑ 相互主観性の障害 創造的逸脱の特質も	合奏に参加する健常者には認められず

表1　文献にみる病者の演奏

ているが、神経症性の抑うつ状態においては、テンポに健常者との差異は認められないとしており、シュタインベルクらの所見と一致している。

一九八五年、シュタインベルクらは、このような精神病者の演奏や歌唱の特徴を、精神症状評価尺度（BPRSほか）との相関のもと、統計学的に検討した。その結果、統合失調症者に特徴的な表現として（とくに破瓜《はか》病者で）短い音楽的フレーズの保続や不適切な感情表現、偶発的なアクセントづけなどが確認されている。彼らは統合失調症者の音楽について、とくにその論理や秩序の次元に障害がみられることを指摘している。

以上のように、過去の文献のなかには、統合失調症者の「演奏」の特徴が数多く記載されており、しかもそれらは互いに多くの共通点をもつ（**表1**）。いまその主なものをまとめてみると、感情移入の困難な保続的・反復的表現、他者とのリズム的な不協和、衒奇的な表現、自己の速いテンポへの被拘束、等が列挙される。

くり返すが、それらは薬物の登場以前から記述されていたものであり、病態の軽快とともに軽減し、しかも他疾患と異なる統合失調症に特異的な表現特質のようである（注2）。ただ気になるのは、上記特徴が多くの場合、いずれも本来的な表現の「障害」あるいは「欠陥」として形容され、欠如態においてのみ捉えられがちなことである。統合失調症において、「内因性」（Endogenität）の概念は、別にあらためて議論されるべき難問ではあるが、それでも、これを脳器質性疾患におけるようなたんなる「不足」（Minus）としてではなく、「異質性」（Aliter）として認識する見解（テレンバッハ H. Tellenbach、ブランケンブルク W. Blankenburg ほか）のあることは思い出されてよい。

次にわれわれは、病者の作曲に関する文献を概観するが、本論で扱う演奏と表現形式が異なるにも関わらず、わたしが作曲に目を配るのには理由がある。作曲には、上にみた演奏と共通した所見がより詳細に記述されているばかりか、得られた知見について研究者の多くが積極的な意義づけを試みようとしており、のちのわたしの考察に一つの方向を与えるからである。

注1　拍子（Takt）とリズム（Rhythmus）について、ランゲリュデッケは、前者を主として大脳皮質に、後者を辺縁系を含む皮質下に関連づけて考えている。両者の現象学的な区別については本書第五章を参照。

注2　スイスのウェーバー（K. Weber）はLSD類似のアルカロイド、サイロシビンによる実験精神病の音楽体験を演奏について報告した。ウェーバーによれば、被検者では音楽聴取と演奏のいずれにおいても、テンポや楽曲の推移、音楽構造に極端なまでの変化がみられ、それらは薬物による時間体験の異常と関係するという。ただ、演奏にみられる客観的な変化は、主観的な体験よりも程度が軽いとされている。幻覚剤による精神病者の音楽体験と統合失調症者のそれとの関連はなお明らかではないが、次の事柄を想起しておくのは有意義かもしれない。一九六〇年代、カウンター・カルチャーの世代、若者は音楽をより陶酔的に享受するために薬物濫用に走り、一方ジャズやロックの演奏家たちも表現の拡大と自由を求めてさかんに薬物を使用した。こうした動向は統合失調症者における音楽の性質とは相容れぬもののようであり、両者はある意味で対照的とすらみえる。

2　病者の作曲について

統合失調症者の「作曲」を扱った研究としては、ハンガリーのペテ（B. Pethö）、スイスのパーラー（H. Perler）、アメリカのスタイン（J. Stein）ら、ドイツのヤディ（F. Jádi）、それに村井靖児らの報告がある。いずれも独自の方法や視点を持つものであるが、その代表的なものとして、まずペテの論述からたどってみたい。

ペテ（一九六七）は、音楽大学を卓抜な成績で卒業した一統合失調症作曲家の作品を検討した。彼によれば、急性精神病状態時の作品には、発病以前の作品と比較して特徴的な様式変遷が認められるという。たとえば、記譜における原初的で稚拙な表現様式や、遊戯的傾向、象形文字様の構成体の挿入、（名前などの）不適切な書込み、常同的節回し、幾何学化の努力、などである。その結果、この音楽にわれわれは、不完全さや保続性、無規則性を、つまりは切迫した混乱を聴くことになる（注3）。

ペテはこれらの特徴を、レンネルト（H. Rennert）が統合失調症性絵画作品の標識として挙げた、歪みや凝縮化、常同性、硬直性、滅裂、および特有のネオモルフィスムに一致するものとみなしている（注4）。興味深いのは、ペテが患者の音楽に、純粋に原初的・退行的な特質を見いだすのではなく、むしろ逆に、それらを「音楽的伝統からは逸脱しているものの、まだ実現されていない、来るべき音楽の形態を志向している」と規定する点である。彼は患者の急性精神病状態の作曲にこのようなプログレッシヴな傾向を指摘したうえで、そこには「ディスクールの裂隙」（Hiatus discursivitatis）に特徴づけられる空虚で非反省的、ないし過反省的自我時間と、特異的な時間的「絶対化」（Verabsolutierung）が認められると付け加えた。

ペテ（一九八〇）はまた、同一の患者をその後一三年間追跡し、臨床経過から診断を〝manierierte Katatonie〟（Leonhard）と確定し、この患者が慢性化した時期の作品を分析している。それによれば、人格変化をこうむり、慢性化した患者の作品には、急性期で認めた諸特徴にみる人為的でけいれん的な硬直性や時間的絶対化はすでに認められず、かわりに「透明な荒涼」（transparente Öde）とでも形容される性質が支配している。たとえば凡庸な拍子や十二音音楽性、あるいは借りものの表現、などである。そこには、ありふれて単調な、散漫な不活発さが不毛に横たわり、つまりは「表現しない表現」という様式が見いだされるというのである。

しかし、ペテはここでも再び、こうした限定された表現をたんに荒涼、停滞と捉えず、同時に「極度に開かれている」と認識する。そしてこの「開かれた限定性」(aufgeschlossene Beschränktheit) という存在様式を、患者の個人性を超えた、緊張病の比較的大きなグループの特徴といえるのではないかと指摘しつつ、創造性に関する精神病理学的理解の新たな次元を見いだそうとしている。

さてスイスのパーラー (H. Perler) もまた、統合失調症者の作曲した作品について検討した。病者のうち二名は音楽教育を受けており、他の二名にはその素養がなかったが、いずれも臨床病像としては、幻覚や関係念慮をともなう欠陥状態と記述されている。彼らの作曲においても、ペテが認めたのと類似の音楽的特徴が見いだされるが、混合性欠陥という病態に呼応して、どちらかといえば慢性期の作曲特徴に近い表現が多いといえる。すなわち、旋律の断片化、非慣習的な進行、常同的反復、リズムの単純な拍子化、和声的発展の欠如、音楽空間の平板化、狭小化などがそれである。

パーラーは、彼らの音楽に時間的-空間的パースペクティヴの障害を認め、これらの諸特徴を「超次元的な音楽の外観」(überdimensionale Musikschau) とまとめている。この音楽が「力動的な落差」(dynamisches Gefälle) を欠くとの指摘も興味深いが、彼はまた、これらが統合失調症性障害と深く関連するとして、実験精神病者の音楽体験や原始音楽、セリー音楽との相違を強調する。そしてこの音楽について、臨床的に、病者が音楽的な「狂い」(Ver-rückung) を解消するための新しい努力であるとして、ペテとはまた別の意味でこれを積極的に評価するのである。

一方、わが国の村井靖児は作曲指導を行なった二例の慢性統合失調症者の作品を検討し、緊張病的病像をもつ一例に節度を無視した音の動きや音の種類の濫用を認め、これを「旋律らしさ」「旋律の整合性」を失ったものとした。またもう一例の児戯性鈍麻を呈する症例では、音の数の減少、音域の縮小、同一音形の反復、リズムのパターン化が認められ、「旋律の整合性は保たれているが形態水準が低下した作品」と評価した。村井はとくに前者の作品に「生の跳躍としてのリズム」の障害を強調している。ここでもペテやパーラーが指摘するような病像との関連がうかがわれることに注意しておきたい。

さらに、アメリカのスタイン（J. Stein）らは、一五例の入院統合失調症患者をピアノに向かわせ、音楽家と協力して気に入ったメロディを作曲させた。その結果、やはり反復や保続、音楽の限定化といった特徴が認められたが、スタインらはこれらを、超自然的力に触れた原始民族の音楽（logogenic music）と関連させ、むしろ両者の共通点を指摘している。

ところで、ドイツのヤディ（F. Jádi）らは、精神病者の膨大な描画を収集したプリンツホルン・コレクションのなかから音楽関連の作品を選んで一冊に編集した（『ムジカ　精神科患者の音楽関連作品』）。その大部分は統合失調症者の手による楽譜であるが、いずれもこれまでみてきた病者の音楽的特徴を具備するものであり、われわれのイメージの視覚化に役立つ（図1、2）。

それに付したヤディの論考もまた、注目すべきものである。彼はこれまでの精神病理学者が、病者の体験野（時間体験や音の方向性、音楽表象）の変化を疾患に条件づけられた「欠陥」（Defizit）と評価してきたことに異を唱え、一九世紀末以来の音楽史や欧州以外の音楽的伝統を考慮すればそれが誤りとされるとしながら、次のように述べる。

「問題なのは造形的能力の喪失ではなく、原初的な個人のゲシュタルトプロセスが初めて可能となる

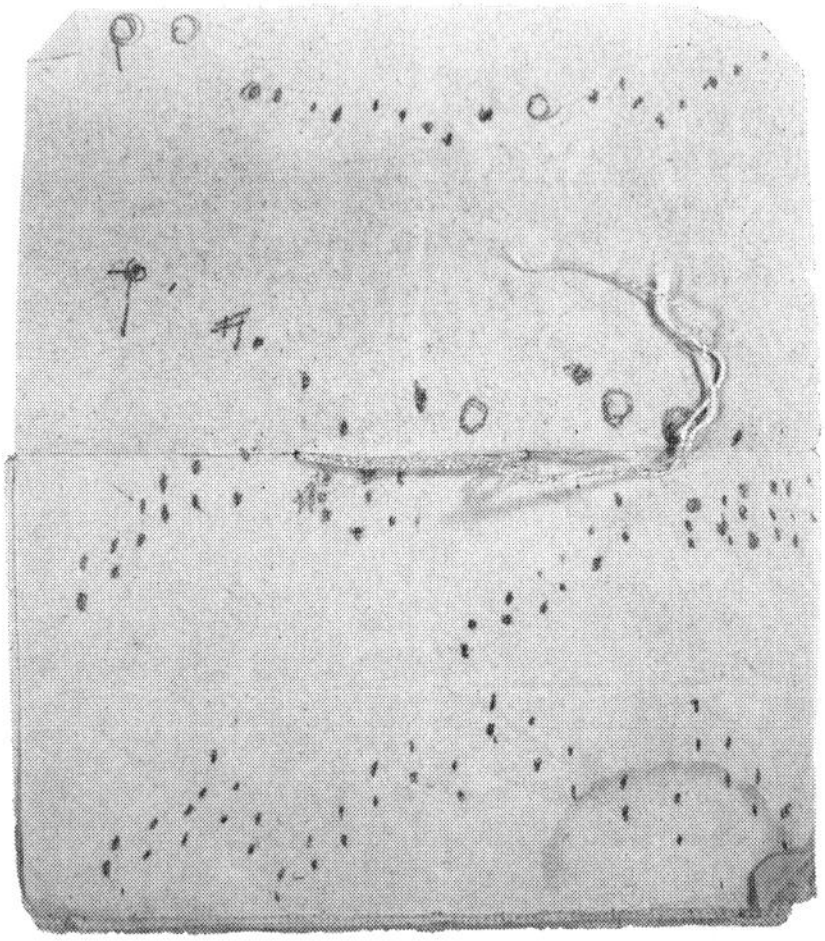

図１　病者による混沌化の一例（五線譜がない）
（ヤディら、1989より）

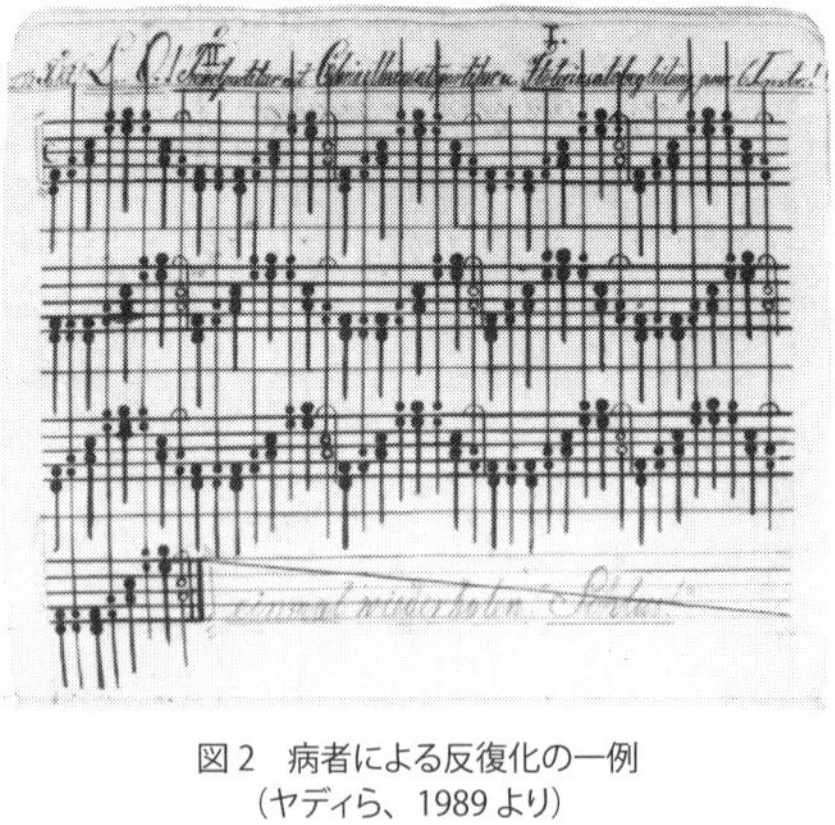

図２　病者による反復化の一例
（ヤディら、1989より）

ような無意識への方向転換が起こっていることである」

外見上は極度に主観的で欠陥的とされるこの生成的な次元を、ヤディは、「人格の古生物学的層形成」(paleontologische Schichtungen der Persönlichkeit)、あるいは「心的機構の原形質的構造」(protoplastische Strukturen der seelischen Organisation) の領域と呼んでいるが、具体的には、リズムと音高との相即関係の破綻をさす。通常、時間的なリズムと空間的な音高は互いに規定しあう相即・均衡関係にあるが、精神病者ではこの関係が壊れ、リズムはより強く音高や音色に依存している(これによりリズム変化が縮減されたり、音程が拡がったりする)。

病者のひずんだ諸音には、内的聴取による倍音列(注5)の質性がもはや同定されなくなるが、しかし、そこにはまた別種の、つまり倍音的質性以前の論理にもとづく音楽性が存在しているというのである。病者の作品が結果として自然界の音響現象に近づいているというヤディの指摘は、即興音楽に対するわたしの印象とみごとに合致している。

以上が統合失調症者の「作曲」に関する研究の概要である(**表2**)。演奏と作曲という違いはあれ、両者のあいだには共通した音楽的特徴が観察され、しかもそれらが病態と密接に関連しているのは驚くほどである。ただ、作曲を対象にした研究者のほうが、音楽の形式変化をたんに欠如態として捉えるにとどまらず、そこにむしろ積極的な意味を見いだそうとしていることは注目に値する。作曲という営みが、瞬間的な演奏行為と異なるある種の反芻的余裕を病者に与え、また静止的な作品として分析者にも一種距離を置いた考察を可能にしたのであろうか。

著者	方法	音楽表現	病態との関連	コメント	他疾患との比較、他
Pethö, B （1967）	一作曲家の作品分析	原初的表現様式 遊戯的傾向 幾何学化の努力 名前の書込 常同的節まわし　人為性	急性精神病状態の時の作品 （manierierte Katatonie）	ディスクールの裂隙 時間的絶対化 退行に加え進化の傾向	絵画表現の特徴と一致
Perler, H. （1969）	作曲分析（4 例）	旋律の断片化 非習慣的進行 常同的反復 リズムの拍子化 和声的発展の欠如 音楽空間の狭小化	幻覚や関係念慮を伴う欠陥状態	時空的遠近法の障害 音楽の超次元的外観 力動的落差の欠如	原始音楽：外見上類似するが音楽的である点で異なる セリー音楽：一見類似するが高度に複雑な規則に従う
Stein, J. ら （1971）	ピアノで旋律創作 （音楽家の協力）	反復　保続　音楽の限定化	入院分裂病者		原始民族の音楽との類以
村井 （1974）	作曲指導（2 例）	（1）節度を欠く音の動き、音の種類の濫用（2）音数の減少、音域の縮小、パタン化	緊張病的病像→（1） 児戯性鈍麻→（2）	旋律の整合性の喪失 形態水準の低下	
Pethö, B （1980）	同一患者の追跡 （作曲の分析）	単調な拍子　借り物の表現 12 音音楽性	慢性化状態時の作品 人格変化	透明な荒涼 極度の開放性 表現しない表現	急性期の作曲との相違
Jádi, F. & I. （1989）	プリンツホルン・コレクションの音楽関連作品	リズムと音高の非均衡化→リズム変化の縮減　音程の拡大 自然界の音響への接近		人格の古生物学的層形成 心的機構の原形質的構造 →生成的次元	

表 2　文献にみる病者の作曲

ともあれ、両者が同じ病態から生み出されているとすれば、病者の演奏行為に対しても、われわれはその精神病理学的な意味を吟味しなおす必要がある。演奏の場合、事柄そのものがより行為的、現在的といえるわけで、そこからいっそう実践的な臨床的意義が汲み取れると期待されるからである。だが、検討にあたっては、文献にみる記載だけでは必ずしも十分とはいえず、横断的にも縦断的にもいっそう詳細で微視的な臨床観察が必要になる。患者とともに演奏した治療者としてのわたし自身の音楽体験が要請されるゆえんである。

注3　ペテは患者の譜面から、現代の偶然性の音楽や二〇世紀ドイツの画家パウル・クレー（P. Klee 一八七九～一九四〇）の絵画のあるものを思い浮かべるという。わたしと花村誠一は以前、一破瓜病者の病態と、不確定性や偶然性が問題となるジョン・ケージ（J. Cage）の音楽との類同性を論じたことがある（第六章参照）。

注4　統合失調症者の絵画表現については、むしろ本邦に多くのすぐれた研究がある（徳田良仁、宮本忠雄、中井久夫、伊集院清一など）。いまそれらのきめ細かな成果を列挙するのは不可能だが、たとえば空間的遠近法の消失、構成の放棄、主題的統合の希薄化、表面への拡散、アイテムの並置、幾何学的・装飾的・抽象的傾向、空白の過多および空白恐怖、等々いずれをとっても本論でみる音楽の特徴に通底した特徴と評せる。音楽の場合、これらをより時間的側面から捉えることができ、とくに演奏においては、それを「いま－ここ」という現在において動的かつ同時的に体験しうる相違があるが、このことの意義は論の展開につれて明らかになるはずである。

注5　自然界のほとんどすべての音は、常に「倍音」と呼ばれる一群の上部構造を伴って響く。倍音は特定の音（基音）に対して振動数がその整数比をなしており、音階の形成や和声の進行を基礎づけるものである。音組織の自然的根拠の説明にしばしば援用される。

3 要約

わたしの得た臨床的知見に移るまえに、過去の「文献」の展望から本節をまとめておく。

①統合失調症者の演奏の特徴として、感情移入の困難な保続的・反復的表現、他者とのリズム的な不協和、衒奇的な表現、自己の速いテンポへの被拘束、などが列挙されていた。

②それらは他疾患や健常者の演奏と異なる統合失調症に特異的な表現のようである。

③それらは薬物の登場以前から記述されており、表現に及ぼす薬物の影響は本質的といえない。

④演奏に見られる特徴は、病者の作曲においても共通していた。

演奏・作曲を通して病態との関連をみると、

⑤音楽の形式変化は、いわゆる陰性症状としての統合失調症の基本障害を重篤に呈する病像に顕著で、病態の軽快とともに軽減した。

⑥急性期を脱していない新鮮例と人格変化を呈する慢性例では、前者がより不定形で緊張をはらみ、後者がより限定的で単調といった相違が認められた。

⑦作曲を対象にした研究者のほうが、音楽の形式変化をより積極的に考察しようとしており、実践的・臨床的な要請から、病者の演奏行為に関してもさらなる精神病理学的検討の必要性が示唆された。

病者の「演奏」に関し、精神病理学的に検討するためには、わたし自身の体験を含む、いっそう詳細で微視的な臨床観察が不可欠と考えられる。

4 臨床的所見

前節を踏まえ、わたし自身の体験した音楽的やりとりを記述する。表3は全一五症例の臨床的情報と、彼らの音楽表現とを概観したものである。病者の音楽表現には前節で確認された特徴が多々数えられるが、表はより多様な内容をも含むため、ここではわたしなりにそれらを次の順序で整理してみる。

まず、1 全例を通じてそこに現れる個別的な演奏特徴を網羅的に列挙する。列挙の順は便宜的に音楽のパラメーターの分類におおむね従い、❶「音色と音強」、❷「音高とメロディ」、❸「リズムとテンポ」、❹「その他の特徴」の順とするが、それらは相互に関連しているし、またここには当然、「病像」に関するコメントも含まれる。

次に、2 病像との関連をより正面にすえ、特徴的な演奏のタイプを抽出する。特定の病像を示すグループには、それと相関する演奏のタイプがあるようである。そして最後に、3 範例的な症例を四例呈示する。これらにより、それまで大まかに捉えられてきた音楽表現が、より詳細かつ微視的に描かれる。

症例	性別	観察時年齢（初発時）	診断（類型）	発症時症状	観察時現症	形式	音楽表現
1	男	19 （19）	分裂病 （解体型）	亜昏迷　テレビ体験 作為体験　幻聴	考想伝播　加害念慮 →無為好褥	EMT	最弱音　狭い音域　短いフレーズの反復 リズム的やりとり成立せず．音の有無に無頓着　融合的演奏（一回のみ）
2	男	26 （22）	分裂病 （分類不能型）	被害・関係妄想 追跡妄想　幻聴	集中力・持続力低下 人格変化目立たない	EMT	リズム的やりとり可能だが、やや放漫 可変性に乏しい　音強は比較的大きい
3	女	26 （25）	分裂病 （分類不能型）	滅裂思考　考想伝播 作為体験　被害念慮 テレビ体験	思路の弛緩　自閉 テレビ体験	EMT	弱音で小刻み　狭い音空間 無定形な短い演奏　リズム的やりとり困難
4	女	22 （22）	分裂病 （分類不能型）	聴覚過敏　幻聴 注察念慮　自生思考	無為好褥　幻聴	EMT	弱音　狭い音域　演奏そのものの短さ　既成曲の断片　リズム的やりとり成立せず　音の有無に無頓著
5	女	18 （13）	分裂病 （解体型）	自閉傾向　自己臭等 自我漏洩症状　関係妄想→考想伝播	自己臭　対人的に過敏だが活動性高い	EMT	既習得曲を見事に演奏（ピアノ）： けれん味のない率直な演奏 比較的速いテンポ
6	男	29 （20）	分裂病 （解体型）	離人症状　行動異常 自殺企図	病的後悔　自閉 離人症状	EMT	弱音　狭い音域　短いフレーズの反復　既成曲の断片　リズム的やりとり成立せず　音の有無に無頓着　まれに融合的演奏
7	男	24 （15）	分裂病 （解体型）	注察・被害念慮 →関係念慮　不安 困惑　行動異常	無為好褥	EMT	既成曲の断片　相手の演奏の模倣 リズム的やりとり成立せず 止まらなくなる
8	女	45 （?）	分裂病 （解体型）	被害妄想　拒食 心気—体感症状	思路の弛緩 児戯性人格変化	EMT	無定形で無造作な演奏 リズム的やりとり成立せず

9	男	21 (20)	分裂病 (解体型)	被害・関係妄想 テレビ体験　心気―体感症状　希死念慮	無為好褥　病的後悔 心気―体感症状	EMT	弱音　既成曲の断片　音階の反復 無定形な演奏　リズム的やりとり乏しい
10	男	41 (25)	分裂病 (分類不能型)	幻聴　独語　心気―体感症状	自閉的 軽度の人格変化	GMT	ランダムで無造作な演奏　可変性に乏しい　音強は中程度　リズム的やりとり時々可能 独奏では比較的快速テンポ
11	男	39 (17)	分裂病 (分類不能型)	自己臭 被害・関係妄想 心気―体感症状	自閉的 軽度の人格変化	GMT	控えめながらリズム的やりとり可能 可変性には乏しい 独奏では比較的快速テンポ
12	女	62 (22)	分裂病 (解体型)	心気―体感症状 罪責妄想　考想伝播 被害・関係妄想	無為自閉　常同的 幻聴　奇異な行動 著明な人格変化	GMT	2 拍子の特定パターンの常同的反復 音階の上向下降　突然の演奏停止 残響のない硬い叩打
13	女	49 (24)	分裂病 (解体型)	滅裂思考　無為 幻聴　独語　拒食 行動異常	無為自閉　思考途絶 幻聴　被毒妄想 活発な産出性症状	GMT	演奏拒否　突然の演奏停止 最弱音で音階を上下するパターン反復 リズム的やりとり成立せず
14	女	46 (30 ?)	分裂病 (解体型)	被害・関係妄想 幻聴　独語 行動異常	無為自閉　空笑 盗癖　異食 著明な人格変化	GMT	弱音で音階を上下するパターン反復 突然の演奏停止 残響のない硬い叩打
15	男	48 (23)	分裂病 (解体型)	知覚過敏　体感幻覚 被害・被毒妄想 作為体験	思路の弛緩 発明妄想 ときに亜昏迷	GMT ↓ EMT	既習得曲を演奏（ギター）：本文参照 即興：好まず、ときに拒否　半音階の反復　他をかまわず演奏　制止しても続ける　既成曲を使用　衒奇的表規

EMT：個人音楽療法、GMT：集団音楽療法

表 3　病者の臨床所見と即興演奏

1 病者における音楽の諸相

1 音色と音強

患者の表現の特徴はまず打鍵の仕方に見てとれる。急性期あるいはその後まもない引きこもりの強い患者（症例1、3、4、6、9）や、慢性期にあってもなお産出性要素の強い患者（症例13）は、きわめて小さな音で演奏した。叩打は微弱かつ不ぞろいで、カサコソと小刻みな動きをみせる。聴きとれないほどかすかな場合もあり、「叩く」というより「触れる」という表現がふさわしい。時に、鍵盤でなくそれを留めるプラスチックの突起を叩く場合もあり、全体に、充実感をもった音の現出には無頓着であるように見える。

一方、ある意味で固定化した欠陥病像をもつ患者（症例12、14）では、音量はさほど小さくなく、時に不自然なほど強い場合もある。この場合、マレットを鍵盤に打ちつけたまま弾ませないため、残響に乏しく、音質は硬い。これらの特徴は、わたしが指摘しても、変化することがなく、音量の小↓大↓小の指示によっても変化の程度は限られていた。

2 音高とメロディ

患者の奏するメロディの特徴は、(a) 反復的、保続的であるか、(b) 無定形、無規則的であるかで示される。いずれの場合も断片的であることは共通する。弱い音の患者の場合、二・三音を不ぞろいにトレモロ（速い反復）、ないし反復演奏するが、この場合、反復的か無規則的か判別するのはむずかしく、むしろ両者の同居といったほうがよい。

音階を単純に上下する例も多い。またよく知られた童謡など既成曲の一部が、かなり頻繁に登場する。いつも同じ単純な音型を、判で押したように反復する症例もある（症例12）。一方、ランダムで放漫な動きを無造作に続ける症例もあった（症例10）。いずれにせよ、まとまりのある有機的なメロディ・ラインはほとんど聴きとれず、音の動きは限定されるか、あるいは逆に拡散し、偶然的な様相を帯びており、自然な流動性や弾性に乏しい印象を与えられた。

3 リズムとテンポ

全例について、わたしとのリズム的やりとりは不得手であったといわざるをえない。互いの動きのあいだに、通常はたらく相互主体的「引力」ともいうべき〝力性〟が欠けているようであった。集団即興でも同様で、共通のリズムが形成されにくい。極端な場合、各自が他と無関係に演奏するため、不協和な旋律線が同時進行し、全体として混沌とした自然界の騒音のような響きとなることもあった（これをわたしは「同時並列的ポリフォニー」と呼んでおきたい）。わたしの動きに患者の側からタイミングを合わせることは、その逆の場合と比較して困難で、休止をとったり、合いの手を入れるといった相互的なやりとりや変化は乏しい。

ところで〝リズム〟には、こうした「間（ま）」やタイミングにあらわされる相互的な側面と、流れやフレーズのまとまり（グルーピング）という側面がある。こうした視点から病者個人の演奏を見てみると、メロディに確認されたように断片的で反復を多く含み、アクセントが偶発的で混沌的な相貌を帯びているなど、リズム的グルーピングの希薄さも指摘される。患者が自己のリズムに拘束されていることも指摘されていい。

一方、〝テンポ〟についていえば、全般に患者のテンポは速めであり、遅↓速↓遅の課題では、とくに遅いテンポに戻ることが困難な被拘束性が確認された。しかし、アクセントの偶発的な病者の演奏を、そもそもメトロノーム的なテンポで計測しうるのか、という疑問も残る。

4 その他の特徴

ほかにもいくつかの注目すべき特徴が挙げられる。たとえば、患者の演奏はしばしば、唐突に始まり、とつぜん終わる。逆に、演奏に極度に集中してしまい、制止しても止まらなくなってしまう患者（症例15）もあった。演奏の途中でしゃべり出してしまったり、席を立ってしまうことも、慢性欠陥患者にときどき見かけられた。

ところで、全例のうち二例のみ、それぞれピアノとギターを習得している者があったが、彼らの演奏は、即興の特徴とは対照的にみごとなもので、けれん味のない率直な表現と評せるように思う。これと関連し、即興演奏で上記のような特徴的な形式変化を呈した症例の多くが、カラオケを歌うととくに誤りもなく、彼らなりの歌唱を聴かせたことは特筆されてよい。

――以上、病者の演奏には、音色、音強、メロディ、リズム、テンポ、いずれをとってみても興味ぶかい変化が確認された。文献にみた音楽の特徴がここでいっそう明確になったということができる。所見は多様であるが、注意すべきは、よく吟味するとそれらのあいだに意外に通底する諸特質が見いだされることで、以下にそれらを抽出、列挙しておく。

① 音楽のもつ有機的かつ自然な論理および秩序の次元に変化がみられる。

② 具体的には、反復、連続、簡素化（→単一音 drone）の傾向と、無方向化、混沌化（→雑音 noise）の傾向として要約される。

③ また、それらはたんに形態上の変化にとどまらず、音楽的世界の位相変化としてあるようにみえる。

④ さらに、すでに習得し、コード化された音楽能力は比較的インタクトに保たれている。

とくに③を説明すれば、これは病者が、現象としての〝音〟の感覚的実現に無頓着なようにみえる点や、わたしが彼らの音楽に同調的に〝パラレル化〟するのが困難であったこと、および合奏において不協和な各パートが同時並行する、わたしのいう「同時並列的ポリフォニー」が現出することなどを指し示すものである（後に詳述）。

2 病態との関連

統合失調症者の演奏が、音楽の各種パラメーターに沿って以上のように整理されるとはいえ、多様な表現のなかには特定の病像と呼応した一定の形態をそなえる演奏のタイプがある。わたしはそれらをここで、**1**「微小的演奏」（急性期を脱しない破瓜－緊張病像に呼応）、**2**「融合的演奏（触発的演奏）」（**1**とほぼ同時期か寛解期前期の病像に呼応）、**3**「集中的演奏」（緊張病性要素の強い病像に呼応）、**4**「反復的演奏」（欠陥性人格変化を呈した慢性病像に呼応）と名づけておきたい。

❶ 微小的演奏

これは、先述した諸特徴のうち、弱音で狭い音域のトレモロを行なうか、短いフレーズや音階を反復する演奏のタイプである。音量の小さいこと、音域や表現のヴァリエーションに乏しいこと、演奏の持続時間が短いことなどから「微小的」と形容した。このタイプの演奏は、破瓜病的な解体成分が強く、引きこもりの顕著な新鮮例に典型的に現れる。病的体験がなお残存することが多い。のちに症例を呈示するように、病像の軽快とともに、この微小的な特徴は薄らぎ、より柔軟で自由な演奏が可能となる。

注意すべきは、このタイプの演奏が、たんに狭小で反復的であるだけでなく、観察の尺度をミクロなレベルに合わせてみると、そこには木の葉の震えるような微細かつ偶発的な変化が認められることで、「微小的」という形容には、このミニマルな変化という含みもある。また、このタイプの演奏のいわば極限型が「演奏しない行為」、つまり「無音の演奏」であることも注意されてよい。（楽譜参照）

❷ 融合的演奏（触発的演奏）

これは、上記の「微小な」特徴が保たれたまま、しかしわたしの演奏と病者のそれとが溶け合うようなデリケートな様態を示すもので、「微小的演奏」の亜型とも捉えられる。演奏の持続時間は比較的長い。病的体験を残した引きこもりの強い病者が回復する途上（寛解期に入るころが最も多い）で、まれにではあるが、このやりとりが実現する。この命名に患者とわたしとの相互性の観点が含まれる点で、他の演奏類型とやや趣を異にするが、考察との関連で重要であるため、あえてここに記述しておく。「触発的」というのは、このような演奏の場合、わたしがあたかも何ものかに触れるように繊細な〝美感〟に打たれるからで、この種の演奏のあと、わたしは不思議な高揚感に包まれるのがつねであった（症例1、6）。

3 集中的演奏

これは、音楽に強く集中し、自己の表現に没頭する演奏である。病者は集中するあまり、制止するまで（あるいは制止しても）演奏をやめないことがある。また別な場合、マニエリスティック（衒気的）な表現をとることもあり、たとえば一つの音に異様なまでの注意を払うこと、あるいは音を出さずに演奏を行なおうとする行為が観察された。あとの例は「微小的演奏」の項に示したのとまた別な、「無音の演奏」といえる。

これらの演奏は、とくに緊張病性要素の強い病者に起こる（症例7、15）。こうした演奏のあと、病者が増悪に向かうことが多いことも（自戒とともに）記しておくべきで、ちなみに**症例7**は「集中的演奏」のセッションのあと、病棟の廊下を走り出してしまい、**症例15**は昏迷に傾くことがあった。

4 反復的演奏

これは、たとえば単純な四拍子をくり返すというような、より単調で「硬い」演奏を指す。微小な演奏にみられるミクロな変化は認められず、短いフレーズや音階といった、ひたすら簡単な構造を常同的に反復する。音量も小さくなく、むしろ残響のない硬い叩打が目だつ。このタイプの演奏は、すでに病像の固定した欠陥成分の強い病者に典型的である（症例12、14）。これに関連し、慢性期であれ、急性期からの離脱過程であれ、病像が安定化するにつれて音の輪郭が明瞭になる傾向があったことをここに指摘しておきたい。

——以上のような演奏の四つの類型的なパターンは、病態と強く関連したものだが、むろんいつでも典型的に現れるわけではなく、ある幅をもって変化しうる。演奏の状況依存性はここにぜひ付け加えておかねばならない。薬物の演奏に対する影響は、この状況依存性を考えても、上記の演奏のヴァラエティーを考えても、文献の教えるごとく、本質的でないことが推察される。また、ここに記述されたような特徴的な表現は、集団合奏に参加する職員や看護学生たちの演奏には認められなかった。症例においても、病状が好転し、接触が良くなるにつれ、音楽表現は健常者のそれに近づいた。

なお今回、わたしの経験のなかには、残念ながら「妄想型」の患者は含まれていないが、感情の疎通性や接触性と音楽が上記のように連動することを考えれば、妄想型の病者の演奏に、音楽上の形式変化は比較的少ないと予想することができる。症例の中から妄想性要素と音楽との関連をあえて探すとすれば**症例15**で、発明妄想と音楽との反転現象のあったことが挙げられる。症例呈示で述べるように、この患者は、音楽に熱心に取り組むときには「発明」は行なわず、音楽から遠ざかる時期には発明妄想を著明に認めた。「音楽する（musizieren）能力」と「妄想する（wähnen）能力」とは平行関係にでもあるのだろうか。

病者にみる音楽の諸相と病態とのより詳細な関連は、しかし、また別の臨床統計学的な研究をまたねばならない。だがそれは今後の課題として、われわれは次に範例的な四症例を呈示し、観察のレベルをより詳細かつ微視的なものにしておきたい。

あらかじめ断っておくと、**症例1**は上述の四つの演奏のタイプでいえば、「微小的演奏」と「融合的演奏」を典型的に示すものであり、**症例6**は「微小的演奏」からより健常者に近い演奏への移行を、**症例15**は「集中的演奏」と既習得曲の演奏を、また**症例12**は「反復的演奏」を典型的に見せるものである。

3 症例の呈示

【症例1】 男性、19歳

幼少時よりおとなしく、無口だった。高校は地元の進学校に入学する。大学受験中、《手が動かなくなる》というエピソードがあり、三つの大学すべて不合格となる。翌年一月入試センター試験を受けるが、その直後より急に寡言となり、食事もとらず、テレビの前での瞬目が目立つようになった。《テレビに吸い込まれる》《盗聴されている》などといって天井をはがすような行動も出現したため、X年三月A大学の精神科外来を受診し、数日後同大学病院に入院となる。

入院後、やはり寡言で緊張が強く、病的体験についても語らなかったが、徐々にテレビ体験や命令的幻聴、作為体験、身体に対する被影響体験が明らかとなる。また《心がつながっていて他人を傷つけてしまう》と、考想伝播やそれに関連する加害念慮を口にした。《茶碗が（知らない間に）移動している》という時間体験の異常も認められた。

種々の薬物を投与するが奏功せず、とくに作為体験や考想伝播、加害妄想、思考障害が増強したため、入院七カ月後より電気けいれん療法を計七回実施する。これにより病的体験はほぼ消失し、考想伝播のみ残存したが、この体験についても距離はとれ、かわりにやや多幸的で、性的色彩を帯びた軽い脱抑制状態となる。しかしこの状態もほどなく落ちつき、軽度の人格変化を伴う残遺期に入る。この時期に数回、知覚の壊乱を伴う不安発作様症状（数秒～数十秒）が起こるが、やがてこの挿間性の体験も現れなくなったため、一九九三年三月初旬、退院とした。

即興的やりとりと音楽表現

本例では、上述の「微小的演奏」および「融合的演奏」（触発的演奏）が典型的に体験された。入院から約二〇日後の、まだ病的体験の強い時期に主治医であるわたしと合奏のセッションを開始し、以後、平均一週間に一回行なうが、とくに状態の思わしくない時期には頻度を減らした。X年七月からは補助治療者が加わり、三名のセッションとなる。内的緊張の強い急性期であったため、疲れたらいつでもやめてよいことを告げ、原則的に自由な即興を行なってもらった。わたしのほうは演奏上、賦括的な刺激はせず、随伴的な、患者の表現に寄り添うようなやりとりを心がけた。楽器はだいたい、患者が木琴、わたしが鉄琴を扱い、補助治療者はグロッケン（高ピッチの鉄琴）を用いたが、セッションによって交換することもあった。

患者は、かすかな聞き取れぬくらいの弱音で細かなトレモロを行なった。それは叩くというより鍵盤に触れるといってもいいほど、不ぞろいかつ微弱な叩打で、動きは速いが不規則で、アクセントは偶発的であった。まるで木の葉のふるえるような音楽であった、と形容できる。

彼はまた、現象としての音の有無に無頓着なようにもみえた。さらに、弱い音で同一音を何回か鳴らし、また次の音を何回か叩くといった演奏や、音階を下から順に上がっていき、不定形に動いてすぐにやめるという演奏、既知の曲（たとえば「キラキラ星」）の断片を弱く奏することもあった。いずれの場合も持続時間は十数秒から二〜三分で、とつぜん途絶えることが多く、《疲れる》という言葉がしばしば聞かれた。わたしが音量の小さいことを指摘すると、《いえ、（自然にやったら）もっと小さいです》と答えたことがある。音量を徐々に大きくする課題を提案しても、演奏に変化はみられなかった。わたしとの間にリズム的な引力関係は成立しなかった。

本例で体験されるこうした「微小的演奏」は、セッションへの導入期に著明に認められたが、より正確にいえば、患者にとって即興演奏はそれ自体困難な課題で、最も無理がなかったのは「演奏しない」こと、つまり「無音の演奏」であったといえる。

——上記のような演奏の特徴は、基本的に患者の退院まで続いたが、電気けいれん療法のあとには比較的大きな変化に気づかれた。静かな表現は同様だったが、叩打の音量は目立って大きくなり、アルペジオ風に演奏するなど、使用する音域も広がって、全体に落ちついた雰囲気が漂うようになる。演奏のあと、《つい夢中になっちゃって》ということもあった。

その後、発作性の挿間的病理現象が起こった日に、きわめて印象的な演奏が体験される。はじめは患者、わたし、補助治療者の三者とも、いつもの小刻みなぎこちない動きであったが、わたしと補助治療者が細かいトレモロで同調的にパラレル化すると、しだいに三者の間に違和感がなくなり、かすかな、和声的な音の綾が空間を満たすようになる。患者の打鍵が弱音にもかかわらず、徐々に熱を帯び、治療者のほうもこれに触発されて音のあや（綾）のなかに引き込まれ、行為に集中する。この間、音の刻みはますます速く細かくなっていき、もはや聞き取れないほどとなる。この集中、あるいは没入の度合いは、音の波とはまた別の、現れてはまた引いていく〝弧状の波〟を描いたように思われる。

ときどき、小刻みな流れのなかからリズミックな動き（の萌芽）が現れることがあったが、やがてまたトレモロに戻って、静かな興奮の持続に戻った。演奏は一〇分以上も続いて、しかしふと、急に止んだが、患者はこのあと、《何か曲ができそうでしたね》と満足の表情を浮かべる。わたしも補助的治療者も、セッションのあと、何ものかに触発されたように新鮮な高揚感を感じていた。これが先述の「融合的演奏」の例である。しかし、こうした演奏は、わたしたちの期待にもかかわらず、患者の退院まで、二度と現れることはなかった。退院直前にわたしが合奏の感想をたずねると、患者の答えは《苦痛以外の何ものでもなかった》というものであった。

まとめ

一九歳時、幻聴、被害関係念慮、考想伝播、作為体験、などにより初発した破瓜病例で、経過中、「微小的演奏」および「融合的演奏」が典型的に認められた。患者にとって即興演奏は困難であり、急性期から寛解期前期に至るまで、かろうじて短時間のかすかな「微小的演奏」のみが可能であったといえる。寛解期前期に触発的な「融合的演奏」が体験されたが、これは経過中、ただ一回のことである。

【症例6】 男性、29歳

小学校六年ごろまでは主に、母方祖母に育てられた。内気、神経質で完全癖の強い努力家だった。高校のころより成績が低下し、友人も少なくなる。単身下宿生活をはじめた大学一年（X年）の夏ごろより、周囲の変容感、離人症状が出現し、加えて頭重感、意欲低下が現れた。郷里に戻り、X＋二年八月A大学精神科外来を受診する。《大学に入り、なまけてしまいこうなった》としきりに後悔し、家で自閉的な生活を送っていた。

X＋五年八月ごろより易怒的な傾向が現れ、X＋七年には、とつぜん見ず知らずの通行人にコーラの瓶を投げつけるという、行動異常が出現した。X＋八年三月には、こぶしで前頭部を強打してコブをつくり、新築の壁にドリルで穴を開けたりしたあと、大量服薬によって自殺を企図した。さらに入院先で二階の病室から飛び降り骨折する事態にいたり、A大学精神科病棟に転入院となった。

入院後も希死念慮が強く、担当医の入室のさいに敬礼したり、《しようがないんです》とのみ際限なく反復するといった奇妙な言動、滅裂ながら極端な自己卑下、自己懲罰的内容の陳述、解体された身体イメージを含むどぎつい言辞が目立った。抗精神病薬の投与により、しだいに滅裂さは減じたが、一貫して発病前後の失敗した大学生活を〝病的〟に後悔する。《二〇歳以前のぼくとの間につながりがない》という〝同一性障害〟も聞かれた。希死念慮がささいな刺激で容易に賦活されるため、同年九月には電気けいれん療法を計四回施行した。これによりようやく、幻聴や希死念慮は後退するが、かわりに後頭部のセネストパチー様（体感症様）の訴えと《正気づかない》という離人症状が前景に立ち、病的後悔はなお残存していた（このころ、一一月より音楽セッションを開始する）。

症状は一進一退で、活動性が増しても〝退院〟が話題にのぼると再び病的後悔、希死念慮が再現するというふうで、さらに一年間を病棟で過ごし、症状を残したままX＋九年一一月に退院した。

即興的やりとりと音楽表現

本例では、当初やはり「微小的演奏」が聞かれたが、むしろ治療状況や病像の変化に応じた音楽表現の推移を特徴的に示す症例といえる。この推移の途上、わたしとの音楽的やりとりはきわめてスリリングなものとなることがあり、一回のセッションのなかでも音楽が刻々と変化するようなこともあった。セッションでは木琴、鉄琴、グロッケンのほか、スリット・ドラム（共鳴箱の上面にスリットが入った木製の体鳴楽器）やローリング・ドラム（ティンパニ類似の太鼓で、回転により音高を調節できる）、トライアングルなど、多様な楽器を用いた。

合奏に導入して間もないころは、まだ幻聴や希死念慮が残存している時期で、患者の演奏も、前症例ほどではないにしても、基本的には弱音で細かい動きの「微小的演奏」であった。緊張の高い、それでいて放心するような音空間が現れ、時に弱まり途切れそうになるが、再び息を吹き返して始まるというやりとりである。しかし回数を重ねるうち、一回のセッションのなかでも演奏に細やかなヴァリエーションがみられるようになり、互いの音楽的営みが（あくまで調和的ではない、並列的な演奏であるにせよ）ある意味で違和感のないものに変化したように思える。

たとえば音楽療法導入三カ月後には、次のようなスリリングなやりとりが交わされている。患者はいつものように小さくて硬質な音で〝ポッポッポッ〟と電気信号のようにパルスを刻んでいたが、わたしがそれに合わせようとすると、その一見単調なパルスが小さく動揺し、別のリズミックな構造を浮かび上がらせる。かと思うとそれは消え、もとのランダムなパルスに戻り、再び形ともつかぬ形が現れる。わたしは、現れては消えるものとの微細なやりとりに集中していく。患者のほうもこのやりとりに熱中していたようで、演奏は二〇分ほども持続している。このころ、面接ではテレビのお笑い番組の話などをしているが、患者は外泊中に、家族とドライブに出かけたりしている。

　翌年の四月、つまり導入後半年ほど経つと、患者の表現に明らかな幅が出てくる。彼がはじめて〝退院〟を口にした日のセッションでは、音量も確実に大きくなり、リズムも明瞭な形をとり始めていた。以前はほとんどいつもわたしのほうが患者の音楽に合わせていたのだが、この日はわたしの音を聴いて患者が打つというふうに演奏が能動的になっていた。この時期の患者は、わたしが以前にやっていたような、楽器の横腹や鍵盤外を叩いてリズムをとるという行為もときどき取り入れるようになっており、演奏時間も比較的長かった。

　しかし病態が動揺し、再び病的後悔と希死念慮、嘔吐等の身体症状が現れるときには、演奏もまた小刻みな反復的かつランダムなものに戻ってしまう。そんななかで、あるセッションの途中、患者が《これ（合奏）はコミュニケーションしながらやるんですか》と唐突に質問したことがある。

　導入九カ月後に、患者は以前好きだったロック・グループのテープを発病後はじめて家で聴くようになる。ただし、発病時によく聴いていた「ポリス」というバンドのテープは《狂ってしまう》ので聴かないという。そのころから合奏には、ある曲の中で反復される五音のモチーフがくり返し出現するようになる。

わたしは一定のリズム枠のなかで、その音型に呼応するように合いの手を入れるやりとりを続けることになる。こうした演奏は反復的ではあったが、ある程度引力的なリズム関係の成立したものであるとみなしてよい。

——以上のように、本症例では、さまざまな演奏のヴァリエーションがみられた。しかし、そうした表現の幅にもかかわらず、一貫して、演奏に通常の意味でのリズム的ダイナミクスは乏しく、音楽的雰囲気は希薄であった。テンポの遅↓速↓遅という課題で遅いテンポに戻れないこと、音量の小↓大↓小という課題で大きな音が出せないことも前症例と共通している。とはいえ、微視的にみると、その演奏は驚くほどデリケートかつ敏速な変化の連続であったということができる。

まとめ

大学入学後、周囲の変容感、離人症状、心気的症状にて発病し、病的後悔と行動異常を著明に示した破瓜病例で、病的後悔や希死念慮が強い時期には前症例と同様「微小的演奏」を呈したが、むしろその後の病態変化に応じた表現の推移が特徴的な症例といえる。演奏そのものを見ても変化に富み、同一セッション内ですら音楽が刻々と変化していくさまが体験された。

【症例15】 男性、48歳

二三歳ころ発症し、数回の精神病院入退院後、X年から現在までB病院精神科に長期入院中である。高校一年のとき、肺結核で九カ月間の入院歴がある。高校は三年で退学し、「肺浸潤」で北関東の療養所に入院するが、このとき他患に影響されてギターを習い始めるようになる。統合失調症発症前後については詳細不明だが、最初の退院後は一時、機械関係の会社に勤めたこともあったという。

X年二月、心気-体感症状、内容の不明瞭な幻聴、作為体験、考想伝播、被害・被毒妄想などの諸症状によりB病院に入院となった。X＋一六年、患者が四三歳のときよりわたしが主治医となる。初対面は保護室の中であったが、《(便秘は)ギターを弾けば治る》と語っていた。状態の良いときは活動的で、病棟の行事や作業療法、レクリエーションにも積極的に参加して多芸多才ぶりを発揮するが、会話や思考は特有な跳躍を示す。また紙に意味不明な図や文字を書き込み、発明妄想を語る。しかし外泊が問題となる時期や、その他のささいな刺激で亜昏迷に傾き、動作が遅く寡言、滅裂となる。時に、突発的に他患や看護者に殴りかかるといった暴力行為に及ぶことがある。こうした急性増悪は年に平均二、三回起こり、保護室に入室すると比較的すみやかに軽快するが、全体的に人格水準の低下が進行している印象は否めない。

患者が自身の《哲学》と呼ぶ文章を次に示しておく。同じ文面を彼は三回も原稿用紙に記して所持しており、X＋一六年にわたしに手渡すが、まったく同様のものをX＋二一年にも見せ、また時おり話題にする。それはある意味できわめて「音楽的」といってよいものである。(以下は原文のまま)

唯心論(2)観念論(1)唯物論(3)

《愛しているんだな。今愛しているのだ、成るほど皆を愛しているんだなと思うことを愛といいます。そして愛を日本から色々な場所を愛して行って言いんだなと変化するのを変化するのを変化と言います。今変化していく時を時間と言います／そして愛していてその愛が唯一の正しい物だとするのを唯心論と言います／その変化している時間を唯一の正しい物だとするのは唯物論と言います／俺は死なず、今見ているな、見ているんだなと振り替える見られている私がまた振り替えっていると／今だけが正しい、今だけが正しい、後は皆うそっぱち、今だけが正しい》

即興的やりとりと音楽表現

音楽をめぐる患者とのやりとりは、じつはここにまとめきれないほど多様な内容を含むものであった。治療的観点からの詳細はまた別の機会に論じるとして、ここではとくに演奏表現に注意しながら、目立ったことのみを記すことにする。

本例では、上述の「集中的演奏」が典型的に現れ、ほかに、不協和な旋律線が同時進行する「同時並列的ポリフォニー」や、既習得曲の演奏が範例的に示された。患者はX＋二〇年五月から集団音楽療法セッションにほぼ毎回参加していたが、X＋二一年二月からは個人音楽療法に切りかえた。集団では木琴、鈴、シンバル、ギターなど、さまざまな楽器を使用したが、個人療法場面では、患者はギター、わたしはフルートを演奏した。個人療法では楽譜を見ながらのこともあったが、ほとんどの場合、患者が暗譜している曲を弾き、わたしがこれに即興的に合わせるというやりとりであった。

まず「集中的演奏」について記せば、彼は合奏において、他の参加者のことは念頭にないかのように、自身の演奏のみに集中する。たとえば鈴やシンバルで一定のリズムを他の参加者にかまわずくり返し、ほかがやめてもそれを強く叩きつづける。わたしが制止しても表情厳しく、数分にわたり演奏を続けることすらある。それが時にマニエリスティックなかたちを取ることもあり、たとえば、《音を出さないように弾く》と二つのマレットを鍵盤上すれすれのところで注意ぶかく動かしたり、鳴らした鍵盤をすぐに他方の手のマレットで押さえて音を消したりする。

一つの音に異様に集中するさまも見て取れ、たとえば別のセッションで、《花が開くところ……静かに……》といいながら、二枚のシンバルを触れるか触れないかのところで保持し、全神経を集めて息づまるような沈黙ののち、かすかに〝シャン〟と鳴らす、ということがあった。患者にあっては、音への異様なまでの集中と音の現出に対する無関心とが、容易に反転するかたちで奇妙に同居していたといってもよい。

これに関連し、本例とは「同時並列的ポリフォニー」も印象的に体験された。たとえば、集団合奏でギターを弾くとき、彼は、他の患者が別のリズム、ハーモニーで演奏しているのをまったく意に介さず、既知の曲をマイペースで演奏しつづけ、わたしがそれを指摘すると、《(ほかの音は)まったく邪魔にならない。音楽を引き出してくれるのでありがたい》といったりする。

個人療法でも同様のことがいえ、わたしが彼とまったく無関係に吹いているのに、患者は平気で好みの曲を弾きつづけ、終わると《あっている。よかった》というのである。もっとも、これは患者が、亜昏迷に傾いているときで、一度、そこから回復したときには不調和な演奏に対して《音痴》と評したことがある。

ところで、患者は習得した曲をみごとに演奏した。それはじつにけれん味のない、端正な演奏で、たとえば、『禁じられた遊び』の率直な、あたかも疾駆するような表現に、わたしはしばしば感動させられたものである。彼の演奏する曲のメロディラインをわたしがフルートで吹いたり、その変奏を行なう場合についてもぜひ記しておかねばならない。そのようなとき、演奏はきわめて美しく感じられるものとなり、とくに曲の終結の和音はじつに緊迫した呼吸で閉じられる。演奏のあとの沈黙の力も異様に強いもので、両者とも顔を見合わせたまま茫然とうなずき合うのみ、ということもあった（しかしこういうセッションのあと、何度か患者は調子を崩している）。なお、病棟でも彼はギターの練習をしているが、状態の良いときには、流れるように曲を奏でる一方、亜昏迷に傾斜すると和音を断続的に鳴らすだけで、看護者から「気味の悪い音楽」と評されたりする。

「即興」に対する患者の態度も記しておかねばならない。即興演奏をわたしが提案すると、彼はいかにも「即興的」に激しくギターをかき鳴らすが、のちにそれは彼の所有する楽譜のなかのフラメンコ風の一曲であることが判明した。また単に半音階の指の練習を「即興」と称して演奏し、何度か《これでおしまい》と彼のほうから演奏をやめてしまうことがあった。「即興」は患者にとって、概して不得手とするものか、回避すべきものかのごとくであった。

なお、患者にとって「音楽」と「発明妄想」は相互交代的といってよい関係にある。音楽セッションに積極的な時期には《（発明は）終わりました》といって発明妄想を語らず、音楽熱が下火になると、新しい発明について語るようになる。この相互交代現象は経過中、何回か認められた。〈調和的なものは？〉というわたしの問いに、《発明です》と答えたこともある。ギターは患者にとって生活に欠かせないもののようで、それは彼の言葉の端々からうかがわれる。ある印象的な合奏のあと、彼は楽器を大事そうに抱え込み、《わが命です》ということがあったが、これなどはほんの一例にすぎない。

まとめ

特有な思考障害と発明妄想を呈し、ときどき増悪して緊張病性亜昏迷となる長期入院例で、上述の「集中的演奏」、「同時並列的ポリフォニー」、および既習得曲の演奏を範例的に示した症例である。亜昏迷に傾くとき、自己にのみ集中した衒奇的な「集中的演奏」や「同時並列的ポリフォニー」が容易に出現したが、一方で即興を嫌い、ギターによる既習得曲の演奏は比較的インタクトに保たれていた。

【症例12】 女性、62歳

尋常小学校卒業後、繊維会社の雑役を一五～一六年間行なう。二八歳で結婚するが、四〇歳のとき生家に戻り、そのまま婚家先に帰らないため、離婚となる。子供はいない。二二歳のとき精神不穏となり、北関東の精神病院に約半年間入院するが、詳細は不明。X年（四三歳）、《体がダメになる》《申し訳ない、自殺しようか》《自分の考えが他人に知られる、おそわれる》などといって夜間眠れず徘徊するため、B病院精神神経科に入院となる。

入院時、被害関係妄想、幻聴、考想伝播、連合弛緩を認め、罪責的であった。緊張は強いが児戯的な病像で、欠陥成分が強く、陳旧性の統合失調症ではないか、との記載がある。その後、病的体験は語られなくなったが、会話は断片的で、独語、空笑が目立ち、無為自閉の著しい病態が続いた。入院後数年して、担当医の質問に対する答えを何度もくり返す〝常同症〟に気づかれている。わたしが主治医となったX＋一五年以降もその傾向は顕著で、たとえば睡眠についてたずねると、かならず《下剤三滴飲んで寝ちゃう》と答え、面接の終わりには《スイマセン!》と強い調子であやまることを欠かさない。

一方、幻聴などの病的体験も存続しているようで、とつぜん怒鳴ったり、自分の名を驚くほど強い声で叫んだりする。またときどき、すでに故人となった他患が《自分を非難する》と説明することがある。奇妙な行動も目立ち、病棟奥の扉に向かって、深々と頭を下げ続けていたり、深夜に起き出して、歌を歌い、あるいは黙ったまま踊ったりする。状態の悪いときには、これが二時間も続くことがあるため、他患の迷惑となり、隔離せざるをえないことすらある。

即興的やりとりと音楽表現

本例できわめて特徴的なのは常同的な演奏行為で、上述の「反復的演奏」が典型的に認められたものといえる。集団音楽療法のセッションにはX+一七年五月からX+一八年二月まで断続的に参加し、使用した楽器は、たとえば音積木(鍵盤と共鳴箱が合体した一音楽器)、スリット・ドラム、ウッドブロック、鉄琴などである。

この患者は、いかなる状況においても自己に固有な単純なリズムを叩きつづける。しばしば耳にするのは、トントンタンタン・トントンタンタンという四拍子の機械的反復で、ウッドブロックの鍵盤を二度叩き、楽器の腹を二度叩くというやり方で明瞭に聴き取れる。鍵盤のみを叩く場合でも、同じ音を四拍子のグルーピングで反復する。

もうひとつのパターンは、音階を下からたとえばド・レ・ミ・ファ・ソ・ラ・シ・ド、ド・シ・ラ・ソ・ファ・ミ・レ・ド、……と反復するもので、最後のドの音に特別のアクセントをおいたりする。この常同的演奏は徹底したもので、患者が木琴を一本のマレットで叩いているので、二本使用することを示唆してみると、今度は二本を交互に使って音階を昇ろうとするので、二本のマレットが交錯してしまい、両手がもつれてしまうというエピソードがあった。

セッションにおいては、先述したように、しばしば枠として課題を設定するが、その場合でも患者は状況に合わせて自己のリズムを変えることはない。グループのある参加者のリズムに他の参加者が合わせるという課題、逆に「リズムのない合奏」という課題、手持ちの楽器でさまざまな音色を出してみるという課題など、いずれにおいても同様の演奏表現であった。順番に合奏に加わるという指示においても適切なときに開始、終結することは行なわれなかった。また患者の音色（打鍵の仕方）もまた注意をひくもので、鍵盤に強く打ちつけたまま弾ませないものだから、音は残響をもたず、硬くて短いものとなる。

――以上の結果、合奏場面で患者の音は背景から浮き上がって響き、他の参加者が患者のリズムに合わせない場合、患者の音は異様に孤立して聞こえてくることになる。不協和な旋律線の同時並行という点で、これも「同時並列的ポリフォニー」の一例である。

ちなみに患者は、病棟でカラオケに合わせて好みの曲を踊る場合があるが、このときはテープのリズムに合わせて適切に身振りする。しかし、この場合でも（ところどころに自発的な動きはあるものの）全体として動作は硬く、なめらかな表現とはいいがたい。

まとめ

統合失調症性人格変化の目立つ慢性例で、日常の行動についても常同性が顕著であるが、音楽においても単純なリズムや音型をくり返す「反復的演奏」が典型的に認められた。この表現はさまざまの音楽的課題によっても、ほとんど変化なく現れた。

5 考察（その一）

わたしの体験のなかから抽出・記述された病者の音楽表現を、本論ではいくつかの観点から考察してみたい。採用される視点は三つ、すなわち、❶認知論的、❷感情論理的（構造力動論的）、および❸現象学的という各視点である。

すでに述べたように、これらの見方はいずれも音楽に親和的であり、病者の演奏を検討するのに適切かつ有効といえる。本節を通じ、従来顧慮されることの少なかった病者の音楽が、精神病理学の知見によく架橋されるばかりか、むしろそのみごとな具体例とすら捉えられることが理解されるだろう。

また、本節はもうひとつの意義をもつ。次節の問題を準備する目的がそれで、音楽の考察を通し、上の三つの視点の枠組みそのものが問われる地点が指し示されるはずである。**6**（考察その二）では、まさにこの地点をテーマ化する。なお、ここで採られる三つの視点は、一見、個別に離れた領域と見えるけれども、じつは相互に密な関連をもっており、本節は全体として有機的な構成を有するものと考えられる。

1 認知論的視点

音楽は一定の構造とゲシュタルトをもった時間的な有機的構築物である。統合失調症者が即興演奏を行なう場合、彼らの音楽認知が演奏に反映されることは疑いようもなく、病者の音楽の認知論的考察は必須であろう。音楽の認知論的研究は最近数を増しつつあるが、これらの出発点とされるアメリカの音楽学者メイヤー（L.B. Meyer）の所論を骨子として、統合失調症者の認知的研究との連結をはかりたい。

メイヤーは、音楽の意味やそれがひき起こす情動を、曲を構成する諸音のあいだの構造的関係の認知にもとづいて説明しようとした。つまり、「音楽的事象（一つの音、または楽句、あるいは楽節全体でもよい）は、それが別の音楽的事象を暗示し、我々にそれを期待させるために、意味を持つ」——。ここから彼は音楽分析の有名な「暗意（implication）－実現（realization）モデル」を提出するのだが、重要なのは、ここで音楽が決して音楽外の意味や世界を表示するのでなく、継起する諸音の関係、すなわち音楽的構造そのものが、音楽的意味だとすることである。音楽の構造的意味の把握がコミュニケーションの基底にあるとするこの考えを、メイヤーは、和声やメロディのみならず、のちに同国の音楽学者クーパー（G. W.Cooper）とともに、音楽のリズム構造にまで拡大した。

つまり音楽は、各種パラメーターによる重層的な構造体とみなされるわけだが、彼らによれば、音の流れは一つのアクセントを持つひとまとまりのリズム・グループとしても認知され、個々のリズム・グループはさらに関係づけられて構築的により高次のリズム・グループとして認識される。そして認知におけるこの〝グルーピング〟という働きこそが、音楽の演奏や享受の中心をなす過程だというのである。音楽の流動性や弾力性がこの機能に負うことはいうまでもない。

　メイヤーは、このプロセスにおける音楽的パターンの期待との不一致を、不確実さ（uncertainty）と表現するが、一方、ノルウェーの音楽療法士ルード（E. Ruud）の即興演奏理解は、同様の基盤に立ちながら、より情報理論的な用語で記述されており、参考になる。

　ルードによれば、たとえば子守歌のような「単純な歌」は少ない情報をもち、メロディの動きが予測可能で不確実性は低い。反対に、シェーンベルクの音楽は情報過多で予見しにくく、不確実性が高いという。彼はそのうえで、「可能性と蓋然性とが絶えず確実性と不確実性との間を変化しながら揺れ動く演奏」というふうに即興演奏を規定するが、むろんたいていの場合、われわれは、学習により「音楽的信号系（コード）」に馴化し、この両極の中間に身を置いている。しかし重要なのは、ここでも予測を可能にするコードの認知が、演奏を特徴づける重要な機能をはたすとされることである。

　さて、これらの視点から病者の音楽を捉えてみれば、彼らの認知が重大な変化をこうむっていることが理解される。たとえばわたしの挙げた「微小的演奏」において、病者のアクセントづけは偶発的であり刻々と変化するか、ないしはアクセントそのものが不明であり、その結果、音楽は断片的で流動性を欠いていた。ここには通常の大きさのリズム・グループは認められず、きわめて小さなものへと縮小してしまっている。グルーピングによって、構造づけられる諸音の連続が断たれ、音はその階層性を失っていると言い換えてもいい。ルードの見地からすれば、このような演奏は〝不確実性〟のきわめて高い音楽ということになる。

　一方、「反復的演奏」では、いちおう明白なリズム・グループは認められる。しかしそれはただ反復されるばかりで、それ以上大きなリズム・グループは形成されない。したがってこれは、きわめて限局的なグルーピングの例であるといってよいだろう。これはルードの見方からすれば、極端に〝確実性〟の高い演奏と評せる。これらを換言すれば、前者においては、構造や階層性を欠き細部に収縮した認知、後者においては、単純な構造に場の範囲を限局した認知とまとめることができる。

以上の特徴は、統合失調症者の認知論的研究にも多くの符合点をもつ。精神科医・内海健は、ペイン（R. W. Payne）とマッギー（A. McGhie）による〈フィルター障害仮説〉、シャコウ（D. Shakow）の〈セグメンタル・セット理論〉（注6）など、アメリカの認知障害研究を数多く参照しながら、それらの研究の共通項を取り出している。彼によれば、急性期では、反応のヒエラルキーの崩壊、関連あるものと関連ないものの差異の消失によるゲシュタルトの崩壊（刺激の並列化）というような、認知構造の解体した事態が取り出せるという。これらは臨床的に、破瓜病の増悪期にみられる注意の集中困難、周縁刺激へのとらわれ、聴覚過敏にみられるような刺激の氾濫した状態などに対応するが、われわれの音楽（「微小的演奏」および「融合的演奏」）は、これをより明示的に自らの構造的特性において示している（注7）。

一方、慢性期については、同様に焦点づけの障害、すなわち奥ゆきを失い平板化、並列化した認知の特徴が確認されているが、それとややニュアンスを異にする別の所見が指摘されるという。反応のヒエラルキーの解体に対して、観察の範囲を限定する限局的な認知がそれで、これはある種の分節化ではあるが、場全体を分節化し統合するものではなく、一部に固執し背景の広がりを切り捨てるものである。慢性期における病者の演奏（「反復的演奏」）は、まさにこの様態を端的に示している。

ところで、内海はより精神病理学的に、統合失調症者の認知にある種のパラドクスが存在することを指摘しているが、これは病者の音楽を考えるさいにきわめて興味ぶかい視点を提供するものである。彼によれば、通常の場合、「純粋知覚」や「純粋表象」などというものは現実には存在しない。知覚はいつも表象にその素材を与え、表象はカテゴリーや図式の裏打ちを知覚に与え、というふうに一方を欠く他方は不可能なものである。しかるに統合失調症者では、この本来現前しえない純粋知覚、純粋表象が互いに通底し、反転しつつ、背理的に体験される。彼らにおいては、いわば「表象なき知覚」（妄想知覚の系列症状）、「知覚なき表象」（幻覚の系列症状）とでもいうべき現象が容易に反転しうる様態で出現する、というのである。

われわれの病者の音楽もこうした様態をもつ。すなわち「微小的演奏」にみられるような、前後の脈絡を失い、構造（音楽表象）を欠いた音や、「集中的演奏」で凝縮される一つの音は、音そのものとして相貌化しつつ端的に在り、一方、他者の音楽と無関係に進行する「同時並列的演奏」や緊張病者の「無音の演奏」においては、音の知覚はあたかも存在せぬかのようであった。前者を「音楽なき音」、後者を「音なき音楽」と表現してもよい。

音楽的やりとりのなかで、両者は互いに通底し、反転する（症例15参照）。これらの演奏は、つまり、本来統合されてあるべき音楽表象と音楽知覚が、統合されぬまま矛盾をはらんで〝共在〟していることを示している。病者の音楽認知はこのように、たんに反応のヒエラルキーの解体もしくは限局化というにとどまらず、統合失調症者の認知様態に特異的な背理までをも、明るみに出すと考えられる。

注6　ペインとマッギーは、統合失調症者の選択的注意の障害を、外部あるいは内部からの無関係な刺激を選択的に濾過し抑制するある種の〈フィルター〉の障害によるものと考えた。一方〈セグメンタル・セット〉（シャコウ）

とは、一貫性がなく、周縁的な刺激にとらわれやすい構えのことで、統合失調症者では、刺激全体に対する統合された構えである〈メジャー・セット〉が維持できず、つねに〈マイナー・セット〉＝〈セグメンタル・セット〉の侵入を受けるとされる。

注7　これに関連し、西丸四方は、統合失調症性の諸体験（幻聴、思考化声、思考伝播、作為思考、妄想着想、体感異常、など）を「背景体験の前景化」という視点から包括的に捉える視点を提供している。また松浪克文は、より音現象に即して、急性期における聴覚過敏を、それまで「地」として背景的・受動的に「聞」かれていた日常音が尖鋭化して「聴」かれるようになる体験と捉えている。松浪も指摘するようにこれはマツーセク（P. Matussek）の「自然な知覚連関の弛緩」に相当し、われわれの病者の音楽体験にも相通ずる様態といえる。

2 感情論理的視点

さて、病者のこうした認知の様態は、むろん彼らの情動的要素とも関係する。音楽が構造的であると同時にすぐれて感情的な芸術であることに誰しも異論はあるまい。先に述べたメイヤーの認知論的理論にしても、音楽構造はまずもって〝情動〟を惹起するものとして存在した。つまり、構造のなかで諸音が暗意（期待）する音の実現が遅延されたり抑制されたりするときに情動が生ずるとされ、多くの例証がなされていたのである。音楽におけるこの論理と感情の（ないし構造と力動の）相即を端的に示すのはまず調性体系であろう。ニュートンの力学系にしばしばなぞらえられるように、この体系においては、出発した調性を〝慣性的〟に保とうとする傾向と、倍音にもとづいた引力関係とによって、諸音はつねに合理的・予測可能的に運動する。期待－満足、緊張－弛緩などの力動的、ないし感情的プロセスは、とりもなおさず体系に備わる構造が担うもので、「構造」と「力動」という〝二項〟はここで互いに規定しあう相即的関係にあるとされる。

一方、リズムが同様の情動発生的な構造を持つことも、先にみたグルーピングの機能を念頭におけば容易に理解されよう。たんに個人的な音楽行為においてのみならず、他者とのリズム（構造）的やりとりが力学的な引力と斥力の関係にあることは、実際合奏を行なう者すべてに体験されるものである。

容易に察せられるように、精神医学的言説のなかでこのような見方と最も親和的なのはスイスの精神科医チオンピ（L. Ciompi）による「感情論理」（Affektlogik）という心的場の規定である。フロイト以来の精神分析やピアジェ（J. Piaget スイスの発達心理学者。一八九六〜一九八〇）の「発生的認識論」を手がかりに、チオンピは「感情と認知とが、体験された本来の心的現実にもっとも近い一つの不可分な全体を作り出す場」というふうに「感情論理」を定義し、一種の統一的な心的場の理論を広範に展開した。彼は「感情」と「思考」（認知機能）が不可分に規定しあう相即関係を指して「感情の論理的構造」と「論理の感情的構造」を指摘しているが、これらはあたかも上述の音楽システムの様態を表示するかのごとくである。

チオンピは続けて、この「感情－認知シェマ」が不変量と変量からなる動的なシステムであると抽象化して、このシステムの生物－心理－社会的（bio-psycho-social）な重層性に言及する。音楽もまた（より限定的な意味においてだが）同様に重層的といえる。なぜなら、調性体系の成立、発展の過程には、自然倍音の振動数にもとづく生理－心理学的調和感覚、および不協和音の学習・馴化という社会－文化的プロセスが存在し、リズムもこれと相即的な間柄をなすからである（注8）。

病者の音楽を考えてみよう。わたしとのやりとりにおいて見いだされたように、彼らの音楽は、何よりその論理や秩序の次元で形態変化をこうむっていた。音楽の力動（あるいは感情）もこれに伴って変容したことは一聴して明らかで、ここから病者の「感情認知参照系」が不全化していることが推察されるであろう。だが、ここにはより複雑な問題が存在するようでもある。すなわち、彼らの音楽はたんに「感情認知参照系」の不全を示唆するだけでなく、音楽の「感情」と「論理」という分節そのものの有効性すら疑問に付すのである。

彼らの音楽について、少なくとも現前した音のレベルでは、（メイヤーの定式に従って）われわれは継起的な諸音の構造による意味と感情を聴く。つまり構造上の障害と相即的に連動した感情障害（平板化や不安、緊張など）を認めるのである。しかし、病者の演奏はそればかりではなかった。とくに急性期において、彼らは端的に「演奏をしない」か、かろうじてきわめて短い「微小的演奏」のみが可能であったが、その場合でも病者は音の感覚的実現に無頓着にみえた。**症例15**が昏迷に傾いたときの衒奇的な「無音の演奏」、また慢性患者たちによる「同時並列的ポリフォニー」では、彼らはあたかもそこに現象としての音が存在せぬかのように振るまっていた。これらの例では、音楽という感情論理的システムそのものが現出しないか、あるいは成立が困難なことを示している。

また、「集中的演奏」で異様に凝縮された一つの音に、そもそも音楽の「感情」や「論理」が指摘できるだろうか。病者の音楽は、ここでシステムの枠組みそのもの、すなわち「感情」や「論理」という分節それ自体が揺らいでいる事態をわれわれに告げている。上に挙げた特徴のうち、異質な諸システム（音楽）の同時並列とは、チオンピによれば端的に「矛盾」それ自体である。

これらの表現特質を通して、われわれは統合失調症の感情や意志の障害（たとえば両価性や感情錯誤、平板化、発動性減退など）の意義をより鮮明な形で知ることができよう。またチオンピのいう統合失調症の経過中における、ポジティヴ・フィードバックを介した非線形の跳躍に関して、それをひき起こす事態がすでに微視的な音楽行為のなかにすら認められることを注意すべきかもしれない。だがそれに加えて、わたしはくり返し次のことを確認しておきたい。

病者の音楽が示しているのは、そもそも「感情」と「論理」（あるいは「力動」と「構造」）という二項的な分節そのものがここで〝無効化〟しているということである。心的システムにおけるこの極性の二項的性質に関連させ、チオンピは、自然全体が「部分」と「対抗部分」とから成り立つという包括的な〝二次論〟までをも連想している。統合失調症の病態を考察するとき、われわれは、このような従来の知の枠組に前提とされる二項的な概念装置を、まず括弧《かっこ》に入れる必要性を思い知らされる（注9）。病者の音楽における「感情」と「論理」は、具体的なかたちで、そのことをわれわれに迫るものである。

注8　桜林仁は音楽の生命的有機体類似の構造を「類生機体制的構造」と名づけた。彼によれば、音楽においては、「音の強弱・長短・協和不協和・音の上行下行・音域の高低いずれをとってみても緊張と弛緩の両極的なゆれ動きを期待する関係にある」という。一方、林庸二は、よりシステム論的に、これを有機体の正負のフィードバックという言葉に翻案し、音楽が、自己有機化における自己維持と自己超越の相補的かつダイナミックな現象に関連づけられることを論じている。ここには生命体と音楽との類同が語られているが、わたしはかつて、音楽「行為」においては両者の間にアナロジーは存在せず、その行為は生命システムの働きそのものであると論じたことがある。

注9　念のため補足すれば、チオンピ自身も心的システムの発生そのものを問題にしており、あらかじめ両者を自明のものとして措定することはしていない。なお統合失調症を構造―力動論的に把握しようとするものとして、ほかにヤンツァーリク（W. Janzarik）の理論がある。これは統合失調症の経過中に現れるさまざまな病態を構造力動連関から刻明に跡づけようとするものだが、その論はきわめて複雑、難解である。ヤンツァーリクの構造概念はここでいう構造とは、いささか意味を異にしており、むしろ「場の被方向性」のほうが近い場合もある。ただその所説が多様な病態を解釈するにあたり、他の概念装置（たとえば「非現勢化」＝Desaktualisierungや「準備性」＝Bereitschaftenなど）を駆使しておそろしく複雑な形をとるのも、また「心的力動の欠損にして逸脱」といった矛盾した表現をとるのも、おそらく心的システムの複雑性によるばかりでなく、この病いそのものが「構造」「力動」といった分節を超える性質をもつからなのではあるまいか。とはいえ彼の理論が病者の表現について、より

精緻な解釈を与えるものであることは十分予想され、その作業は今後の課題となる。さらに加藤敏は、ラカン（J. Lacan）の構造主義的精神分析理論に想を得て、空虚と充満に標徴される「非意味の力」と、それを減圧し、ある種の心的容器として機能する「意味－構造成分」を取り出した。加藤のこの「非意味の力」は力学的な用語で語られてはいるが、むろん従来の分節化された「力動」概念におさまるものではない。

3 現象学的視点

以上のような考察がわれわれの〝第三の視点〟、すなわち「現象学的視点」からはいかなるものになるか、検討する必要がある。精神医学のさまざまなパラダイムのなかで、統合失調症圏について最も豊かな成果を挙げてきたのがこの現象学的－人間学的アプローチであり、すでに述べたように、音楽は現象学的議論によくなじむからである。

ところで、わたしと花村誠一はかつて、一破瓜病者との音楽療法の体験をもとに同種の議論を展開したことがある。したがって、本節は前論文中の音楽に関する見解をたどりながら、それが即興音楽にも妥当することを確認し、しかるのち病者の表現を検討するかたちとなる。

わたしたちが現象学と音楽体験を問題にするさい、その骨子としたのはドイツの精神病理学者ブランケンブルク（W. Blankenburg）の「パースペクティヴ性」(Perspektivität）と、同じく精神病理学者・木村敏の「あいだ」に関する論考であった。木村は自らの所説をまさに〝合奏〟という音楽体験に即して語っているが、他方「コモンセンスの精神病理」という観点をとるブランケンブルクについても、いまとなってはその所論が音楽体験と親和的であるということができる。というのも、音楽を構成する調性体系とリズム構造は、先にみたとおり、自然や文化に根拠を置いており、生理的レベルから心理、文化的レベルにいたる広範な領域で、われわれに「親しい」「自然な」音の時空と理解することもできるからである。

さてブランケンブルクは、自己および世界の実在性の構成について、「パースペクティヴ性」が重要な役割を果たすと説く。パースペクティヴとは、つねに他者のそれへと相対化されるべき知覚であるが、それは世界のなかでの人間の運動、出会うものとの交渉に負っている。一方、彼はこうした具体的なパースペクティヴのほか、潜勢的な身体運動、つまり自分を他者の中に移し入れることによって得られるそれも問題にする。後者は相互主観性への関連を規定するとされるが、この両者が互いにダイナミックな関係をもちつつ、世界のわれわれ存在への超越を可能ならしめるというのである。

こうした観点から、ブランケンブルクは相互主観性への関連と「出会い」の関係を重視し、沈殿している相互主観性を引き出すべく、「志向性トレーニング」という特異な意味での行動療法を考案した。臨床場面で患者は「他者の眼で」そして「われわれの眼で」外界を見ることをトレーニングするものだが、これは上述のパースペクティヴ変換の、いわば視覚－運動モデルといえる。そしてこの見方からすれば、他者と行なう音楽行為は「志向性トレーニング」の聴覚－運動モデルにあたる、というのがわたしたちの合奏に対する考え方である。

木村敏の議論はこの点をさらに明確にする。木村は人間一般の環界との関わりが、ドイツの医師・生理学者ヴィクトル・フォン・ヴァイツゼッカー（Victor .v.Weizsäcker 一八八六～一九五七）のいう意味で知覚と運動との一元的なゲシュタルトクライスをなすとしながら、合奏について、おおよそ次のように語る。

「合奏において、個人的主体はノエシス的に演奏していると同時にノエマ的な音楽表象を知覚しても

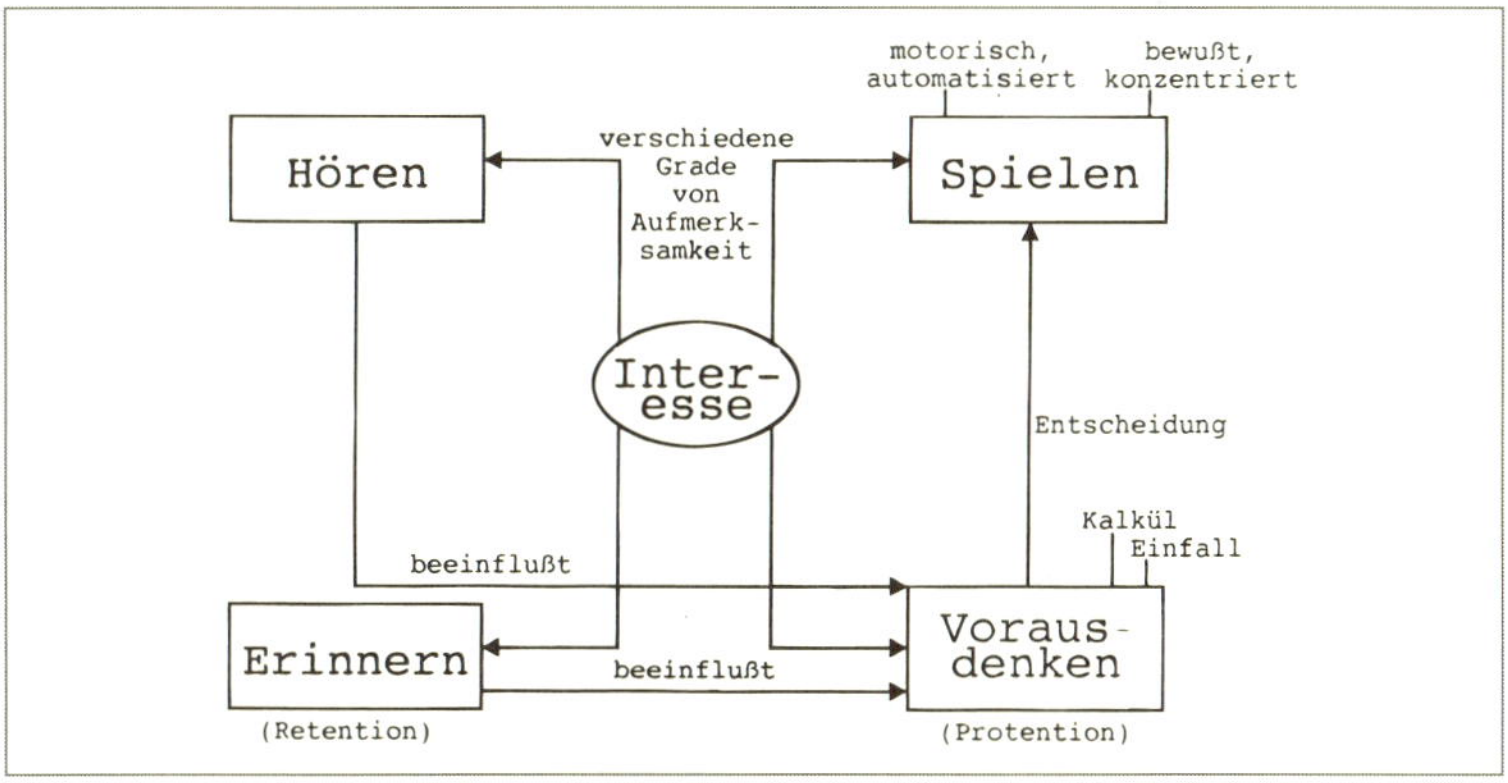

図3 「行為の場」としての即興演奏（Wünsch、1991より）

いる。これらのノエシス面とノエマ面は互いに支えあい、限定しあう円環的なゲシュタルトクライスの関係にある」

ところで、各瞬間に鳴る音楽はつねに各主体の「あいだ」にあり、奏者各自の個別的な意志から独立した自己生産的な自律性をもっているが、このメタノエシス性ともいうべき働きは、来るべき次の音に各主体を導くというかたちで、ノエシス・ノエマ円環を間主観的にもまた規定している。注意すべきは、ここでも合奏において、各主体が自分のパートを意識したり、間主体的に全体の音楽を意識するのは、そのつどの自由な視点（パースペクティヴ）の変換によるとされることである。しかもそのさい、意識のノエシス的な作用面は生命活動の行為面と捉えられ、具体的な行動にまで拡張されて考えられている。

木村の合奏（つまり人間の環界への関わり）に対する理解、そしてわたしたちの「志向性トレーニング」としての合奏という着想が、既成曲の合奏ばかりか即興演奏に関しても通用することはもちろんである。これを裏づけるかのようなドイツの音楽療法士ヴュンシュ（Ch. Wünsch）の解釈があるので一瞥してみよう（図3参照）。

ヴュンシュは即興を「聴取」（Hören）、「記憶」（Erinnern）、「予思考」（Vorausdenken）、「演奏」（Spielen）という、四つの契機からなる「行為の場」（Aktionsfeld）と捉えた。そのさい重視されるのは、各瞬間におけるフッサール（E. Husserl）の過去把持（Retention）と未来予持（Protention）という時間的パースペクティヴの機能であるが、同時に各奏者間に鳴り響く音もつねに勘案されている。図の中央にある［Inter-esse］が、たんに「関心」としてでなく、語の本来の意味である「あいだに‐ある」として理解されるべきことはいうまでもない。

さて問題は、このような即興演奏理解から、病者の音楽がどう捉えられるかである。私たちの立場からすれば、ここではいわゆる「感情移入」や「タイミング」が主要な視点となってくる。病者との即興的なやりとりの場合、多かれ少なかれリズム的やりとりが成立しがたかったことは3に示したとおりで、彼らとの演奏ではいわばタイミングが合わず、またその音楽に感情移入（共鳴）は困難であったということができる。その最もわかりやすい例は「微小的」なやりとりである。ブランケンブルクと木村の定式にならえば、この音楽は、統合失調症におけるパースペクティヴ性としての「実在性への関わり」の障害、およびメタノエシス性としての「人と人とのあいだ」の不成立を具体的に例示するものと、まずは理解される。

しかし「パラレル化」を考慮すると事柄は一挙に複雑となる。即興の方法にも述べたように、パラレル化とは病者の演奏に歩み寄ろうとする努力であるが、もともとはブランケンブルクの発案によるものである。すなわち「志向性トレーニング」のさい、病者にいきなりわれわれと同じまなざしで世界を見ることを期待せず、まず治療者のほうが病者と並んで「彼の眼で」この世界を見ることを奨励する、というもので、わたしはこれをいわば聴覚領域に応用し、まず「病者の耳で」音楽を聴こうと努めたわけである。

症例にみるように、このパラレル化の努力を介し、わたしの演奏もまた患者の病態に応じて変化した。ことの本質を理解するために、われわれはその極端な例を考えてみよう。まず**症例1**のような急性期をなお脱出していない（破瓜－緊張病的要素の強い）時期の演奏では、演奏は極微な形態をとり、そこでパラレル化はほとんど不可能であった。一方、欠損的な人格変化をきたした**症例12**における単純な四拍子の反復的演奏では、音楽的なパラレル化はほとんど完全に行なわれた。そしていずれの場合においても、病者の音楽世界とわたしのそれとはほとんど完全に隔てられていた。

このことから、少なくとも〝音〟のレベルにおけるわたしのパラレル化と両者の音楽世界の接触とは、〝直線的な関係にはない〟ということがわかる。もちろんパラレル化が、ただちに不要であるということではない。すぐあとに述べる「融合的演奏」を考えればそれは明らかである。〝音〟のレベルに照準を合わせたパラレル化が実現しようがしまいが、病者の音楽世界は、共通の音響世界のつねに「外部」にあったといっていい（注10）。

このことが意味するのは、パースペクティヴの変換によって一つの共通した音楽世界が実現されるとする「音楽のコモンセンス」が、ここでいわば〝破産〟に追い込まれているということである。他の音楽的やりとりを考えるとこの事情はいっそう明らかとなる。

上述の二つの演奏のある意味で中間に位置する演奏様態、すなわち、患者とわたしとのやりとりが刻々と変化するスリリングな演奏において、音のレベルでのパラレル化の程度と音楽における感興の程度とは必ずしも一致せず、互いの動きは通常の線的な音楽とは異なる跳躍的な断裂を随所に示した。また、これまで言及されなかった「融合的演奏」では、リズム的やりとりやタイミング、パースペクティヴの交替といった有機的運動はほとんどみられず、アクセントの偶発的な、平行的でない融合、いわば〝相互浸透的〟といえるような様相が呈されていた。

わたしがこの音楽にいつも触発され、不思議な高揚感をおぼえたとしても、それは、ノエシス・ノエマ円環における未来志向的なメタノエシス性に導かれるといった類のものとは、いささかその性格を異にするものであった。木村がいうノエシス・ノエマ円環が生命的根拠とのつながりに規定されたものであるなら、ここにあるのはその「脱根拠化」とでもいいたくなる事態である。

――以上、本節では「認知論的」、「感情論理的」、および「現象学的」という三つの視点から、病者の演奏を検討してみた。彼らの音楽は、①認知論的に、反応のヒエラルキーの解体もしくは限局化、②感情論理的に、「感情認知参照系」の不全、③現象学的に、パースペクティヴ性としての「実在性への関わり」の障害、およびメタノエシス性としての「人と人とのあいだ」の不成立、として理解され、またそれぞれを具体的に例示するものとして捉えられた。この三つの観点は個別のものでありながら、相互に有機的な関連を有している。従来、あまり顧みられず、扱いの困難であった音楽表現が精神病理学的に検討された意義は、それ自体大きいといえる。

しかし、われわれの考察にとってまた別に重要なのは、本節の作業を通じ、いずれの視点においても、それらを踏みこえる特異な地点に議論が導かれたことである。すなわち、①ありえない背理的認知、②「構造」－「力動」分節の無効化、③われわれの共通世界の「外部」、というそれぞれの視点の枠組みそのものが問われる地点である。

これらはわたしが**4**の「臨床的所見」で抽出した病者の四つの音楽的特質のうち、「音楽的世界の位相変化」に対応する。それは統合失調症の基本障害に関係し、文献にみる病者の作曲に関する言辞、すなわち「絶対化された時間」「表現しない表現」「開かれた限定性」（以上、ペテ）、「人格の古生物学的層形成」「心的機構の原形質的構造」（以上、ヤディ）などの内実を示唆するものでもあろう。

次章では、わたしなりのパラダイムにもとづき、この別種の音楽的位相について一歩踏み込んだ考察を試みる。

注10　ところで松尾正はフッサール（E. Husserl）やヘルト（K. Held）の現象学を丹念にたどりながら、木村敏やブランケンブルク、あるいはビンスワンガー（L. Binswanger）らの内的本質直観主義を批判的に検討した。これらの現象学者達の方法論には「ある特別な内的接触性を使って、その接触性の障害としての統合失調症者を直観する」という、方法と結果との間の矛盾が指摘されるというのである。彼によれば、そもそも他者とは、潜勢的な身体運動（移し入れ）によって構成され感情移入される「他我」として与えられるばかりか、決して直観しえぬ絶対的他性、絶対的外部性をもった他者として与えれるという二重性をもつもので、この絶対的未知性としての他者性は、新田義弘のいう匿名的な、つまり機能することによってそれ自体の存在を隠すかのような「原初的差異」として、われわれの「生き生きした現在」を構成するという。彼はここから、この「絶対的間接性の直接化」を統合失調症の本質的な存在契機として規定する。この行論は、パースペクティヴを欠く統合失調症者の音楽の出自を示唆するものとして興味ぶかい。だが、ここで使われる「直接化」という言葉には一定の留保をつけておきたい。松尾によればその直接化の結果、病者はその絶対的剰余性を喪失して現れ、「あたかも本質直観可能な事物的対象として」把握されてしまう。われわれはこの点に完全には同意できない。しかし結論を急ぐ前に、ここでは、病者の音楽が、このようなわれわれの「共通世界」とは異なる位相、すなわち松尾のいう「絶対的外部」の位相にあったことをもう一度、確認するにとどめておく。

6 考察（その二）

本節では、前節の議論が導かれた〝特異な地点〟を主題的に考察する。

上述したように、この地点は、病者の音楽世界の位相変化に対応しており、現象のレベルでは混沌的、反復的とみえる、いわば「乏しい」音楽の臨床的意義を積極的に探る試みである。これにより、従来の議論では否定的、欠如的に捉えられてきた病者の音楽が、むしろ臨床的にポジティブな意義を獲得する。それはまた治療論的にも大きな示唆を含むことになるであろう。

病者の音楽のこの特異な〝位相〟を対象とするにあたり、わたしは、現代音楽に関する議論や、音楽に格別な親和性をもつ思考を援用したい。これらの思考がもっぱら扱うのは、有機的叙述的な音楽の様態から離れた、より抽象的で領域横断的な位相である。いささか逆説的だが、病者の音楽を論じながら、ここではすでに「音楽の階梯」は取り払われているといってよく、統合失調症の病態一般に通底する基本的特質が問題化されることになる。

以下、わたしが病者の即興演奏の〝特徴的類型〟として取り出した「微小的演奏」「融合的演奏」「集中的演奏」「反復的演奏」が、便宜上、順を追って考察されていくが、それらが互いに共通する特質をもつものであることに注意したい。

1 「瞬間」という時間の位相

まず明らかにされるべきは、「微小的演奏」「融合的演奏」における音楽の瞬間的で偶然的な在り方である。すでにみたように、急性期をなお脱出しない病者、あるいは慢性期にあっても産出性要素または緊張病性要素の強い病者の場合、音楽は消滅の危機に瀕していた。端的に「演奏しない」という行為や、かすかな音による短時間の「微小的演奏」がそれである。本章4に示したように、音楽はそこでいわば「雑音」(noise)や「沈黙」(silence)へと向かっていたと考えられる。

この音楽と興味ぶかい類同をみせるのが、二〇世紀アメリカの作曲家ジョン・ケージ(J. Cage)の〝偶然性〟による(チャンス・オペレーショナルな)「沈黙/雑音」の音楽である。わたしはかつて、ある破瓜《はか》病者との即興演奏による個人音楽療法の体験をもとに、患者の病態とその音楽に通底する出来事的な特性を、ケージの偶然性の音楽との類同のもとに考察したが、同様の特質がここで問題にする病者の演奏にも伺われるのは興味ぶかいことである。

ケージは自らの〝無音室〟での体験をもとに、音に作曲家の意図を与えること、すなわち音の組織化の努力をいっさい放棄し、偶然性や不確定性を作曲の過程に導入した。ケージのこの営みは既成の音楽観を転倒させるものであったわけだが、同様に偶然性の音楽における〝音〟の諸特性、および「瞬間」という時間の位相は、本論における病者の音楽に対してもまた特別な視角を提供している。

結論的に記すと、このような音楽における〝音〟は次のような諸性格を帯びている。

①単独性：音は代替、置換が不可能な特異性をもつ。

②偶有性：音は関係的、因果的な文脈からはずれ、無方向かつ無意味である。
③顕現性：音は構造により迂回、遅延、距離化される以前の無根拠なリアリティをもつ。
一方、これらの諸音のもつ「瞬間」的な特質、つまり「非在しつつ在る」という性質からは、音にはらまれる時間生成性が指摘される。
ケージによれば、「時間は一つ一つの音とともに生まれる」――。つまり「瞬間」において時間の所与性が否定されることにより、逆に〈時間〉の生成が体験されるという逆説的な事態がここに見いだされるのである。病者の音楽に関しても、これら〃音〃の単独性、偶有性、顕現性、そして時間生成性をあえて否定する理由はない。わたしがこのことをもち出すのは、もちろん個人的興味のためなどではなく、病者の音楽の意味を深く汲み取ろうとするからである。また芸術家の自由から創造される音と、病いに強制された病者の音との比較に慎重を要することはいうまでもない。しかし、上記のような〃音〃の様態は、統合失調症の病態とも深く関連するもののようであり、両者の関連を、わたしは患者とともに体験した臨床的事実のなかに確認しておきたい。
次の二つのエピソードは上記の〃音〃の諸特性をよく備えるばかりか、病者の音の性質に関し、さらに何点か補足するものである。

【症例15】（承前）

〈エピソード❶〉

患者が亜昏迷に傾いていたある梅雨の午後、病状から合奏は不可能で、ともに作業棟で過ごすのみとなった。ところが言語的にもコンタクトがとれず、わたしは途方に暮れて沈黙し、椅子に腰掛けていた。とつぜん、患者が《ツバメの巣！》と声を上げ、一羽のツバメの飛翔を示すが、わたしはそれを見逃す。次にはわたしの捉えたツバメを患者が見逃す。次の瞬間、今度は二人同時に一羽が窓外をサッとよぎるのを目撃し、顔を見合わせる――。これを機に（同様に沈黙がちではあったが）、両者の間に意味不明ながら連続して取り交わされる奇妙なやりとりが成立するようになる。ときどき両者に笑いが起こり、もはや先ほどまでの居心地の悪さは消失していた。

〔エピソード❷〕

患者と過ごす時間、あるいはその直後に、わたし自身の周囲の印象が変わることがある。上記のセッションの終わりや、他のセッション中、とくに彼が即興を嫌って演奏するギター曲をわたしが聴くようなとき、またその直後、室内の物、窓、窓外の電柱、樹々の揺れなどがいつしかリアルさを増していたり、窓外から聞こえてくる車の音、入り込む風の動きがいつになく生々しく感じられる。並んで歩行中、屋根の上の物や壁のシミ、階段のタイルなどが妙に目にとまるというようなこともある。こうしたセッションのあと、わたしは不思議に新鮮で生き生きとした高揚感に包まれているのが常であった。

エピソード❶は、まさに瞬間的な事象であり、偶然性にあけわたされている。その後の会話もまた偶然に彩られたものといえ、セッションは、タイミングというものからはほど遠い、いわば「偶然と偶然との対話」といった様相を呈している。これらの瞬間が先述した音の諸特性、つまり単独性、偶有性、顕現性を具備していたことはいうまでもない。だがそれに加え、わたしはここに、ある種の自発性、真正性の存在を指摘しておきたい。症例呈示で述べた患者自身の《哲学》（本章**3**参照）において、彼は同時的内省に強制されながら、《今だけが正しい、後は皆うそっぱち、今だけが正しい》とまさに「変化」の次元を、そして変化する「今」の真正性を問題にしていたからである（注11）。

エピソード❷については、病者の認知にわたしのそれが〝パラレル化〟した結果と、まずは捉えられるかもしれない。たしかにパラレル化を通してわたしの知覚もより微小に、より細密になっていたに違いない。またこれが「瞬間」の諸特性を介してエピソード❶と関係するのも明らかといっていい。しかしわたしがここで、より注目したいのは、このエピソード❷において、あれらのセッションが、いわば「他にかえがたい個性」をもってわたしに体験されたことである。わたしは細密な知覚をもってあの梅雨の午後全体を体験し、そのリアルで独得な印象に打たれていた。

エピソード❶❷のこうした事態は、ジル・ドゥルーズ（G. Deleuze）の〈此性〉（heccéité）、すなわち「事

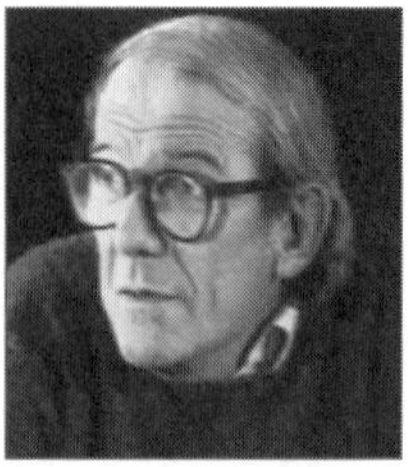
ドゥルーズ
フランスの現代哲学を代表する一人。ポスト構造主義の思想家。西欧哲学や精神分析学などに代表される近代的な「知」の体系を批判。近代理性主義哲学の同一性原理を克服する「純粋差異」の概念を確立する『差異と反復』（1968）を著し、また言語表現を意味と無意味の戯れる表層の世界として照明する『意味の論理学』（1969）を発表。フーコーとも親交があり、「フーコーが近い将来、私たちにのしかかってくると考えていた」ものとして、「管理社会」という概念を提示した。またガタリと『アンチ・オイディプス』を著し、資本主義と精神分析の共謀による「個」の封じ込めを徹底的に摘出した。ほかに現代におけるスピノザ復興を決定づけた『スピノザと表現の問題』など。1925〜1995。自殺。

物や主体の個体化とは混同されえない個体化の様態」という概念に集約されているとわたしは考えるのだが、しかし、先に進む前に、ここでは次の事項を確認しておきたい。

病者による「微小的演奏」や「融合的演奏」における音楽は、たんに音楽の「消滅」なのではなく、そこには「瞬間」という時間の位相の諸特性（単独性、偶有性、顕現性、および自発性、真正性）が内包され、しかもこれらは患者の病態と緊密に結びついている。またこれらの諸特性が音のもつ時間生成性と不可分なように、臨床的事実においても、パラレル化したわたしの内部知覚を変容させる触発的な「力」が体験された、ということである。

なお、統合失調症において、その「障害」の中心がここでみる「瞬間」という時間の位相にあるならば、病者が即興演奏に親和的でなく、馴染みの歌なら歌えること、あるいは即興に既成曲の断片が頻出することなどが、ここからある程度説明される。すなわち、彼らの「障害」が端的に現れるのは〈即興〉のような、あらかじめ定められた規則のない行為においてであり、既成曲のような、すでに習得したコードは彼らのなかで温存されている。このことは、統合失調症にいわゆる「知能障害」がないとされることと関連して興味ぶかい。

注11　ちなみに、ベルナー（P. Berner）は、ミンコフスキー（E. Minkowski）にならい、「偶然性の排除」に妄想的確信の本質をみている。また宮本忠雄は「言語危機」のさなかに病者が直面する「もの体験」を記述しているが、そこで言及されるサルトルの小説『嘔吐』の有名なくだりで、独学者ロカンタンが嘔気を催すのも存在の絶対的な偶然性、無償性に対してであった。

2 拍のない時間・速度

次にもう一度、「微小的演奏」「融合的演奏」を取り上げ、また「集中的演奏」も視野に入れながら、音楽の「速度」について考えてみたい。これらの演奏の「速度」もまた「瞬間」という時間の様態と深く関連するもののようで、通常の尺度では測りがたく、ドゥルーズの〈此性〉の圏域にあるものといえる。

統合失調症者の〝演奏〟については、健常者と比較して〝速い〟という報告があり、またテンポの〝加速性〟に言及されたり、遅いテンポに戻れないと指摘されることが多かった。わたしの経験でも、加速性はともかく、病者の演奏で全般に〝テンポ〟が速い傾向は同様に認められた。このことは統合失調症者の覚醒水準が高い(hyperarausal)こととの関連でしばしば論ぜられる。

しかし、彼らのテンポの問題は、ふつうにいう〈テンポ(速度)〉という言葉では、あるいは〈緊張が高いときに速くなる〉というような一般的な現象の解釈では、とても理解しきれないもののようである。というのも、わたしは、病者が昏迷に傾くときに逆に動きがきわめて遅くなることを知っているし、実際、彼らの演奏のテンポをメトロノーム的な意味でたんに「速い」とするのに、いつも違和感を覚えるからである。むしろわたしは、彼らのテンポについて、次のようにリズムとの関わりのなかで理解する必要があると考える。

トレモロや反復の多い「微小的演奏」、「融合的演奏」では、たしかに音そのものの動きは速く細かいものの、アクセントは偶発的に揺れ動き、リズム的グルーピングは不明瞭であった。こうした音楽について、メトロノーム的なテンポで計測、表示することには無理がある。テンポはここに果たして見いだされるのであろうか――。わたしは、これをテンポが「速い」のではなく、むしろ「拍のない音楽」、つまり〝無テンポ〟の音楽と捉えるほうが実情に適ったものと考えている。

フランスの作曲家ピエール・ブーレーズ（P. Boulez）によれば、音楽では「テンポ」と「無テンポ」とが区別されるという。前者（テンポ）は「拍動づけられた」時間への参照を可能にする機能的音楽であり、後者（無テンポ）は動きがあまりに複雑で微視的であるため、一定の拍動へのいっさいの参照を不可能にする音楽である。病者の音楽は明らかに後者（無テンポ）に近づいている。微細で絶えまない変化、つまりテンポが絶えず破られてしまうような動きにより、この音楽でわれわれは「速度の観念を失ってしまう」。

病者とわたしとのスリリングなやりとりにおいても事情はまったく同じである。ブーレーズのいうとおり、ニュアンスとかルバートというのは測定することのできないカテゴリーなのであり、この見地からすれば、病者の音楽にテンポは無い。この音楽にあっては、「テンポという観念は一種の過誤の観念」（ブーレーズ）とすらいうことができるのではあるまいか。――病者の演奏に関し、われわれはここで再び、一種の「真正さ」に逢着している。

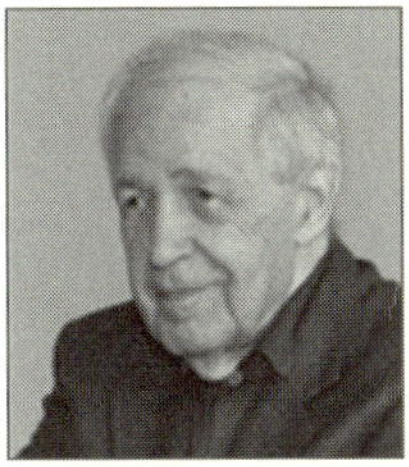

ブーレーズ

フランスの作曲家・指揮者。第2次大戦後を代表する作曲家の一人。パリ音楽院に学び、メシアン（1908～1992）らに師事。20世紀音楽の紹介に力を注ぐ。ロンドンのBBC交響楽団、ニューヨーク・フィルハーモニー管弦楽団の常任指揮者をつとめ、近現代作品に精緻な解釈を示した。ジョン・ケージと交流し「偶然性」を導入。しかしケージの意図的な構造化を排した「偶然性」の考え方に対し、ブーレーズはそれを作曲家の「怠慢による偶然性」と批判して、あくまで「管理された偶然性」であるべきと主張した。

「率直に言いますが、私は教育というものに基本的に関心がありません。私は偶然を信じるのです。私は、あなたの心の中に何かしら引き起こす誰かに信を置きます。私はメシアンと出会う機会を得ました」（『エクラ／ブーレーズ　響き合う言葉と音楽』青土社、2006、より）1925～。

ところでドゥルーズはブーレーズにならい、このような「拍のない流動的な時間」を、拍節をもつ機能的音楽の時間と明確に区別して、これを〈此性〉という概念のもとに論じている。〈此性〉に関するドゥルーズの論述の委細はとうていたどり尽くせるものではないが、しかしわれわれの音楽がまさにこの〃気圏〃の中にあることはすでに疑いをいれない。すなわちここに、クロノス的時間のなかでの主体や事物の限定・発展とはまったく別種の個体化の様態を指摘することができるのである。これは〈事件〉や〈出来事〉に特有の、不確定な時間における〃個体化〃であり、そもそもこの時間には「始まりもなければ終わりもない」(病者の演奏が唐突に始まり、とつぜん終わることを参照)。それはまた、いかなる目的も起源ももたないし、「瞬間」がいつもそれ自身のなか以外にはないように、「常に〈ただなか〉にある」という特質をもつ。

ここで「無テンポ」と「無速度」とを区別しておくことは重要である。「音は何かに考えをめぐらすための時間をもちあわせていない」というケージの言葉は、こうした特性をもつ音楽の「速度」を端的に言い当てている。テンポのないことは必ずしも速度のないことと同義ではない。むしろ逆に「拍のない時間」においては、ドゥルーズのいうように、すべてが〃速さ〃と〃遅さ〃と化しているのであって、この種の音楽は、「あらゆる形態が溶解し、複数の運動間の微細な速度の変化しか見えない状態」とさえ評される。

「集中的演奏」において、一つの音に異様なまでに意識を凝縮させていた**症例15**の動きは、あたかも高速回転する独楽(コマ)が静止して見えるかのごときものであった。病者の音楽は、つまり、たんにテンポが〃無い〃というのではなく、こういったためくるめく「速度」のもとに捉えられなければ、その真の意義をとり逃がされる類いのものなのである。

臨床的事実に戻ってみよう。先に挙げたエピソード❷は、たしかに、病者へのパラレル化によりわたしの認知が細密化した結果であった。しかしわたし（おそらく患者も）は、既述したように、他に代えがたい個性（此性）をもったものとして、あれらの午後を体験したのであり、あの強い印象性質は、次のようなドゥルーズの行文を参照するとき、最もよく理解されるものである。

「ある季節、ある冬、ある夏、ある時刻、ある日付などは、事物や主体がもつ個体性とは違った、しかしそれなりに完全な、何一つ欠けることのない個体性をそなえている。この場合すべては分子間や微粒子間における運動と静止の関係であり、また触発し触発される（情動をおよぼし情動を受けとめる）能力であるという意味で、こういったものは〈此性〉なのである」

唐突さを承知でいえば、ここで重要なのは、人がある午後に「なる」、ある時刻に「なる」ことである。かつて精神科医・永野満と花村誠一は、統合失調症者の〝化身妄想〟にみられる固有名の強度的運営について論じ、統合失調症者が妄想生成のさなか、脈絡から独立した固有名に通常とは別種の個体化を賭けようとする点に注意を促した。また花村は、統合失調症者との一触即発のやりとりのさなか、カタストロフィックな病像変化を目撃したことを取り上げ、これを哲学者ソール・クリプキ（S. A. Kripke）のいう意味で、固有名の担う「このもの性」（haecceity）が無媒介的に突出してくるものと指摘した。

わたしの臨床体験はむろん、両者のような劇的な病像変化に直結するものではない。しかし〈此性〉に

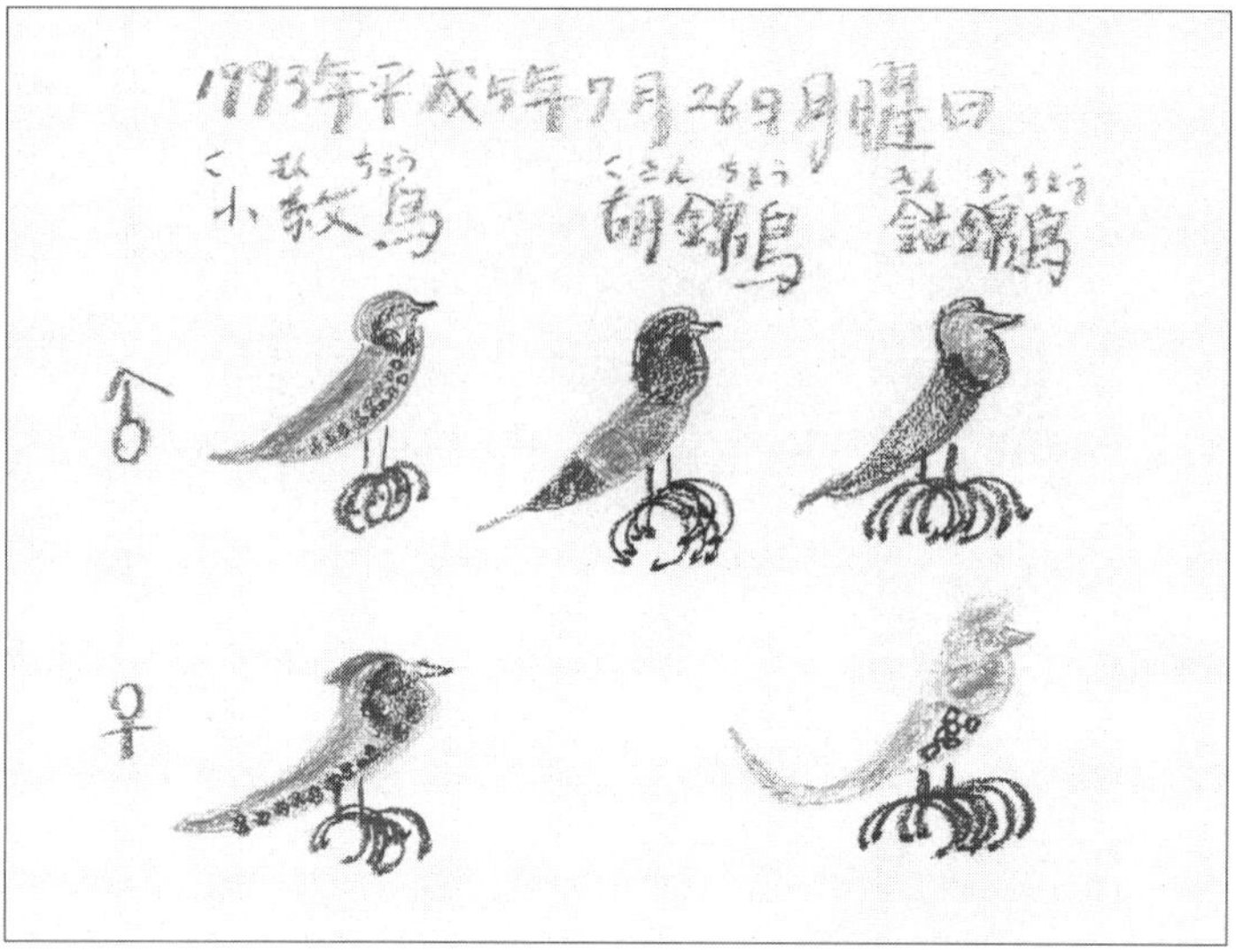

図4　症例15による鳥の描画（彩色が美しい）

ついて、ドゥルーズも固有名を問題にするように、わたしの臨床体験、および病者の音楽の特質が、両者の記述する臨床事実と深い関係にあることは否定できない。

再び**症例15**に注目するならば、患者はわたしとのセッションにつづいて小鳥の飼育を希望し、二羽を購入してその世話にあたったが、ほどなく一羽が死に、さらに何週かののち、彼はとつぜん、看護者の制止もきかずにもう一羽を鳥カゴから空に放してしまった。

これを機に患者は一挙に解体し、彼のほうが鳥カゴならぬ保護室での治療を余儀なくされるのだが、彼は鳥を逃がす瞬間について、断片的に《ゾッとした》と語り得るのみであった。

この急激な病態変化の瞬間、彼が〈鳥になった〉と評するとしても、今度はさほど唐突には響くまい。

（図4）

3 反復の三つの形式

病者の音楽を考察するにあたり、「反復」の問題をはずすわけにはいかない。文献においても反復・保続・常同的傾向というのが最も頻繁に記載されていたし、わたしの体験でも、人格変化をこうむった病者の「反復的演奏」をはじめ、他の演奏においても多かれ少なかれ、常同的傾向が指摘できないものは無かったからである。しばしば「機械的」と形容されるように、これらはふつうにはなるほど「乏しい」音楽の代表格とされる。しかし既述したように、病者の音楽はそうした常識の彼岸にある。

精神科医クラウス・コンラート（K. Conrad）はアポフェニー期（前駆期から一気に陽性症状が顕在化する「異常意味顕現」期）の患者による詩の一節、「精神は精神。いつまでも精神」という、いわば月並みで自明な反復的表現に「独得な深さ」を見いだすが、われわれもまた、病者の反復的音楽をこうした「深さ」の次元で捉えようとするものである。宮本忠雄が、視点の乗り越えを失った統合失調症者の描画に「表面的拡散」への強迫を指摘するのも、表現こそ対照的ではあれ、同様の次元を見すえるものにほかならない。

病者の反復的な音楽に、わたしはすぐさま、二〇世紀アメリカで生まれたいわゆる「ミニマル・ミュージック」「反復音楽」を連想するものである。アナロジーを語ろうとするのではない。病者の音楽は、これを共に体験するわたしにとって、まさに反復音楽的に体験されたのであり、むろん作曲された反復音楽と病者の演奏には大きな差異があるにしても、体験された事柄の意味をここでもう少し理解したいのである。

くり返すようだが、あらかじめ与えられた構造による期待・充足という線的・叙述的な時間のパースペクティヴ、方向性、因果性はすでに後景に退き、わたしの知覚は残響のない硬質な現在の上をすべっていった。ドイツの音楽学者クルト・ザックス（C. Sachs 前出）は、非リズム的状態の二つの例として「明滅する稲光」と「滑走する帆船」を挙げているが、「雑音」と「単一音」とは、スケーリングの変更により、容易に同じ本質をのぞかせるものである。単純な音型の反復について、なるほど前後のパースペクティヴは指摘されるかもしれない。しかし、この反復のパースペクティヴは、病者のあまりにも完全で過度な規則の遵守により、逆に転倒させられ、無効化されている（注12）。

ところでドゥルーズは、その著『差異と反復』のなかで、三つの反復を区別している。これは病者の反復的音楽を考えるうえできわめて示唆に富むので、以下にやや単純化して呈示しよう。

ドゥルーズはまず、通常の反復、すなわち水平的な反復（＝「第一の反復」）と特異点の反復、すなわち垂直的な反復（＝「第二の反復」）とを区別する。「第一の反復」は、同じものの反復、同じ要素の水平的な配列であり、現在として把握される瞬間の継起そのものである。われわれの「行為」や「習慣」にも関連づけられる物理的な反復であり、ふつう「反復」といえばわれわれはこの〝反復〟を頭に思い浮かべる。これはとりわけ現在に密着した「裸の反復」である。これに対し「第二の反復」は、「記憶」の反復であり、過去を含んだ〝反復〟である。過去はつねにそのまた過去を含むから、この反復において現在とは、いつも幾重にも過去をまとった重層的な「現在＝過去」である。「第二の反復」は、とりわけ過去に関わった「着衣の反復」とされる。

さてドゥルーズによれば、さらに上記のいずれとも異なる反復がある。現在に関わる「第一の反復」、過去に関わる「第二の反復」に対し、本来的に未来に関わる「第三の反復」である。だが、経験論的な次元を超えたものとされるこの〝反復〟を理解するのは容易なことではない。この「第三の反復」は、第一、第二のような「相似あるいは類比によって形成される反復」とは異なり、「おのれ自身においておのれを反復する」反復、「それ自身が純然たる反復」という反復である。いわば過剰による反復であり、「差異を生み出す反復」、「それ自身絶対に新しいもの」としてのパラドクシカルな反復である。ドゥルーズはこれをフロイトの「死の本能」、ニーチェの「永遠回帰」に結びつけて論じているが、いまそれは措くとしよう。

ここで重要なのは、以上の議論から、病者の音楽が〝どのようなもの〟として見えてくるかである。病者の系列的・反復的音楽は、一見、上記の「第一の反復」、すなわち現在に関わる物理的反復の強調されたものと考えられるかもしれない。むろんそのような外皮をまとっているのは事実であろう。しかし先にも述べたように、その反復からは線的・叙述的な時間のパースペクティヴや方向性、因果性はもはや失われ、知覚は硬質な現在の上をすべるのみであった。また彼らの音楽にみなぎる一種ひとを驚かせるような力は、とても「習慣」としての「第一の反復」からのみでは理解しきれない。

では、その音楽は過去の記憶を重層的に含み込んだ「第二の反復」としての意義をもつものなのか——。これも首肯できない。なぜなら、自身の音楽について、病者から自身の過去やそれにまつわる意味を聞き出すことは事実的に困難だからである。極端にいえば、病者は音楽について何も語らない。「第二の反復」は、音楽にもたらされる「未知のもの」の言語化を要諦とする、むしろ神経症圏の音楽療法について問題とされるものであり、統合失調症者の音楽において主題的意義をもつことは少ないのではなかろうか。

そこで「第三の反復」である。病者の、現象としては系列的な反復的演奏の背後に、この「おのれ自身においておのれを反復する」反復を想定するのは不可能であろうか。わたしは、病者のあまりにも完全で過度な規則の遵守の裏に、この「過剰による反復」、「それ自身が純然たる反復」という「反復の力」を置いてみたくなる。というのも、ドゥルーズによればこの反復は、経験の不可能な「時間の純粋で空虚な形式」としての反復であり、「おのれの経験的な内容を放棄し、おのれ自身の根拠を覆した時間」による反復だからである。

わたしはここで、病者の音楽に関するさきの現象学的議論、つまり生命的根拠の無根拠化を想起するものだが、この反復が「差異を生む反復」「それ自身絶対に新しいもの」であるがゆえに、主体はその圧倒的な過剰を前に、認知の限局化、規則の絶対の遵守に賭けざるをえなくなるのではないか――。そう考えなければ、あの異様なまでの音の系列化や、その演奏に接したときの驚きを説明できるものではない。

ここで[2]でみた病者の〝演奏〟も思い出してみよう。微小的演奏や集中的演奏にみた出来事的な「瞬間」という時間の位相、静止する独楽（コマ）のようにめくるめく速度をもった無テンポ性、通常とは異なる個体化としての〈此性〉――。いずれも未来にかかわるこの「第三の反復」と位相を同じくするもののようである。いずれも逸脱的・非日常的ではあれ、きわめて生成的・未来志向的なモメントといえる。それらは互いに通底しており、同じひとつの気圏にある。

わたしが本章**4**の「臨床的所見」で抽出した「音楽的世界の位相変化」に対応し、**5**の［考察（その二）］で導かれた特異な地点、すなわち、①ありえない背理的認知、②「構造」－「力動」分節の無効化、③われわれの共通世界の「外部」という、従来の議論を超え出る地点の内実は、じつはこのような未来志向的な生成的次元なのではなかろうか。文献にみる病者の作曲に関する「絶対化された時間」や「開かれた限定性」、また「人格の古生物学的層形成」などの言辞も、ここにみる意義を読みとるのでなければたんなる印象の表現に過ぎないものとなってしまうのではないだろうか。

病者の「乏しい」音楽（微小的、集中的、融合的、反復的演奏）はこうして、いずれも特異なモメントのもと、その外見とは裏腹に動的な時空創造性を、あるいは秘めやかな生命的特質をわれわれに開示することになる。病像の差異はあるものの、これらがいずれも非妄想性の重篤例から取り出されたことを思い出すなら、以上の音楽の特性は、統合失調症のいわゆる基本障害を濃厚に反映したものであると考えてよい。

行論から明らかなように、ここに示される特異な位相は、ドイツの精神病理学者ミュラー＝ズーア（Müller-Suur）なら「出来事的な統合失調症性」と呼ぶものであろうし、花村誠一なら「抽象的－強度的統合失調症性」として議論の中核に据えるものであろう（注13）。それぞれ、「突如として、ある人生の意味を根本から変化させうる、あの出来事」、「それまで従っていた日常の公理、つまり自明な尺度によっては測りえない共約不能な出来事」を問題とするものである。

統合失調症者の音楽について、このような強度的な出来事性を抜きに語ることはできない。音楽を介してわれわれが知るのは、変化への力性をはらむこの絶妙な特質が、病像のカタストロフィックな断裂の局面ばかりか、より一般的な臨床的現象のすみずみにまで、微視的でミニマルな形で浸透しているという事実である。それが上記のような独得な生成性・未来志向性を宿すものであるなら、欠陥的な統合失調症像に対するわれわれの認識も何がしかの変更をこうむらざるをえない。

病者の音楽はこのことをわれわれに見えやすくする。というのも、音楽こそ生命の様態、「生きていることの質的な側面」を最もダイレクトにわれわれに伝える特異な表現媒体だからであり、音楽表現病理の困難も可能性も、本来的にこの圏域をめぐっていたものにほかならないからである。

注12　とはいえ、常同的なこの種の反復が、破壊的力に対する主体の積極的対応のひとつのかたちであることはいうまでもなく、パーラーとともにわたしもその臨床的意義を認めることにやぶさかではない。

注13　花村誠一は最近の論考で、従来から取り組んできた九つの区画をもつ作図（多種多様な統合失調症像はそのいずれかの区画に配属できる）を位相空間モデルとしてとらえ直した。彼によれば、中核的な統合失調症性を示す「中間の中間」の区画は、第三世代システム論オートポイエーシスに対応するという。反復的に作動することによってのみ成立するこの生命システムの様態は、本章（**5**の②）との関連でも興味ぶかいものといえる。

7 治療的帰結

わたしはここまで、治療論的な論述は意識的に避けてきた。音楽の所見は、「音楽療法」という治療的状況のなかから取り出されたものではあるが、論述の主眼はあくまで病者の音楽特徴の記述、およびその精神病理学的理解にあったからである。治療そのものが現実にさまざまな困難を抱えている以上、治療論を語ることには慎重であらざるをえないという事情もある。さらにわたしの行なう音楽セッションが「音楽」療法の要件を満たしていたか、という治療者の専門能力（competencies）にかかわる疑問もあった。とはいえ、ここまでの議論により導かれた知見を具体的な臨床に〝還元〟する努力はやはり必要であり、その可能性を簡潔に記しておくことにする。

結論的に述べるなら、本論はまず、❶音楽を通して明瞭に理解される次の二つの非言語的レベルの治療的活用を促すものである。二つの非言語的レベルとは、概念や表象をもたない構造としての通常の非言語的レベル、および出来事的‐強度的な位相に属するいわば一次性の非言語的レベル、である。後者をとくに前節の「第三の反復」に対応させてもよい。

また本論は、❷このうちとくに後者、つまり一次性の非言語的レベルに、治療場面でコミットする必要性を強調するものである。この次元がわれわれの意志や意図を超えた領野にあることを勘案するなら、治療場面で少なくとも、この特異な位相を閑却することのないよう注意しておきたい。後述するように、このレベルにコミットすることは、病者の逸脱傾向を助長するとの懸念もあるが、花村誠一が、「危機」が〝危険〟と〝機会〟の二つの意味をもつことを断りながら、統合失調症の回復をテーマにむしろ病初の破綻のほうに紙幅をさいたのも、このレベルの治療的創造性を念頭に置くからであろう。

そして最後に本論は、❸具体的に上記❶および❷を実行するものとして、統合失調症に対する芸術療法、とりわけ「音楽療法」の可能性を強調するものである。**6**の［考察（その二）］で見たような病者の音楽の〈出来事性〉や〈此性〉、〈未来にかかわる反復〉といった諸特性は、容易に察せられるように〈美〉に関連した問題であり、〈美〉を治療の契機として用いうる方法は「芸術療法」をおいてほかにない。とりわけ患者との相互的なやりとりのなかで特異な時空を立ち上げる音楽は、上記の次元に驚くほど素早く、しかも安全に関与しうる媒体とみなすことができる。

これらの主張は、じつはさほど新しいものではない。本論の**5**を参照するなら、たとえば患者との即興的なやりとり（音楽的なものに限らない）は、少なくとも三つの角度、すなわち「認知論的」「感情論理的」「現象学的」観点からの有力なトレーニングたりうるが、これは上記❶の具体例のひとつである。

そして、そのさい「志向性トレーニング」でブランケンブルクがひときわ注目していたのが、対人関係のはらむ、いわば賦活的な「出来事性」のレベルであった。彼はこれを徹底的に事実的なものとして、量的に把握するのだが、これなどは上記❷に相当する。

また❷について、より精神療法的な接近の例を挙げれば、たとえばスイスの精神科医サールズ（H. F. Searles）は、転移の進展過程における真の転回点として、患者と並んで「窓の向こう側の樹々の美しさを異常に鋭く感じる」という審美的・出来事的な体験を記述している。本論の文脈から、これを体験の〈此性〉の端的な実例と評することもできる。さらに宮本忠雄が早くから注目していた統合失調症の「自己治癒」の問題にしても、彼が内因性事象のもつ内発的な治癒への力動を重視していたように、病理現象そのものに備わる創造的次元に多くを期待するものであったといえる（注14）。

また、わたしの主張のうち❷に対する過度の強調は、多くの場合、逸脱促進的な結果を招くものであり、精神科医・中井久夫ならばこれを、病者と治療者がともに魅惑されつつそこから抜け出せない「統合失調症の陥弄」に囚われたものと戒めるかもしれない。

たしかに、統合失調症の治療において薬物の果たす役割、すなわち過剰な生成的成分を抑制することを想起するなら、わたしとはむしろ対照的な主張が成立することも十分うなずける。ヤンツァーリクも薬物動態との関連で、治療における構造的な側面にむしろ枢要な意味を与えているし、精神病理学者・加藤敏は、病理的な「非意味の力」を減圧する新たな心的－社会的容器の模索が必要であるとして、とくに作業療法や社会技能訓練の重要性に言及している。

しかし一方で、加藤はこの「非意味の力」の治療的意義にも注意を払っているし、中井にいたっては、精神療法場面における「一種の不条理」、治療者と患者の知らない間に両者にすべり込むある種詩的な「本質的なもの」にとりわけ注目している。中井や加藤のこの絶妙なバランス感覚は、より素朴なものとはいえ、チオンピの、至適な刺激レベルと外的治療野の極性（Polarisierung）を要諦とする治療論にも接続するものであろう。当然のことながら、どちらに力点が置かれるかは、すべて病態の要請に従うものである。

しかし、こうした諸議論を踏まえたうえで、あらためてここでは、その治療論的帰結として、上記の三点、すなわち❶概念なき構造としての非言語性、および出来事的‐強度的な一次的非言語性という両レベルの活用と、❷とくに後者の次元に関与することの重要性、そして❸その具体化としての芸術（音楽）療法の可能性、を挙げておく。

妄想病者シュレーバー（フロイトによって記述された精神医学史上名高い精神病分析例で、自らの体験を『ある神経病者の回想録』として書き残した）は、回復過程でピアノ演奏に「計り知れない価値」を見いだしたが、それはほかならぬ「音楽的な何も考えない思考」によるものであった。「何も考えない思考」とはなるほど矛盾したいいまわしではあるが、音楽の非言語的言語という構造的側面と、「それ自身における差異」という出来事的‐強度的な位相とをみごとに言い表している。

非意味の次元に関与することの必要性と危険とのバランスから考えても、おそらく芸術（音楽）は、もっとも適切な治療媒体となるであろう。先のドゥルーズは、反復に関連させ、「反復によってわたしたちが病むとすれば、わたしたちの病いを癒すのもまた反復である」と語り、芸術のもつ治療的特性について次のように述べている。

「おそらく、それらすべての反復を、それらの本性上のかつリズムのうえでの差異とともに、それぞれの反復の置き換えと偽装とともに、それらの発散と脱中心化とともに、同時に演じさせるのは、またそれらの反復を、互いに、かつ一方から他方へと、入れ子のように含み合わせてゆくのは、そして『エフェクト［結果、効果］』がそれぞれのケースで変化するような錯覚のなかに、それらの反復を包み込むのは、まさしく芸術の至高の目的であろう。（中略）もっとも機械的な、もっとも日常的な、もっとも習慣的な、もっとも常同症的な反復さえ、芸術作品のなかにおのれの場所を見いだす」

ここで示唆されるのは、本章でみた病者の独特な音楽表現、特異な「反復」さえ包み込み、また快癒させうる〝審美的〟な治療音楽の可能性である。そして病者の音楽から取り出された特質が本来的に〈美〉に関連するものであるなら、ここでとくに強調されるべきは、治療音楽の〈審美性〉であろう。思えば〈微小的演奏〉と〈融合的演奏〉の違いは、そこに〝美〟があるか否かであったとさえいえる。わたしはここに統合失調症者との疎通の可能性を見いだすものである。ただ、具体的に審美的な音楽体験をいかに実現するか、それは音楽療法的議論のなかの今後の課題となる。わたしはそうした議論の必要性と実行とを強く期待している（注15）。

最後に、本論で統合失調症の基本的病態に潜む生成的な、出来事的次元を強調するのは何より治療的なペシミスムに抗するがゆえであることを付け加えておく。急性期はもとより、欠陥性の慢性病態においてさえ、同様のことが主張される。音楽の表現病理学的検討は、治癒像におけるとりわけ質的な側面への視点変更をわれわれに迫っている。病者の音楽は、たとえば常同症にすらつねに新鮮なものを求める姿勢反復から、何か新しいものを抜き取らないこと」（ドゥルーズ）である。

を要請するものであった。肝要なのは、（病者の）「反復そのものを何か新しいものにすること。反復から、何か新しいものを抜き取らないこと」（ドゥルーズ）である。

そして本論もまた、あくまで主眼は病態の病理学的理解にあったとはいえ、これまでの治療的議論の「反復」を、病態の創造的特性、および治療媒体の審美的特性への刮目によって〝何がしか〟新しくしようと欲するものである。

注14　これに関し、音楽的な物言いをするなら、「病いが自ら作曲するのを妨げない」とでもいえようか。わたしは以前、病跡学的見地から、現代音楽の始祖のひとりウェーベルン（A. Webern）の創造について、本論でいう強度的な「統合失調症性」との関連のもとに、このエレメントが作曲家自身の意図を離れ、自律的に作曲する特異な生命的様態に言及した。ウェーベルンにおいては、これが危機回避的な意義をもっていたことを付言しておく（本書「第一〇章」を参照）。

注15　ここでいう審美的な治療音楽を実現している例がある。都内の精神科病院で長年「器楽クラブ」として音楽療法を実践している丹野修一の合奏活動がそれであり、わたしも現在この活動に参加している。病者の演奏技術や音楽性に合わせて丹野自らが作曲した曲を合奏する。音楽技術の制約を乗り越えながら（むしろそれを逆手に取って）、本論に見る統合失調症者の音楽特性が見事に音楽に取り入れられている。世界の音楽語法を駆使し、とりわけ日本的な音感覚に留意したそのメソッドは体系立っており、その公開が待たれるところである。また本論執筆後この活動に携わり、統合失調症者の音楽性についてさらに考えるところもあるが、それについては丹野の方法に関する議論とともに、また別稿に記したい。

8 結論

統合失調症者の音楽表現病理学は、音楽そのものの捉えがたさと、統合失調症の病態がはらむ難問とにより、いまだ未開拓の分野である。しかし、統合失調症と音楽の両者がいわば「語り得ぬもの」の領域で交錯する以上、両者を有機的に結びつけ、音楽に独自の視点からこの病いの本質に迫る議論が要請されている。

こうした問題意識から、わたしは本章で、文献の展望を踏まえ、自らが経験した非妄想性の比較的重篤な一五症例との即興演奏を対象に、その表現特徴を詳細に記述し、得られた所見を従来の精神病理学的知見で理解したうえで、さらに音楽に独自の視点から、病者の表現のもつ臨床的意義を積極的に把握しようと試みた。その結果は以下である。

1 文献を展望すると、統合失調症者に特異的な演奏の特徴として、保続的・反復的表現、リズム的な不協和、衒奇的な表現、速い自己テンポへの被拘束、などが見いだされた。また、演奏行為の特徴は作曲の特徴とも共通することが確認されたが、作曲を対象にした研究者のほうが表現をより積極的に考察しようとしており、実践的・治療的要請から、病者の演奏行為に関しても、さらなる精神病理学的吟味の必要性が示唆された。

2 これを踏まえ、一五症例の音楽表現が記述された。病者の即興演奏には音楽の各種パラメーターについて特徴的な変化が見いだされるが、それらに通底する特質は、①音楽の有機的かつ自然な論理、および秩序の次元における変化、②反復、連続、簡素化の傾向（↓単一音 drone）と、無方向化、混沌化の傾向（↓雑音 noise）、③たんなる形態上の変化にとどまらない、音楽的世界の位相変化、④すでに習得し、コード化された音楽能力の保持、という〝四点〟に集約された。

3 病者の演奏のなかには、特定の病像におおむね呼応した特徴的演奏のタイプがある。わたしはそれらを、①「微小的演奏」（急性期を脱しない破瓜－緊張病像に呼応）、②「融合的演奏」（①とほぼ同時期か寛解期前期の病像に呼応）、③「集中的演奏」（緊張病性要素の強い病像に呼応）、④「反復的演奏」（欠陥性人格変化を呈した慢性病像に呼応）として抽出、命名、記述した。

4 上記の表現特徴に関して精神病理学的に検討すると、彼らの音楽は、①認知論的に、反応のヒエラルキーの解体もしくは限局化、②感情論理的に、「感情認知参照系」の不全、③現象学的に、パースペクティヴ性としての「実在性への関わり」の障害、およびメタノエシス性としての「人と人とのあいだ」の不成立、として理解され、またそれぞれの端的な具体例として捉えられた。

5 一方、上記の考察を通して、三つの視点の枠組みそのものが問題となるような特異な地点、すなわち、①ありえない背理的認知、②「構造」－「力動」分節の無効化、③われわれの共通世界の「外部」、という地点に議論が導かれた。これらはわたしがまとめた病者の〝四つ〟の音楽的特質のうち、③音楽的世界の位相変化に対応する。

6 病者の音楽が示す独自の位相について、わたしは自らが取り出した四つの演奏のタイプ（「微小的演奏」

「融合的演奏」「集中的演奏」「反復的演奏」）、および他の臨床的経験に沿いながら、現代音楽（ケージ）の様態や、音楽に格別に親和性をもつ思考（ドゥルーズ）を援用しつつ、さらに検討した。するとこの特異な次元は、「瞬間」という時間の位相、および「此性」や「反復」（ドゥルーズ）という概念との深い関連のもと、統合失調症の核心的病態のはらむ強度的－生成的次元に由来するものであることが示唆された。

7 治療論的帰結として、① 概念なき構造としての非言語性、および出来事的－強度的な一次的非言語性という両レベルの活用と、② とくに後者の次元に関与することの重要性、そして、③ その具体化としての芸術（音楽）療法の可能性、が指摘された。賦活的要素への過度な加担は逸脱促進的ともなり注意されねばならないが、本論の文脈からは、治癒像のとりわけ質的側面に強く影響するものとして、病態の創造的特性および治療媒体の審美的特性への注目が不可欠であると主張された。

第八章　芸術はいかに「抵抗」するか

——統合失調症者の音楽表現再考

たとえ芸術が抵抗を行なう唯一のものではないにしても、
それでもなお、芸術とは抵抗するものである。

ドゥルーズ

ノルウェーの音楽療法士スティーゲ（B. Stige）は「音楽療法研究者は社会変化に貢献すべきなのだろうか？」と問いながら、セラピストの政治的・社会的責任と社会批評としての研究の必要性を強調している。わたしはかつて、統合失調症者の即興音楽と合奏活動（丹野修一）における音楽について、ドゥルーズ（G. Deleuze）の〈なる〉ことや〈此性〉といった概念を援用しながら、それがたんに欠損的な病理の表現ではなく、あらたな時空を創造する生命的・生成的エレメントを含むものであることを指摘した（本書「第七章」）。ここでは、それらの考察をさらに社会的な文脈へと開きつつ、病者の音楽表現がはらむさらなる意義を探究することを眼目としたい。

きっかけとなったのは、上記合奏活動の舞台たる病院の音楽クラブが、創始以来三七年ぶりに休止に追い込まれた事実の体験である。施設側の理由はおおむね、医療経済的に効率が悪い、効果が実証されない、活動が閉鎖的である（管理しにくい）というものであった。わたしはほぼ同じ時期に、やはり病者の〈生〉に敏感な臨床活動が、ほかにも二つ廃止されたことを知っている。

効率や管理を重視する現代社会において、こういう〝陰惨〟とも呼べる現実に出会うことはさほどめずらしくない。活動の休止ばかりか、私たちの日常臨床のなかでも、そして音楽療法セッションのなかですら、私たちの微視的な〈生〉はしばしば思いがけない収奪に出遭う。

このような状況のなかで、あらためて病者の表現病理を問う意味は大きい。私たちの音楽活動は〈生〉に対する包囲・攻撃の、まさに切っ先に立たされてしまったわけだが、彼らの音楽のなかにその理由が集約的に表現されているように見えるからである。以下、本章では、現代社会における管理や抑圧の〝カラクリ〟に注目したうえで、音楽セッションにおける病者の表現をもう一度見直しながら、そこにはらまれる社会的な意義や問題性を見いだしていく。そのさい、音楽の生命的な特質ばかりでなく、あえてある種の「暴力」や「非＝コミュニケーション」の次元を取り上げてみたい。

音楽の表現病理を考えることは、統合失調症のナゾに接近する手だてとなるのみならず、社会批評としての一面ももち、そこに浮上する問題への「抵抗」や「生き残り」の可能性をも示唆している。

1　今日の社会と「生権力」

社会における〈生〉の包囲・攻撃は上に記した音楽活動の休止ばかりでなく、じつは生活のすみずみにまで及んでいるといえば、大げさに響くだろうか。ここではその一端を知るために、まず私たちの日常臨床に目を向け、そのうえでそうした現実にひそむ巧妙な仕掛けを探ってみるが、見まわしてみると、じつは精神医療の全般にまで同様の現実が及んでいることがわかる。

たとえば、在院日数を下げるため、また多くの症例に対応するために「ベッド回転率の向上」が要求され、日々の書類の多さに頭を痛める現実がある。これらが日常の診察時間を圧迫することはいうまでもない。また、多くの施設で医療情報の電子カルテ化が進み、情報の集中管理が進められている。診断の局面でも、障害にコード番号が付された操作的診断基準が用いられる。周知のようにアメリカ精神医学会によるＤＳＭ（精神障害の診断と統計マニュアル）は「診断と治療のため」ではなく、「診断と統計のため」のマニュアルである。これを用いれば、病者との相互的な関係性のなかで〝病い〟の本質を見きわめていくという営みなしに、誰でも操作的に診断が可能となる。

一方、治療面をみても、薬物療法はますます規格化されフローチャート化されつつあるし、心理療法においては、客観的かつ簡便な認知行動療法が主流となりつつある。研究面におけるＥＢＭ（根拠に基づいた医療）の隆盛はもはや周知の事実である。このほか、より本質的な事柄として、病院内のさまざまな規則・習慣や人員配置など、制度面の硬直性が、患者さんたちの生き生きした立ち現れを阻害していると指摘する向きもある。

もちろんわたしは、これらの傾向を一概に否定するつもりはない。それぞれの現実にやむをえない事情や、科学的・合理的な根拠があることも承知している。しかしながら問題は、これらの傾向が強まるあまりに、日々の臨床において病者の〈言い得ない生（なま）の現実〉から私たちの目が離れていってはいないか、またこれらの現実を貫くある種の一般的傾向が現代社会の内で顕在的にも潜在的にも瀰漫化《びまんか》しているのではないか、という危惧に存するのである。

わたしの関心領域である「音楽療法」に関して付け加えれば、〝音楽〟という芸術を用いたこの領域においてすら、国家資格化をにらんだセラピストの大量生産により、現場に「死んだ音楽」が横行し、また微視的かつ生命的な音楽現象を捨象する「数量的研究」が大半という現実がある。

なぜこのようなことが起こるのだろうか――。

「健康増進法」をはじめとする医療・福祉関連の法律、マスコミにあふれる健康番組、ますます勢いづくセラピー・ブーム、いわゆる「メタボ健診」など、現代はむしろ私たちの健康を効率的に管理し、生命を守る社会であるはずである。にもかかわらず、〈生〉が包囲・攻撃される反生命的な事態が生じてしまっている。はじめに述べた、廃止された音楽活動や手間ひまをかける治療行為が効率や管理に馴染まないといってしまえば簡単であるが、しかしことはそう単純ではなく、ここに〈生〉をめぐる現代社会の〝巧妙な権力〟のカラクリがあるように思われるのである。私たちは、それを指摘する先達とともに、幾重にも、そして瀰漫的に、自身の心の内にまで張りめぐらされたその特有の在り方を見抜く必要がある。

フランスの哲学者ミシェル・フーコー（M. Foucault 一九二六〜一九八四）は、古代以来の権力をめぐる思索のなかで、近代以降、君主による抑圧型の権力に代わって、個人の〈生〉をターゲットにした新たな権力が登場したと論じている。詳細は省くが、資本主義社会の増大・発展のために、効果的で経済的な管理システムへの身体の組み込みなどを目的とする権力がまず現れ、続いて一八世紀半ば以降に、人間の繁殖や誕生、死亡率、健康の水準、寿命、長寿などを調整する「人口の生政治学」が現れたというのである。フーコーによれば、近代以降の権力は、それ以前の、たとえば「王」による禁止・抑圧型の「殺す権力」ではなく、むしろ人間を「生かそう」としつつ〈生〉をコントロールする権力、ということになる。人を「生かそう」とする権力であるから、それが現代の福祉国家のような、いわば「慈悲深い」社会でいっそうの力をふるうことは理解できる。

「生かそう」とする権力ならば望ましいではないか、と考えることができるかもしれない。しかしこの権力は、そう素直には受け入れがたい逆説や巧妙さをはらむもののようである。

まず注意しなければならないのは、この権力についてフーコーが「生きさせるか、死の中へ廃棄する」権力と述べていることである。別な箇所で彼は、印象的なスローガンによって、この権力の落とし穴について警鐘を鳴らしている。「殺されにゆきたまえ、そうすれば、きみに快適な長生きを約束してあげよう」というものである。この「快適な長生き」の代わりに差し出す〈生命（いのち）〉がいかなるものか興味ぶかいが、それはひとまず措くとして、ここではこの権力が、長寿や健康といったいわば「正義」の名のもとに、巧妙にも私たちの〈生〉を収奪する危うさを有することをまずは確認しておく。フーコーも指摘するように、この権力においては、「生活・生命の保証は死の命令と結びついている」のである。

わたしは、はじめに述べた音楽活動の廃止や現代の精神医療の諸現象の底にこうした「死の命令」の谺（こだま）を聴かざるをえないのだが、この権力には、もうひとつ見過ごせない巧妙さがある。それは、

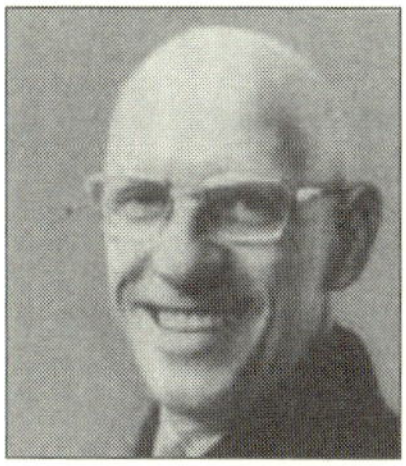

フーコー
フランスのポスト構造主義の哲学者・歴史家。アルチュセール（哲学者。1918～1990）、カンギレム（科学哲学者・科学史家。1904～1995）、デュメジル（言語学者・比較神話学者。1898～1986）らに学び、哲学・精神病理学を修める。『狂気の歴史』（1961）で近代における権力による狂気の閉じ込めとその言説をえぐり出す。1963年『臨床医学の誕生』で近代医学成立における医学的言説の転換をとらえ、『言葉と物』（1966）において近代人文諸科学における知と言説の編成を究明し、「人間」とはそうした言説の産物にほかならないとした。晩年の著作に示された「生の権力」については、その具体的現れである福祉国家に個人の倫理を発展させることで抵抗するよう主張。その思想は社会学・政治学・教育学など、さまざまな分野に大きな影響を及ぼした。1926～1984。

この権力が「上」から降りてくるものではなく、超越的な「中心」を持たないというところである。

この権力の原型として描かれるものに「パノプティコン」[*]という監獄の〝一望監視装置〟がある。中央に監視塔が置かれ、その周囲に独房が円形状に中心へと向かって窓を持つように配置されている監獄の間取りのことである。中央にいる監視人の姿は囚人には見えないが、囚人は監視人がいるいないにかかわらず、常に監視されていると意識することになる。つまり権力の可視性は消え、監視・管理される者がみずから自己を律するようになるのである。

〝巧妙さ〟というのは、この権力システムが、社会を構成する個人、私たちすべての心のうちに遍在し、あまねく私たちの〈生〉を管理しようとする〝権力〟だということである。上にある権力の中心が明白ならば、抵抗の仕方もあり、抜け道を見つけることも可能であろう。しかし、知らずしらず私たちがそれを行使しているとき、そこから抜け出すことは容易ではない。

さて、このような逆説や巧妙さをもって、現代の〈生〉をめぐる権力が行なう営みはいかなるものか。フーコーの次の行文を読めば、それがまさに上に列挙した現代の精神医療や芸術療法の問題と関わることが明白であろう。

「このような権力は、殺戮者としてのその輝きにおいて姿を見せるよりは、資格を定め、測定し、評価し、上下関係に配分する作業をしなければならぬ」

――資格化、測定と評価、有効性による区分けと不効率なものの排除、いずれも先にみた私たちの日々の営みを特徴づけているものである。

フーコーの議論を引き継ぎつつ、現代社会を、生があらゆる局面で隙間なく管理＝コントロールされる「休みなき管理社会」としたドゥルーズも同様の見方をしている。ドゥルーズの場合、個人の分割化やデータ化に注意を促し、さらに管理社会の特質をつまるところ「金銭」に求めている。当該箇所を引用しておこう。

「いま目の前にあるのは、もはや群れと個人の対ではない。本来なら分割不可能だったはずの個人（individus）は『分割可能』（dividuels）となり、群れのほうもサンプルかデータ、あるいはマーケットか『データバンク』に化けてしまう。規律社会と管理社会の区別をもっとも的確にあらわしているのは、たぶん金銭だろう」「芸術ですら、閉鎖環境をはなれて銀行がとりしきる開かれた回路に組み込まれてしまった」

まさに私たちの精神医療の状況を指し示しているかのようである。また昨今のわが国の社会保障の在り方を考えるなら、「金銭」に関するこのドゥルーズの指摘の妥当性はあらためて論評するまでもないだろう。「芸術ですら」の部分をここで「芸術療法ですら」と読み替えれば十分である。

＊パノプティコン（panopticon）　一望監視施設。ベンサム（イギリスの思想家。一七四八～一八三二）が一八世紀末に構想。大勢の人々を管理する施設で、その原理は刑務所・製造工場などの空間構造に広く適用されている。

2 病者の音楽表現

では、こうした状況のなかで、統合失調症者と彼らの音楽を考えることが社会的にいかなる意味を持つのだろうか――。わたしは冒頭に述べた音楽活動が、以上のような〈生〉をめぐる権力の攻撃を受けた（つまり「殺されに」行かなかったために「長生き」させてもらえなかった）と考えるわけだが、当時この活動を率いていた音楽家・丹野修一が、もうひとつ気になることをいっていたのを思い出す。「この活動が潰されたのは、たんに効率などの問題ではなく、この活動のなかの彼らの存在を脅かすものがそうさせたのではないか」と、彼はいっていたのである。

そのときわたしはすぐには納得しかねたものだが、いまになってこの言葉が意味をもつような気がしている。結論を先取りすれば、ここにこそ統合失調症者の音楽のもつ現代的な意義があるのだが、それを探るために、以下にあらためて病者の音楽表現をふり返ってみたい。

第七章に詳しく述べたように、病者の音楽表現については、クレペリン（E. Kraepelin）、レポンド（A. Repond）、ランゲリュデッケ（A. Langelüddeke）、ヘンゲシュ（G. Hengesch）、ライセンベルガー（K. Reissenberger）、シュタインベルク（R. Steinberg）ら（以上、演奏面）。ヤディ（F. Jádi）ら、ペテ（B. Pethö）、パーラー（H. Perler）（以上、作曲面）などの報告がある。

わたしは以前、統合失調症の患者と個人および集団セッションにおいて即興音楽を行ない、その後長く病院の合奏活動に参加してきたが、後述する重要な特徴を除けば、わたし自身もほぼこれらと同様の知見を得ている。図1に掲げた楽譜の写真（統合失調症者による楽譜例）は、精神病者の描画を集めた「プリンツホルン・コレクション」*の中からベルリン芸術大学のヤディらが音楽関連の作品を選んだ書物『ムジカ』、およびペテの論文からの引用である。これらの写真により、病者の音楽の特徴が視覚的にイメージしやすくなると思う。

これらの論文のなかには病者の表現を特徴づける標識として、機械的規則性、衒奇的表現、拍子から離れる、リズム的形態がとれない、常同的反復、偶発的なアクセントづけ、和声的発展の欠如、非慣習的進行、（音楽的）ディスクールの裂隙、音楽的遠近法の障害、などの言葉が並ぶが、これらをひと言でいえば、「従来の音楽語法からの逸脱」とまとめられるだろう。すなわち、リズムやメロディ、ハーモニーといった音楽の各種パラメータが有機的な構成を失い、新奇な表現がそれに置きかわっているのである。結果的に音楽からダイナミズムや相互的なやりとりが失われ、表現は単調な反復か、反対に、混乱したノイズに近づいている。

自由な即興演奏を行なう場合、健常者ならば早晩、それがたとえ退屈なものではあっても共通のリズムを見つけたり、相互の音を聴き合うなどの引力関係が生じるものであるが、病者の場合はこの傾向が弱く、場合によってはそれぞれの音楽が互いに関係を持たないまま「同時並行的なポリフォニー」を奏でる、といった現象すら起こる。これを彼らの認知障害や相互主観性の障害、あるいは端的に自閉と結びつけて理解することは難しくない（詳しくは第七章参照）。

しかしながら、わたしの体験によれば、病者の音楽で重要なのは、以上のような形式あるいは構造にお

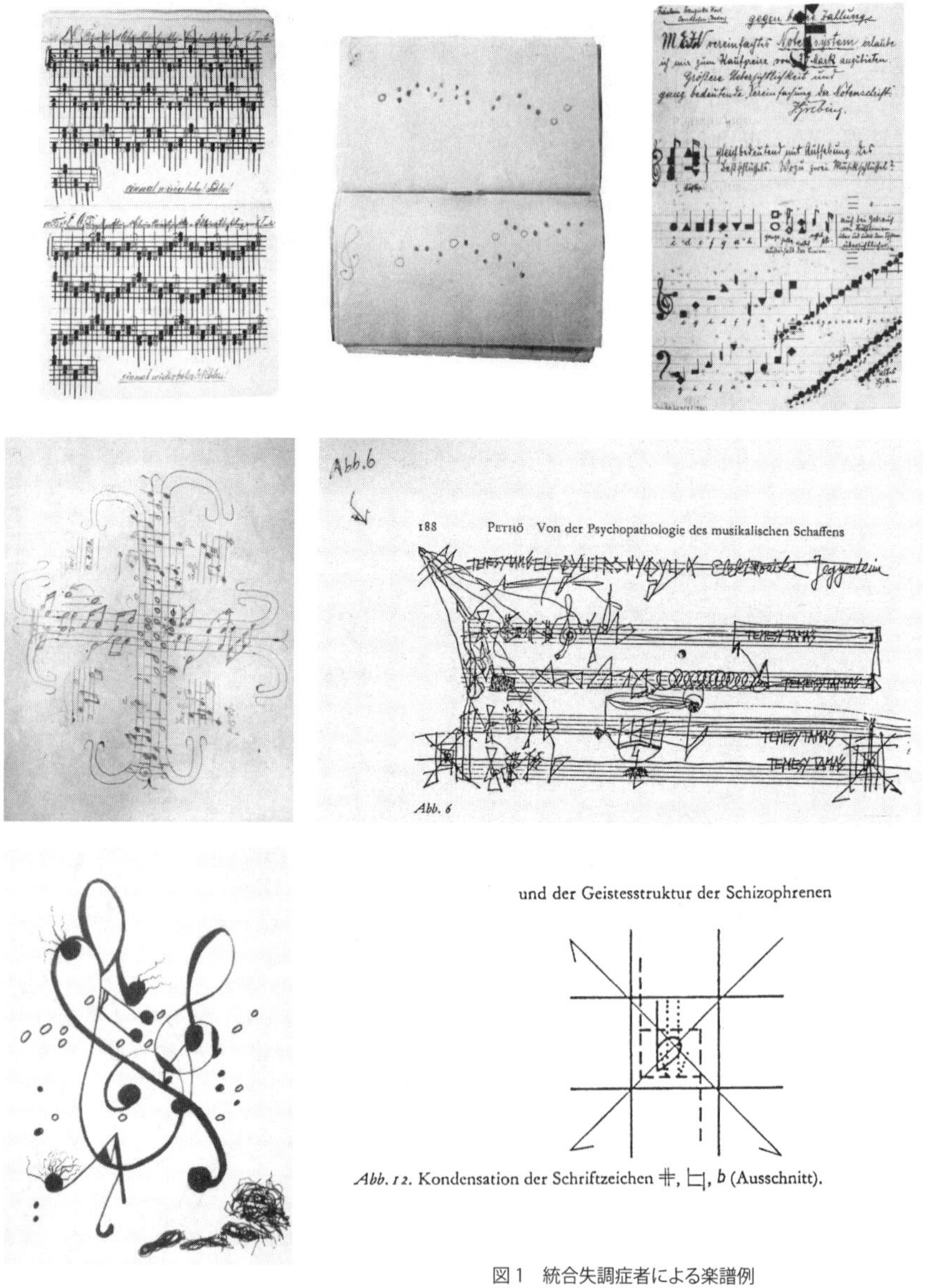

図１　統合失調症者による楽譜例
（Jádi,F.&Jádi,I, 1989 および Pethö,B., 1967 より抜粋）

ける「欠損」的側面ではない。構造面における「欠損」的様態とは裏腹に、彼らの演奏はときにきわめて印象ぶかいものになることがあり、こちらのほうがわたしの注意を引きつけるのである。

たとえば、二つか三つの音をきわめて小さな音で不ぞろいかつ小刻みにくり返す演奏がある。まるで木の葉が光を浴びて震えるようなデリケートな演奏なのであるが、そのような音楽を共にするとき、わたしは繊細な美感に打たれ、不思議な高揚感を感じることが常である。またある病者は《蓮の花が開く音》といいながらシンバルを持ち、長い、息づまるような緊張のもと、聞こえるか聞こえないかの弱音で〝ただ一つ〟の音を鳴らす。同じ患者があるとき演奏に熱中・没頭し、他のメンバーがやめてしまったあとも、制止されるまで激しい反復リズムをつづけたこともあった。ほかに、単純な音型を異様なまでの平板さでくり返す表現、あえて音を出さないように努める演奏などもみられたが、いずれにしろ、それらが不思議な、強い印象を残す音楽表現であることに違いはない。

これは即興演奏とはまた別の技法、たとえば病者の技術レベルや感性に合わせた作曲技法を用いる合奏活動の音楽でも同様である。音楽の素人である病者は、一般に技術的には拙劣で、簡単なパート譜を手渡されるのであるが、与えられた楽譜にもとづく彼らの表現は、意外なことに私たち健常者にない存在感をもつことがある。それはときどき、スタッフを驚かせるほど音楽的世界に一致した表現となる。曲想に合わせて、あるときは夏の終わりの砂浜に〈なり〉、あるときは午前一〇時の時計の鐘に〈なり〉、あるときは宇宙空間に遠ざかる惑星に〈なる〉、といった具合である。彼らは時として音楽そのものに〈成りかわってしまう〉といっても、いい過ぎではない。

この〝合奏システム〟を創出した丹野修一は病者との演奏経験について、「彼らがいなかったらあのような音楽はできなかった」と述べているが、丹野の才能を差し引いても、セッションに現れる音楽的「異界」あるいは独特なリアリティは、病者の音楽が形式や構造とはまた別のところにその根拠をもつ、と考えなければ理解することのできない体《てい》のものである。

実際、彼らの演奏は構造的な音響現象とはまた別の次元に定位しているように思われる。音楽の論理・秩序が変化するのみならず、音楽的世界の位相変化があるといっていいかもしれない。

図1の一番右下の楽譜を参照されたい。指示記号シャープ、フラットとナチュラルが重ね書きされ、斜めの矢印に貫かれている。現実にはありえない、端的に演奏不可能な表現である。先のヤディは病者の音楽について「人格の古生物学的層形成」をうかがいながら、「問題なのは造形的能力の喪失ではなく、原初的な個人のゲシュタルトプロセスが初めて可能となるような無意識への方向転換が起こっていることである」と述べている。またペテは彼らの作曲の分析をとおし、そこに「時間的絶対化」、「極度の開放性」がみられると論じているが、これらの指摘に共通するのは、病者の音楽に構造面での欠損を超えたある種の生成的特質をみる視点である。

このような音楽の様態が、〃統合失調症〃の精神病理と深く結びついたものであることはいうまでもない。以前わたしが担当した患者は、一瞬一瞬が不意打ちの連続である自分の世界と、そこでの行動様式について、《無作為抽選券》という言葉を使った。わたしはこの言葉にジョン・ケージの偶然性の作曲技法を連想し、ケージ音楽の生成的‐生命的特質と彼らの病態を関連づけて論じたことがある（第六章参照）。

わたしが担当したまた別の患者は、週末の外泊のあと病棟に戻り、たった二日しか経過していないのに、わたしを見て《五年も経ったみたい》と驚いてみせた。彼女においては時間の濃密さがケタ違いに高いわけで、その言葉にわたしは思わず、「たったひとつの身振りで長編小説を表現する」（シェーンベルク）と評されたウェーベルン音楽（第十章参照）を想起したものである。

たんなる連想の遊びをしているのではない。ここでわたしは、彼らの深刻な病理そして存在様態が、ケージ音楽のように、ブランケンブルク（W.Blankenburg）のいう、いわば〈時間以前〉に引きとどめられた「点状の異質性」を示し、しかもウェーベルン音楽のように、とてつもない内包量を有したものであるということ、そしてまた、そうした通常の尺度を超えた〈出来事〉的な特質が、彼らの音楽表現に独特な審美的性格を付与していることを伝えたいのである。

加えていえば、先にみたような、病者が音楽そのものに〈なる〉という在り方も、彼らの病理と無縁ではない。第七章で触れた入院患者（先に述べた集中的演奏をおこなった病者）は、希望して二羽の小鳥を飼い、一羽が死んだあと、看護者の制止も聞かずにもう一羽を空に放してしまったが、そのまま急性増悪して彼のほうが鳥カゴならぬ保護室に入室することになった。その破綻局面について彼は《ゾッとした》と回想するのみだったが、鳥を放した瞬間、彼が鳥に〈なった〉と評してもあながち間違いではあるまい。

ところでわたしは、統合失調症の病理と音楽のもつ、このような一種過剰ともいっていい生成的特質が、音楽療法による〝治療機制〟の核心をなすものと考えている。これなくしては、音楽による強い喜びはありえず、音楽行為による認知トレーニングも力を持たない。とすれば、生活に方向感をもたらす活動の手応えも、また厳しくも充実した活動による仲間意識の醸成も実現困難である。そもそも音楽空間のなかでの、存在論的な変容が起こるはずもないのではなかろうか。（以上の内容は、拙著『精神の病いと音楽』。廣済堂出版、二〇〇三に詳しいので併せて参照していただければ幸いである）

＊プリンツホルン・コレクション　ドイツの精神科医ハンス・プリンツホルンが一九一九〜一九二一年のあいだにヨーロッパ中の精神科患者から約五〇〇〇点の描画を集めたコレクションで、現在ハイデルベルク大学医学部の敷地内に展示室がある。

3 「抵抗」の拠点としての芸術療法

さて問題は、病者の以上のような表現特性が、〈生〉を包囲・攻撃する現代の社会状況のなかでいかなる意味をもつかである。やや唐突だが、「暴力」と「非＝コミュニケーション」という二つのキーワードから、彼らの音楽を考えてみたい。

ここで「暴力」を取り上げるのは、先の丹野修一の音楽性の内にある種「暴力」的なまでの「力」を（病者にはまた別種の「力」を）感じるからであり、またわたしの体験からして、そもそも音楽空間の内部がさまざまな「力」のせめぎ合いの場、あるいは「力」が生起する場として考えられるからである。

一方、「非＝コミュニケーション」を取り上げるのは、病者の存在様態が非＝コミュニケーティヴな特質をもつことに加え、音楽療法がこれまで「コミュニケーション」一辺倒で語られてきたことにいささかの〝違和感〟をもつからである（もちろん、これは音楽療法にコミュニケーションが重要でないということを意味するのではない）。

まず、音楽空間をあえてミクロな〝社会〟と見立ててみたい。周知のように、音楽はリズムやメロディ、そして時には和声といったさまざまなパラメータが複雑にからみあう構造体である。集団で音楽する場合、沈黙の中からいったん音が鳴らされると、ふつうそれらは互いに関係し合い、引力関係が生じる。多くの場合、遅かれ早かれ個々の音の〝組織化〟が始まるのである。このため、先ほど健常者の即興表現について述べたように、奏者が知らずしらず共通のリズムに引きこまれてしまうといったことが起こってくる。

音楽が出現したとたんに、否が応でもある種の規則（すなわち法）や、秩序を強制する力が生まれるといってもいいわけで、だからこそ、そこから外れた音は浮いてしまったり、不快と受けとめられたりもするのである。この観点からすれば、音楽空間は、力や権力がせめぎ合う「政治的な場」とも考えられる。

二〇世紀ドイツの思想家ヴァルター・ベンヤミン（W. Benjamin 一八九二～一九四〇）は、社会におけるこうした〝法〟を定める力のことを「法措定的暴力」とし、定められた法を〝維持〟させる力を「法維持的暴力」と規定した。ドイツ語の「暴力」つまり〝Gewalt〟は、〝walten〟つまり「支配する・管理する」という動詞から派生している。「暴力」という言葉のもつネガティヴな含意は措いてここから考えれば、関係的な引力に支配され、秩序を強制する管理に明け渡された音楽の空間は、〈法や規則の措定〉と〈措定

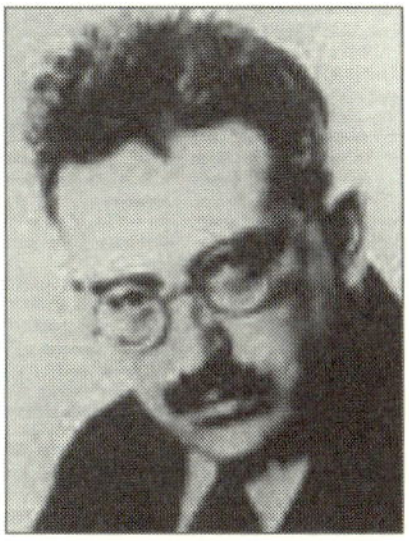

ベンヤミン

ドイツの思想家・哲学者・社会学者・文芸評論家。ユダヤ系の裕福な家庭に生まれ、ベルリン大学とフライブルク大学で哲学を学ぶ。ヒトラー政権樹立とともにパリに亡命、その後パリ陥落のためスペインに逃れる途上、ピレネー山中で服毒自殺したとされる。著に『暴力批判論』『複製技術時代の芸術』『パサージュ論』など。「著作集」（15巻。晶文社）がある。ベンヤミンは、「暴力批判論の課題は、暴力と、法および正義との関係をえがくこと」「正しい目的は適法の手段によって達成されうるし、適法の手段は正しい目的へ向けて適法されうる」「法の手中にない暴力は、それが追求するかもしれぬ目的によってではなく、それが法の枠外に存在すること自体によって、いつでも法をおびやかす」と述べ、「法関係を確定したり修正したりすることができる」という暴力の本質的機能を見いだした。1892～1940。

された法や規則の維持〉というかたちで支配・管理されがちな場である、と言い換えても間違いはなさそうである。

ところで、こういう見方のなかで、〝病者の音楽〟はいったいどう捉えられるのだろうか――。沈黙や自然の騒音に近く、音楽の規則や秩序からはずれた彼らの音楽が、これら「法措定的暴力」「法維持的暴力」のいずれにも与するものでないことは明らかである。彼らの音楽は多くの場合、それらの支配・管理から逃れ、異様に孤立したり「同時並列的なポリフォニー」を奏でながら、不思議な高揚感や驚きを私たちにもたらしていた。

ここにどのような意味があるのだろうか――。わたしはそれに対し、いささか大げさに響くかも知れないが、ベンヤミンがもう一つの「暴力」として挙げる「神的暴力」ないし「純粋な暴力」という言葉を当ててみたくなる。「神的暴力」とはベンヤミンによれば、生命を「生き生きしたもの」(der Lebendige)へと上昇させるものである。

じつはこの言葉にはさまざまな解釈があり、いまもってナゾの多い概念といわれている。ここでは哲学者・市野川容孝の解釈を参照することにしたい。

「神的暴力」はこれまで、措定された法や権利を否定する暴力と解釈されてきたが、市野川はそれをたんに否定する力ではなく、この暴力に関してベンヤミンが行なった「脱措定」する力という記述に力点を置き、「神的暴力」を、法や権利を措定もしないし、維持もせず、ただ脱臼させる(＝脱措定する)何ものかであるとする。そして「脱措定」〝entsetzen〟という言葉のさらなる語義を参考に、法を「解放する、救出する」力、「新たな可能性を開く」力であると解釈するのである。あるいは、もっと控え目に、

〝entsetzen〟の日常的な意味に照らして、この「暴力」を、法や権利を「ギョッとさせる」、あるいはそれに「揺さぶりをかける」力とも考えている。

わたしはこうした行論に、上述の、「音楽語法から逸脱」した病者の音楽を、そしてその音楽にはらまれていた不思議で触発的な力を思い出す。また、それについてヤディやペテが指摘した音楽の生成的次元の意味をここに求めたいと考えるものである。互いに無関係に鳴り響き、音楽空間の力の場から浮いてしまった彼らの音楽は、私たちを唖然とさせるような仕方で音楽の法や規則を脱臼させる（＝脱措定する）。それと同時に、ある種の名状しがたい「力」をもって、音楽の法や規則を「ギョッとさせ」、それらに「揺さぶりをかける」。そして、まさにそうするがゆえに、逆に法や規則の側からの包囲や攻撃を受けてしまうのである。

先に述べた合奏活動も、たんに効率が悪いからということでなく、病者の表現のこうした次元を音楽に取り込もうとする活動であったからこそ、権力の側の不安をかき立て、廃止の憂き目に遭ったとも考えられるのではなかろうか。

しかし、同時にこの〈神的暴力〉は、市野川も指摘するように、法やそれによる管理を「脱措定」する、つまりそこから人を「解放・救出」し、「新たな可能性を開く」力でもある。事実、合奏活動における丹野もこの「力」に向き合いながら、「創造そのものである治療」に取り組み、結果として臨床的な成果をあげる一方、この時代における新たな音楽の可能性を開拓しつつある。病者の音楽のこの「脱措定」する「力」は、音楽による治療機制の核心にあるのみならず、音楽そのものを革新しようとするものなのである。

考えてみれば、音楽空間が「法措定的暴力」と「法維持的暴力」に管理されるばかりの時空であるはずもない。そこにはかならず逸脱的かつ創造的な「脱措定」する生命が作動し、音楽を「生き生きしたもの」(der Lebendige) へと上昇させているはずである。わたしは、現代の管理社会のなかで、また今日の治療をめぐる状況のなかで、病者の音楽表現に意義があるとすれば、一つはこの「脱措定」する「力」にあるのではないかと考えている。ドゥルーズの次の言葉が手がかりになる。

「管理社会は監禁によって機能するのではなく、不断の管理と瞬時に成り立つコミュニケーションによって動かされている」

ドゥルーズはこうもいっている。

「創造とコミュニケーションはこれまでも常に別々のものだったのです。そこで重要になってくるのは、管理をのがれるために非＝コミュニケーションの空洞や断続器をつくりあげることだろうと思います」

彼はここで、管理社会がコミュニケーションによって運営されていること、そして管理から逃れるためには「非＝コミュニケーション」の創造性に依拠することが必要だ、と述べているのである。

いうまでもなく、統合失調症の病理の中心は非＝コミュニケーティヴな地平にある。わたしがこれまで紹介してきた統合失調症者の音楽も、それを反映して通常のコミュニケーションを拒み、法や権利を「ギョッとさせ」「脱措定」する「力」の次元に定位したものであった。そしてドゥルーズはそこにこそ、管理の手をのがれる空洞や断続器を期待しているのである。

ドゥルーズは、現代の管理＝コントロール社会において私たちは完全に世界を見失ってしまったと嘆きながら、それでも〝希望〟がなくはない、と言い残している。

「世界の存在を信じるとは、小さなものでもいいから、とにかく管理の手を逃れる〈事件〉を引き起こしたり、あるいは面積や体積が小さくてもかまわないから、とにかく新しい時空間を発生させたりすることでもある」

わたしにはこれが、あたかもセッション場面における統合失調症者の音楽をいったもののように響くのであるが、いかがであろうか。音楽空間における「解放・救出」が、そのまま社会的な意義を帯びることがここで理解されるのである。

いうまでもなく、〈生〉はいつでも規律や管理からはみだしてしまう。〈生〉をまるごと管理する社会が到来したとはいえ、ふたたびフーコーに戻れば、「それは、生が余すところなく、生を支配し経営する技術に組み込まれたということでは毫もない。生は絶えずそこから逃れ去る」のである。私たちは、いまこそそうした〈生〉の運動をすくい取る必要がある。

芸術とは〈生〉をめぐる権力に〝抵抗〟するもののことである。芸術を個人の人生に関与させることが「生権力」に抵抗する一つの有力な方策であろう。芸術を臨床の核心に置く営みには、たとえ困難ではあってもその可能性がある。病者の非＝コミュニケーティヴな音楽は、管理の手を逃れる〈事件〉として、まさにそのことを私たちに教えていたのではないだろうか。

開かれた文化運動として

私たちの日常臨床において微視的な〈生〉が包囲・攻撃に遭っているのではないかとの問題意識から、本章では、現代社会における管理や抑圧のカラクリに注目し、即興や合奏という音楽活動にみられる統合失調症者の音楽表現をあらためて取り上げ、そこにはらまれる社会的な意義を考察した。

論述にあたっては、フーコーやドゥルーズによる「生権力」や「管理社会」に関する言説を参照し、あえて「暴力」や「非＝コミュニケーション」というキーワードを用いて考察したが、それにより病者の音楽がその「欠損的」な外観とは裏腹に、〈生〉をめぐる権力に抵抗する「力」をもち、管理＝コントロールから逃れるポテンシャルをもつものであることが浮き彫りになった。また、音楽療法などの芸術療法がこうした「生権力」への抵抗の拠点になりうることも併せて指摘した。

とはいえ本論は、現代の〈生〉をめぐる状況と音楽表現病理、あるいは音楽療法との関係についての議論のまだ入り口にすぎない。現在わたしは一人の音楽家とともに統合失調症者との新たな音楽セッションを開始し、試行錯誤しながら知見を重ねているが、いつの日かこの問題についてさらなる論考をまとめたいと願っている。スティーゲの指摘を待つまでもなく、私たちは芸術療法をセラピスト－クライエントという二者関係や狭い治療室のなかに閉じこめておく必要はなく、社会的コンテクストに開かれた文化運動として展開させていく責務を負っている。

第九章　グスタフ・マーラーの病跡

――強迫的衝動性とパラノイア性

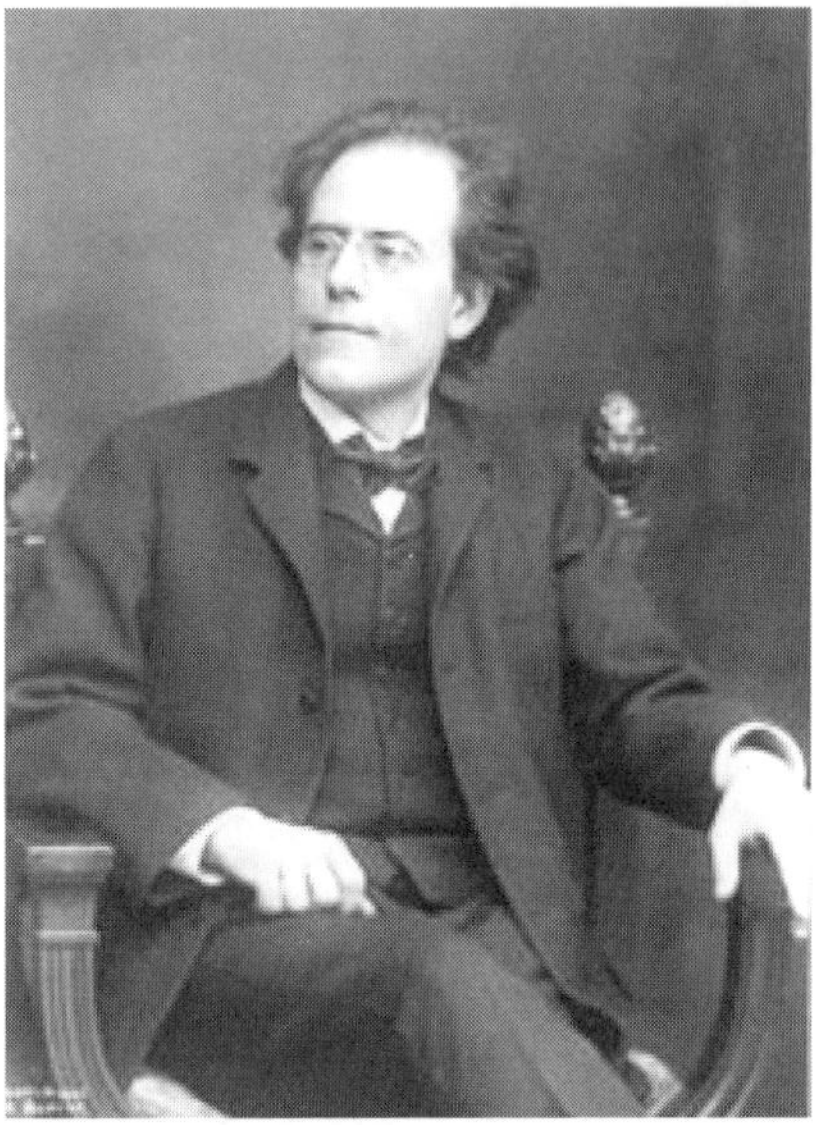

Gustav Mahler
(1860 年 7 月 7 日〜 1911 年 5 月 18 日)

マーラー（一八六〇～一九一一）は一九世紀末から二〇世紀の初頭にかけて、ウィーンを中心としたヨーロッパ楽壇に指揮者として君臨したが、没後数十年の不遇を経た二〇世紀後半、今度は作曲家としての名声を確立した。彼の遺した交響曲群は、ハイドンに始まるドイツ・オーストリア交響曲の最後を締めくくるとともに、西欧調性音楽に終焉を告げ、二〇世紀の無調音楽を予告するものとされる。

このマーラーの素顔について、われわれは妻アルマをはじめとする何人かの回想録により知ることができるが、彼の実像はつかみにくいものであったらしい。同時代人リヒャルト・シュペヒト（『マーラー伝』の著者。一八七〇～一九三二）は、「私にはマーラーをほんとうに知っていた人がいたとは信じられない」と述べ、たった一回の面接の後であったが、フロイト（一八五六～一九三九）も彼を評して「謎に包まれた建物」と形容している。ここでは、こうしたマーラーの人物と音楽に関して、後世のマーラー研究を参照しつつ、精神医学的な見地から考察を試みたい。もとより診断的なレッテルを付すことが本意ではないが、強い衝動性を伴う〝強迫性〟と〝パラノイア性〟が、それぞれ彼の生涯と音楽を検討する際の指標となりうるだろう。

音楽創造においては、両者の関わりが問題となる。マーラーはこの両者が必然的にはらむ矛盾、あるいは両価的なジレンマを生き抜いたといってもよい。晩年の作品に垣間みる統合失調症性の亀裂は、あくまで予告にとどまっている。

マーラーと彼の音楽に潜む病理性は、以上のように、疾病論的に広いスペクトラムを行き来しつつ論じなければならない。しかし、マーラーを論じることはそのまま〝われわれ自身の問題〟を映し出すという点も特筆されるべきで、強迫性とパラノイア性という二つの標識に、われわれはむしろ、汎人間的な含意をこそ読みとる必要があるだろう。

1 その生涯

内在する実存的無故郷性

マーラーの音楽には、のちに詳述するように、懐疑的な気分とコスモポリタン的性格が色濃く認められるが、アメリカのドイツ文学者ヘンリー・リー（H. A. Lea）はこれを彼のユダヤ人としての〝辺縁性〟（marginality）に帰している。自ら「三重の無国籍者」と語ったマーラーは、たしかに民族的伝統に同化しようとして同化しえなかった。

ユダヤ人としての〝実存的無故郷性〟（リー）は、彼の音楽を考える際に無視できない視点である。また、ユダヤ人が多く集まった当時のウィーンは、伝統あるハプスブルク王朝の黄昏《たそがれ》の街であるとともに、オーストリア＝ハンガリー多民族国家の国際都市として、諸価値の崩壊と自由刷新の気運が混沌《こんとん》としていた。

こうした世紀末ウィーンの独特な雰囲気もマーラー音楽に体現されているだろう。われわれは、以上の二点をここで認めたうえで、さらに彼個人のパーソナリティの問題へと、焦点を絞っていきたい。以下にその生涯をごく簡単にたどってみる。

シューベルトの再来

グスタフ・マーラー（Gustav Mahler）は、一八六〇年七月七日、ボヘミアの寒村カリシュト（現・チェコのカリシュテ）に一四人同胞の第二子として生まれる。父ベルンハルトは同化してドイツ語を話す無宗教のユダヤ人で、独力で酒醸造業を興し、相当の成功をおさめている。向学心、出世欲が強い一方、激情的な性格で、家族に対し支配的に振る舞い、暴力が絶えなかったという。同じくユダヤ人の母マリーはこれと対照的に、柔和で内気な性格だったとされる。足が不自由なこの母は、父の横暴に耐えながら、子供たちに深い愛情を注いだ。

マーラーの幼年時代には、家庭内の暴力とともに、多くの同胞たちの〝死〟という暗い影がつきまとっている。兄弟のうち〝八人〟が子供のうちに命をおとし、すぐ下の弟も一四歳で死んだ。〝死〟はいわばマーラー家の日常であり、妹ユスティーネが自分のベッドのまわりにロウソクを立て、そこに横たわって〝自分は死んでいる〟と思い込んだというエピソードが伝えられる。

幼いグスタフは、こうした絶え間のない脅威のなかで、落ちつきのない〝夢みがちな〟少年として生育するが、一方で「将来は殉教者になりたい」と話すなど、父ゆずりの衝動性も備えていた。また、彼を取りまく音楽環境はユニークである。成功したユダヤ人の子弟としてドイツ、オーストリア教会音楽に触れると同時に、家の近くの駐屯軍の兵舎からの軍隊ラッパや行進曲、さらにボヘミアやモラヴィアの民謡や舞曲、牧人の角笛など、多彩な音が彼を取り囲んでいた。

マーラーは六歳でピアノを習い始める。ピアノは彼の空想が自由になるほとんど唯一の世界であり、ほどなく彼は〝神童〟として地域の喝采を集めるようになった。一五歳で彼はウィーン音楽院に入学することになるが、その際パトロンに手紙を書き、父の説得に協力を要請するなど、幼時から彼の周囲をあやつる腕は相当のものだった。

あこがれのウィーン音楽院でのマーラーは、級友たちから「シューベルトの再来」と呼ばれ、作曲とピアノ演奏で賞を受ける。彼は熱心なワグネリアン（ワーグナー心酔者）となり、在院中、その影響の強いカンタータ『嘆きの歌』（弟殺しをテーマにもつ）を作曲した。そして同曲を「ベートーヴェン賞」に応募するが、反ワグナー派の審査員、すなわちブラームス（一八三三〜一八九七）、ハンスリック（一八二五〜一九〇四）、リヒター（一八四三〜一九一六）らに拒まれて賞を逃してしまう。マーラーはこのため、作曲家ならぬ〝楽長〟としての遍歴を余儀なくされる。

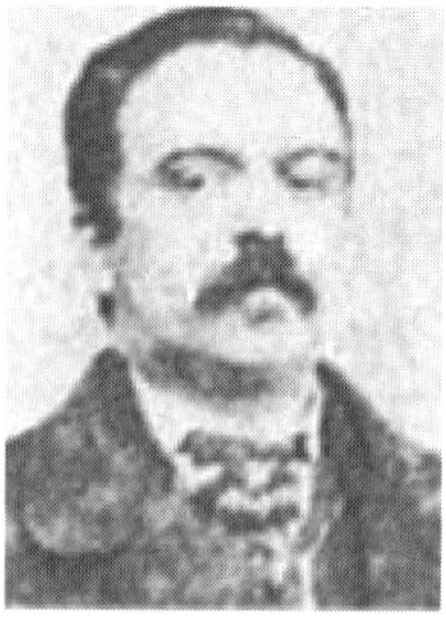

マーラーの父
ベルンハルト・マーラー
(1827-1889)

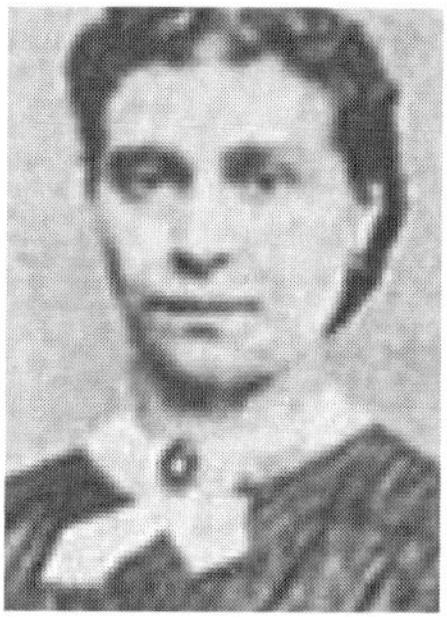

マーラーの母
マリー・マーラー
(1837-1889)

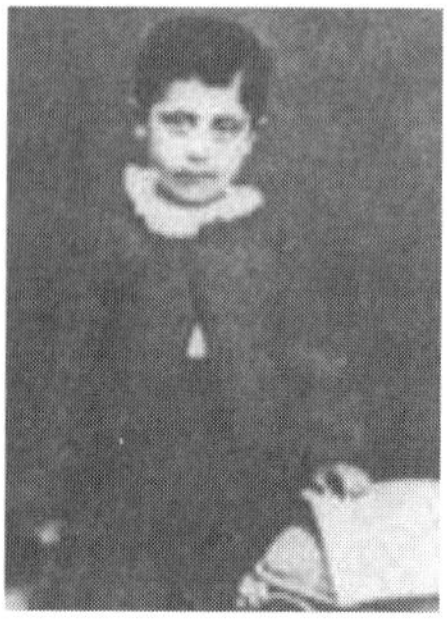

マーラー
5〜6歳の頃

ウィーンに向けて

一八八一年（二一歳）、音楽院を卒業した彼は、ライバッハ、オルミュッツ、カッセル、プラハ、ライプツィヒと短期間のうちに中央ヨーロッパの歌劇場を転々とする。彼の能力は各地で評価され、移動するたびにより重要なポストについた。しかし一面、彼が音楽上の要求に関して妥協や譲歩を嫌い、専制的に振る舞ったため、関係者との衝突は絶えなかった。

マーラーの指揮ぶりは、オペラ歌手にすら「ほとんど器楽的」な正確さとダイナミクスを要求するなど、モダンなものだったとされるが、一方で保守的な批評家たちには、悪意的、極端で過度に主観的と映ったようだ。この間マーラーは、歌手ヨハンナ・リヒターとの恋愛をもとに連作歌曲『さすらう若人の歌』を作曲し、それを主要な材料として『第一交響曲』を書いている。またドイツ民謡詩集『子供の魔法の角笛』を作曲し始めるのも、この頃である。

一八八八年（二八歳）から二年半、マーラーはブダペストのハンガリー歌劇場監督を務め、一八九一年（三一歳）でハンブルグ市立歌劇場の指揮者に就任するが、一八八九年には、両親と妹レオポルディーネを失っている。指揮者としての名声は徐々に上がり、ブダペストでブラームスから、ハンブルグでは名指揮者ハンス・フォン・ビューロー（一八三〇～一八九四）から絶讃される。しかしビューローは、作曲家としてのマーラーを認めることはできず、作曲中の『第二交響曲』の第一楽章には露骨な批判の言葉を浴びせた。ところでマーラーは、のちの一八九四年、敬愛するこの老巨匠の葬儀のさい、合唱団の歌うコラール『復活』を聴いて、霊感に打たれたように同曲の終楽章の構想を得たというエピソードがある。

彼は歌劇場のシーズン・オフに集中的に作曲する「夏の作曲家」だったが、この『第二交響曲』につづき、さらに長大な『第三交響曲』を風光明媚なシュタインバッハで仕上げ、いよいよウィーンに向けての活動を本格化する。

マーラーには反ユダヤ主義者をはじめ、反対勢力も強かった。このため彼は多くの知人友人に手紙で協力を求め、一八九七年二月にはとつぜん、ローマ・カトリックに改宗する。そして同年四月にウィーン宮廷歌劇場監督としての契約を実現する。

輝かしい孤立

ヨーロッパ楽壇の最高位にのぼりつめたマーラーは、就任早々の凱旋公演の成功を皮切りに、徐々に歌劇場を掌握していった。そして一九〇一年（四一歳）、彼は生涯の伴侶となるアルマ・シントラー（Alma Scindler 一八七九～一九六四）と友人のサロンで出会い、数カ月後に結婚する。以後、彼はこの一九歳年下の小生意気で美貌の才媛とともに「輝かしい孤立（アルマ）」の数年をウィーンで過ごすが、この時期はまた歌劇場の歴史のなかでも特筆すべき一ページとされている。

作曲家としてはこの間、これまでよりも速いスピードで『第五』『第六』『第七』の各交響曲を作曲し、純粋器楽による密度の高い、多彩なポリフォニーの世界を築くいっぽう、『リュッケルトの詩による歌曲集』『亡き子をしのぶ歌』でオーケストラ伴奏による歌曲に新局面を拓いた。

しかし、こうした外面的な華やかさとは裏腹に、彼の内面は穏やかとはいえず、日常には多くの犠牲が伴っている。以下にアルマの回想録（『グスタフ・マーラー　回想と手紙』、酒田健一訳、白水社、一九七三）からマーラーの素顔をのぞいておこう（抜粋。傍点アルマ）。

「彼は帽子をかぶらずいつも手に持ち、前にのめるようにしてぎくしゃくと乱れがちな足どりでむやみに突っ走る。たえず焦燥にかられているマーラー。どこへ行っても彼はけっして休んだことはなかった。彼は四方八方へと不安に追い回されていた――「仕事を失うぞ！」目にみえない死という狩人に狩りたてられ、追跡されていた。とどまるところを知らぬ探求につぐ探求、これが明けても暮れてもくり返される彼の生活だった。マーラーはすべてのものをあるがままに受け入れて、その無条件の真実を感じるというよりも、むしろ文学的＝歴史的視点から眺めるという傾向があった。こうした彼の《実生活を避けて通る》態度。ある時だれかが私にこう言った。

――アルマ、あんたは人間のかわりに抽象概念を夫に持ったみたいだね！

出産時陣痛のかたわらで彼は大声でカントを読み上げた。彼のあきれるばかりの無神経、無頓着ぶり。彼は子供じみた人であったのだ。マーラーの生活は六年間全く変らなかった。冬の生活は時計じかけのように正確に刻まれる毎日だった。夏休みは彼の仕事と健康と、なによりも彼の休息のために捧げられた。だれもが爪先立ちで歩いた。かわいそうに子供たちは大声で笑うことも泣くことも許されなかった。私たちはみな奴隷となって彼の仕事のために奉仕した」

アルマの回想は、マーラーへの強い愛惜と尊敬の念に貫かれているが、手記の端ばしに彼への呪詛《じゅそ》の言葉が顔をのぞかせる。彼女は婚約時代にマーラーから作曲を禁じられたが、それ以後の生活についても

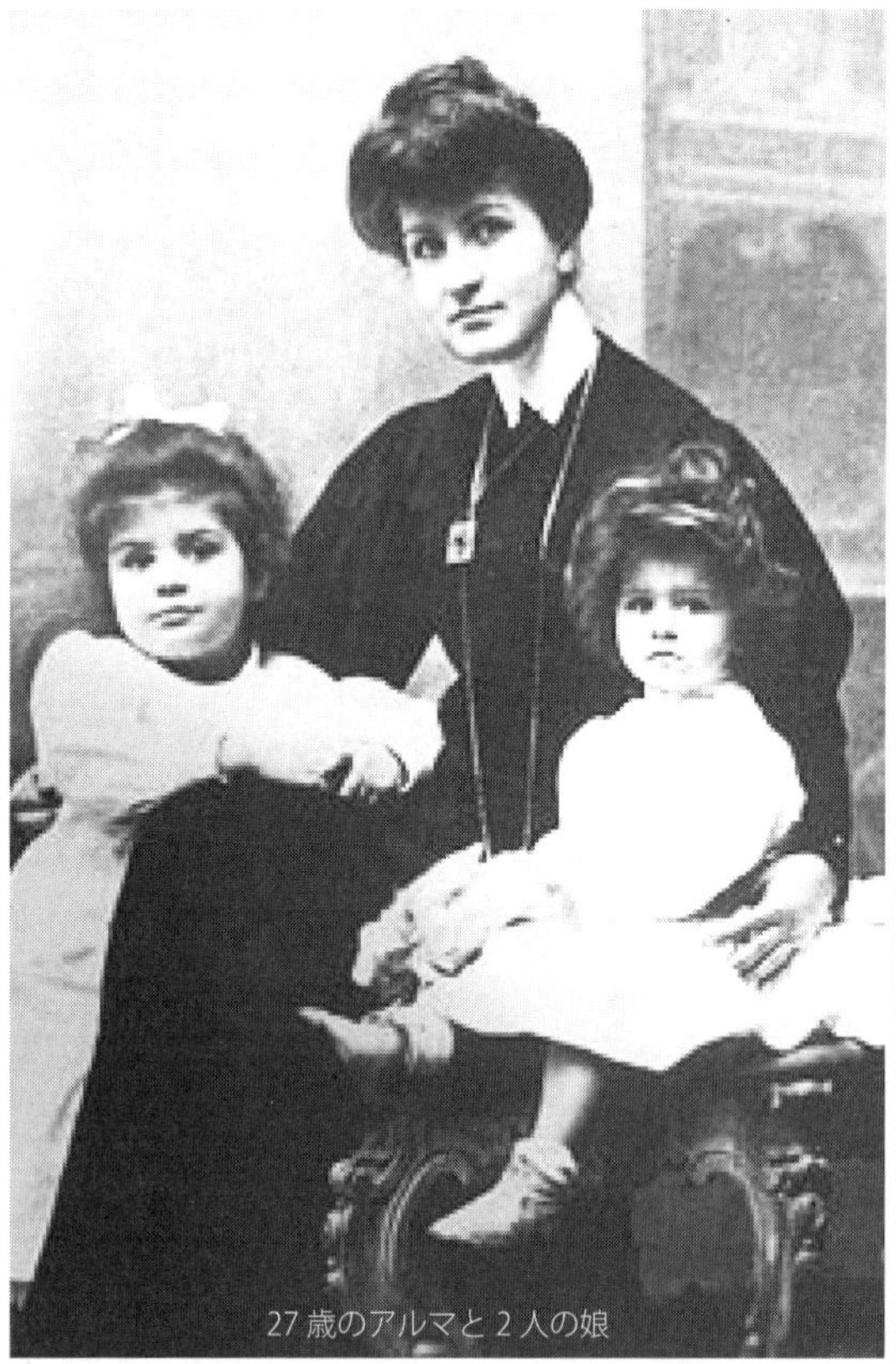

27 歳のアルマと 2 人の娘

アルマ・マーラー　アルマはツェムリンスキーに学び、デーメル（ドイツの詩人。1863～1920）やリルケ（1875～1926）の詩による歌曲などを残した。マーラーの死後、建築家グロピウス（1883～1969）、次いで詩人ウェルフェル（1890～1945）と再婚、画家ココシュカ（1886～1980）とも交流があった。アルマの残した回想録は20世紀前半のヨーロッパ芸術運動界についての貴重な証言ともなっている。1879～1964。

「自分を無にした」と記している。とはいえ、一九〇六年までの〝楽長〟マーラー家の日常はおおむね平和で、作曲家としての夏の休暇も美しく、落ちついていた。「恐怖と瓦解の年」がつづくのはそれからである。

奇妙な情熱にいろどられた晩年

一九〇七年（四七歳）七月、マーラーが溺愛していた長女マリア・アンナが猩紅熱とジフテリアを併発して死亡する。マーラー自身も心臓病の宣告を受ける。そして楽員や有力者、反ユダヤ勢力との対立が本格化し、一一月にはウィーン歌劇場を辞任することになる。娘の死と自身の心臓病の宣告がマーラーに与えた衝撃は激しく、彼の生活は一変してしまう。新任地アメリカのメトロポリタン・オペラの楽員に対してのみならず、彼はすべてに寛容になる。また、好きな散歩も歩数と脈拍を測りながらのものとなり、終日臥床がちになってしまう。

こうしたなかで、一九〇八年夏、彼はハンス・ベートゲ（一八七六〜一九四六）の訳詩集『中国の笛』に没頭し、交響曲『大地の歌』を作曲。翌年夏には『第九交響曲』を創作する。過去の偉大な交響曲作家たちが九曲以上書けなかったことを念頭に、彼は本来九番目の『大地の歌』には番号はつけず、『第九』を完成したあとに、「これで危機は去った」と語った。

一九一〇年夏にはアルマとの危機が表面化する。青年建築家ワルター・グロピウス（一八八三〜一九六九）とアルマとの仲を知ったマーラーは激しい〝嫉妬〟にさいなまれ、夜中に何度も妻の寝室を訪れて存在を確認するという、〝強迫症状〟を顕在化させる。同年八月、彼は休暇中のフロイトに三度連絡を取り、そのたびに取り消すといった逡巡ののち、その診察を受け〝マリー・コンプレックス〟（母親に対する過度な愛着や執着）を指摘される。この指摘を「彼は頭から無視した」とアルマは伝えるが、診察後のマーラーは唐突にアルマの歌曲を称賛したり、『第八交響曲』を彼女に献呈したりする。作曲中の『第一〇交響曲（未完）』のスケッチにアルマに対する愛の言葉を書き連ねたのもこのころで、二人の生活は「奇妙な情熱にいろどられ」ていく。

しかし、一九一〇年から翌年にかけてのニューヨークでの楽季中、マーラーの健康は急速なおとろえをみせた。一九一〇年暮れ、マーラーは連鎖球菌によって咽（のど）を病み、翌年五月にはベッドに横たわりながら治療のためウィーンに運ばれる事態となる。だが病状はそのまま回復することなく、一九一一年五月一八日、マーラーは敗血症にて死亡する（五〇歳）。

激しい衝動性と強迫性

以上のように、マーラーはその生涯において、辺境の地から文化の中心地へと求心的に向かい、家庭の

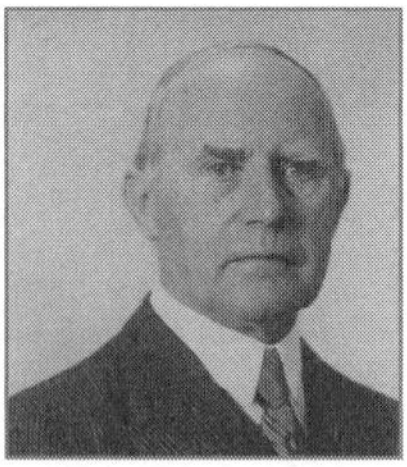

ハンス・ベートゲ
ドイツの詩人・翻訳家。19世紀後半のヨーロッパでは、杜甫・李白などの唐代の詩がもてはやされ、ベートゲは漢詩から得たイメージをかなり自由にドイツ語に翻訳。マーラーの「大地の歌」の歌詞はベートゲが翻訳・編集した『中国の笛』から7編の詩を選び、これをマーラー自身が適宜改変したものである。1876～1946。

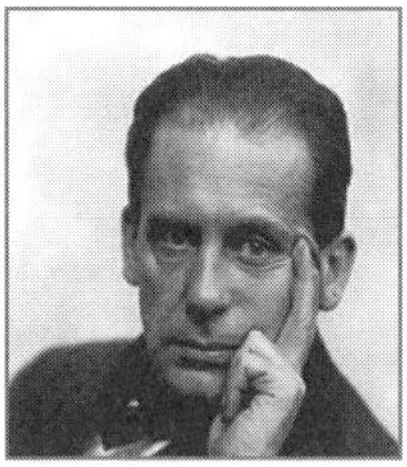

ワルター・グロピウス
モダニズムを代表するドイツの建築家。近代建築の4大巨匠（ル・コルビュジエ、フランク・ロイド・ライト、ミース・ファン・デル・ローエとともに）の一人とされる。「バウハウス」を創設。『国際建築』などの著作や教育活動を通じ現代建築の発展に貢献した。1883～1969。

悲惨から権威の頂点へと垂直的な跳躍を遂げる。しかし彼の場合、これをたんなる成功物語と読むだけでは半面をみているに過ぎず、われわれはむしろ彼の晩年、すなわち頂点からまっしぐらに死へと落ち込んでいく下降線のほうに強い印象を受ける。マーラーにおいてはこれら両方向の力がいつも同時に作用していたし、この点で彼は終始変わらなかったように見える。

つねに〝何かを失うのではないか〟という疑惑と不安、焦燥。安定と高みへの絶えざる努力、規則正しい生活、完全癖、周囲への専制、自己中心性、強い観念性、グロテスクなまでの無頓着、知性的な近代人と幼児性の同居、迷信や死への盲目的な怖れ──。

これらはいずれも彼の生涯に明らかな〝強迫性〟を刻印している。妻アルマとの危機に際しての強迫症状や、フロイトの診察への逡巡ぶりにこれが露呈している。また『第二交響曲』作曲の際の二人の父（実父ベルンハルトと大指揮者ハンス・フォン・ビューロー）をめぐるエディプス劇も考慮されてよい（第一楽章を「葬礼」と題したのは実父の死後であり、終楽章完成のインスピレーションを得たのは作曲家としてのマーラーを評価しなかったビューローの葬儀の折であった）。

ただつけ加えるならば、彼の〝強迫性〟は激しい衝動性に裏打ちされており、時に後者がそのまま彼を動かしているように見える場合がある。精神科医・福島章は『続・天才の精神分析』（新曜社、一九八四）のなかで、強迫者の創造性を考えるさい、衝動的なエネルギーを不可欠の要素としているが、マーラーはこの点についても稀有な存在だった。

さて、われわれは次に、いったん彼の「作品」のほうへと目を転じてみるが、マーラーの音楽には、強迫性のみならず、むしろそれを超えた特異な様式がみてとれる。

2 作品——その特異な様式

マーラー音楽のパラノイア性

ここでわれわれは、マーラー音楽におけるパラノイア的と評し得る様式を明らかにするが、そのさい参考になるのは、精神分析家ジャック・ラカン（J. Lacan 一九〇一～一九八一）がこの型の異常をもつ女性患者C嬢の手記について分析した叙述である（『二人であることの病い パラノイアと言語』講談社学術文庫、二〇一二）。精神病理学者・花村誠一はそれを参照しつつ、作家ジェームズ・ジョイス（J. Joyce 一八八二～一九四一）の生涯と作品に通底するパラノイア的な特質（注1）を評定した。

マーラー研究の第一人者、ド・ラ・グランジュ（H-L.de la Grange 一九二四～）は、マーラー音楽をジョイスの「意識の流れ」になぞらえており、以下に明らかにするように、この両者の作品には共通する要素が多い。もちろん、音楽と言語はさまざまな点で相違があり、両者を同一レベルで比較することには慎重を要するが、作曲家ピエール・ブーレーズ（P. Boulez 一九二五～）も指摘するように、両者が「構造」という共通項をもつことは明らかで、そこにわれわれの考察が入り込む余地もあるように思われる。

なお、論述にあたっては何人かの音楽研究者の楽曲分析を助けとする都合上、引用の際、著者名を文中の括弧《かっこ》に入れておく。

注1　クレペリン（E. Kraepelin 一八五六～一九二六）はパラノイアを「内的原因に発し、一貫した経過を示しつつ、緩慢に発展する持続的で揺るぎない妄想体系で、その際、思考、意志および行動における明晰さ

と秩序が完全に保持されている疾患」と定義した。しかし、われわれはここで花村にならい、パラノイアを上のような疾病論的実体概念とは捉えず、むしろそれを世界内におけるある種の体験様式として、また病者の手記や芸術作品に特定のスタイルを具現するところの機能概念として考える。

音楽語彙の拡大

「私は国語を発展させています。これらすべての古めかしい形式に衝撃をあたえねばなりません」

――これはラカンの患者C嬢の言葉であるが、マーラーもおそらく同様のスローガンにもとづき、音楽語彙の拡大を行なった。その最もわかりやすい例が、彼の楽器の使用法である。

マーラーは〝音色〟に特別の関心を示し、このために大オーケストラを必要としたが（ドナルド・ミッチェル D. Mitchel）、それでも足りない場合には、通常では使われない楽器を用いた。『第六交響曲』におけるハンマーやカウベル、ムチ、『第七交響曲』におけるギターやマンドリンがよく知られる。また、ある楽

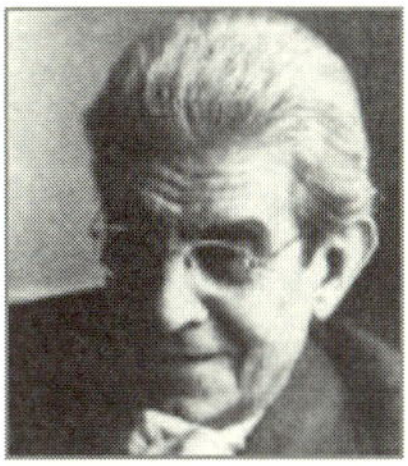

ジャック・ラカン
フランスの哲学者・精神科医・精神分析家。フロイトの精神分析学を構造主義的に発展させたパリ・フロイト派のリーダー役を担った。精神病の患者によって創造された作品の価値を最大限に評価しようとし、精神病を何らかの機能の欠如として「マイナスの側面」からみるのではなく、精神病における「プラスの恩恵」を重視した。1901～1981。

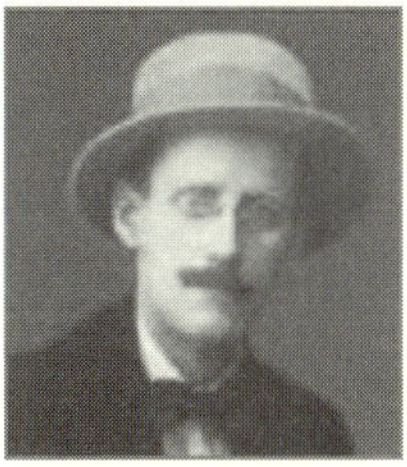

ジェームズ・ジョイス
アイルランド出身の小説家・詩人。「内的独白」や「意識の流れ」という手法を用い、さらに言語の前衛的実験によって人間の内面を追求。その作品は小説の形式を大きく変えて20世紀文学に多大の影響を与えた。著に『ユリシーズ』『ダブリン市民』など。1882～1941。

器の本来の用いられ方とは逆のやり方を故意に指示して、求める音を手に入れた——たとえばコントラファゴットを高音できしませ、粗野な楽器とされるピッコロを霊妙に響かせ、オーケストラ全体の響きの比重を弦から管に移す（ミッチェル）。

彼は音に個人的な意味を切迫的に刻み込むかのようで、作品中にはどぎつい表現も多い。ことは音楽の他の要素についても同様で、要するにマーラーは、パラメーターのすみずみまでを操作しながら、自らの表現衝動を実現しようとした。形式は過剰に拡張され、「調性は過大な要求をされることによって叫び疲れ（テオドール・アドルノ T. W. Adorno）」、旋律は非常なまでに息が長い（アーノルト・シェーンベルク A. Schönberg）。また、リズムには特有のアクセントがつけられ、テーマは執拗に反復されるがくり返されるたびに変化する（アドルノ）。

しかしここで重要なのは、「彼が驚くべき整理の手腕をもってすべての関連を最終的にはぴたっと帳尻を合わせ得た」ことである（ミッチェル）。マーラーは明晰さを希求し、「非の打ち所のない論理と絶対的な一貫性」をもって作曲した（ド・ラ・グランジュ）。「和声構造は例外なく三和音の和声法に合致」し（アドルノ）、休符を重視してフレーシングに配慮し（ミッチェル）、自然音や偶然音の使用に際しても用い方はあくまで音楽的である（ミッチェル）。

つまりマーラーにおいては、統語上の構成はつねに尊重され、増殖した音、肥大したパラディグムは、ある種の音楽的サンタグムを保持している。精神科医・宮本忠雄は、内因性の二大精神病をディスクールの病いと捉える視点から、統合失調症者の言語構造の〈サンタグム化されたパラディグム〉と躁うつ病者のそれの〈パラディグム化されたサンタグム〉の分極化を指摘しているが、もしパラノイア概念がクレペリンにおけるように、二大精神病の布置の要を占めると考えるなら、マーラーの音楽言語にみられる上述の構造も、ジョイスの文体と同じく、両者の要に位置するものと考えられる。

また、マーラー音楽に精神科医・高江洲義英は循環性の特質を見、福島章（心理学者）が反対に統合失調気質者の、世界の等価物としての音楽を見るのも、この音楽の言語論的構造を考えれば、いずれをとるかの問題でないことがいくぶんか明らかになるだろう。

音楽文化のアンソロジー

マーラーの作品のなかに、彼が子供のころ聞いた軍隊のラッパや行進曲、民謡や民族舞曲、角笛の声や森の音が多く顔を出すことはよく知られている。そればかりでなく、作曲家・柴田南雄も指摘するように、そこにはスラブ、ユダヤ、ゲルマンをはじめとする、広大な音楽文化圏（『大地の歌』においては東洋の五音階旋律までも！）の音楽が織り込まれており、われわれは彼の音楽に「音楽史のアンソロジー」（ミッチェル）をみるようでもある。

こうした特徴はまた、マーラー音楽に「音楽標準語からの顕著すぎる差異」（アドルノ）の外観を与えているが、この点においてもマーラーは、ぼう大な量と種類の外国語を英語に溶かしあわせたジョイスとよく似ている。花村誠一はこれを、ジョイスにとっては言語が分割可能なイコン（注2）として捉えられたからとし、彼の生涯と文体に通底する〝iconotropism〟（イコン向性）を見いだすが、同時にジョイスの場合、それがつねに、意味作用を保証する象徴的コードにしたがっていることをつけ加えている。

マーラーの場合も同様で、記憶の彼方から切りとってこられた互いに異質な音楽的断片は、三和音の和声法（コード）の内で、絶妙につなぎ合わされている。そこにおいて「軍楽」や「民謡」はもとの軍楽、民謡と形は類似しているが、作曲家により抽象化、普遍化され、本来の民俗的かつ社会連帯的なコノテーションを失っている。そしてその結果、たとえば軍隊ラッパがそのまま壮大な宇宙を奏でるといった奇妙なことが起こるが、それもこの音楽のイコン的な特質による。彼の音楽に卑俗と高貴、皮肉と郷愁が交錯するのも、こうした構造があればこそといえる。

リーはマーラー音楽のこの特質について、民俗文化に対してアンビヴァレントにならざるをえなかった彼のユダヤ性をみるが、われわれとしてはそれを首肯しつつも、さらに彼個人の独得な病理をそこに見いだしたい。なぜなら、以上の様式がジョイスの文体と類似するのみならず、クリニカルなパラノイア患者C嬢の手記とも相通ずるからである。《吹き込まれた》手記には「決まり文句」や「古典の著者流の言いまわし」「方言的、地方的起源をもつ語の出現」といった諸特徴が数えられており、加えてこれらは統語的にはほとんど破綻なく連結されているという。

注2　花村誠一は言語学者ロマーン・ヤコブソン（R.Jakobson 一八九六～一九八二）にしたがって、「イコン」を次のように定義する。――記号表現と記号内容の関係の仕方において、イコンは両者の事実的な類似性によって作用し、前者は「似ている」ということだけで後者をあらわす。たとえば写真のスナップは、撮影された当のもののイコンといえる。また写真に撮りさえすれば、ひとはそれを背景から切り取ってもち運べるという意味で、イコンは分割可能性、脈絡独立性という二つの特質をもつ。妄想病ではイコン的成分が意味作用を保証する機構（chord）に基づいて突出するとされる。

C嬢の手記について、ラカンは「情動性が支配している思考」を指摘するが、マーラーにもそれは共通する。気鋭の指揮者であり精神分析医でもあるジュゼッペ・シノーポリ（G. Sinopoli 一九四六〜二〇〇一）は次のように語る。

「（マーラー音楽における）心理的持続は現実的な、あるいは形式的な持続よりも長く、その差異が切断、断片化を生む」

つまりマーラーにおいては、音楽理論による形式的要請に主観的な表現欲求がまさっており、そこでは「一種の衝動的に放縦な論理」（アドルノ）により形式が決定されているといえる。とすれば、必然的に音楽的時間には切断が伴う。アドルノは、マーラー音楽のテクスチュアが、あるとき突然に「発現」し、自由に「停滞」し、あるとき「充足」して再び方向を変えていくことを記している。ブーレーズは、マーラーの「音楽的時間の伸び縮み」と表現する。また現象学的なアプローチをとる音楽学者デイヴィッド・グリー

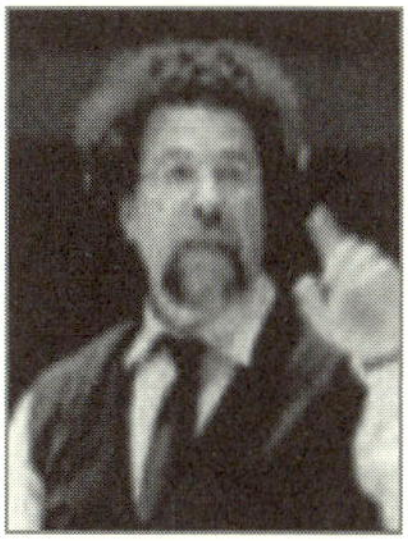

シノーポリ
イタリアのヴェネツィアに生まれる。パドヴァ大学で心理学と脳外科を学ぶと同時にマルチェロ音楽院で作曲を専攻。精神医学と人類学の博士号をもつ異色の指揮者。聴衆の精神を内奥まで震撼させるコンサートの指揮者として絶大な賛辞を集めた。2001年4月20日夜、ベルリンで歌劇「アイーダ」（第3幕）を指揮中に心臓発作を起こし、死去。享年54歳。浅田彰は「ジュゼッペ・シノーポリ氏は、いわばマーラーとフロイトを一身に兼ねたような存在だった」と追悼している。1946〜2001。

ン（D. B. Greene）は、フッサールの時間論にも触れながら、マーラー音楽の時間には混乱（confusion）がみられ、時として過去から予測不能の、背景を欠いた恐ろしい出来事が突発する、と論じている。そして音楽を意識の隠喩とみる立場から、マーラー音楽について、「われわれがそうあると思い込んでいる意識」ではなく、ひょっとしたら「実際にそうである意識」と「そうなり得る意識」がそこに隠喩されているのではないか、と述べている（あとでもう一度この点を問題にする）。

ただ付言しておく必要のあるのは、マーラー音楽の意識がたんに混乱しているわけではなく、ある仕方で統合されている（グリーン）ということで、これもいままでのわれわれの見解と通じ合う所見と思われる。

いっぽう、空間的な問題においても、マーラーの手法は特異でありながら上記の特質を具有している。〝宇宙が鳴り響く〟と自ら語った『第八交響曲』で、彼が一〇〇〇人を超える演奏者を要したことは有名だが、時には舞台裏にブラスバンドを置くなど、マーラーは音響の巨大さばかりでなく、音の方向を多様化して、広大なポリフォニー空間を出現させた。

前衛音楽家ジェルジュ・リゲティ（一九二三〜二〇〇六）は、ベネチアのサン・マルコ広場の真ん中に立ち、広場周囲のあちこちのカフェからバンド演奏が聞こえるのを耳にしたとき、マーラーの音楽を初めて理解したというが、マーラーにおいては、ポリフォニーのこの多方向性と演劇的なハプニング（ミッチェル）が特徴的で、彼にとってみれば、以前の音楽は「たんに擬装した単声音楽（マーラー）」にすぎなかった。

とはいえ、彼自身もまた、次のようにつけ加えるのを忘れない。

「芸術家は（異方向からの音を）すべて秩序づけ、結びつけ、ひとつの統一的な全体にする」

〝分断－結合〟、〝混乱－統一〟の緊張した力関係は、マーラーを考える際、いたるところで問題となってくる。

以上のように、マーラー音楽の言語と時空の様態は、すぐれてパラノイア的な構造を有しており、伝統に対するこの音楽の反逆性は、増幅された諸力による過剰な表現力をもって、一種闘争的な色調さえ帯びている。シノーポリは（おそらくわれわれの意味で）マーラーを端的にパラノイアと語り、その作曲技法を〝誇大妄想的〟と評したが、そうであってみれば、当時の良識ある聴衆がマーラーの音楽の多くを当惑と反発で迎えたのも、驚くにはあたらない。マーラーにとっては、逸脱や破格という非本来的なところにこそ真実があるようであり、彼は「意味を意味から離れたものの中に、意味から離れたものを意味の中に感じとる（アドルノ）」。

われわれは次に、この妄想的な音楽と、先にみた彼のあくまで神経症的な強迫性格との関連をさぐっていきたい。その作業のなかで、ここでは扱われなかった音楽の内容の問題にも触れることになる。

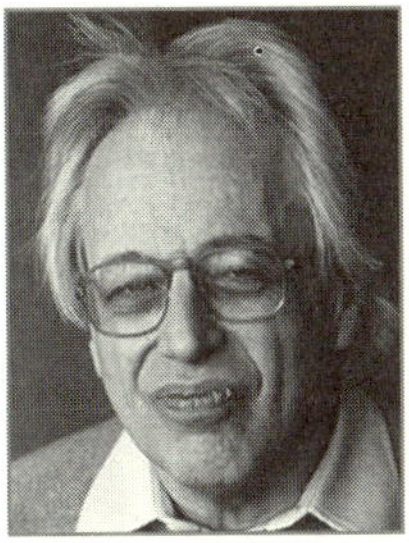

リゲティ

現代音楽の作曲家。ブダペスト音楽院で学び、卒業後は同学院の教授。この頃のハンガリーでは新ウィーン楽派の音楽は厳しく規制されていたが、彼は妻の協力により十二音技法に関する情報を得ることができ、その音楽に強く惹かれるようになった。ハンガリー動乱の際にウィーンに亡命。明確な音高をもたない音群「ミクロポリフォニー」による色彩ゆたかな管弦楽曲やオルガン曲などを発表し、西欧作曲界に衝撃をあたえた。1923～2006

3 強迫からパラノイアへ

疑惑と錯覚

日常の無数の出来事について、われわれはふつう無害のものとしてやり過ごしている。また知覚や判断などの営みについても、ある種の信頼感を抱いている。しかし、偶然のアクシデントや錯覚といった事柄を想起すれば、われわれは、この安心感のほうがむしろ錯覚であることを知るだろう。

マーラーはこうした信頼感や何気なさとは縁の薄い人物だったようだ。ドイツの精神病理学者フォン・ゲープザッテル（V. v. Gebsattel）がいうように、強迫者にとってあらゆる時間の間隙が崩壊の可能性を増大させる脅威であるなら、そうした不安に常におびやかされていたマーラーにとっても、時間は不確実であったに違いない。

ところで、強迫症者の、世界に対するこの不確実感はまた、裏を返せば、自己自身に対する不確実感であるともいえる。精神科医・千谷七郎は、人間のどんな出会いにも、ある価値づけがなされていることを挙げ、「期待が激しいと、期待されるものがあるごとくに思われて、それと同時に現象となるべきものを隠蔽することが往々ある」と述べているが、強迫者はパラノイア者と同様に、このいわば疑心暗鬼の傾向が強い。

しかし、両者の相違も大きい。精神科医・安永浩も指摘するように、強迫者における上記の類知覚化はあくまで表象空間内で起こるのであり、パラノイア型意識における自我対世界の構図、世間の人々を対象いる。

とした関係的意味づけとは異なっている。したがって、パラノイカーがここから自己錯覚を介して妄想世界の異論のない意味づけの中へと超出し、その限りで一片の自由をかちとる道は、強迫者には閉ざされている。

強迫者は錯覚を自己に禁じ、はなはだしい緊張を自己に強いるが、そうすればするほど、かえって表象は知覚に近づき緊張は増していく（安永）。マーラーが自己に対するこの禁圧を解き、衝動を許容したのがほかならぬ〝音楽〟のうちであったことはここから想像できるだろう。

音楽も表象空間内に結実する。マーラーが創造過程において、われを忘れる瞬間のあったことは彼自身も報告している。彼は友人への手紙のなかで、作曲の際のはなはだしい精神的緊張と作品世界への没頭を述べたあとで、そうした時間がもはや自分のものでないことを記し、「時々まるでそこを書いたのがどうしても私でないような気がする」と不気味がっている。

われわれは先に、彼の音楽の時間に「実際そうである意識」とともに「そうなりうる意識」（グリーン）を見いだしたが、作曲過程の作家の意識と音楽的時間を即座に関係づけることは避けるにしても、この両者の符合には偶然以上のものを感じる。マーラーの場合、音楽の世界のなかでは、すでに自己のものでない一種衝動的な論理にあけわたされてしまうのであり、このことは、日常生活において自己に錯覚を禁じ、焦燥にかられつづけるマーラーと好対照をなしている。またこの意味で彼の霊感とC嬢の《吹き込み》(inspiration)が、そう遠いものでないことも理解されよう。

不条理と妄想

日常の不確実感におびえていたマーラーにおいて、〝死〟が彼のテーマとなることは容易に察せられる。生活史をみても、幼時からいつも死は彼のかたわらにあり、マーラーはいわゆる〝finis〟（終末）の意識を生涯もちつづけたといえる。死は人間を創造にかりたてることがあるといわれるが、マーラーの作品には『葬送行進曲』もしくはそれに模するかたちで〝死〟をテーマにした曲をもつ作品が数多い。『第一交響曲』をはじめとして、『第二』『第四』『第五』『第六』の各交響曲、『嘆きの歌』『亡き子をしのぶ歌』など枚挙にいとまがない。晩年の作品にさらにそれが色濃く影を落としているのはいうまでもなく、『大地の歌』終楽章は生からの「告別」であり、『第九』では死が抽象化されたかたちで全編を覆っている。

こうした〝死〟の意識が人間に与える影響について、アメリカの哲学者ジーン・ブロッカー（G. Blocker『無意味の意味』の著者。一九三七〜）は次のように述べる。

「死は、時間の無限もしくは永遠と同じく、人間を滅ぼすだけでなく、遡及的に人間の行為の意味を滅ぼし、理由と目的を奪う」

マーラーにとっても、人生や世界は、死や永遠の相のもとで、その意味や目的、理由をはぎとられている。そればかりでなく、彼をとり巻く世紀末的な諸価値の崩壊、ユダヤ人としての実存的無故郷性が、世界に対する彼の足場をさらにあやふやなものとしたことも考慮される。このような事情から、弟子でもあった指揮者ブルーノ・ワルター（B. Walter 一八七六～一九六二）が伝える「何の目的のために」というマーラーの懐疑が、彼に生涯つきまとうことになる（注3）。

マーラーにとって、世界には理由がなく、その自明な意味を剥ぎとられてしまっている。そしてここから、マーラーの意味を求める努力、さらにいえば、「意味の超越的な源泉と保証」を求める努力がはじまる。ブロッカーは、その保証人として、たとえば〈神〉〈絶対者〉〈プラトン的イデア〉を挙げているが、ワルターがいみじくも対比したように、ブルックナー（Bruckner 一八二四～一八九六）が神を見たのに対し、「マーラーは生涯、神を求めつづけた」。

また一方で、足場を欠く彼が、現実的、世間的な保証をも希求しつづけたことを思い出したい。マーラーは〝楽長〟としての階段をのぼり切ったが、しかしその頂点においても彼に憩いはなかった。この不安にくらべれば、改宗は彼にとって、本質的な問題とはなりえなかったのかもしれない。

しかし、信じたいと望んだあげくに、信じていると信ずることがある。フランスの哲学者エドガール・モラン（E. Morin）は、不条理性に支配された「死の神経症」において、ニヒリズムが独断論に変化するこ

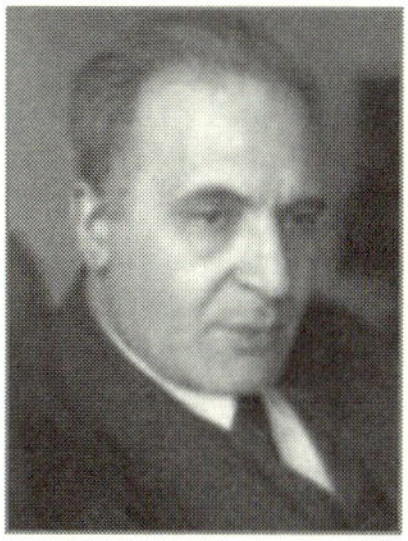

ワルター

ドイツ出身の指揮者・ピアニスト・作曲家。本名ブルーノ・シュレージンガー。20世紀を代表する指揮者の一人で、モーツァルトやマーラーを得意とした。1896年、ハンブルク歌劇場でマーラーと出会い、弟子・親友として交流を深める。マーラーの死後に交響曲第9番『大地の歌』の初演を行なう。ワルターのモットーは「つねに微笑を忘れずに」であった。また「人生のほとんどすべてのことは寛容の精神で対処できる」としながらも、「ただ1つ例外として非寛容（編集部注＝ナチスのこと）に対しては寛容の精神を適用してはならない」と書き残している。1876～1962。

とがあると説いている。またアメリカの精神分析医レオン・サルズマン（L. Salzman　一九一五〜二〇〇九）は、人間としての限界を回避する強迫者の試みとして、永遠の生命や再生への信仰、全能的コントロールの妄想を挙げ、これらが人間の原妄想と呼ばれることを記している。

われわれはマーラーの音楽のなかに、無意味な哄笑とともに、まさに永遠、無限、復活といった誇大的な意味を過剰に見いだす。フロイトは、「精神病と神経症の間の差が不明瞭となる可能性を与えるのは、空想世界の存在である」と述べているが、マーラーにおいては、思うまま羽ばたける音楽の世界こそが、この空想の領域であったようにみえる。彼の作品に時おり、異様なまでに確信的な力がみなぎるのも、こうした事情によるだろう（たとえば『第二交響曲』終楽章、『第八交響曲』）。

注3　『第二交響曲』の各楽章の標題に次のような言葉が散見される。「生と、この死とには意味があるのだろうか。……彼は自分自身と神とに絶望する。世界と言葉とは、彼にとって無秩序そのものとなる」。また『第一〇交響曲』のスケッチへの書き込みには、アルマに対する愛と別れの言葉とともに「死！　変容！　あわれみたまえ！　おお神よ、なぜあなたは私を見捨てられたのですか？　悪魔が私と踊る、狂気が私をつかむ、呪われたる者！」などとある。

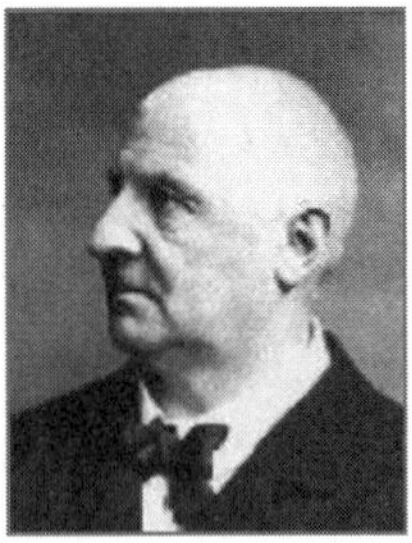

ブルックナー
オーストリアの作曲家。ワーグナーの音楽に傾倒。「三大ミサ曲」を完成（1864〜1868）させた。その音楽の基盤には敬虔なカトリック信仰があり、教会オルガン奏者として精通した多声音楽の伝統とベートーベン以来のドイツ・オーストリア音楽の諸様式とが融合し、独自の書法を形づくっている。1824〜1896。

レオン・サルズマン
サリヴァンの流れを汲む精神分析医で、元ジョージタウン大学臨床教授。強迫性障害、強迫性パーソナリティ障害の治療で知られる。ニューヨークで美術を学び、1941〜1943年まで米軍に勤務。のちに精神医学を専攻。著書『強迫パーソナリティ』（1968）と『強迫パーソナリティの治療』（1980）は強迫性障害の治療における標準的著作物。1915〜2009

観念、昔話、音楽——その両価性

強迫者が思考と言葉を術策として弄することは諸家により指摘されている。それらは彼を観念の世界に遊ばせたり、周囲の人びとや物事をコントロールする道具となるが、同時に彼を現実から引き離す効果をもつ。

マーラーも並はずれた知性をもって、この観念の遊びや世界の操作、そして距離化を行なう。彼は文学や歴史、哲学をはじめ、物理学など自然科学にも好奇心を持ちつづけたが、それは、ともすれば耐えがたい世界や自然に対する、彼の支配や疎隔化の術策であったとも考えられる。フランスの精神科医ピエール・ジャネ（P. Janet 一八五九～一九四七）は、神経衰弱者が形而上学者に陥りがちなことを挙げ、哲学的思弁なるものが人間の一種の病いにすら見えることを記しているが、「抽象概念のような」マーラーもこの例にもれない。やや話はそれるが、日常から遊離したこの種の人間は、ときどきグロテスクなまでの不注意や滑稽さを示すものでもあろう。

この観念化、抽象化がマーラー音楽の創造過程に認められ、それが彼の様式を特徴づけていることは先に述べたが、同じ特徴が内容に関しても認められる。彼は観念的に被包化した世界観、自然観を自らの作品に存分に封じ込んだ。そして、そこに巨大な音空間を現出させることができた裏には、ドイツの精神病理学者フーベルトゥス・テレンバッハ（H. Tellenbach 一九一四～一九九四）の指摘する〝強迫〟のもつ〝宇宙的形成原理〟が力を発揮していたとも想像される。ともあれ、彼の「音楽的宇宙論」とされる『第三交響曲』をはじめ、観念的、形而上学的テーマの例は、彼の小さな歌曲にまで及んでいる。

しかし、現実からの距離は同時に疎外感を生む。マーラーは一方で、日常生活における些細な出来事や素朴な自然、ときには野卑な通俗音楽などに強くひきつけられるが、こうした逃避と渇望の両価性は、彼の生涯と音楽に通底している。現実生活におけるその好例は妻アルマとの関係であろう。マーラーはアルマと過ごした九年余のほとんどを、ほんの「パートタイムの主人」として送り、多くの制約を妻に与えて支配した。

ところが、晩年、彼女が若い建築家と恋に落ち、彼のもとを離れるとみるやいなや、激しい嫉妬にさいなまれ、以後二人のあいだには「奇妙な情熱にいろどられた日々」が訪れる。マーラーとアルマとの関係は、アルマに明らかな狂気の徴候がない以上、エピ・パトグラフィ（創造者と一体的な関係にある者の病理が当該の創造者の創作に影響を与えること＝宮本忠雄）の要件を満たすことはないが、上のようなアンビヴァレントなアルマへの思いがマーラーの創作に影響しなかったとはいいきれない。

彼の音楽は、さらに独得なかたちで逆説的とも取れる在り方を示す。これは音楽のもつ言語類似の構造によるが、精神病理学者・加藤敏は言語の差延する（différer）作用について次のように述べる。

言語は「物自体との出会いの遅延（ないし延期）であると同時に、対象の絶対的喪失の遅延でもある」。音楽にとって〝物自体〟が何を指すかはなお問題ではあるが（加藤は言語における物自体を「強いていえば、生の現実」としている）、要するにマーラーは、音楽言語をその極限まで操作して、「生の現実」を失うまいとする。しかし皮肉なことに、肥大したパラダイムをもって語れば語るほど、マーラーは、その当のものから離れてしまうのだ。

アドルノは『大地の歌』につき「マーラーときたら、音楽すべての繊維で人生にしがみついている」と語ったが、彼のしがみつく人生とはすでに〝記憶〟であり、大地はもはや〝地球〟へとなり変わっている。

4 〈死〉と二〇世紀音楽

音楽は言葉で語れないものを音楽の言葉で語る。しかし音楽言語をもってしても語れないものがあるのではなかろうか。ブルガリア生まれの音楽記号学者イヴァンカ・ストイアノヴァ（I. Stoïanova 一九四五〜）は、音楽を言語学的に論ずることで失われるものの大きさを注意しているが、音楽（的言表）が彼女のいうように〈差異と量の戯れ〉を通して機能し、あるいは〈意味と力が結合し〉て生産されるものだとすれば、その〈量〉あるいは〈力〉の次元についても、マーラーを語る際には落とすことはできない。彼の音楽はそれを一瞬かいま見させるところまで進んだ。

ところで音楽において、〈力〉が前景を占めるようになるのが二〇世紀音楽の一面目といえるが、二〇世紀において前衛ともくされてきた人々の多くが、マーラーからの影響を受けている。彼にとっての〝死〟をもう一度考察することにより、以上のことを瞥見してみたい。

アメリカの精神分析家ステュアート・シュナイダーマン（S. Schneiderman）が記すように、もし強迫神経症者の究極の出会いが〝死〟そのものだとすれば、マーラーが、生涯と音楽において、その「真実の瞬間」をできるなら無限にひきのばそうとしたことは理解できる。彼は心臓病の宣告を受けて生活を一変させてしまうし、音楽は終結に至ることを逡巡する。〝ersterbend〟（死に絶えるように）との書き込みをもつ『大地の歌』の終結に、彼は〝ewig〟（永遠に）を何度も反復して歌わせながら、なかなか行きつかない（同

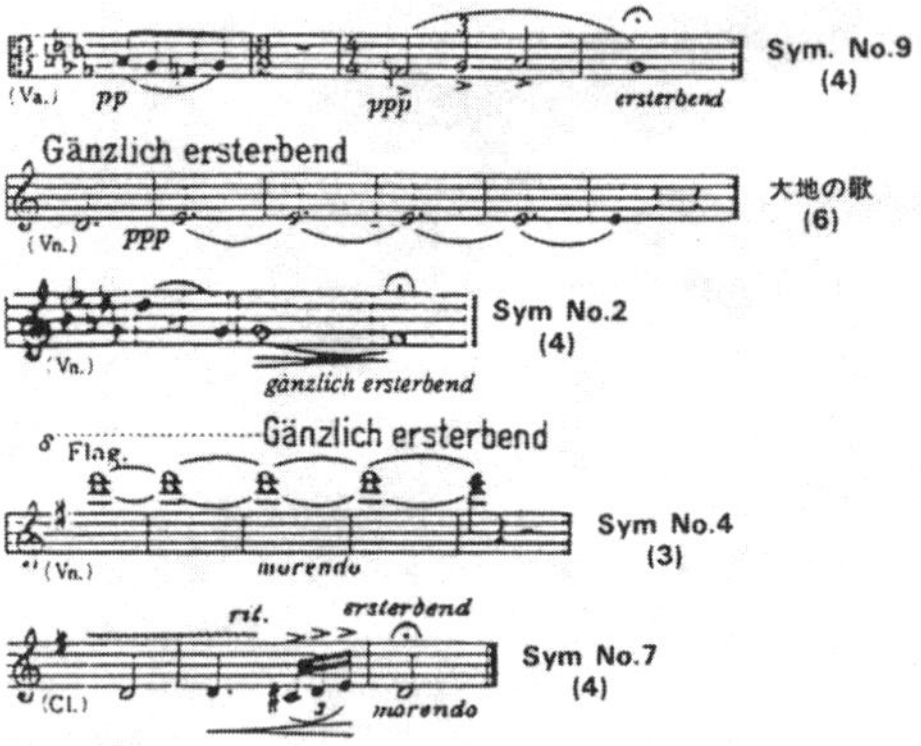

譜例 1　ersterbend

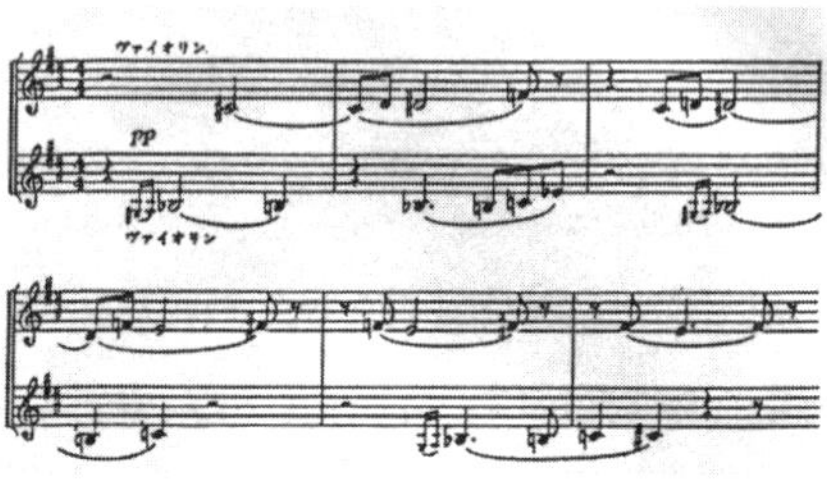

譜例 2　交響曲第 9 番第 1 楽章より（無調寸前の音楽）

様の書き込みは、他の多くの作品に散見される。〔譜例1〕)。

フロイトが、生命を緊張と同じもの、死への「まわり道」と考えたのは、音楽に安定(解決)へと向かう期待(緊張)の「ひきのばし」をみる見方とおどろくほど似ている。マーラーの営みは、この「まわり道」「引きのばし」を際限なくつづける試みだったのではなかろうか。死をおそれて、彼は〝語る〟という反復強迫にとりつかれている。音楽的に行きついたそのひとつの方法として、彼はワーグナーを引き継ぎ、和声構造(期待-満足のプロセスを保証するもの)を無調寸前にまで追いつめていった。

『第九交響曲』にわれわれはその好例を見いだす(譜例2)が、シェーンベルクが示唆するとおりこの音楽は、観念の冷たさのなかで一見、奇妙な静けさをみせる。しかしその裏で、引きのばしにあった音は解決(絶対的安定=死)を求め、音楽には限度を超えた不安が渦を巻いている。マーラーはここにいたって、「享楽=死」という逆説、つまり「生命あるすべての存在が求める絶対的享楽は死である」(ヘルマン・ラング H. Lang)という逆説を手にしたといえるかもしれない。

『第九交響曲』においては、音楽の合間を〈死〉がよぎる。そして彼はこの音楽のクライマックスで、ついに作曲家アルバン・ベルク(A. Berg 一八八五〜一九三五)が次のようにいう瞬間をわれわれに体験させる。

「……そこではほとんど苦痛に近い生の喜びという《最高の力》がみなぎるなかで〈死〉そのものが《この上なく荒々しく》宣言される」

ベルクのいう〈死〉とはいかなるものであろうか――。われわれにはそれが、マーラーの回避しようとした死とはまた別種の〈死〉であるようにも思える。マーラーのあとを継ぐ多くの作曲家が『第九』から啓示を受けた。だがマーラーは、彼らがそこから直観したものを、さらに次の『第一〇交響曲』において、一〇個の音を同時に響かせる不協和音によって決定的なものとする（欠けている二音は共鳴により聞こえる）。

一二の音の間にあるヒエラルキーがここには無い。音楽は言葉、構造であることを放棄したともいえるだろう。われわれはこの「叫び」と化した和音こそが、ベルクのいう〈死〉ではなかったかと考える。音楽における〈差異〉や〈意味〉に代わって、ここでは〈力〉あるいは〈量〉が音をたてている。フランスの哲学者ジャン＝フランソワ・リオタール（J-F. Lyotard ポスト構造主義の思想家。一九二四〜一九九八）も述べるように、たしかに「原則上、これらの強度を迎え入れるための機構は存在しない」。機構崩壊の淵に立ったマーラーの音楽は、ここで明らかな亀裂を示している。

マーラーは、いわば超越的な死を回避しようと、音楽言語を拡張しつつ執拗に語りつづけたわけだが、そうした営みがかえって音楽の〈死〉を引きよせてしまった。しかし、こうした〈死〉は本来、いかなる音楽にも内在するものであろう。ただ通常、音をたてるのは機構（言語）のほうであり、〈死〉あるいは〈力〉はその裏で沈黙している。マーラー音楽の豊饒は、われわれにまさにその沈黙の〈力〉を教えているのではないだろうか。

ところでこの〈死〉は、臨床的に花村誠一がある種の統合失調症者に見いだした〝内在的な死〟と相重なるが、二〇世紀音楽は、いわば統合失調症性の特質をめぐって展開されているといってよいように思われる。マーラー音楽からそれらがほんの一跳びの跳躍で足りることは想像できる。そしてこの決定的な一歩を果たしたのが、ほかならぬシェーンベルク、ベルク、ウェーベルンら新ウィーン楽派の「マーレリアン」たちであった（第十章参照）。

周知のように、彼らは調性の機構を壊して〈死〉を容れる新しい器を創造しようとした。そして多くの後継者が、さまざまにそれを発展させていくが、〈死〉は二〇世紀半ば、アメリカの前衛音楽家ジョン・ケージ（J. Cage）により、ついに機構をまったくまとわぬ姿で露呈させられる。マーラーによって予告された音楽の〈死〉は、そこで〝沈黙〟あるいは〝雑音〟の〈音楽〉として、はじめてその生命的な全貌を明らかにしている。しかしこの〈音楽〉のもつ統合失調症性の特質については、今後なお多くの検討を要するであろう。

音のあとに残る沈黙の強さ

われわれはマーラーの生涯に強い衝動性を伴う強迫性を、その芸術にそれを超えたパラノイア性を見いだした。しかし、彼の強迫性がクリニカルなレベルに達したのは、晩年の一時期にすぎないし、この時期の嫉妬に関しても、パラノイア性を想定させるまでにはいたらない。マーラーにとって音楽創造が、不安と衝動からの防衛や、内面の禁圧からの解放などの機能をはたしていたことは確かだが、それがあの巨大な作品群へと結実していく過程においては、さらに他の汎人間的な諸条件、つまり自己錯覚性や不条理性、観念性などが介在していた。こうした創造過程をたどった以上、われわれはマーラーの病理を、ひとり彼のものとのみ割り切ることはできない。

ただマーラーに特異なのは、そうしたいわば汎人間的な病理のもつ両価性や逆説を、その極限にまで突きつめざるを得なかったことで、音楽における妄想への超出、さらには妄想的機構に走る亀裂がわれわれにそれを伝えている。二〇世紀の音楽は、その裂隙から生まれたものであり、今日の臨床的事実と照らしあわせてみても、それらの多くが非妄想的な、つまり音楽に内在する〈死〉が前景にたつ〈音楽〉であることは興味ぶかい。

ひるがえって考えてみれば、現代はまさに〝過剰〟の時代である。物質や情報の氾濫のなかで、われわれは近代合理主義の成果に没頭している。しかし、同じ合理主義が自らを滅ぼす壊滅的な道具をも生み出し、そこに終局を予感する人々も多いはずである。マーラーの音楽が〈生〉にしがみつこうとすればするほど、かえってそこから遠ざかり、マーラーにとって成功が失敗と同義だったことを考えれば、前世紀末以来、時代が彼のものとなったのも意外とはいえない。彼の音楽が鳴りやんだあとの〝沈黙〟の強烈さが、いっそうそれを印象づける。

第十章　作品からみた音楽家の病跡

——シェーンベルク、ベルク、ウェーベルン

アーノルト・シェーンベルク

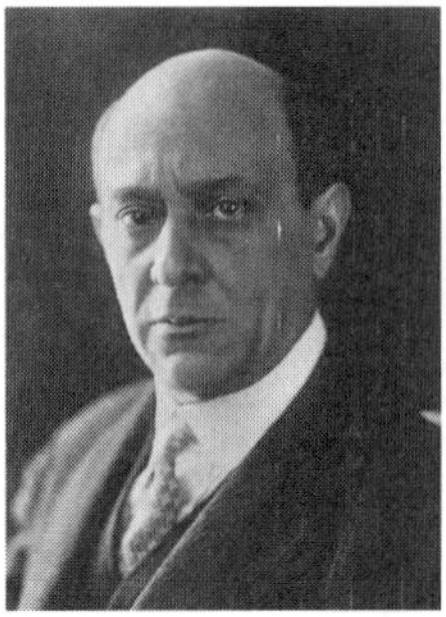

オーストリアの作曲家。作曲は後年ツェムリンスキーに短期間学んだ以外はほとんど独学で修める。20世紀音楽の方向を決定づけた作曲家の一人で、無調音楽からさらに12音音楽を築き、門下のウェーベルン、ベルクとともに第2次ウィーン学派（新ウィーン学派）とも呼ばれる。ウィーンではマーラーとも親交を結ぶ。モノドラマ『期待』（1909）、声と室内楽のための『ピエロ・リュネール（月に憑かれたピエロ）』（1912）などの傑作が誕生。この2作はベルクのオペラとともに、音楽における表現主義の代表作品となった。1874～1951。

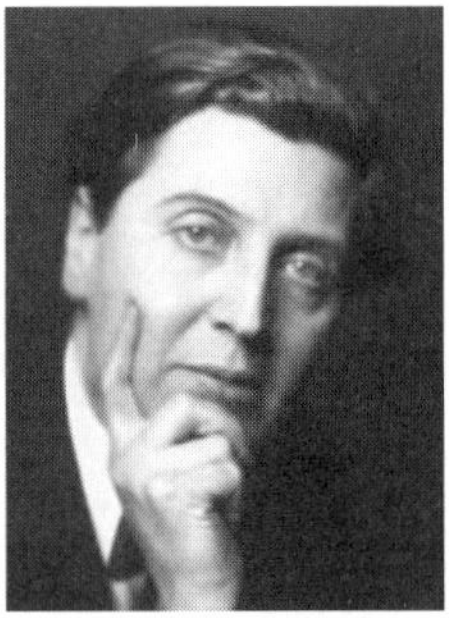

アルバン・ベルク

オーストリアの作曲家。ウィーンの裕福な商人の家に生まれ、音楽と文学に早くから関心を深める。初め作曲を独学したが1904年からシェーンベルクに師事し、その門下のウェーベルン、E.ウェレスらと交流。『ピアノ・ソナタ』など後期ロマン派色の濃い作品をへて、1910年から無調音楽に移行。『弦楽四重奏』（1910年）『アルテンベルク歌曲集』（1912年）『3つの管弦楽曲』（1914～1915年）などを書く。『バイオリン協奏曲』（1935年）はマーラー未亡人アルマとその再婚相手の建築家グロピウスとの間の娘マノンの夭折を悼んで書かれた鎮魂歌で、完成の数カ月後、ベルクもまた50歳で他界した。1885～1935。

アントン・ウェーベルン

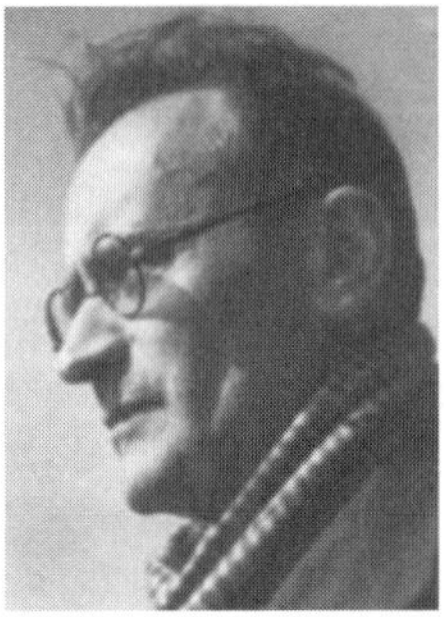

オーストリアの作曲家。ウィーン大学で音楽学を専攻、イザークの研究で学位を取得。1904～1908年シェーンベルクに作曲を学び、ベルクとも交流。オーストリアの劇場で指揮者として生計を立てつつ作曲活動を続ける。後期ロマン派の影響から脱して無調音楽に踏み込み、極度に切りつめられた音で凝縮された音空間を構築する独自の形式を確立。ナチス政権（1933年樹立）により演奏活動を禁止され、音楽出版社で校正係として過ごす。ナチス政権崩壊後ほどなくザルツブルグ郊外の疎開地でアメリカ占領軍の兵士に誤って射殺された。1883～1945。

音楽家の病跡《びょうせき》は、いまや学会のトピックのひとつとなった観があるが、他領域にくらべ、これまで敬遠されがちであった背景には、それなりの理由がある。この学問の成立に不可欠な〝作品分析〟の困難がそれであろう。ここに〝音楽〟という芸術の独特な性質が影響していることはいうまでもない。

第一に、瞬時に生起／消滅する音楽は、観念や言語による把握からつねに逃れつづける不分明さをもつ。第二に、それと一見矛盾するようだが、音楽構造の精密な合理性は作曲行為に恣意性をもたらし、作曲主体の個性を離れた作品すら成立可能にする。第三に、音楽作品は歴史的制約、すなわち時代に支配的な様式や文化的背景の束縛を強く受け、音楽家の資質が見えにくい。そして第四に、いわゆる「音楽」と統合失調症との相互背馳的関係がある。

精神科医の福島章は『音楽と音楽家の精神分析』（新曜社、一九九〇）において、音楽家に統合失調症者が少ないことを指摘したが、臨床的にみても、病者に通常の意味における「音楽」は乏しく、したがって表現病理学的検討も十分になされてはいない。けれどもこれらの困難が、慎重にあつかいさえすれば、逆に利点ともなりうることを、わたしは強調したい。たとえば音楽の不分明さは、ここで〝リアルさ〟の謂いとなる。音楽は、言語や観念の射程外にある〝何か〟を、私たちに無媒介に伝えている。

音楽構造のもつ合理性に関していえば、これは〝分析しやすさ〟に通じる。音楽学の助けを借りて、私たちはきわめて具体的かつ明瞭にこの構築物の組み立てや、その意味を示すことができる。音楽が歴史の制約を受けるなら、その時代の様式との〝異同〟を問題にしよう。形式変革の局面にこそ、対象となる音楽家の〝病理〟が最も濃厚に現れるからである。

統合失調症者にいわゆる「音楽」の乏しいことは、逆に一つの所見と考えたい。この意義を正確に把握するために、私たちは音楽に対する従来の認識を拡大ないし逆転させる必要があるが、音楽の歴史はまさにこのプロセスを経過したものともいえ、手がかりはすでに与えられている。

――以上を踏まえ、ここでは、作品ないし作曲行為の病跡学的検討に重点が置かれる。モデルケースとなるのは、ふつう「新ウィーン楽派」と呼びならわされる音楽家たち、すなわちシェーンベルク、ベルク、ウェーベルンの三人である。彼らの足跡は、調性音楽の破綻→無調音楽→十二音音楽……という、二〇世紀前半における様式変革の歴史そのものともいえるが、この変革のさなか、個々の創造的営みは、それぞれの資質を反映して、まことに興味深い対照を見せている。

だが、本論におけるわたしの最大の関心はまた別のところにある。先に挙げた難点の第四、すなわち音楽と統合失調症との関係がそれである。三者の比較考察から浮上してくるのは、いわば「音楽の統合失調症性」を端的に示すウェーベルンの創造であるが、「音楽的雰囲気の希薄な」彼の音楽は、現代音楽に与えたと同等の発想転換を、この病の理解に対しても強く迫るに違いない。

1　新ウィーン楽派の病理と芸術

まずはじめに、「新ウィーン楽派」三人の生涯、性格と彼らの音楽の内的連関を探ってみたい。そのさい、三人におよんだと思われる「世紀末ウィーン」の創造的雰囲気の余波、表現主義的な芸術思潮の震動、演劇都市ベルリンの批判的挑発の雰囲気、等々は思いきってこれを切り捨てる。時代とこの音楽家たちとのかかわりについては、音楽学者・船山隆の慧眼を参照するのみで十分ではなかろうか。すなわちシェーンベルクは時代に抗い、ベルクは時代に深く身を沈め、ウェーベルンは時代を超えた。

ここに示される三者の差異は、むろん音楽に限られるものでなく、彼らの生涯と性格にも通底するものである。この楽派の無調音楽や十二音音楽については、とかく「不調和」「異常」「極端」などの形容がつきまとい、「病理的」とすら評されることもしばしばだが、以下にまず各々の対照的な在り方を、まさに医学的な観点から読み解いていく。

1 シェーンベルク（一八七四〜一九五一）

アーノルト・シェーンベルク（Arnord Schönberg）は一八七四年、ウィーンにユダヤ人商人の子弟として出生する。音楽はほとんど独学で習いおぼえた。一五歳にして早くも父を失い、一七歳で一時銀行員となるが、銀行の破産とともに彼は音楽に専念するようになる。一九〇一年には、ツェムリンスキー（一八七二〜一九四二）の妹マチルデ（一八七五〜一九二三）と結婚した。結婚後は、ベルリンでキャバレーの指揮者をしたり、オペレッタを手がけたりして生計を立てている。

彼のいくつかの歌曲がはじめて公開演奏されたのは一八九八年である。このとき、聴衆が作品に抗議して騒然とするというスキャンダルが持ち上がったが、「それ以来、スキャンダルが止むことはなかった」（シェーンベルク）。一九〇三年、ウィーンに戻った彼は、ベルクやウェーベルンなどの優れた弟子をとる。それまでの作品は『浄夜』（一八九九年）、『グレの歌』（一九〇一年）などロマン主義的色彩の強いものである。一九〇七年にひとつの事件が起こる。若い友人の画家リヒャルト・ゲルストル（一八八三〜一九〇八）と妻マチルデとの恋愛事件がそれで、結末はゲルストルの自殺という悲劇であった。こののち、シェーンベルクはさかんに絵筆をとり、表現主義的な激しい描出をする一方、「無調音楽」にのめり込む。歌曲集『架空庭園の書』（一九〇八〜一九〇九年）やモノドラマ『期待』（一九〇九年）、『ピエロ・リュネール』（一九一二年）などはこの時期の傑作である。一九一〇年には理論的著作『和声学教本』を出版している。

一九一五年から一九一七年にかけて、彼は二度兵役につく。この期間をはさんで一九一五〜一九二三年の八年間、彼は作品を発表せず、沈黙を守っている。兵役ののち、彼はきわめて閉鎖的な「私的演奏協会」を設立し、当時の急進的な音楽家の教祖的存在となる。

一九二三年には、とつぜん《十二音技法》による作品を発表した。一九三三年、ナチの台頭とともに、シェーンベルクはあえてユダヤ教に改宗し、アメリカに亡命する。彼は二四歳のとき、カトリックの勢力が強かったウィーンでプロテスタントに転向したという経緯をもつ。

アメリカでの彼はカリフォルニア大学ロサンゼルス分校（ＵＣＬＡ）で作曲を講じ、ヒトラーへの痛烈な批判たる『ナポレオンへの頌歌』（一九四二年）や未完の大作『モーゼとアロン』などの作曲に取り組むかたわら、『和声の構成的機能』（一九五四年）など、膨大な著作をも遺す。晩年、彼は生活のため、多くのプライベートな弟子をとることを余儀なくされたというが、一九五一年にカリフォルニアで、七六年の生涯を閉じている。

シェーンベルクの生涯と性格を特徴づけるのは、何よりその過激な〝闘争者〟としての姿である。スキャンダル・メーカーとして、保守的な聴衆や批評家との間にくり返した「戦い」や、不利を承知で敢行した二度の〝改宗〟にそれが端的に表れている。一方、そうした過激さにもかかわらず、彼は自らを「伝統主義者」と断じ、これまででも最も体系的とされる「和声学」の理論書を著してもいる。

彼は卓抜な教師であり、しかも、教祖的、予言者的な絶対支配者でもあった。さらに彼はもうひとつの顔をもつ。音楽上の革新者であることはいうを待たず、実生活においても、チェスのルールや書き物机を工夫、改造してしまうなど、〝発明家〟としての顔がそれである。これら闘争者にして明晰な理論家、教祖、発明家という人物像に、わたしは彼のパラノイア的な特質を想定するものである。

被害的意識やそれと反対の誇大的意識は、彼の文章や発言のなかに少しもめずらしいものではない。「怒り」が彼に最も親和的な情動であること、自己過剰確実感、「内」と「外」つまり自我と世界の対立構造、急進性と保守性の同居など、パラノイカーに重要な標識で、彼に該当しないものはないといってもよいほどである。

音楽もまた、彼のこうした資質をよく反映している。「内的な必然性」（つまり「内」）から、彼は既存の

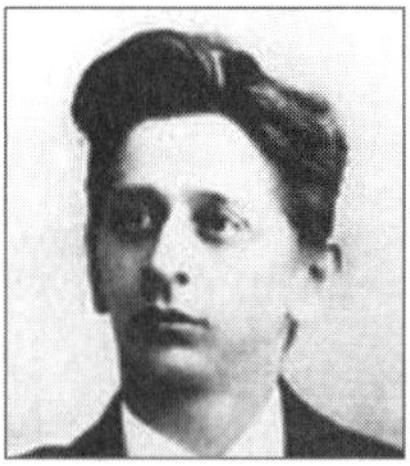

ツェムリンスキー
オーストリアの作曲家・指揮者・音楽教師。彼が結成したアマチュア・オーケストラでチェリストとして入団したシェーンベルクと出会い、親しい友人となる。作曲家としてはマーラーが彼の歌劇《昔あるとき》の初演を指揮し、指揮者としてはシェーンベルクの一幕オペラ《期待》を初演した。1871～1942。

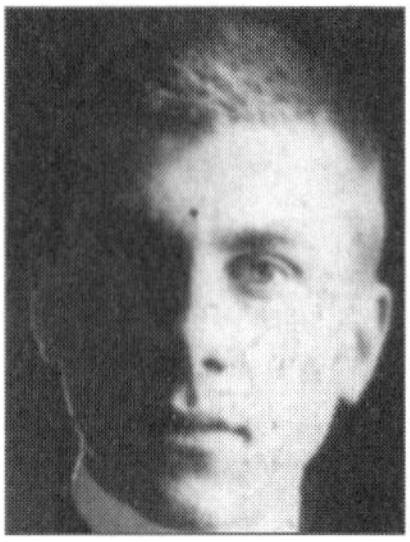

ゲルストル
オーストリアの表現主義の画家。シェーンベルクやツェムリンスキーなどと親交があり、シェーンベルクに美術の手ほどきをした。シェーンベルクの妻マチルデと駆け落ちするが、結局彼女は夫のもとに戻り、ゲルストルは自分のアトリエで手紙や作品を燃やし、首を吊った。1883～1908。

様式（「外」）と対立し、タブーをつぎつぎに侵していく。すなわち、はじめ後期ロマン派的な極度に拡大した様式（体験の質、量の亢進）から出発し、なお足りずに、調性体系の破壊つまり〝無調音楽〟にいたる。
しかし彼の「保守性」は、これら音の無政府状態を放置できない。長年の沈黙ののち、（多くのパラノイカーのように！）彼は突如として革命的な「十二音音列技法」を公けにする。これは音を組織するまったく新しい規則であるが、しかし彼はこの技法にこだわることなく、次には「従来の様式との混合」の時期に移っていく。彼の表現様式は、このように幾多の変遷を遂げており、それ自体パラノイア性を示すものとして徴候的だが、さらにいえば、以上の変遷にもかかわらず、音楽は一貫して主観的、情動的であり、同時にきわめて論理的である。彼の表現衝迫のなかに、つねに分断と結合という二方向の力性が働いている点は、彼の資質との関連で見逃せない。

2 ベルク（一八八五～一九三五）

一八八五年、アルバン・ベルク（Alban Berg）もまたウィーンに生まれる。裕福な市民家庭のなかで、彼は文学、音楽、美術、演劇など多くの文芸に囲まれて生育する。一五歳のときに父を亡くし、その年（一九〇〇年）の夏に、彼は最初の喘息発作に見舞われる。この喘息発作は生涯にわたり彼を苦しめることになるもので、最初の発作の日付〝23〟を彼は「運命の数」と呼んでいる。

一七歳のとき、彼はベルク家の女中マリー・ジョイフルに私生児を生ませる。翌年、ギムナジウム（ドイツの伝統的なエリート養成の中等学校）の落第も重なり、彼は自殺未遂事件を起こす。しかし一九〇四年にシェーンベルクのもとで作曲と音楽理論を学ぶようになってからは、勤勉、熱心に音楽研究に打ち込み、師の称賛と信頼をかち得ている。

彼は間断なく仕事をしたが、疲労をいやすためにむやみに紅茶を飲み、タバコを吸い、ときには興奮剤まで使用したという。一九〇六年、ベルクはヘレーネ・ナホヴスキー（一八八五～一九七六）と出会い、数年後に結婚する。こののち『アルテンベルク歌曲集』（一九一二）が結実する。

一九一五年から第一次世界大戦終決まで、彼は兵役につく。兵役は喘息と胃病とで苦痛に満ちたものであったというが、ベルクはその体験をオペラ『ヴォツェック』（一九一四～一九二一年）に生かしている。激しい賛否を巻き起こしたとはいえ、この作品は、ベルク存命中だけでも二五カ所の歌劇場で上演されることになった。兵役ののち、彼は、シェーンベルクの「私的演奏協会」の演奏主任を務める。

公的な役職はその後も多く、一九三〇年にプロイセン芸術アカデミーの会員となるころには、さまざまな音楽団体の審査員として多忙な雑務をこなさなければならなくなっていた。一九三二年にはヴィリ・ライヒ（一八九八～一九八〇）とともに音楽雑誌『23』を発刊する。これに先立ち、ベルクはハンナ・フックス・ロベッティン（一八九六〜一九六四）という美しい人妻と激しい恋愛に陥り、『抒情組曲』（一九二五〜一九二六年）を作曲する。以後、「私は二重の人間となってしまった」というように、この思慕は彼の死までつづいたという。

彼は晩年、十二音技法によるオペラ『ルル』に取り組むが、それは未完に終わった。一九三五年、友人の娘マノン・グロピウス（一九一五〜一九三五）が一九歳の若さで夭逝すると、この魅惑的な少女へのレクイエムとして、彼は『ヴァイオリン協奏曲』を一気に書き上げる。だがこの年の九月、腫瘍より敗血症を併発し、一二月二四日、彼もまた人生の幕を降ろすことになる（五〇歳）。

ベルクを知る人の多くが、彼の人あたりの良さや誠実さ、機知に富むこと、また並はずれた勤勉さや仕事への熱中、その仕事の正確さなどについて語っている。芸術や自然への愛好、美食への傾向などともあわせ、これらは、彼の同調的な循環気質（クレッチマー）や執着性格（下田光造）を標識するといってよい。

一方、ベルクの喘息発作や胃病は明らかに心身症的で、以上躁うつ病親和的な性格と心身症者のA型行動パターンとの関連は、現在の精神医学でも問題となっているとおりである。ベルクの性格には、しかし、

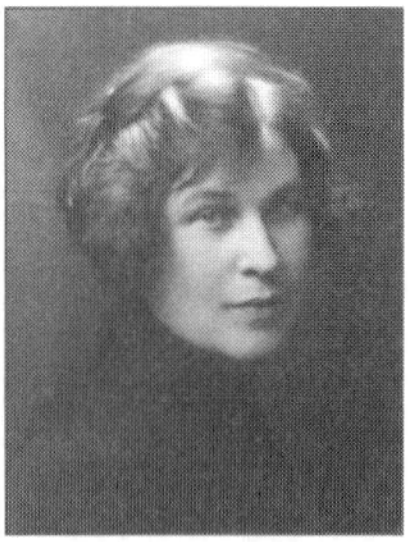

ナホヴスキー
アルバン・ベルクの妻。彼女の母親であるアンナ・ナホヴスキーはオーストリア皇帝フランツ・ヨーゼフ１世の愛人として知られる。そのためヘレーネは皇帝の庶子ともいわれており、ベルクの周辺では気位の高い女性として知られた。1885〜1976。

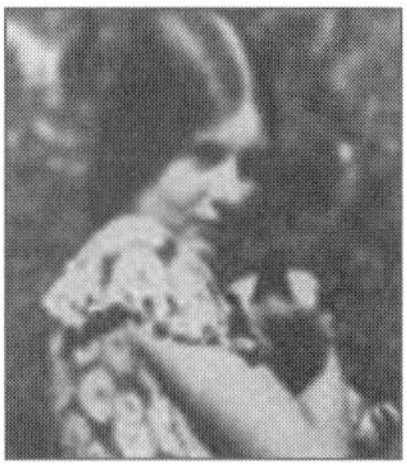

マノン・グロピウス
グスタフ・マーラーの妻であったアルマとその再婚相手のワルター・グロピウスとの間に生まれた娘。美少女で聡明な彼女をアルバン・ベルクはかわいがっており、彼女の死に接して「ある天使の思い出に」という献辞をつけて『ヴァイオリン協奏曲』を書きあげた。これはベルクの絶筆となった。1915〜1935。

さらに神経症的ともいえる側面があり、運命の数〝23〟にたいするこだわりや、女中マリーとの逸脱、自殺企図、さらにはハンナとの恋愛など、人生に劇的な起伏や展開がみて取れる。

こうしたベルクの複雑な性格は、彼の音楽にも明瞭に刻印されている。躁うつ病圏の多くの天才がそうであるように、彼は形式構築の大家、総合の巨匠であった。『ヴォツェック』や『ルル』は「総合的オペラ」とも呼ばれ、最新の技法と過去のロマン的様式との統合を成し遂げている。構成には純音楽で使われる形式が複合的に用いられるほか、うつ病者の表現病理で問題となるシンメトリックな形式への嗜好が指摘されている。

彼の無調や十二音音楽はいくぶん調性的に響く。同調的性格の人は、適度と限度に対する直観をもっているといわれるが、「ベルクはいつも、どこまで行ってよいかを知っていた」（ジャン・コクトー）。一方、彼の神経症的傾向をよく表すものとして、人生と音楽あるいは劇がないまぜになっている点が挙げられる。『ヴォツェック』で私生児を生ませたり、マリーをモデルにしたとされる『ルル』に喘息もちの老人を登場させるなどは、ほんの一例にすぎない。

「潜在的オペラ」とも評される『抒情組曲』は、ハンナのために書かれたものだが、楽曲構成の重要な要素としてH・F（ロ音とヘ音）とA・B（イ音と変ロ音）という二人の頭文字や、彼らの「運命の数」〝23〟と〝10〟が、意味深く用いられているという。つまり器楽曲においてすら、彼の人生は音楽に織り込まれており、作品は、あたかも彼の葛藤の舞台と化しているかのようにみえる。この作品や晩年の『ヴァイオリン協奏曲』をはじめ、ベルクの多くの音楽が、その創作動機において、実人生の出来事につづくものであることも、以上の所見と合わせて興味ぶかい。

3 ウェーベルン(一八八三〜一九四五)

アントン・ウェーベルン(Anton Webern)は一八八三年、ウィーンに出生した。父は南チロルの貴族の家柄の鉱山技師である。ギムナジウムに通うかたわら、ピアノとチェロ、そして音楽理論の個人教授を受ける。一九〇二年、ウィーン大学に入学し、音楽学を学んだ。ついで彼は一九〇四年、ベルクと同様、シェーンベルクの弟子となり、以後、この師を異常なまでに崇敬するようになる。

一九一一年には、ヴィルヘルミーネ・メルトルと結婚する。一九〇八年から彼は、地方の二流オーケストラの指揮者として糊口をしのいでいるが、劇場勤めの世間的なつきあいや、オペレッタの通俗さが彼を苦しめた。この「地獄の苦しみ」について、彼は友人に書き送り、数年間のうちに、いくつかの劇場を転々としている。しかし一九一三年二月、そうした心労からウェーベルンはついに「神経衰弱」でウィーンの病院に入院し、精神分析医の治療を受けることになる。

退院後、彼は療養のため各地をわたり歩くが、この年の残る数カ月は、ベルクの住むウィーン近郊のヒーツィンクで過ごしている。この前後、彼は極端に短い《微小形式》の作品を何曲か書きのこした。彼は少ない弟子をとり、「つつましい収入」により生計を立てていたが、一九一四年、第一次世界大戦の勃発とともに赤十字に志願する。だがひどい近視のため、彼はやがて「武器をとらぬ後方勤務にも不適当」として除隊させられる。戦後はプラハで劇場指揮者に戻るが、それは再び彼を苦境におとしいれ、ウェーベルンは契約が切れるとそれを更新することなく、再びウィーンに戻ってきてしまう。

彼にようやく平和な生活が戻ったのは、それからである。演奏会指揮者となった彼は、ウィーンを中心に演奏活動を行ないながら、十二音技法による作曲に取り組んだ。しかし一九三三年、ヒトラーが政権をとると、彼の音楽は〝堕落〟の烙印を押され、職も解かれた彼はまったく〝孤絶〟の境涯におちいる。メートリンクに隠棲しつつ、彼は一介の楽譜校正係として赤貧の生活を送った。一九三五年の親友ベルクの死は、彼に衝撃を与える。

ところで、ウェーベルン自身の死もまた突然である。第二次世界大戦直後の一九四五年九月一五日、娘婿の住居へ夕食に招かれた晩に、彼はアメリカ占領軍の一兵士に誤って撃たれ、即死した（六一歳）。

前二者と比べて、ウェーベルンの生涯に（彼の病いと死を除けば）目立つような外面的出来事は少ない。フランスの伝記作者クロード・ロスタン（一九一二〜一九七〇）は、彼を評して「中を打ち砕いてみると、そこに世にも不思議な結晶作用がみられるあの平凡な石ころのような、数少ない人物のひとり」と記している。まるで世間から身を隠すかのように、彼の性格は控え目、謙譲で、外面的通俗を嫌ったとされる。

彼は山歩きを好んだが、みずから「私を感動させるのは、俗にロマン的な意味でいう美しい風景、美しい花ではなく」、「自然全体の意味」「それが示す様相の意味」というように、関心はあくまで分析的、知性的なもので、この点で、自然を同調的に味わったベルクとは明確な一線を画している。

以上から、ウェーベルンを統合失調症圏の人物とすることに異論はあるまいが、さらにそれを支持するエピソードとして、彼の人生における二度の危機が指摘できる。一つは一九一三年の「神経衰弱」による入院で、なお詳細は不明だが、入院直前に彼はベルクに宛て、「僕の神経は恐ろしい状態にある。水を飲むと毒を飲んだようになる」と書き送っており、相当深刻な状態であったことは推察できる。もう一つは

シェーンベルク	ベルク	ウェーベルン
パラノイア性	躁うつ病圏 心身症、神経症	統合失調症圏
無調、12 音技法の創始	過去の様式との統合	微小形式 12 音技法の純化・徹底
主観的かつ論理的	ロマン的、劇的	凝縮的、未来的

表１

ベルクの死後、バルセロナにおける追悼演奏会のリハーサルで、彼は一つ一つの音符に異常なこだわりをみせたあと、指揮を投げ出してしまう。この危機を目撃したフロイトの弟子によれば、ウェーベルンの態度はこのとき、まるで〝偏執病者〟のようだったとされている。

彼の音楽もまた、きわめて特徴的である。劇性に欠けること、音楽的雰囲気の希薄なことがまず挙げられるが、さらに興味ぶかいことは、この音楽の極端な短さである。作品番号のついた全三一曲を合計しても、演奏時間はやっと三時間ほど、という事実からしてすでに異様である。「点描的」とも評される凝縮したこの《微小形式》は、彼の第一の危機、すなわち「神経衰弱」による入院のあと、頂点に達している。また後期において、彼は厳密かつ簡明な十二音音楽へと進むが、十二音による作曲は、師による発明の以前から、ウェーベルンの音楽に宿っていたものである。

沈黙の多用や音色への関心も含め、私見によれば、これらのなかにこそ音楽の統合失調症性が特異的に見てとれるのだが、それについてはのちに詳しく論じることにしたい。

――以上、三者の生涯と作品について、その内的関連を探ってみた（注１）。複数の人物を扱う都合上、論述は簡略にとどめざるを得なかったが、それでも、三者の対照はある程度描き得たのではなかろうか（**表１**）。彼らの場合、時代背景が同一であるだけに、個々の音楽様式の差異は、それぞれの資質の差異を映し出すものとして、すぐれて範例的といえる。

注1　なおこの三者は、人間関係の創造性という問題にも、興味ぶかい知見を提供している。たとえばシェーンベルクは、他の二人の創造に不可欠の存在だったといえ、躁うつ病圏のベルクにとっては、仕事を是認・評価する庇護的媒介者、統合失調症圏のウェーベルンにとっては才能を発見し、絶対の帰依をゆるす現実への媒介者であった。これらは飯田真の「媒介者論」の好例となる。一方、ベルクとウェーベルンはライバルでありながら相補的友情関係を築き、これが創造に促進的に働いたとすれば、シェーンベルクを加えた三者は、宮本忠雄の提唱する「創造の三角形」を特異なかたちで実現しているといえる。三角関係という視点でみれば、ほかにシェーンベルクと妻マチルデ、画家ゲルストルの三角形（無調音楽の契機）、ベルク夫妻とハンナの三角形（作品に投影）など、まだいくつも挙げられる。

2　比較的考察――「継承」の病跡学

上で並列的に措かれた三者の音楽を、ここではいわば立体的に、よりミクロな視点で比較してみよう。音楽のもつ精密な構造が、こうした考察を可能にする。比較考察により、ウェーベルンの音楽と他の二人のそれとの境界が明瞭となるが、そのことはとりもなおさず「音楽における統合失調症性」（Das Schizophrene der Musik）の外枠が限定されることを意味する。のちに詳述する音楽と統合失調症の、より直接的な問題を準備するのがここでの作業である。

ところでわたしは第九章で、グスタフ・マーラー（一八六〇～一九一一）の生涯と音楽を検討し、その音楽にパラノイア的とも呼べる特質を評定した。注目すべきは（あくまで予告的なものにとどまるとはいえ）この音楽に走る統合失調症性の亀裂である。調性の拡大と疲弊、音色への関心、コラージュ的様式、音楽的時空の混乱などがそれにあたるが、これらはいずれも新ウィーン楽派三人が直面する問題の先取りといえるものであった。ここでの作業を通じて、マーラー音楽のこの（予告的）統合失調症性の消息をたどるのもまた、興味あることと思われる。

1 調性の「自明性」と「感情論理」

マーラー音楽において、調性は異常に拡張され、ときに無調寸前になるばかりか、『第一〇交響曲』にいたっては、調性的ヒエラルキーを失った一〇個の音が同時に鳴り響いてさえいた。この飽和状態に達した調性を、シェーンベルク一派が破滅に導いたことはすでに触れたが、しかし、調性に対する三者の態度は微妙に異なっている。

すなわち、シェーンベルクは積極的にこの体系を破壊したあげく、のちになってそこに回帰する衝動に駆られ（両価的）、ベルクは一度もこれを捨てようとせず（親和的）、ウェーベルンはただひとり、調性に生涯郷愁をおぼえることがなかった（違和的）。これらの事実は、精神医学的に重要な示唆を含むものである。その意味について、調性大系そのものの本質を参照することにより、次に二つの角度からみてみよう。

その第一は、この大系のもつ「自然さ」「親しみやすさ」の感覚である。「調性」（Tonalität）とは、広義に「主音に忠実であること」（ハーバード音楽事典第二版）とされるが、とくに西欧近代の調性大系ではそれに加え、自然倍音列（注2）における基音（主音）と第二倍音（属音）の強い関係に基盤が置かれている。西欧近代において音楽とは、この主音との音程的距離にもとづく引力関係によって厳密に組織された、音の構築物である。もちろん大系化の段階で、多くの矛盾が人工的に整序されてはいる。

　しかし、起点にはやはり自然音、ないし環境音に含まれる倍音の協和的関係がある、というのが通常の説明で、そうした基盤のうえに、発展の段階で種々の不協和音が、文化的に協和音と是認されながら発展してきたとされる。つまりこの大系の成立、発展の過程には、振動数にもとづく自然的調和感覚、およびその後の文化的協和感覚の学習、馴化が存するわけで、「調性」とは、生理的レベルから心理・文化的レベルにいたる広範な領域で、私たちに「親しい」、「自然な」音の大系と理解することができる。

　調性について次に指摘しておきたいのは、この大系のもつ、いわば構造－力動的ないし論理－感情的な特質である。調性大系はしばしば、ニュートンの力学系になぞらえられるが、なるほど出発した調性を慣性的に保とうとする傾向と、倍音の理論にもとづいた引力とによって、諸音はつねに合理的に運動する。期待－満足、緊張－弛緩などの力動的プロセスは、大系に備わるこの構造がつねに担うものである。

　またアメリカの音楽学者L・B・メイヤー（一九一八～二〇〇七）は、「反応しようとする傾向が遅らされたり抑制されたときに情動が生ずる」と情動発生の一般法則を定式化するが、調性音楽はそこでも格好の例証の一つとなっていた。つまり大系内の構造や論理は、そこに生ずる力動や感情とつねに相即的な、互いに規定しあう関係にあるわけで、古代よりくり返される音楽の情緒学説をもちだすまでもなく、調性とは、すぐれて構造－力動的ないし論理－感情的特性をもつものであることがわかる。

　調性に関する以上のような二つの特性を指摘するとき、わたしが前者にヴォルフガング・ブランケンブルク（一九二八～二〇〇二）の自然な「自明性」（Selbstverständlichkeit）を、後者にルーク・チオンピ（一九二九～）の「感情論理的端緒」（affektlogischer Ansatz）を合意させようとしても、あながち強引とは映るまい。私たちの素朴な感性も、この意図を支持するはずである。そしてこの立場から、さきに挙げた三者の調性との関係をふり返るとすれば、その意味は次のごとくである。

音楽の個々の所作はともかく、本質的性向において、シェーンベルクの自然な自明性や感情論理的枠組は両価的に揺らぎ、ベルクのそれは親和的に安定し、一方ウェーベルンの場合は強い異質性をはらんで自然あるいは世界との不一致を示していた。

注2　自然界のほとんどすべての音はつねに「倍音」と呼ばれる一群の上部構造を伴って響く。倍音は特定の音（基音）に対して振動数がその整数比をなしており、音階形式や和声進行を基礎づけるものとして、音組織の自然的根拠の説明に援用される。

２　12の互いに関係づけられた音による作曲

十二音技法が調性における中心音（主音）を消し、引力関係を解消することによってオクターブ内の十二音に平等の価値を与えようとするものであるなら、ここにみる三者のこの技法に対する態度が、調性に対するのとちょうど逆の関係になることは容易に想像できる。たとえば調性親和的であったベルクは、当初この技法への馴染み難さをウェーベルンに告白し、苦労して調性的方法と溶け合わせる工夫をした。師の発見より前から十二音的な作曲をしていたウェーベルンと、この点でベルクは（その気質のように）明白に対照的である。問題はむしろシェーンベルクとウェーベルンのあいだの相違にある。

周知のようにウェーベルンは、師の発見以後、この方法を純化・徹底し、全面的セリー音楽への道を拓いた。だが、発見者シェーンベルクは、新しい語法確立の実験後すぐに、自身の発見に先を越されてしまう。彼は十二音の基本音列（セリー）を、調性音楽におけるのと同じように主題的に用いたり、ソナタやジーグといった古典的形式を使用したり、調性的緊張関係を音列のトランスポジションやその形態的変換に置き換えて捉えたりする（P・ブーレーズ）。

これらが無調や十二音音楽に対する彼の理論的立場に由来することはいうまでもない。彼の考えによれば、不協和音はより高次の（遠い）倍音にすぎず、原則的には協和音と同様、理解可能だという。彼が自身の音楽を無調ならぬ「汎調性」（pantonal）であるとするのもこの理由による。つまり彼にあっては、十二音音楽と調性音楽は量的な差異しかもたず、質的には何ら異ならない。

十二音技法は彼の場合、たんに拡大された調性として、自らの自然支配の道具（アドルノ）、半音階的手法を管理するための法則（ブーレーズ）にすぎなくなる。ブーレーズが「シェーンベルクは死んだ！」と激しく非難し、逆にウェーベルンを称揚するのも、調性音楽と十二音音楽という本来異質な二つの世界を混

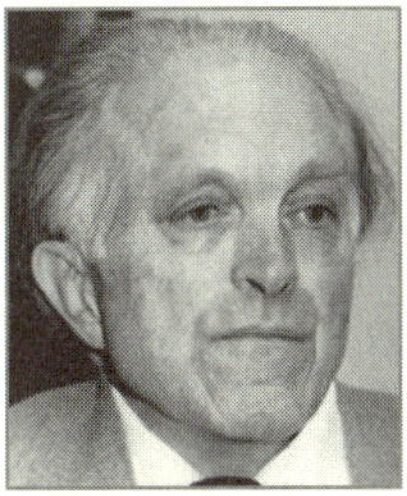

ブランケンブルク
ドイツの精神病理学者。フライブルク大学でハイデガーなどに師事、哲学を学ぶ。その後医学部に転入。「自明性の喪失」こそが統合失調症（特に破瓜型、単純型）の本質である、との視点を深化させた。著に『自明性の喪失――分裂病の現象学』など。1928～2002。

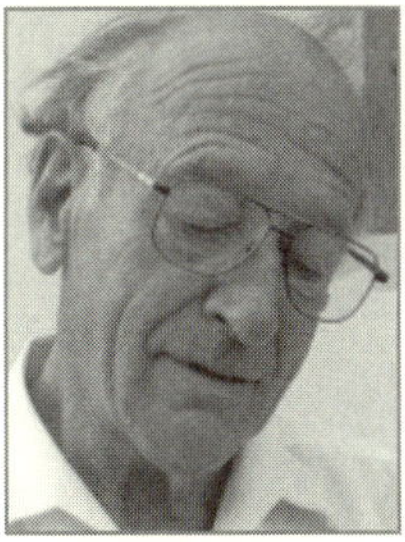

チオンピ
イタリア・フィレンツェ生まれの精神科医・思想家。ローザンヌ地方の37年にわたる統合失調症者の予後研究により脚光を浴びる。著『感情論理』により科学基礎論や構造主義的な思想を駆使した多元的な人間論を展開。ほかに『基盤としての情動――フラクタル感情論理の構想』など。1929～。

同する彼のこうした態度に対してであった。

精神医学的にみれば、シェーンベルクの態度は、彼のパラノイア性を如実に反映するものである。性格に関連して先に指摘した指標ばかりではない。ここには、あくまで構造－ディスクールの側に立って、世界を統御ないし支配しようとするパラノイカーの強固な意志がみてとれる。シェーンベルクは極度に人工的な彼の十二音大系により、力づくで、いわば妄想的に世界を支配したといってもよい。

ところでウェーベルンが、こうした構造による支配、管理と対極にあった人物であったことはいうまでもない。シェーンベルクのそれと異なり、分裂気質者ウェーベルンの十二音音楽は（のちに詳述するように）妄想的逸脱のあくまで手前に踏みとどまるものである。

③ 音楽的時空と音色

彼らの音楽的時空の様態も、各々の気質と密接に結びついているが、これを検討するにはマーラー音楽の時空を参考にするのが早道である。マーラー音楽には、アドルノが「突破」（Durchbruch）と名づけた異質要素の突発が見いだされる。異なった様式の旋律断片がまるで順列組み合せのように自在に並べられたりといった、コラージュ的ないしモンタージュ的方法（B・アッペルト）がその顕著な一例である。ここには時間の分断、断片化とともに楽想の分割可能性、脈絡独立性（注3）といったイコン的特質が指摘される。

言語学者R・ヤコブソン（一八九六～一九八二）にしたがってこの概念を提出したのは花村誠一だが、彼によれば、妄想病ではこのイコン的成分が、意味作用を保証する機構（chord）にもとづいて突出するという。

アドルノはマーラー音楽において、三和音は完璧に保たれているとした。

では、新ウィーン楽派の音楽においてはどうであろうか――。H・シュトゥッケンシュミット（一九〇一～一九八八）は、調性廃棄以後のシェーンベルク様式を列挙しているが、そのなかにたとえば「分離。連絡のない部分の羅列。シンタックスのはねとばし。楽想の順序の飛躍性」という記述が見いだされる。また、作品分析のなかで彼は「煉瓦《れんが》的モンタージュ」という言葉すら用いている。つまり、シェーンベルクの音楽においても、時間の断裂と上のイコン的成分は強いといえるが（イコン向性）、彼の場合、先にも述べたように一方で過去の形式や書法による構築の堅牢さもつねに共存するわけで（コード付加）、音楽の統合失調症性はマーラーの場合に似て、多くはパラノイア的に被覆される傾向をもつ。

では、ベルクについてはどうであろうか――。たしかに軍楽やウィーン訛《なま》り（！）の旋律が彼の音楽には織り込まれている。しかし彼の場合、それらの使用はつねに劇のコンテクストに合致して効果的に用いられるか、なめらかに融合させられており、シェーンベルクにみられるような対立は少ない。「極微なる推移の巨匠」（アドルノ）といわれるように、三者のうちで、彼はもっとも半音階主義に忠実であったとされるが、狭い音程ほど歌いやすい、という音楽の普遍法則を、わたしはここでも思い出さずにはおれない。ベルクの音楽は、調性に対してのみならず、フレージングやリズムにおいてもつねに音楽的（あるいは人間的）自然－慣習に寄りそっており、その時空はあくまでも遠心的に、「ゆるやかな拡大」（同）への傾向を示す。

ウェーベルンの音楽的時空が、上の両者のそれとははっきり区別されるものであることはいうまでもない。この音楽は、音程の跳躍や大きな休止の多用により、ベルクにおける連続的推移、遠心的拡大とは正反対

	シェーンベルク	ベルク	ウェーベルン
調性への態度	両価的 →破壊、再利用	親和的 →利用	違和的 →棄却
12音音楽への態度	発見 →「先を越される」	違和的 →工夫、活用	必要 →純化、徹底
「音色」の意味	表現衝迫からの要請	活用	音への着目 音色の系列へ
音楽的時空	混乱するも統制	移行的、対立なし	別種の時空

表2

の様相を呈する。また、シェーンベルクにみられるようないかなる「コード」も付与されず、音楽は分割され、脈絡を喪失したまま孤立している。ウェーベルンがしばしば「音そのものの可能性を発見した」と評されるのも、ひとつには彼の音の、この〝孤立化〟ゆえのことである。

それに関連し、最後にマーラーの残したもう一つの問題、「音色」に関する三者の姿勢についても触れておこう。

有名な「音色旋律」（Klangfarbenmelodie）を開発したシェーンベルクは、「音高とは一方向から測られた音色に過ぎない」として音色の構造的側面を指摘した。ところが彼の音色は一方で、色彩的かつ装飾的である。またベルクの音楽では、音は感覚的で豊かな響きをもつ。両者の場合、音色は持てる可能性を存分に駆使して作品のコンテクストに奉仕し、劇的な内面表出を助けているといえる。

これに対しウェーベルンの〝音色〟は、ひたすらその構造的側面の追求にゆだねられ、感覚的にはむしろ極度に切りつめられている。彼の音楽はここでも、他の二人の表現主義的でエスプレッシーヴォな発散とは無縁で、むしろそれらと逆方向のベクトルを選ぶかのようである。

――以上、三者の気質が、音楽の素材や形式のすみずみに至るまで深く浸透していることにわたしは驚きをすら禁じえないが（表2）、ここでの比較考察をとおして、次のことが明らかになったといえるだろう。すなわち、本節で導きの糸としたマーラー音楽の予告的統合失調症性は、ほかならぬウェーベルンにおいて、もっとも忠実に、またラディカルに継承されている。あるいは一歩進んで、ウェーベルンの音楽こそ、統合失調症性という言葉の内実、その本質を私たちに示しているとさえいってよい。

以下の論述の焦点となるのは、まさにこの一点である。ウェーベルンの音楽と統合失調症の直接的関係は、この両者につき、まったく新規な次元を私たちに垣間みせている。

注3　ラジオやステレオなどの電気音響装置が発明されて以来、音はその発信源から切り離され、独立して遠隔地まで移動可能なものになった。現代社会に見いだされるこのような音の様態を、ちなみにR・M・シェーファー（一九三三〜）は〝Schizophonia〟（音統合失調症）と呼んでいる。

3　ウェーベルン音楽の統合失調症性

1　微小形式と強度

ウェーベルンの作品がすべて異様なまでに短く、また通常の意味における音楽的雰囲気に乏しいことはすでに述べた。しかし彼の音楽はたんに短く、たんに乏しいのであろうか。〝Non multa, Sed multum〟（広くあらんよりは深くあれ）——。これはウェーベルンがベルクに作品を贈ったさいの献辞であるが、このモットーの意味を理解することが、まずは急務である。彼が「神経衰弱」で入院する前後の作品、その短さが極度に達したいわゆる《微小形式》《アフォリズム形式》の作品が、最もはっきりとこの秘密に触れている。

前節でみたように、このころウェーベルンは調性的機構から徹底して離脱し、といってシェーンベルクのように新たな（および伝統的な）機構によることもなく、音を孤立させる道を選んだ。彼は音楽言語ないし構造によって語ることを放棄し、表現を極端に切りつめる。シェーンベルクも評するように、ウェーベルンの音楽は「たった一つの身振りで長編小説を、ほんの一息の吐息で喜びを表現する」という類のものである。

この時期の作品のスコアを見てみると、多くの曲で休符が目立ち、ときには音符よりも休符が多いことに気づかれる。ここで音楽は、音と沈黙という最も根本的な次元にまで還元されており、構造によってもたらされる線的な時間、矢印のついた時間は、ダニエル・シャルル（一九三五〜二〇〇八）のいうように、いわば「垂直な時間」（G・バシュラール）へと取ってかわられている。先のモットーにおける「深さ」とは、何よりこの垂直性において理解されなければならないが、ところでわたしはこうした作品のあり方を、音楽における「言語危機」と呼んでよいように思う。

周知のように宮本忠雄は、統合失調症の急性期におけるさまざまな病態を言語解体の諸現象と捉え、この「言語危機」（Sprachkrise）という言葉を用いた。重要なのは、これらの状況のさなか、病者が直面する「もの体験」という事態であり、宮本によってそれは、身辺の事物が日常的な意味を失って〈もの〉それ自体と化し、無気味な相貌を帯びてせり出してくる体験と記述される。

ウェーベルンの音も、これに似る。コンテクストをはずれ、意味や方向を失った音は、孤立したまま顕わな相貌化を遂げている。アドルノはウェーベルンにつき「時間的外延に対する禁忌」に出会ったとし、彼のみが、「外延的な量（extensive Größe）として制御されようとしたものを内包量（Intensität）のために犠牲に」することができた、と述べた。この〝Intensität〟とは、すなわち花村誠一が統合失調症性体験の核心に据える「強度」にほかならず、ミュラー・ズーアなら「出来事的な統合失調症性」と呼ぶものであろう。

ウェーベルンは、音楽的言語危機のただ中で、きわめて高い集中のもと、「音」の次元にまで表現を集約、強度化（intensivieren）した。強度とは花村により「生きていることの質的な側面」「創造の謎と狂気の謎が交錯する地点」とされるが、この名状しがたい印象性質を、ウェーベルンの音楽ほど端的に開示するものもめずらしい。

わたしはここで、日常臨床にみる病者の音楽、たとえば即興演奏に聴かれる弱々しく「乏しい」音楽が、このウェーベルンの音楽と深く通じるものであることを強調しておきたい。ただ、両者を単に類同化すべきでないことはもちろんである。これは本節における他の議論すべてについてもあてはまる。

宮本も指摘するように、統合失調症圏の作家が言語解体のような心的危機に直面したときに、書くことを通してこれを切り抜けようとする態度と、病者がもはやそうした自由を失い、病いによる強制を受けたディスクールをつくり上げる態度とは、対蹠的でさえある。ウェーベルンも「神経衰弱」のさなか、こうした一線をさ迷ったといえるが、彼の創造行為もまた、危機回避の重要な一面を担ったようにみえる。

わたしがいま、作曲による脱妄想化と書かないのは、ウェーベルンの場合、より基底的なミクロの次元で、そうした営みがなされていたからである。だがこの事情をよりわかりやすく伝えるのは、この時期の作品よりも、むしろのちの十二音音楽のほうであろう。

2 十二音音楽(原植物)

ウェーベルンにとって、十二音技法による作曲がいかに必要なものであったかは、彼自身一九三二年の講演「十二音による作曲への道」(『アントン・ウェーベルン　その音楽を享受するために』法政大学出版局、一九七四に所収)のなかで、それが「じっさい私の人生なのです」と述べていることからも理解できる。みずからいうように、この営みは彼にとって「諸関連の保証」、「理解しやすさへの努力」であった。彼はこの技法の規則を完全に受け入れるばかりか、独自の仕方で拘束をさらに強め、最も緊密な関連、最も明瞭で簡潔な様式をそのつど手に入れた。ウェーベルンの十二音技法に対する取り組みは、「とてつもない束縛にもとづいてこその全き自由」という逆説に裏打ちされたものである。

譜例を見てみよう。① は音列の基本型であるが、この音列は最初の三つの音により演繹されている。それぞれ三つの音からなる四つの核は、展開された音列の中にそのまま姿をみせる。② は① の進行形(逆方向にたどる)、③ は① の反行形(水平軸上で鏡に映すように反対にする)の逆行形、④ は① の反行形である。これらの音列により作品は組織されるのだが、重要なのは、核となる曲の最初の三つの音から、その後のすべての構成素が生み出され、しかも、それらすべてがいわば同じもの(注4)だということである。

ウェーベルンはここで、きわめて厳格な技法にしたがっているわけだが、私たちは同時に奇妙な事実に気づかずにはいられない。アドルノが指摘するような「十二音音列が潜勢的に自ら作曲する」という事実

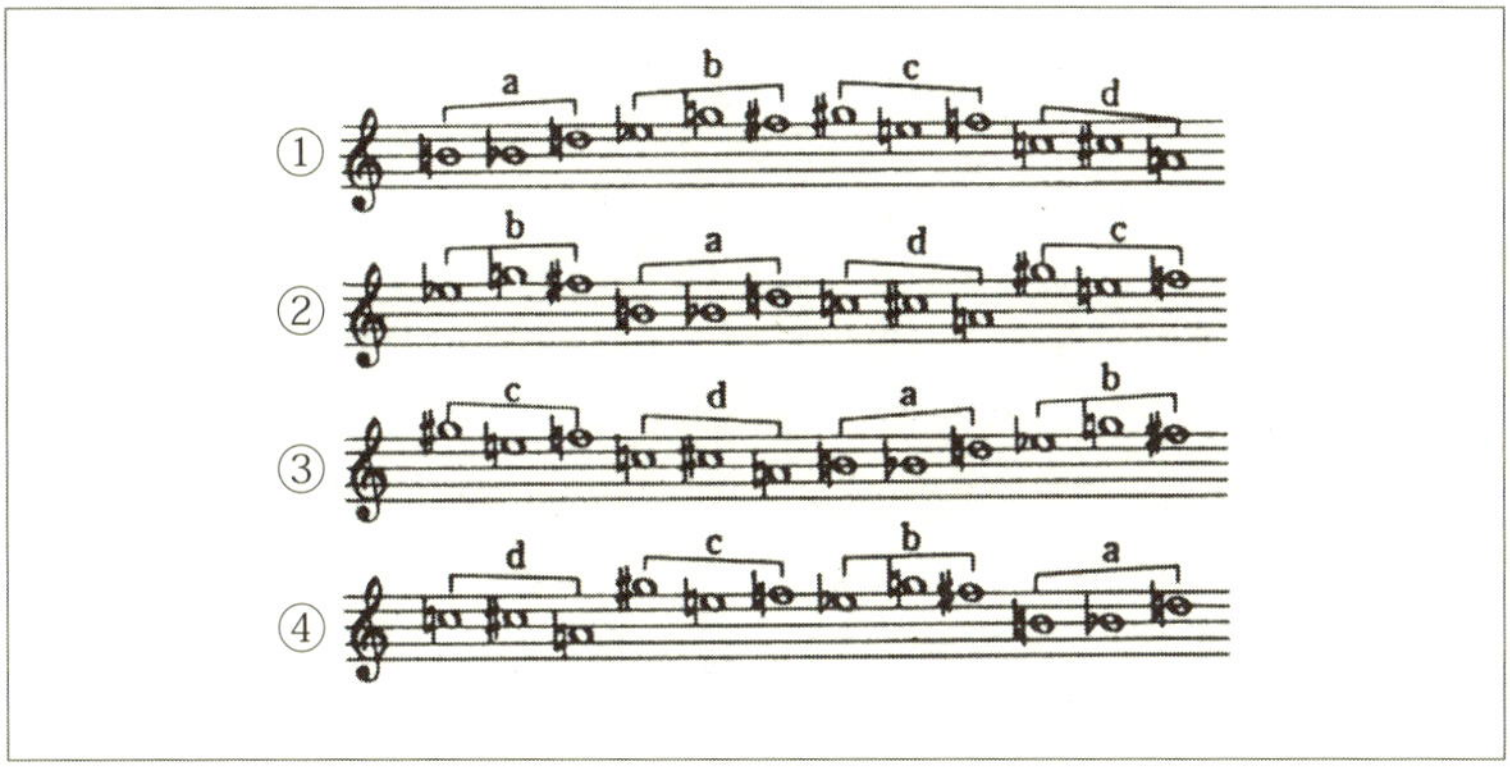

譜例：作品 24（1934 年）の音列

である。ブーレーズはそれを「音列による自律的生命を持つ音響ブロックの生成」と述べている。作曲主体としてのウェーベルンの主体性は消え去り、種子をまいたあとの彼は、あたかもその成長を見守るばかりのようである。

　自身の言葉どおり、彼はきわめて強い束縛にもとづき、まったく逆説的に自由を獲得している。わたしはこの主体性の行使にして消去、自律性と他律性のパラドクシカルな共存に、彼の統合失調症性の反映を見いださざるをえないが、さらにいえば、ここには一般に「規則」と人間との根本的な問題が伏在しているようにもみえる。論理の徹底のさなか、ウェーベルンが突如として跳躍的に、何ものかに身を投げ渡すような様がそれである。

　さて、音楽的核により導かれる件の「同じもの」とは、何を意味するのであろうか――。ウェーベルンによれば、それはゲーテ（一七四九～一八三二）の「原植物」（Urpflanze）であるという。周知のようにゲーテは、あらゆる自然現象の根源的同一性を直観し、これを「根本現象」（Urphänomen）と呼んだが、植物の構造にもそれを見いだし、「原植物」とした。

「根はもともと茎にほかならず、茎は葉にほかならず、葉はまた花にほかならない」――。つまり、幾多の変形を経ても生ずるものは常に同一のものであるということで、この思想をウェーベルンは自らの音列技法に取り入れたわけである。彼の資質を考えれば、このことは少しも不思議ではない。原植物に関してゲーテのいう「新しく、同じもの」(Das Neue, Gleiche)は「それ自身における差異」と言い換えることも可能である。とすれば、十二音音楽において、彼の強度的特質はある意味で温存されるのであり、しかも同時に、彼はいわば自然との宥和を果たした(あるいは少なくともそう思い込んだ)ということができよう。

原植物である音楽とは「人間による自然作品」であり、それを生む人間もまた、自然の一部である。ウェーベルンは、自然現象がつねに根本現象として「数多の条件のもとでも永遠に回帰する」というゲーテの、あくまで円環的、同調的な思想を取り込み、異質的であった自然の中に自身の居場所を見いだした。分裂性と同調性という二つの生命原理(E・ブロイラー)が、ウェーベルンの創造において、絶妙の仕方で相補的結合を遂げるさまを、わたしはここに確認しておきたい。

十二音音楽による、こうした危機回避の様態は、統合失調症者に対する精神療法にも、むろん多くの示唆を含むものであろう。上にみる分裂性と同調性の独特な結合もさることながら、とりわけわたしに興味ぶかいのは、この時期の作品についてアドルノが「微生物学的傾向」と呼ぶような、先の自律的－生命的な様態である。ちなみに、この音楽では、特定の地点と全体との構造上の類似が指摘されている。

注4　ウェーベルンは、これを説明して、灰皿は四方八方から眺めるとつねに同じものであり、しかも何か異なったものであるという比喩を使っている。

3 全体性のカノン

「いまになってはじめて、当時（二〇年前）私が何をしたかを説明することができます」――ウェーベルンのこの言葉をロスタンが奇異の念をもって伝えるように、この改革者の独創は彼自身の思考をはるかに超えていた。彼の音列技法は、一九五〇年以降のセリー思考の先駆けをなすものだが、この観点のもとでみると、音楽はまた独特な「統合失調症性」を顕わにする。

たとえば先に挙げた作品において、ウェーベルンは、四つの核から成る音列に沿って、音の持続を段階的に長くしたり、音の強さを核ごとに定めたり、それぞれの核を異なる楽器に委ねたりする。つまり音高ばかりでなく、音価、音強、音色という、「音」を規定する諸属性について配列秩序が見いだされるわけで、音楽のすべてのパラメーターを配列するというセリー思考の萌芽がここに認められる。

ところでウェーベルンにおいては、先述したとおり、音楽の展開はすべて最初の一つの核の変形にして同一の音群で構成されるのであるから、最初の核はすでにポリフォニックな構造を内包し、導かれる音群もまた同様である。この二つの事実から明らかになるのは、次のような驚くべき帰結である。このような音楽においては、語彙としてすべての音響が参照されるばかりでなく、音楽の構造そのものすら、セリー思考の適用を受ける（ブーレーズ）。音楽は、従来の旋律によるポリフォニーではすでになく、まったく新規な「ポリフォニーのポリフォニー」へとその次数を上げる。

すなわち、ウェーベルンは、作曲という行為が、存在しうるすべての音響のみならず、すべての音楽の可能性と直面せざるをえず、しかもそこに、あらかじめ与えられた尺度などありえない、ということをすでに予感していた。そして彼は、このいわば無限の音楽を、私たちがすでに知るように、きわめて厳密な仕方で、有限な小宇宙へと凝縮、収斂したわけである。

ウェーベルンの創造のこういった特異な様態は、出来事的‐強度的統合失調症性を扱う花村誠一の議論を必然的に引き寄せる。彼は統合失調症者を襲う震撼的体験につき、「それまで従っていた日常の公理、つまり自明な尺度によっては測りえない共約不能な出来事」とし、この共約不能性の共約可能化をすぐれて創造的な形で表現する症例を呈示した。この症例のいわば強度的な思考様態の考察にあたり、花村が引き合いに出すのが画家パウル・クレー（一八七九〜一九四〇）の「全体性の輪唱」(Kanon der Totalität) である。そこで問題となるのは、まさに「無限の色合いを有限の手立てで把握する」仕方であるが、これはまたなんとウェーベルン的な挙措であろうか。音素材の選択という未曽有な状況のなかで、ウェーベルンが従ったのも、ここにみる強度的な問題解決の方途以外ではありえない。言葉のあそびを許していただくなら、彼の音楽は「無限の音調の輪唱」、すなわち〝Kanon der Tonalitäten〟といえるが、すべてが同じものを歌うという「カノン」は、この音楽家のとくに偏愛する形式であった。

わたしはまた、こうした音楽がいかなる位相のもとに実現するか、一言したい。コンパスと鉛筆をもって一種異様な興奮状態で仕事を終えたあと、ウェーベルンは完成された時間について語ったという。彼のいうには、演奏は不可能であって、作品はすでにそれ自体で音響を有する。彼にとって、音楽の感覚的実現が問題でないのは明らかで、このことは、作品の形姿にも影響を及ぼしている。

アドルノはやはりクレーの絵画とウェーベルンの音楽との親近性に触れながら、両者はともに、いわばいわば感覚的に脱感覚化を実現しているとし、とくにウェーベルンの音楽を「音のない羽ばたき」と形容した。

アドルノによれば、それはまた「中間領域への亡命」ということにもなるが、この中間領域が精神病理学の問題でもあることはいうまでもない。――だがもはや詳論は要すまい。わたしはただ、アドルノのいうこの「中間領域」が、花村の、多様な統合失調症者の追跡から作図された反転図形モデルの「中間の中間」、すなわちあの抽象的‐強度的な界域と同一の位相にある、ということをここに指摘しておきたい。

ウェーベルンの創造の場所は、私たちに表象不能なこの界域にほかならず、ここで音楽は自律的な生命を営みつつ、音もなく羽ばたく――。彼の作品は、したがって、私たちがなお探索するべき「統合失調症性」の、まことに稀有な音楽的図解であるといってよい。

残されたナゾ

本章でわたしは、音楽作品の病跡学的分析に関する困難と利点に留意しながら、モデルケースたる新ウィーン楽派の三人、すなわちシェーンベルク、ベルク、ウェーベルンにつき、その性格と音楽の関連をみた。ついで三者の音楽の比較検討を、とくに形式的側面から行なうなかで、いわば〝音楽の統合失調症性〟とも呼べるものを限定し、のちにその意義をウェーベルン音楽について考察した。

作品の理解に主眼をおいたうえ、三者を扱うという都合上、彼らの生活史上のエピソードと創造との関連については、多くを割愛せざるをえなかった。だが、シェーンベルクに「パラノイア性」、ベルクに「躁うつ病性」（および心身症、神経症的傾向）、ウェーベルンに「統合失調症性」を確認するというふうに、作品からみた音楽家の病跡に関し、不十分にせよ、総論的見取り図を含意させえたのではないかと思う。

とりわけ音楽と統合失調症との関係は、従来、未開拓であった領域である。ウェーベルンの音楽は、「微小形式」の音楽であれ、「十二音音楽」であれ、調性をはじめとするいかなる既存の構造とも無縁な、独特の小宇宙を生成する。その特異な様式の考察には、内包量‐強度をめぐる花村誠一の統合失調症論が必然的に参照された。

本章に示されるように、ウェーベルンの創造は、核心的な「統合失調症性」の、いわば音楽的図解とみなせるものだが、とすれば、私たちが今後探求するべき多くのナゾも、この音楽の様態の内に伏在するのではなかろうか。むろん、病いの強制を受けた病者と、ある意味でそこから自由な芸術家とを、たんに類同化するのではない。両者の間のこの微妙な一線を踏まえつつ、創造過程に内在する病理を求め、逆に病理の本質に迫ろうとするものである。音楽的局面で、ウェーベルンの営為は、その格好の素材であり、臨床場面における音楽の表現病理に対しても、多くの示唆を与えている。

ウェーベルンの音楽は、それればかりか、統合失調症者に対する音楽療法の領域にも、いくつかの情報を提供する。ブーレーズがこの音楽につき「全く新しい聴き方の誕生」というように、ここには従来のような、音楽の構造やそれによる意味をきく聴取は力をもたない。構造よりも、音や沈黙に適合的な聴取の可能性が示唆されているようである。また、彼の危機回避の様態にみる、分裂性と同調性の相補的結合は、この言葉の一見凡庸な響き以上の内容を含むようでもある。

さらに彼の十二音音楽がもつ、通常とはまったく異なる自律的‐生命的な性向はいったい何を意味するのであろうか――。ともかく、ウェーベルン音楽の謎は統合失調症のそれと同様、いまだ奥深く、わたしは今後もこの音楽と臨床との間を何度も往復することになるだろう。

第十一章　ジョン・ケージの病跡

——「近代音楽」の死と「内因性」をめぐって

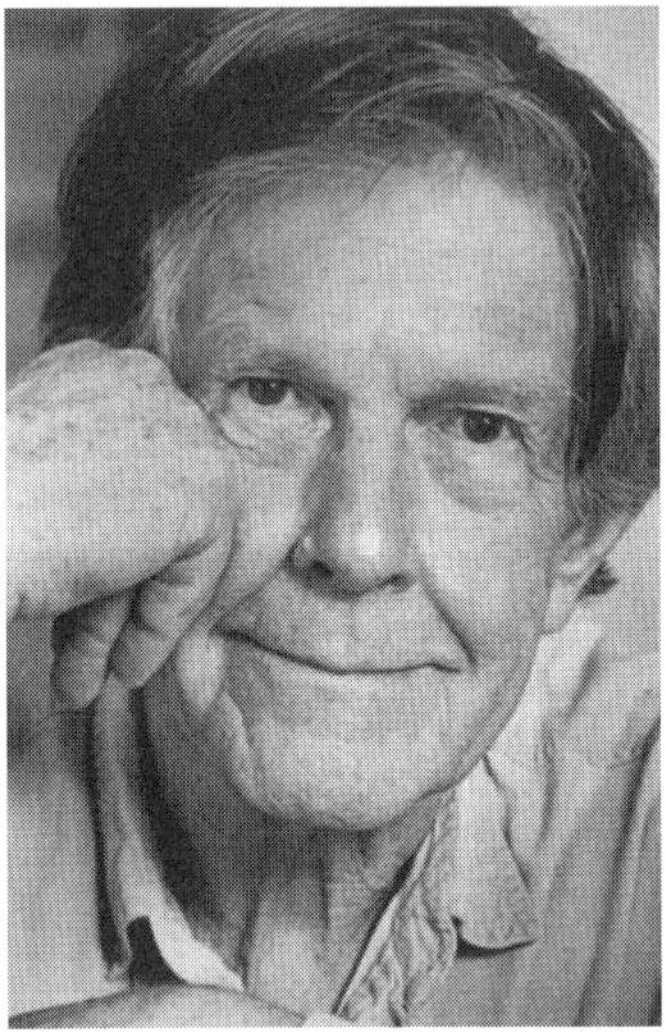

ジョン・ケージ
(1912 ～ 1992)

本論でわたしは、二〇世紀の音楽史における最大の巨人、ジョン・ケージを取り上げたい。というのも、ケージこそ、いわゆる「近代芸術音楽」に死をもたらし、音楽学者・三浦信一郎によって、『モダニズム』の終幕への契機を作った張本人」と名指しされた人物だからである。

三浦は、バロック期から現代までの西洋音楽史を思想史的に検討しながら「近代芸術音楽」の帰趨をたどっている。彼によれば、「音楽のモダニズム」が始まるのは一八世紀の半ば前後である。それ以前のバロックの音楽観には「情緒の描出」という人間の情感的側面が浮かび上がっているものの、そこではまだそうした情感をもつ人間そのものが人間一般として一般化されてしまっており、必ずしも個別的・主観的自我を有する個人とはいえない次元にとどまる。十分に近代的な意味で個性的人間を重視する音楽観が出現するのは、「情緒の描出」から「感情の表現」という決定的な転換が起こる一八世紀半ば以降（バッハの死後）のことである。

それ以後、作曲家が進歩と成長への信仰のもと、「創作の主体」としてつねに新しい自己表現を求めて邁進せざるをえない「モダニズム」の音楽が発展した。古典派・ロマン派音楽としてそれは爆発的に発展する。転換期の一つは、二〇世紀初頭のシェーンベルク（一八七四〜一九五一）らによる「無調音楽」や「十二音音楽」に端を発する「第一次前衛」である。

しかしこの変化はまだ、進歩と成長への信仰的意識のもとになされたモダニズム内部での事態であった。そこに決定的な一撃を与えたのが、第二次大戦前後の「セリー音楽」や「偶然性の音楽」に始まる「第二次前衛」で、とりわけケージの「偶然性」や「不確定性」に依拠する音の非組織化が「創作の主体」と「表現」の理念をも葬り去り、西洋近代が生み出した芸術概念すら消去しようとした、というのである。

もちろん、音楽におけるモダンの始まりと終わり（あるいはその存続）には諸説があり、三浦のこの見取り図が唯一のものではない。またケージについても、彼こそ究極のモダニストだとする見方があり、わたしもこれに賛同する。しかしながら、「ジョン・ケージ・ショック」といわれるように、西洋音楽の歴史のなかでケージが音楽の屋台骨を強烈に揺るがしたことは事実で、その生涯と創造を病跡学的にたどることで音楽のモダンとその病理を照らし出しつつ、彼の音楽の今日的意味を探ることができるのではないかと考える。

わたしは以前、ケージの音楽の様態（人格ではない）と一破瓜病者の病態とを比較し、〈ケージ音楽の様態〉と〈統合失調症者の病理〉の間にあるきわめて興味ぶかい類同性を報告したことがある（本書第六章参照）。ところが今回、ケージの生涯や人格に焦点を当ててみると、意外にもケージは統合失調症圏の人物ではなく、むしろ躁うつ病圏に属する性格特徴を備えていることが見えてきた。

躁うつ病圏の人物が一見「統合失調症性」を有する音楽を創造する。事態はやや複雑であるが、この間の脈絡にこそ彼の創造の強度が潜んでいると思われる。ケージをすでに前世紀の芸術家と見る向きもあるが、近代的人間の帰趨すら問われる今日、彼の創造の意義はますます高まっているのではないだろうか。

1 ケージの生涯と芸術

1 生活史——音楽の零度へ

ジョン・ケージ（John Cage）は、一九一二年、ロスアンジェルスで、発明家である父ジョン・ミルトン・ケージとその妻ルクレチア・ハービーの一人息子として出生する。母方の叔母二人と叔父の一人は音楽家である。八歳ごろからピアノを習い始め、グリークの音楽に夢中になったと伝えられている。一九二八年（一六歳）、ハイスクールを開校以来最高の成績で卒業し、ポモナ・カレッジに入学する。やがて勉強と成績の間に関連がないことに気づいて学問に興味を失い、一八歳のときに渡欧。建築を学び始めるがやがて師のもとを去り、各地を旅しながら詩作や絵画の制作をつづける。マジョルカにて初めて作曲を試みるが、このときの作曲は厳密な、彼独自の数学的な手法によるものだったという。

約一年半のヨーロッパ滞在を経て帰国後、一九三四年（二二歳）、ジーニア・アンデレエヴナ・カシュバロフ（一九一三〜一九九五）と結婚。同年、シェーンベルクの弟子となる。シェーンベルクから和声の感覚がないことを「一生突き抜けられない壁」と諭されたとき、ケージが「それなら私は、その壁に頭を打ち続けることに生涯を捧げたい」と答え、彼と別れたことは有名である。

一九四二年（三〇歳）でニューヨークに移る。一九三八年、モダン・ダンスのマース・カニングハム（一

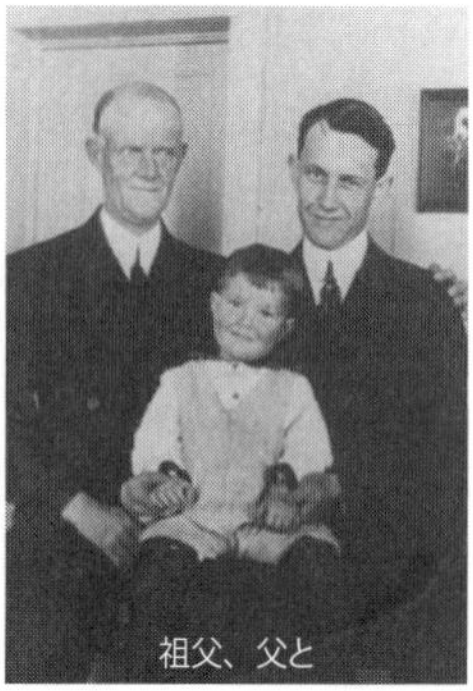

祖父、父と

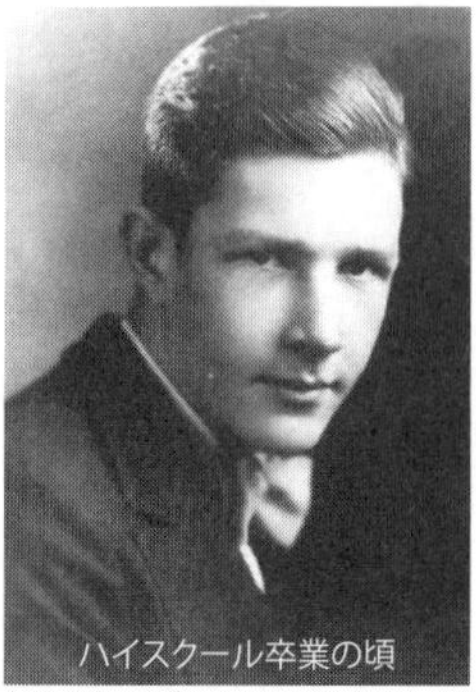

ハイスクール卒業の頃

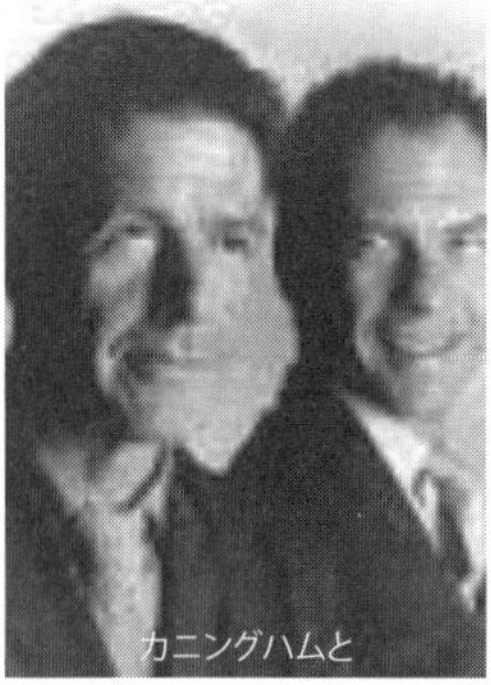

カニングハムと

九一九～二〇〇九）を紹介され、その後数々の仕事を共にすることになる。一九四五年（三三歳）にはジーニアとの結婚生活が破綻するが、この離婚によってケージが受けた傷は大きく、伝記作者デヴィッド・レヴィルによれば、「それは一つの重要な関係の喪失だけでなく、性的な定位性とアイデンティティの喪失を意味していた」とされている。この後ケージはカニングハムと芸術的な意味のみならず、個人的な意味においてもパートナー関係を結ぶことになった。

このころからケージは東洋思想に関心を抱きはじめ、一九四八年（三六歳）からはコロンビア大学で三年間、鈴木大拙《すずきだいせつ》（一八七〇～一九六六）の講義を聴講する。一九五〇年、ピアニストのデヴィッド・テュードア（一九二六～一九九六）と知り合い、また中国の占辞集『易経』（五経の一、卜筮《ぼくぜい》のテキスト。Book of Changes）を知って偶然性の思想に惹かれ、チャンス・オペレーションによる『易の音楽』が結実する。

つづく一九五二年（四〇歳）はケージにとって、あるいは現代音楽にとってエポック・メーキングな年であった。夏にブラック・マウンテン・カレッジでカニングハム、テュードア、ラウシェンバーグらとともに、複数の異なるメディアが同時進行するイヴェントを開き、次いでウッドストックで〝沈黙〟の作品『四分三三秒』を初演、いずれも聴衆の憤激

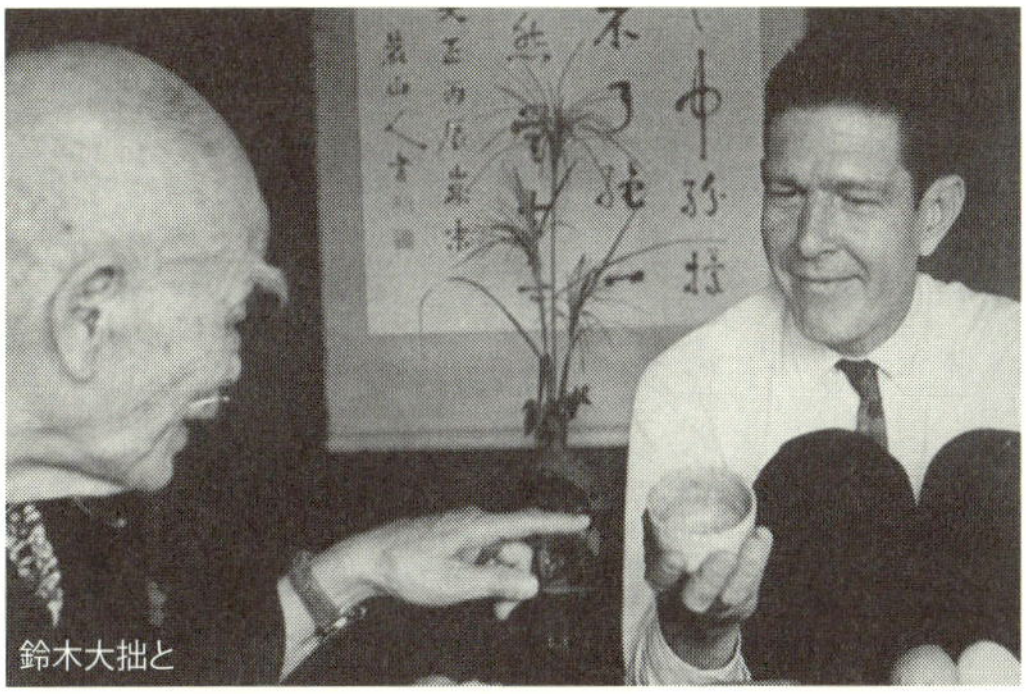
鈴木大拙と

鈴木大拙
仏教学者・思想家。禅の欧米への紹介者。鎌倉の円覚寺に参禅。1897年渡米。アメリカで東洋学関係の書籍の出版をすると同時に、英訳『大乗起信論』（1900）や英文『大乗仏教概論』など、禅についての著作を著し、禅文化ならびに仏教文化を海外に広くしらしめた。ユングやハイデガーとも親交があった。1870～1966。

を買う。このイヴェントは、一九六〇年代アメリカのアート・シーンを席巻した〝ハプニング〟のはしりとなり、『四分三三秒』はその後、ヨーロッパの音楽界にも激震を与えた。

一九五四年、ケージはハドソン川上流のストーニー・ポイントでテュードアらと共同生活をはじめる。森の中を散歩し〝キノコ〟に興味をもつが、辞書で〝music〟の一つ前に位置する〝mushroom〟は音楽と並ぶもう一つの「生涯を捧げる」に値する「仕事」となり（彼には採取した毒キノコを食べて危うく命を失いそうになったエピソードがある）、一九六二年には「ニューヨーク菌類学会」を創設する。

その後もケージはコインを投げたり、紙のシミや星座図などを用いたチャンスオペレーションを何万回もくり返しながら（それは気の遠くなるような事務作業である）、幾多の問題作を世に問いつづけた。一九五〇年代前半までは作曲時に意図的な音を排除する「偶然性の音楽」であったが、一九五八年ごろからは『ヴァリエーションズⅠ～Ⅶ』（一九五八～一九七八年）や『アトラス・エクリプティカリス』（一九六一～一九六二年）など、演奏時にも偶然性を導入する「不確定性の音楽」が中心となる。

ケージはカニングハムやテュードアらと日本、インド、タイを含む世界各地を回り、大学で教え、書籍（『サイレンス』、『月曜からの一年』など）

を発表し、ますます影響を強めていく。一九八七年以降、古今の名オペラのアリアとメロディをコラージュ風につなげる『ユーロペラI～V』（コンピュータによるチャンス・オペレーションを約一〇〇万回行ない、歌手の身体運動、舞踏、舞台美術、衣装、照明などオペラに関わるすべての要素を偶然によって選択した）に取り組む一方、タイム・ブラケットという技法を用いた音数の少ない静寂の音楽、ナンバー・ピース（たとえば『One3』〈一九八九年〉などパート譜の数とその形式でつくられた何番目の曲かだけをタイトルとする）を作曲するなど、一九九二年（七九歳）に脳出血で死亡する直前まで旺盛な創作活動に従事した。

晩年にはカリフォルニア芸術大学より名誉博士号を授与され、死の三年前には「京都賞」を受賞している。ケージの死後、残された自筆楽譜はダンボール箱にして七三箱、枚数にして二万六〇〇〇ページあったと伝えられる。

2 躁うつ病圏の人物像

カニングハム

アメリカの振付師・舞踊家。舞台芸術界に多大な影響を与えた。マーサ・グラハムの舞踊団を経てジョン・ケージとの出会いから独自の道を行き、マース・カニングハム舞踊団を結成。ケージとは生涯を通じたパートナーとなった。舞踊と音楽を「同じ時間を共有しつつ、別の行為として提示すること」を模索した。1919～2009。

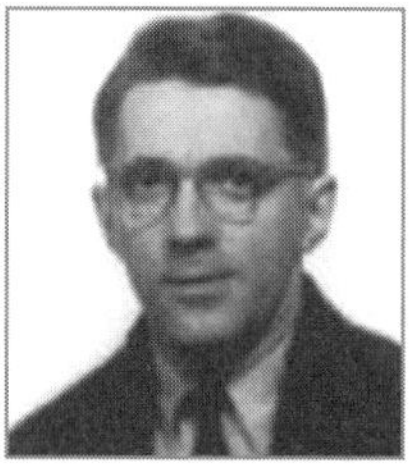

テュードア

アメリカの現代音楽のピアニスト・作曲家。ジョン・ケージに誘われて現代音楽の道に入る。ケージ一派のピアノ作品や西側の前衛作曲家の多くの作品を初演し、ケージが作曲した「4分33秒」を（公式に）初めて演奏。電子音楽をマース・カニングハム舞踊団の舞踊音楽として作曲、音楽に舞踊が付きまとうイヴェントを世界中で展開した。1926～1996。

さて、このケージを躁うつ病圏に属する人物と判断することはさほど難しくない。生涯のパートナーであったカニングハムや、晩年の秘書ミミ・ジョンソン、親交の深い音楽学者ローラ・クーンなどが、一様に彼の優しく暖かい人柄、気さくさ、ユーモアの感覚、真面目な勤勉性、几帳面な律儀さを証言している。

一音一音をコインを投げて決めていくこと（この作業はそれ自体、反復的・循環的である）を想像すれば理解は容易だが、彼の仕事ぶりは、「オフィスで勤勉に働いている事務員ですら、とても我慢できないような忍耐強い作業」で、「あるルールに従ってコツコツと仕事をすることが、本当に彼の本性に適っていた」とふり返られている。彼の部屋はきちんと整理されており、決まった時間に植物に水をあげ、寸暇を惜しんで追われるように仕事をし、しかも締切りは守ったという。ケージにはカニングハムとの旅行中に駅の待合室でも仕事を続けている写真が残されているが、そうした仕事（労働）への親和性やムダを嫌う時間の節約など、有用性への志向は彼の生活全般を彩る特徴である。

一方、飯田真と中井久夫は躁うつ病圏に属する「天才」の特徴として、そうした性格傾向のほか、発想の豊かさ、生き生きとしたイメージ思考、周囲の人との実り多い共同作業などを挙げているが、ケージもそのとおり、飛び抜けた発想力で独創的な作曲法を発見し、友人たちとの共同作業を行なった。飯田・中井はまた、実父や指導者などの精神的先達をモデルとする自己形成、庇護的空間の重要性、創造の状況依存性を挙げている。

シェーンベルクによって「彼は作曲家ではなく、発明家だ」とも評されるケージが、自ら認めるように発明家である父の精神的遺産を継承し、カニングハムのダンスカンパニーやテュードアらの芸術家コロニー（集団）という庇護的空間で創作活動に専念し、ヨーロッパの伝統から遠く東洋に近いアメリカ西海

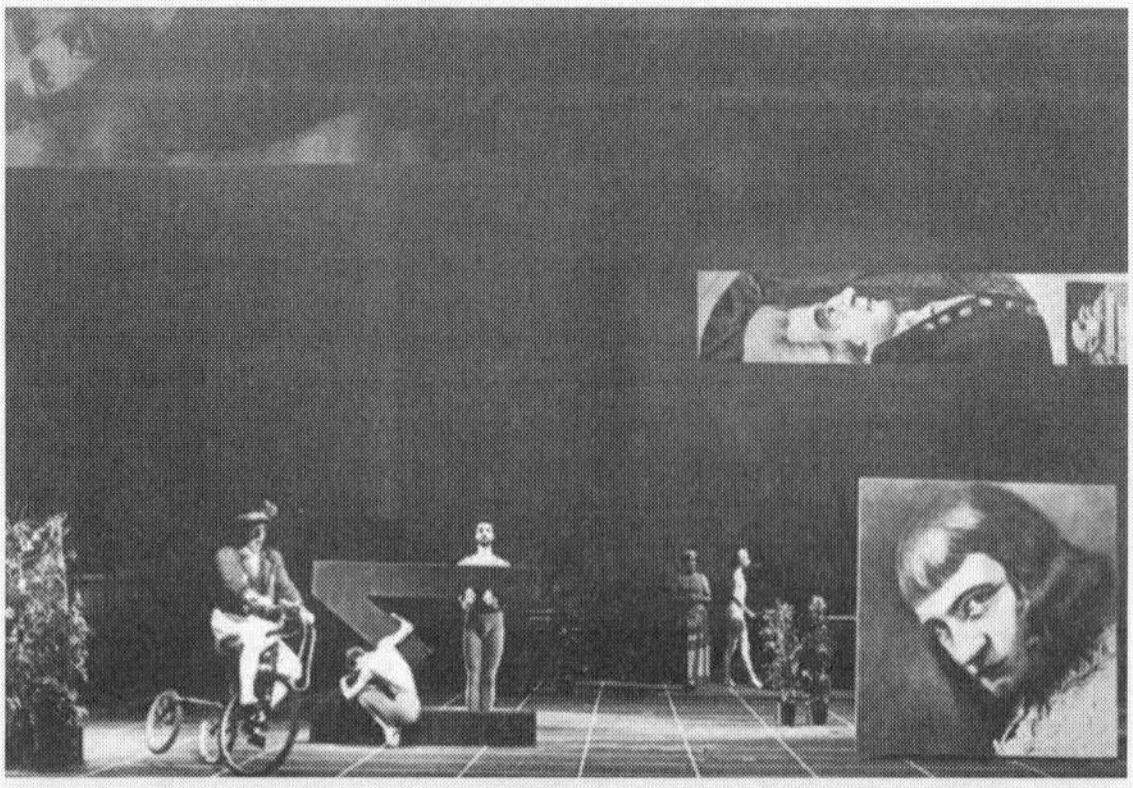

《ユーロペラー&II》の舞台

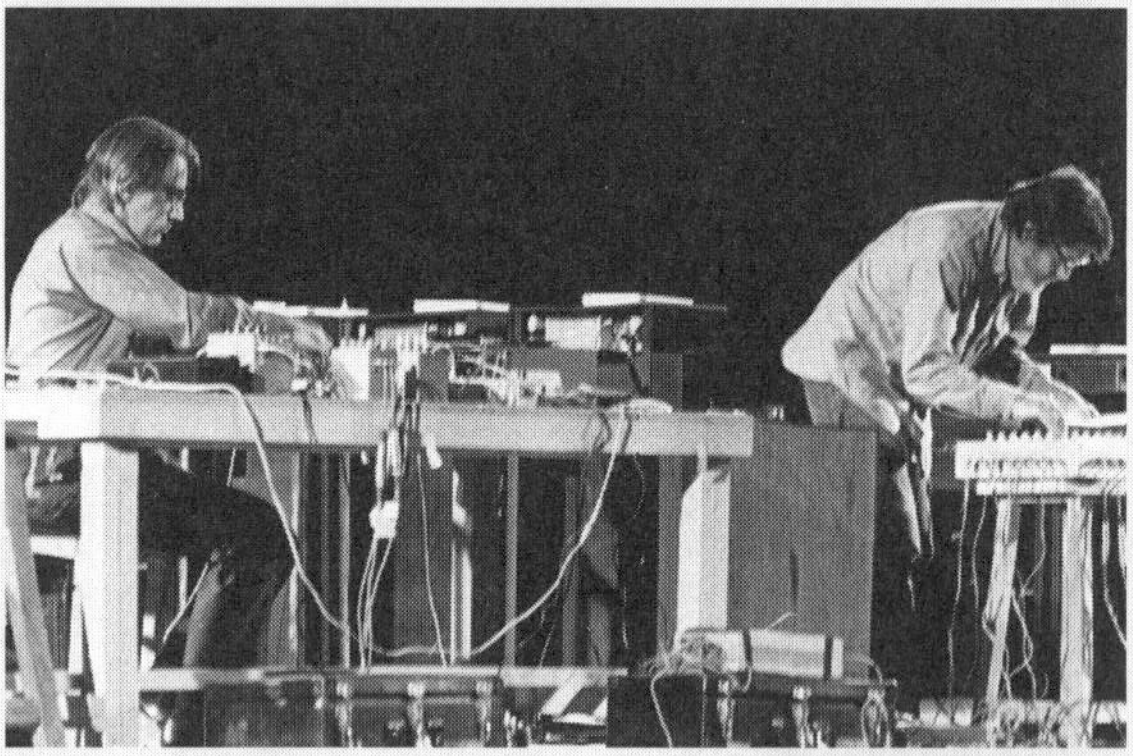

John Cage (right) with David Tudor
at Shiraz Arts Festival（1971）

死の 10 日前のケージ

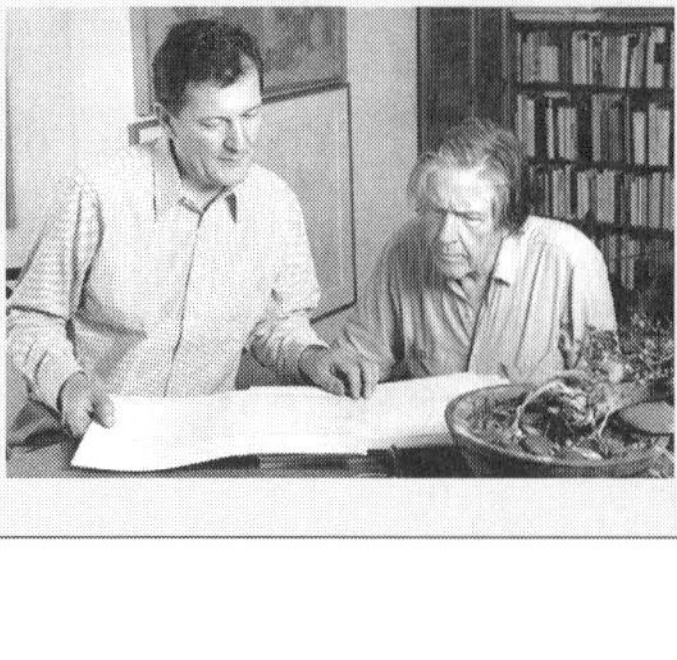

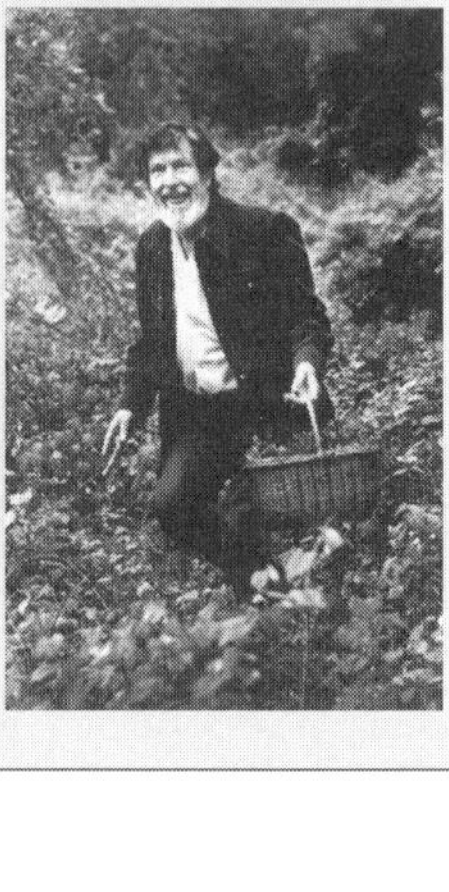

キノコを採るケージ

岸で、東洋思想の影響を受けつつ、自由な前衛として思う存分アヴァンギャルドとして振る舞った状況依存性などは、範例的ともいえるほど、躁うつ病圏の創造者の特徴を満たしている。

付け加えれば、ケージの「菌類学」への熱中も、たんに辞書のうえでマッシュルームがミュージックに隣接するからという彼自身のしゃれた説明以上に、クレッチマー（Ernst Kretschmer　一八八八～一九六四）が躁うつ病圏の学者についていう「地表の学問」への傾斜と考えるほうが理に適うのではないだろうか。というのも、キノコはまさに地面を覆うように生息する生き物だからである（注1）。

注1　このほか、宮本忠雄が循環病圏の人物としたフォン・フンボルト（一七六七～一八三五）やチャールズ・ダーウィン（一八〇九～一八八二）、出口王仁三郎（でぐちおにさぶろう。大本教の教主。一八七一～一九四八）のように、ケージの遺した仕事が膨大であること（遺された二万六〇〇〇ページの自筆楽譜！）、仕事が作曲ばかりかパフォーマンス、ドローイング、菌類学研究、著述活動、講演と「同時並列的」に多領域にわたることなどを参照。さらにケージにおいては次のような「同時多面的」傾向もある。「ジョン・ケージはマース・カニングハム・ダンス・カンパニーにとって、作曲家であり、ピアニストであり、プログラム・デザイナーであり、マネージャーであり、食料買い出し人であり、コックであり、コメディアンであり、精神的指導者でもある」（ジェームス・クロスティ）。

3 音楽の「統合失調症性」と「同調性」

このような性格傾向をもつケージの音楽の様態が、ある意味で「統合失調症性」を示すというのは不思議なことである。もう一度確認すると、ケージはチャンス・オペレーションなどの「偶然性」や「不確定性」を作曲に導入することにより、音楽の各種パラメータ（音価・音高・音強・音色など）の操作をやめ、表

患者の病態 （《　》内は陳述）	ケージの音楽
《無作為抽選券》	チャンス・オペレーション
《刹那主義》	断片化された現在
《心が干渉される》	ノイズの許容、交流
《裏がない。真っ正直》	「表面」の音楽
不意打ち、突発事	ハプニング
《急に世界観が変る》	音楽的秩序の交代
世界多重化の危険	重複した秩序
「点状の異質性」	「音楽」の音楽
主体（？）	作曲家の不在

表１：統合失調症の精神病理とケージの音楽（阪上・花村、1989より一部改変）

現の主体たることを放棄した。その結果、音楽は作曲家の主観や感情から自由になるかわりに、音は前後の脈絡を欠き、終わりも始まりもなく、予測不可能となる。〝瞬間〟ということに着目すれば、音は所与であることをやめ、一瞬一瞬に生成する〈出来事〉へと成り代わる、とまとめられるかもしれない。

　音楽学者・白石美雪（前出）はこうしたケージ音楽の在り方について、「音楽は作品という客体（object）から過程（process）になった」と表現し、またこの音楽における「（直線性とは対極にある）『できごと』の同時多発性」に言及している。

　表1は、以前わたしが経験した一破瓜《はか》病例の病態（患者の陳述）とケージ音楽の様態を比較したものである。患者は、日常の偶然に左右される自己の行動様式について《作為抽選券》《刹那主義》と語ったが、構造を喪失した音楽が容易にノイズを受け入れるように彼は《心が干渉される》。また彼の《裏がない。真っ正直》という訴えにしても、構造による奥行きや意味を欠いた音楽の「表面」的特質を連想させる。

　このような音楽の様態を、ブランケンブルク（W. Blankenburg　一九二八～二〇〇二）が統合失調症者についていう、時間以前に引きとめられた「点状の異質性」（punktuelles Aliter）になぞらえても、あながち間違いではないように思う。また実際、音楽療法場面における病者の合奏などにおいても、彼らの音は共通のリズムを形成せず相互に無関係に鳴り響き、「複数のことが同時進行し、中心となる核が存在しない状況」、すなわちケージのいう、〝イヴェント〟もしくは〝ハプニング〟という状況を呈しやすくなることを私たちは知っている。（ケージ音楽にみる「統合失調症性」のさらなる詳細については、本書第六章を参照していただきたい。）

とはいえ、注釈しておかねばならないのは、ケージの創造について「偶然性」や「不確定性」ばかりを強調するのは一面的とのそしりを免れないことである。音楽学者ラリー・ソロモンはケージの作曲活動を以下の五つの時期に区分している。

● 修業時代（一九三二〜一九三八、二〇〜二六歳）
● ロマン主義の時代（一九三八〜一九五〇、二六〜三八歳）
● 〈偶然〉と〈不確定性〉の時代（一九五一〜一九六九、三九〜五七歳）
● 言葉と環境を意識した時代（一九七〇〜一九八七、五八〜七五歳）
● 〈ナンバー・ピース〉の時代（一九八七〜一九九二、七五〜七九歳）

すなわち、彼の創作は時代的に変遷しているのであり、修業時代は措くとしても、とくに初期作品にはロマンティックな表出性がうかがわれ、晩年の『ナンバー・ピース』も静謐な美しさをたたえている。

ケージ自身が明かすように、チャンス・オペレーションズによる作曲の場合でも、完成した作品をピアノで弾いてみて納得がいかないと新たな規則ですべてもう一度やり直すなどの作業をくり返し、響きを吟味しているほどである（ケージが《アパートメント・ハウス一七七六》について語る部分を参照）。
つまり彼の場合、〈偶然〉や〈不確定性〉を用いる場合でも、どこか感覚でする作業は残されているのであり、音や沈黙に対するある種の「同調性」は温存されている。ケージ音楽に上記のような「統合失調症性」が認められるにしても、一方で彼自身の性向にもとづく音楽特徴も消えてはいないのである。それを認めたうえで、むしろこういうのが正確であろう。

彼は自らの性向に忠実でありながらも、一方でそれと対極的な在り方を求めた。無響室での体験に触れながら、「自分の音楽的習性を根本的に変えたいと進んで思った」「飛ぶことができるのは、歩くのをやめたいと思う場合なのである」と述べるように、何らかの必要から自らの習性を進んで変え自身の生を変革しようとした、その帰結が〈偶然〉や〈不確定性〉の導入であり、それによって音楽にある種の「統合失調症性」がもたらされたと考えられるのである。

ではいったいなぜケージは自らの気質とは一見相反するような音楽創造を選んだのだろうか——。それ

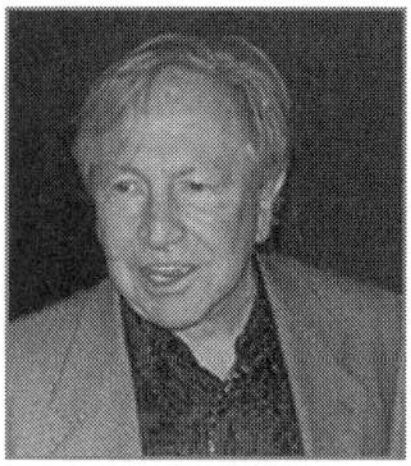

ラウシェンバーグ
アメリカの美術家。ポップ・アートの先駆者として1960年代以降の美術に多大な影響を与えた。抽象絵画と靴やぼろ布・タイヤなど、街から拾い集めたものを組み合わせた“コンバインペインティング”と呼ばれる作品群で注目を集めた。カニングハムやケージらとパフォーマンスをくり広げた。1925～2008。

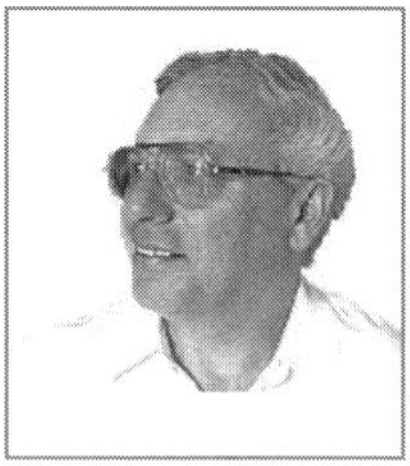

ラリー・ソロモン
アメリカの音楽学者。コーネル大学、アリゾナ大学等で音楽教授。美術、ダンス、音楽、演劇、映画、詩、マルチメディアイベントを含む芸術フェスティバルを組織。ラリー・ソロモンによるケージの作曲活動の区分はポール・グリフィス著『ジョン・ケージの音楽』に記載。1940～

を考えるためには、彼の人生上の危機に焦点を当てなければならない。

2 習性変化と危機回避

1 東洋への接近

ケージの〝危機〟がカニングハムとの出会いとジーニアとの離婚であったことはすでに触れた。一九四二年に夫婦そろってマンハッタンへと越してきたころからカニングハムとの関係が深まり、ケージはカニングハムが振り付けして踊る音楽をさかんに作曲する。のちにカニングハムとケージは共に暮らすようにもなるが、離婚にいたる四年間ほど、誠実なケージがジーニアに対する自責感に加え、自らのホモセクシュアリティの問題に悩んだことは想像に難くない。そのころの曲名に『私たちの信条』(一九四二年)、『アモーレ』(一九四三年)、『四つの壁』(一九四四年)、『危険な夜』(一九四四年)など、その前後の比較的無味乾燥なタイトルにくらべて、情緒的で深刻なものが多いのもそれを裏づける。そしてまたこの時期は彼にとって、創作活動上の危機でもあったようである。

ケージの「自伝的声明:An Autobiographical Statement」(注2)に興味ぶかい記述がある。コーニッシュ・スクールで禅仏教に目覚め、のちに禅が東洋思想の一部として自らにとって精神分析の代りになったと述べたあとである。少し長いが引用しておこう。

「私はプライベートな生活においても作曲家としての社会的な生活においても混乱していた。音楽の目的がコミュニケーションであるというアカデミックな考えを私は受け入れることができなかった。なぜなら私が真面目に悲しい音楽を書いたとき、人々と批評家はしばしば笑ったからだ。私はコミュニケーションよりも良い理由を見つけるまで作曲を止めることを決意した。この答えを私は、インドの歌手、タブラ奏者であるギータ・サラバイから見いだした。すなわち、音楽の目的は心を静めて穏やかにし、神の力を感じやすくすることである。同時にアーナンダ・K・クーマラスワミーの著作に見出したのは、芸術家の責任は自然をその働きにおいて模倣することである、ということだ。混乱は弱まって私はふたたび作曲に戻った」

ケージの作曲上の変化には、発明家の父の影響や生育したアメリカ西海岸の自由な気風、ニューヨークの前衛芸術家たちの刺激など、新たな作曲技法発明への意欲やヨーロッパの伝統的・因習的な文化からの距離などが語られることが多い。むろんそれらも大きな要因であったに違いないが、上記の文章からは、私的・創造的な危機にさいして、チャンス・オペレーションに結びつく「易経」も含め、インドや中国、日本など東洋の考え方がいかに彼に強く影響したかを読み取ることができる。ケージの曾祖父と祖父はともにメソジスト派の牧師であり、彼自身も高校時代まで宗教の仕事をしようと考えていた。そうした宗教的感性もこれらの出会いを後押ししていたことであろう。

ともあれ、東洋思想の影響によりケージの姿勢は変わった。彼自身が語るように、それはまず「意図から無意図へ」であり、「自分の感情から自由になろう」とすることであり、つまりは「何が起こるか前もって考えず、その結果いかんにかかわらず、起こることを受け入れる」ことであった。それまで厳密に魔方陣《まほうじん》（縦横いずれの行の数字もそれぞれの和が等しくなるように並べたもの）などを使いながら、「浜辺で貝殻や石をみつけるように」音をみつけていたケージは、一般的には不快とされる冷蔵庫などの一定持続音までを楽しもうとするようになり、後年東京から訪れた音楽学者・庄野進（一九四八〜）に「今は好きでない音などほとんどありません」と語るような生き方を身につけた。これは彼の本来の性向に反して音楽の美を捨てることにもなろうが、「音楽によって美をおおい隠すならば、精神の領域は拡張される」というように、危機のさなか、自身の変化にとっての必然であったとも考えられる。

注2　一九八九年一一月に「稲盛財団」から京都賞を授与された際に書かれ、その後も加筆訂正されている。

2 真正さと二者択一

このような東洋思想への接近によるケージの変化ないし危機回避が、一方でじつは彼の本来の性向に深く関係したものであったことはいうまでもない。上記のコミュニケーションの問題にしても、これをたんに自分の表現が周囲に理解されない不満や不安に帰してしまえばケージの危機の深さを捉え損なう。彼の音楽上の問題は、より身体に深く根ざしたもののようである。たとえばケージは調性について次のように語っている。

「調性。好きだったことはない。（中略）たとえば、擬終止と呼ばれる進行がある。こういう意味だ。実際にはない音があるかのように進行し、それからその音には行かず、別の音に進行して人を欺く。何が欺かれるのか？　耳ではなく、精神」

つまり、調性による欺瞞にケージは嫌悪を示している。ことは調性に限らない。彼は音楽に介在する思考や因果的な構造とそれにもとづく虚偽に疑義を呈するのである。

「十二の音が列になっているとして、どうなんだ？　どんな列なんだ？　こうした因果関係による見方は強調されるべきではなく、そのかわりに、今ここにあるものと一体化すべきである」……。

アルフレッド・クラウス（A. Kraus 一九三四〜）は循環気質などの躁うつ病圏の人物の行動特性にみる「真正さ」（Echtheit）や「同調性」（Syntonie ブロイラー）を指摘しているが、正直・誠実でつねに周囲と和して

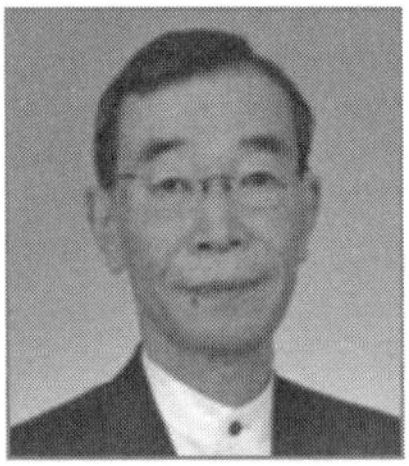

庄野進
音楽学者。現代音楽の美学・音楽メディア論。国立音楽大学学長。聴取をキーワードにジョン・ケージ論などを展開。著に『聴取の詩学―― J・ケージから、そして J・ケージへ』『音へのたちあい――ポストモダン・ミュージックの布置』など。1948～。

クラウス
ドイツの精神科医。ハイデルベルクのテレンバッハのもとで人間学的精神病理学を研究し、その分野でマールブルクのブランケンブルクと並ぶドイツを代表する精神科医。1975年以来、テレンバッハのあとをうけてハイデルベルク大学の臨床精神病理学教室を主宰。著に『躁うつ病と対人行動――実存分析と役割分析』など。1934～。

行動したケージにもそれらの特徴は濃厚に認められる。こういうケージが人生上の危機にあたって、これらの特質に制縛され、音楽によるコミュニケーションに過大な真正さを求め、動きが取れなくなったと考えてもあながち間違いではあるまい。

それを救ったのが東洋思想であった。彼は上記の「一体化」の言葉に続いてすぐに鈴木大拙を引用し、「妨げのないことと相互浸透、融通無礙」と記す。白石美雪も指摘するように、ケージは「融通無礙」（英語では interpenetration と unimpededness）という言葉に、主客、自他、因果などの二元論を超える自他の融合、あるいは自己と世界の一体化といった、また別の意味の虚偽のない相互浸透の可能性を見いだしていたのである。

ケージが「チャンス・オペレーションズ」という技法を発明したことについても、同様に彼の資質との関連で考えてみることができる（無響室での体験は後述）。先にも紹介したとおり、彼は当初からきわめて厳密な態度で作曲に臨んでいたが、それは彼にとって「座禅くらい厳格な、しかし感覚知覚に関した修行」だったようである。しかし、妥協を許さない厳格さ、あるいは虚偽を嫌う態度は彼の重荷にならなかっただろうか。とくに自らの創作に悩むような場合である。

宮本忠雄は、躁うつ病者の妄想的ディスクールを扱いながらフーベルトゥス・テレンバッハ（H. Tellenbach 一九一四〜一九九四）の発病状況論に触れ、前うつ状況における「二者択一」ないし「多者択一」の挫折に特別の注意を促している。宮本によれば、「抑うつ精神病的初期状況の分母」としてきわめて重要な〝Verzeiflung〟（ふつう「絶望」と訳されるが元の意味は「二途に迷う」である）は、本来は「二つに分かれている」状態をさす〝Zweifel〟（疑惑）のなかにとらわれてしまうことであり、「どちらにも決めかね、果てしなくためらいつづけて、最終の決断に到達できないでいるという事態」と説明される。これは時間的な「順次性」を失った「同時性への強迫」とも言い換えられる事態であるが、わたしはケージが作曲を行なう際に、このような危機に封じ込められていたのではないかと想像したくなるのである。

ケージは実際、現実の複雑さの前では相対立する物を排斥したり二者択一することをやめなければならないと主張し、「二という数を逃れる最もよい方法は、チャンス・オペレーションを使うこと」であると述べている。

「ですから選択を行なう代わりに、質問をするのです。チャンス・オペレーションズが答えてくれます。こうして私は心を閉じないで開いていくのです」――。つまり、ケージにとってチャンス・オペレーションは、音選択における「二者択一」、「多者択一」の強迫状況から自らを救い、前うつ的な危機を回避させてくれるものだったという解釈も成り立つのではないだろうか。

ケージにおける東洋思想による作風変化は、たんに東海岸の地理的・文化的な影響のみならず、以上のような彼特有の精神病理によると考えることもできるのである。もう一つの「二者択一」状況、すなわちジーニアかカニングハムかという岐路においては、それが使えず彼は精神的危機に陥ったのであるが……。

3 〈ジェオ即イコノトロープ〉な創造

ともあれ、こうしてケージはふたたび精神の自由を獲得し、音の非組織化に向かうことになった。まさしく「歩くのをやめ、飛びはじめた」わけである。こういうケージの音楽的営為を、わたしはここで花村

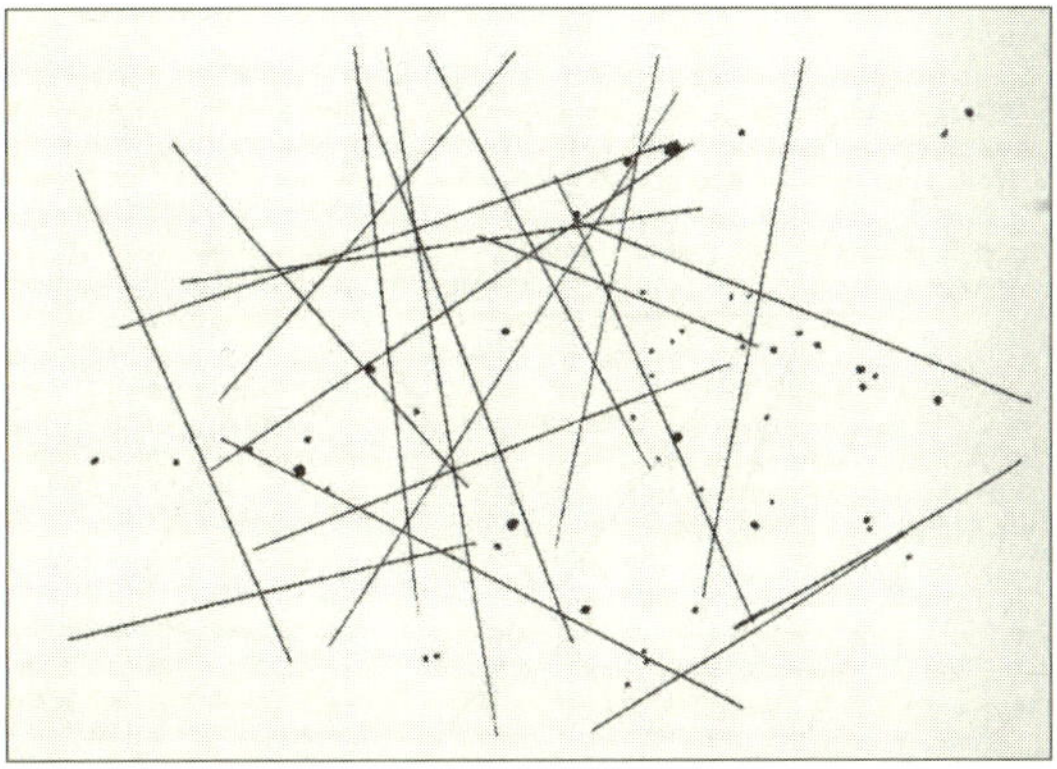

譜例１　≪ヴァリエーションズＩ≫（1958）２つの偶然性のヴァリエーション
線と点の描かれた６枚の透明なシート（20 × 20cm）から、ランダムな組み合わせ
によって、ほとんど無限数のヴァリエーションが得られる（演奏者が組み合わせる）。
強度、音色、音高、音価は、たんに暗示にとどまっており、楽器編成も自由である。

誠一にならって、〈ジェオ即イコノトロープ〉な創造と規定しておきたい。詳論は省くが、花村によれば、統合失調症圏の創造は写し（地図）へと、循環病圏の創造は実物（土地）へと向かう。前者が〝イコノトロープ〟と呼ばれ、後者は〝ジェオトロープ〟と呼ばれるのだが、ケージの場合、ジェオトロープにあくまで地道で反復的な事務仕事を貫きつつ、イコノトロープにあらゆる脈絡から音を解き放つ、というきわめて興味ぶかい創造の様態を伺わせているのである。先に[2]で確認したとおり、彼の音楽そのものの様態も「統合失調症性」と「同調性（循環病性）」の同居として特徴づけられるものであった。

　ところで、以上のように、躁うつ病圏に属するケージの創造が「同調性」を残しつつも「統合失調症性」を帯びることが考察されたいま、想起されるのは、彼に先立って音楽のモダンを揺るがした第一次前衛の作曲家、アントン・ウェーベルン（一八八三～一九四五）の創造である。トータル・セリーへの道を開いたこの特異な音楽家は、私見によれば統合失調症圏に属しているが、崩れかけた世界の意味関連性をきわめて厳格な十二音音楽によってつなぎ止めるという創造プロセスを示している。

そのさい彼の導きの糸となったのが、ゲーテによる「原植物」(Urpflanze)という円環的・同調的な思想であった。つまりウェーベルンにおいては、ケージとは対照的に、統合失調症圏の人物の創造が「循環病性」を帯びるといった逆方向の運動が見いだせるのである。興味ぶかいことに、両者ともにそれぞれの性向に反した(あるいは抗した)創造傾向を見せている。花村の言い方を再度借りるなら、ウェーベルンにおいては音の所有格表現を極限まで固定し、一方ケージにおいてはそれを完全に遊離させてしまう、などである。

花村誠一は、こういういわば疾病論的キアスム(交叉)を二〇世紀における二人の重要な哲学者、ミシェル・フーコー(一九二六~一九八四)とルードヴィヒ・ヴィトゲンシュタイン(一八八九~一九五一)に見いだしている。すなわち、「循環病圏に属するフーコーにおける『分裂病性』、分裂病圏に属するヴィトゲンシュタインにおける『循環病性』」である。

重要なのは、花村がこれらを「分裂病者にはうつ病者のように、うつ病者には分裂病者のように生きる

テレンバッハ
ドイツの精神病理学者。メランコリー(うつ病)の研究で知られる。フライブルク大学でマルティン・ハイデッガーに哲学を、ケーニヒスベルク大学、キール大学で医学を学ぶ。著に『若きニーチェの人間像における使命と発展』『メランコリー』『味と雰囲気』など。1914~1994。

ヴィトゲンシュタイン
ウイーンに生まれ、主にイギリスで活躍した哲学者。分析哲学の形成と展開に大きな影響を与え、論理実証主義の先駆とされる。ケンブリッジでバートランド・ラッセル(数学者・哲学者。1872~1970)のもとで哲学を学び、のち教授となる。彼の一家は多くの芸術家と親交があり、母親はブラームスやマーラー、ブルーノ・ワルターらと親交を結び、彼の兄弟たちも芸術面・知能面で才能を持っていた。その反面家族から引き継いだ負の遺産として精神疾患や自殺の傾向があり、4人の兄のうち3人が自殺しており、ルートヴィヒ自身もつねに自殺への衝動と戦っていた。著に『論理哲学論考』『哲学探究』など。1889~1951。

ことをすすめる」という「内沼の格率」とともに論じている点で、精神科治療におけるすぐれて実践的なこの準則に、両者の「不発病」の論理、そしてまた両者の創造のアンタンシーフ（強度的、感動的）な様態の根拠をもとめているのである。統合失調症圏に属するウェーベルンにおける「躁うつ病性」、のみならず躁うつ病圏に属するケージにおける「統合失調症性」についても、相似する危機回避の機制と、音楽史を画すほどの創造のアンタンシテ（強度、感動）が指摘できることを、わたしはここに確認しておきたい。

3 「音楽」の死と「自然」の生

1 内因(エンドン)としての自然

では、このような疾病論的キアスムが創造にもたらすアンタンシテの秘密は何であろうか——。わたしはそれを検討することが、ケージ音楽の今日的な意義につながると考える。ここで躁うつ病と統合失調症という二大精神病が問題になっていることを考えれば、おそらくそれは、私たちの身体深く刻まれたモメントなのであろう。結論を先取りすれば、わたしはここにテレンバッハ（H. Tellenbach 一九一四～一九九四）によってこの二つの精神病に共通の根源とされる「内因」（エンドン）の次元を想定したいのである。ケージを〝沈黙〟の音楽へと向かわせるポジティヴな動因となったものは、深く私たちの〝自然〟（nature）に

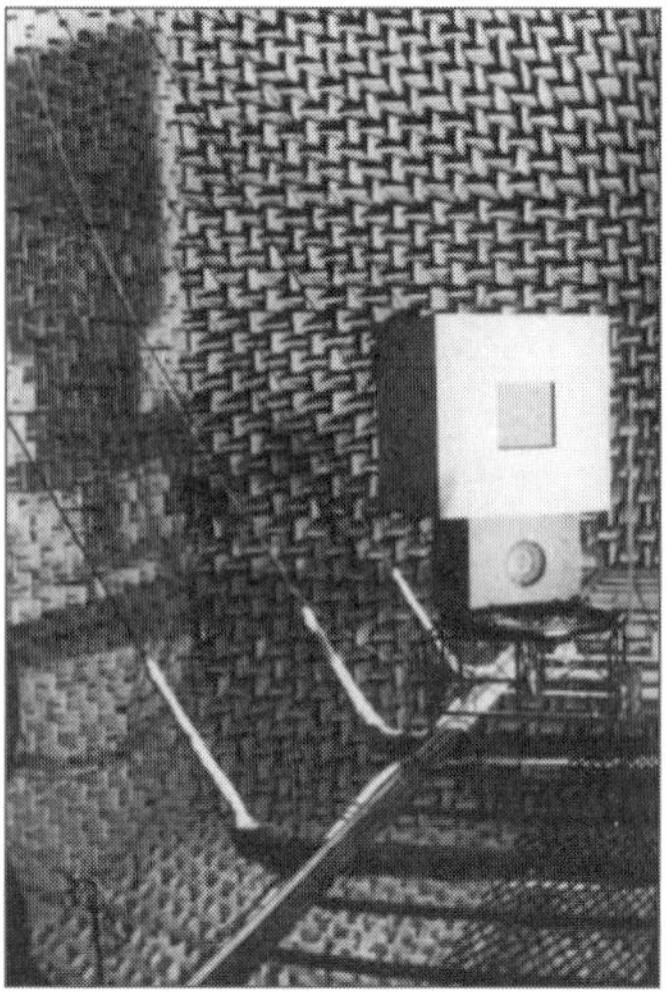
ハーヴァード大学の無響室

根ざしたもののようである。
有名な「無響室」体験をみてみよう。ケージによれば、すべての反響が吸収されるこの部屋で、当初予想された完全な静寂（silence）のかわりに彼が聴いたのは二つの音、すなわち彼自身の神経系が作用する〝高い音〟と血液循環による〝低い音〟である。それは、彼自身が生きているかぎり、意図されようがされまいがこの二つの生命の音は存在しつづけるという発見であった。

「私が死ぬまで音響は存在する。それらの音響は私の死をみとりながら存在し続けるだろう」

ケージはほかならぬこの体験から、まさに意図しない音響のほうへと転換していく決心をするわけであるが、そのさいに彼は自身にとって決定的なことをもうひとつ理解した。すなわち、この転換が意味するのは、「人間性に属するすべてのことをあきらめること――音楽家にとっては音楽をあきらめること」、そしてそれにもかかわらずこの転換が「自然の世界へと通じるもので、そこにおいては人間性と自然とは切り離されることなく一つである」ということである。たしかに、「すべてのことが崩壊しても失われるものは何もない」。
これ以後、ケージはすべての音が代替不可能な固有の生を持つとして、「地上のどんなものの音でも聴こう」とするようになった。「きのこの胞子が地面に打ち付ける音」「サボテンのトゲの振動」、そして先に述べたように自身の習性とは本来相容れない機械的な一定持続音までをも……。彼は語る。

「重要なのは、音が同時に変形されかつ再生されること、しかもそれと分からぬように。音は生まれ変わる。それは果てしのない再生または復活です。それが生なのです。時間は音とともに、一つ一つの音のなかに在るのです。時間は一つ一つの音とともに生まれるのです。そしてそれは終わることがない」

わたしは、ケージのこうした音への姿勢や陳述に、テレンバッハの「生命近縁的」な内因性論を読むような気がするのである。音楽と同じくキノコに生涯を捧げたのも、すべてのものに〝スピリット〟が宿っているとしてあらゆる物をこすったり叩いたりしたのも、ケージの自然やその生命への信頼にほかならないが、以下のテレンバッハの記述こそ、そうしたケージの行動や言葉に釣り合うものと考えるからである。テレンバッハは内因（エンドン）について次のように述べる。それは「あらゆる生命的事態の中で基本形態の統一として現れ出てくるもの」で、「根源から発してこの内因的なるものの諸現象の中でみずからを展開し、しかもそれらの現象の中にとどまっている自然である」。つまりそれは、「《天地、動植物、およびある意味では人間》をも意味し、《発出ということにおいて自（みずか）らを自（おのず）から産出するもの》としてのアリストテレス的なピュシス」である。

音の組織化を放棄したケージがこの世のすべての音のなかに聴きとろうと決心したのは、まさにこうした「生成」（Werden）としての音、すなわちエンドンとしての〈自然＝生命〉だったのではないか。そして彼をそのような変革へと突き動かした動因もまた、彼自身の身体に宿る内因（エンドン）だったのではないか、とわたしは考えている。まさに「人は自然とそのはたらき方において一致する」のである（注3）。

注3　ギータ・サラバイにおいては「芸術家の責任は自然をそのはたらき方において模倣する imitate」だったのに対し、ここでケージは「人は自然とそのはたらき方において一致する identification with」としている。彼の同調的なパーソナリティからして興味ぶかい。

2 近代の「人間」と「音楽」

さて、上記のようなケージの創造を「近代」という枠組みのなかに置いてみると、音楽史的な意義ばかりか、今日の社会や私たちの〈生〉に対する意味までもが視野に入ってくる。というのも、ケージによってもたらされた「音楽の死」の宣言が、花村誠一によってやはり躁うつ病圏の天才と名指しされたフーコーによる「人間の死」の宣言とみごとに符合し、「人間」と同様「音楽」もまた近代が産んだ発明にすぎないように見えるからである。

冒頭でも述べたように、三浦信一郎は、「音楽のモダニズム」が始まるのは一八世紀の半ば前後であるとした。西洋音楽はこの時期に、人間個人としての主体が「自らを表現する」、しかも自らの感情を表現するものへと大きく転換したというのである。それ以後、作曲家たちは進歩と成長への信仰のもと、「創作の主体」としてつねに新しい〝自己表現〟を求めて邁進せざるをえなくなる。いわゆる「芸術音楽」、「現代性（未来性）への志向」、「革新の美学」の始まりである。

この動向は、たとえば主観の感情に基礎をおくカントの美学（『判断力批判』、一七九〇年）とほぼ時期を同じくするが、自律と自由を身にまとう「主体」の成立、あるいは主観的自己と世界の分裂・乖離による内省傾向や批評意識をもった「近代的人間」像の確立もこの「近代音楽」の成立と軌を一にしている（注4）。問題は、これら「近代的人間」と「近代音楽」に通底する私たちの〈生〉に対する態度である。一八世紀半ば以降といえば、ミシェル・フーコー（M. Foucault 一九二六〜一九八四）のいう「人口の生政治学」が現れた時期と重なる。フーコーによれば、そこで力を振るう権力は、古代以来の君主による「従わなければ殺す」といった抑圧型の権力ではなく、効率的で経済的な生産性や社会維持のための、いわば人を「生かそう」とする〝権力〟である。

それは個人の〈生〉を標的にし、人間の繁殖や誕生、死亡率、健康の水準、寿命、長寿などを調整しようとするものだが、二つの危うさをもつ。一つはこの権力が「上」から降りてくるものではなく、超越的な「中心」を持たないという点、すなわち、匿名であって社会の関係性のなかで私たちの行為に内在的な影響を及ぼしつづけるということである（私たちは知らず知らずその関係性のなかに生きている）。もう一つは、この権力が、長寿や健康といったいわば「正義」の名のもとに、巧妙にも私たちの〈生〉を収奪する危うさを有することである。

思い出すのは、精神病理学者・加藤敏がジャック・ラカン（J. Lacan 一九〇一〜一九八一）に拠りながら広義の神経症性主体一般（すなわち非精神病者である私たち）についていう「構造的メランコリー」という存在様態である。加藤によれば、人間は日常生活におけるコミュニケーションを可能とするために〝言語〟という「他者」により構造化され意味の次元を獲得するのだが、そのさい同時に、言語では到達できず意味に還元不能でありながら主体に欠かせない真の存在の次元である〈現実的なもの〉を失う、という。この結果、人間は非意味の核を失った確信のない存在となり、そこから派生的に離人症や抑うつ状態などメランコリーに通じる状態にも陥ることがある。

加藤は、「自らの生命に対する過度の気遣いと配慮」を示す強迫神経症者を引き合いに、〝禁止〟の柵ではりめぐらされた、真の生から遠ざかっている彼らのあり方に「死なないために生きない」という戦略をみているが、これはまさにフーコーに指摘された現代の私たち自身の姿を二重写しにするものであろう(注5)。

自らの身体=自然の音を聴きつつ「近代音楽」の意味構造を棄却したケージは、こういう在り方に鋭く対立する。

注4　ちなみに渡辺裕は、産業革命後、市民社会の発展とともに出現した「近代的聴衆」に触れ、これらの人々の行なう「集中的聴取」を、「われわれを取り巻く音事象の中から作品理解に関与的なものだけを集中的に聴き取り、それ以外のものを可能な限りシャットアウトしようとする禁欲的な聴き方」とした。一方、庄野進は、「集中的聴取」にみられるような、音楽の構造に適合的な聴取に対し、ケージの音楽が要請するような聴取を「聴取の詩学」と名づけ、個々の音響の純粋な質やその内部の複雑な構造、複数の音どうしの間に見いだされたりされなかったりする照応関係など、不確定な音のプロセスに毎瞬間聴く者が意味を発見していく聴取であるとした。

注5　加藤はまた別稿で西田幾多郎(一八七〇～一九四五)やキルケゴール(一八一三～一八五五)といった哲学者の思索の発展を検討し、彼らがこうした「構造的メランコリー」を積極的に引き受け、罪や悲しみに対峙しつつ内省し、それを限界まで突きつめていくことによって真の主体の生成にいたる筋道を解読している。とくに西田はケージが影響を受けた鈴木大拙(一八七〇～一九六六)とも親しく、その垂直下降的自覚(加藤)によって言語の限界である「反省の消失点」「無の場所」に主体をおき、その極点で強度性の高い自己を得るという点でもケージ理解に示唆的である。しかし、楽天的なケージにこの両者のような暗さや悲

壮感はなく、比較にはさらに慎重を要する。

③ ケージの「新しい耳」

すでになかば明らかであろう。音楽に「死」をもたらしたケージが今日の社会に求めるのは、「死なないために生きない」という戦略ではなく、「生きるために死ぬ」という在り方である。「死を恐れて生の強度を低下させるな」(注6)と言い換えてもいい。音楽の「死」はあくまで外側から観察された現象・構造にすぎず、ケージの関心はすでに別次元、すなわち先にみた〈自然=生命〉による絶えざる「生成」(Werden)の次元に移っているのである。そこにもはや作曲技法上の、あるいは多様な音楽構造をめぐるこだわりはない。不確定性の音楽のなかにとつぜん調性音楽が侵入してくるのもかまわないし、彼の死の年(一九九二)にスタンフォード大学で行なわれたイヴェント(二〇〇人の音楽家と聴衆により複数の部屋で同時多発的に多様な音・音楽が奏でられた)においても、音楽ジャンルによるヒエラルキーは設けられていない。

ケージはいみじくもカントの「目的なき合目的性」を裏返しながら、作曲の意図を次のように明言している。

「そして音楽を書く目的は何か。(中略)答えはパラドックスの形をとらなければならない。即ち目的に満ちた無目的性、或いは無目的活動である。しかしこの活動は生の肯定であり――混乱から秩序をもたらせたり、創造に於ける改良を示唆する一つの試みではなく、単に我々が生きている当の生活に目覚める一つの方法なのである」

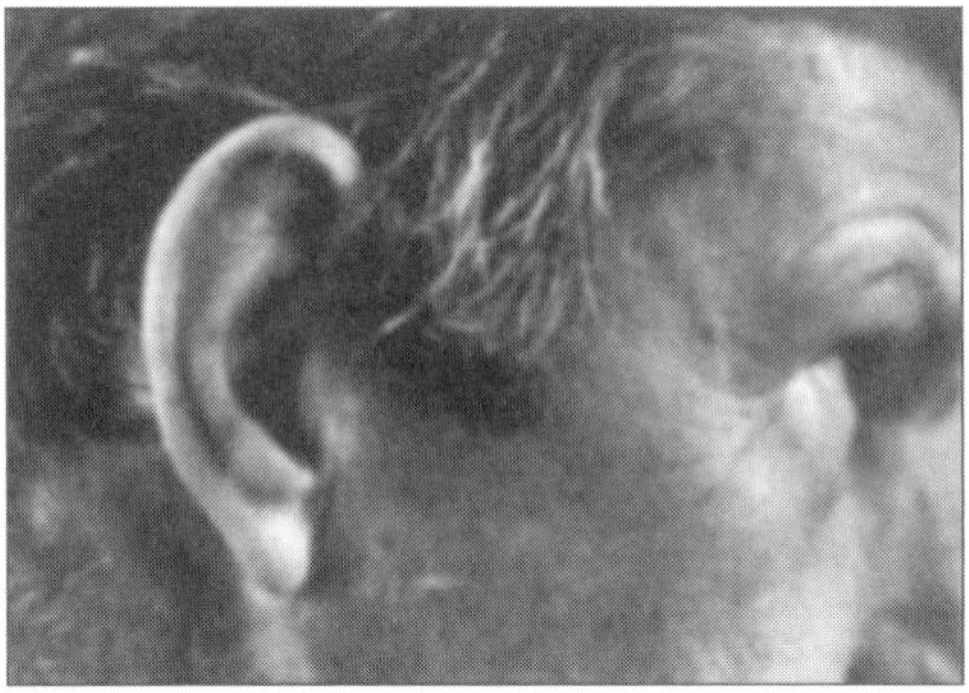

"A Happy New Ear!"

彼ははっきりと、自らの無意図の音楽が意図をもった「生の肯定」であり、それが作曲技法や音楽構造の問題などではなく、単純に私たちの生活への〝目覚め〟を目的とするものであることを語っている。当然のことながら、ケージは誰よりもケージ音楽の実践者であった。明確な意図を持って無意図の音楽を書き、音それ自身の中心から生まれる音を聴き、あらゆる意味や知覚、記憶からも離れて、身体がそのつど新たに境界を区切るようなパフォーマンスに参加する。そして、「音楽は自己を更新することと関係がある」との言葉どおり、晩年に仕事を共にした音楽学者ローラ・クーンをして、「ジョンはいつも会うごとに違っていて、私を驚かせていた」と回顧させ、生涯の〝フレンド〟であったカニングハムには、「現代の過酷な社会に生きていながら、ジョンは人生を肯定し、人々の生活を喜びで満たし、祝福し、オプティミスティックであり続けた」と語らせるのである。ケージの写真には笑っているものが多い。

だが、現代の私たちはどうであろうか――。ケージの音楽を、実際に聴くまでもないある種の〝コンセプチュアル・アート〟と誤解していないだろうか。高まる世界的名声にもかかわらず、彼はときおり、自分の音楽が人々に理解されていない、と嘆いたという。また、自分の作品のリハーサルで何をやっても自由とばかり勝手なことをした演奏家に激怒したというエピソードもある。彼の音楽はそうした観念論や抑圧からの解放などとは無縁である。評論家・佐々木敦も指摘するように、理念的に「あらゆる音は音楽で違いがある。

ある」と認めることと、実際に「あらゆる音」を「音楽」として聴くことの間には、無視できない大きな違いがある。

今日の社会において、〈生〉を標的とする権力関係はますますその威力を増してきつつあるように見える。そのなかで私たちは自らの〈生〉が包囲・攻撃されていると認識せざるをえない局面もある。しかしながら、権力が「力の関係として、つねに関係性のもとで考えられなくてはならない」ものであるなら、またそれが、「抑圧するというよりは、特定の様態のもとで行為が産出されるように作動する」ものであるなら、私たちはこれを否定的に評価するのでなく、ケージがしたようにむしろ肯定的に捉えるべきであろう。

すなわち、「あらゆる音」を「音楽」として聴きながら、新たな行為の可能性を開くチャンスに賭けるのである。ケージの「新しい耳」はオプティミスティックにこの可能性を信じている。なぜならそれが聴くのは、私たちの身体のなかで音を立てている内因たる〈自然＝生命〉の沈黙だからである。

注6　小沢秋広によれば、これはストア派――スピノザの格言であるという。

いまこそ彼らの沈黙を聴くとき

本章では、音楽のモダンとその病理の理解を一つの軸としつつも、音楽家ジョン・ケージの創造を病跡学的に検討するとの意図のもと、まずその生涯と創造の軌跡をたどり、彼の人物像と音楽の様態を明らかにしたうえで、精神的危機における彼の音楽的習性変化のプロセスを確認し、今日の社会におけるケージ

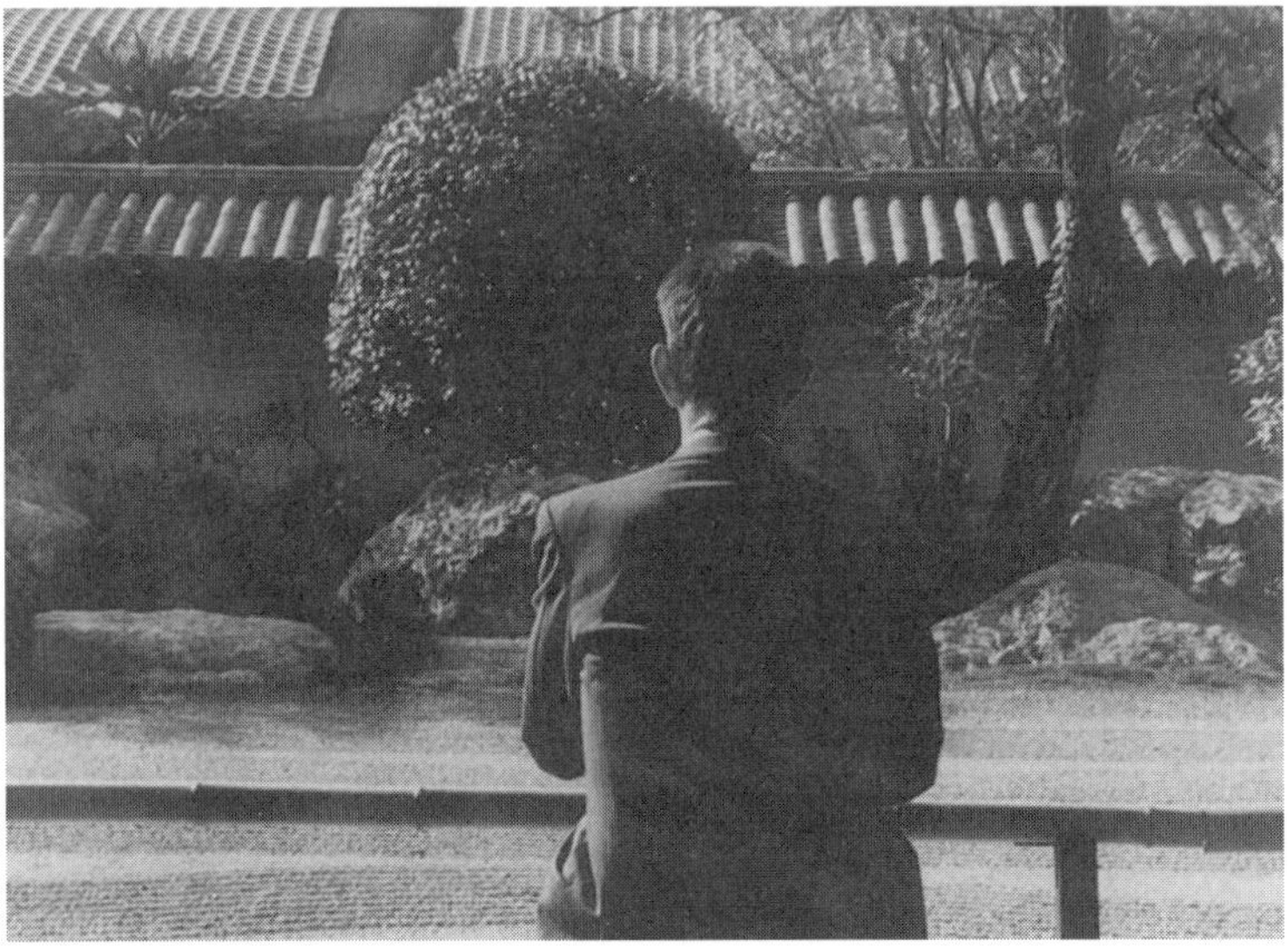

日本庭園で

の創造の意味をあらためて問い直した。論述にあたっては、精神医学的な考察に資するためケージの言葉や関係者の証言を多く引用した反面、音楽学的な知識の限界から個々の作品の具体的なあり方には立ち入れなかったが、作品の仔細や作曲技法の分析による、より精緻で実証的な検討は本章の主張を裏づけるためにも必要であろう。

ケージは、近代的芸術音楽を〝死〟へと導いた破壊的な横顔とは裏腹に、躁うつ病圏に属する人格特徴（循環気質）をそなえ、その音楽は本来の性向にもとづく「同調性（循環病性）」を残しつつも、それとは対照的な、ある種の「統合失調症性」を示している。プライベートな生活と創作上の危機にあたって彼は東洋思想に接近し、音楽の「統合失調症性」へと自らの習性を変化させていくが、その背景には、「真正さ」への過度の要求や「二者択一」の困難といった人格特性からの影響も勘案された。

こうしたケージの創造は〈ジェオ即イコノトロープ〉な創造（花村誠一）と規定され、そこにみられる疾病論的交叉が危機回避的にも働き、また創造に強度をもたらしていることが指摘された。この創造の源に躁うつ病と統合失調症という二大精神病に共通の根源とされる内因（エンドン）、すなわち〈自然＝生命〉の生成性をもとめるというのがわたしの重要な論点である。

「モダン」（近代）が問われるという意味で、ケージによる「音楽の死」はフーコーによる「人間の死」とみごとに符合するが、〈生〉を標的とする〝権力〟がますます勢いを増す今日、テレンバッハやクラウスなど古典的な精神病理学が取り扱う、この心・身を超えた本質論的次元を考える重要性はむしろ高まっているのではあるまいか。昨今の「うつ病」をめぐる診断や治療の混乱に対しても、こういう論点が無益とは思えない。

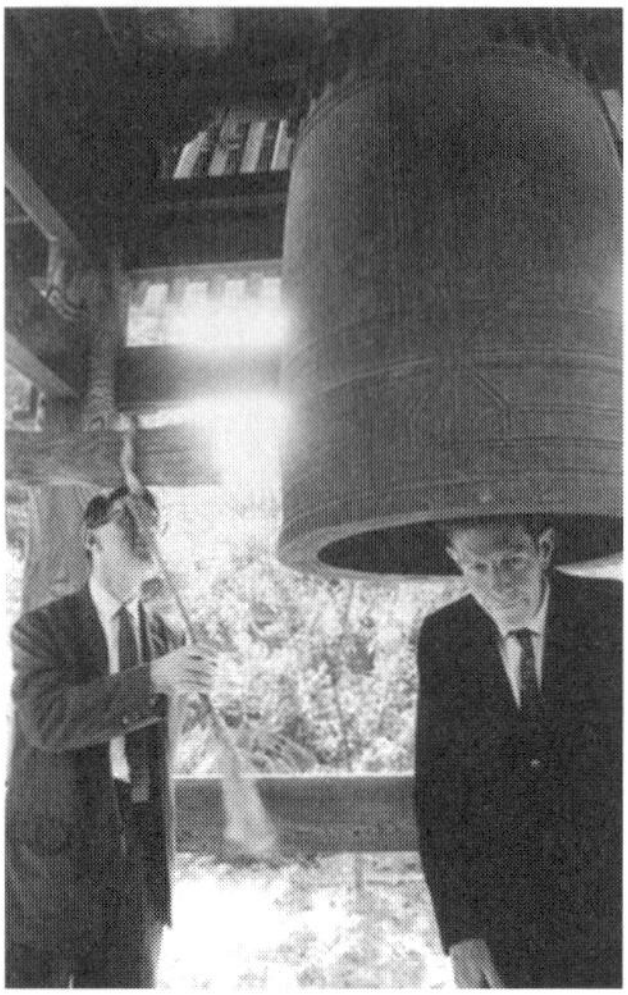

日本の寺でテュードアと

二〇〇九年七月、半世紀ものあいだケージとパートナーシップを結んだ舞踊家カニングハムの死去が伝えられた。私事になるが、一九八〇年代にケージらの現代音楽を求め通いつめた東京・池袋の『アールヴィヴァン』や六本木『ＷＡＶＥ』もいつのまにか姿を消してしまった。彼らの実生活と創造活動はすでに二〇世紀の彼方へと立ち去りつつあるが、その意義は今日、いささかも減じてはいない。

「我々が生きている当の生活に目覚める」ために、いまや私たち自身が彼ら二人の沈黙を聴く番であり、理論ではなくまさに実践として、地上のあらゆるものに耳をすます時ではないだろうか。

第十二章　狂気と音楽

1 狂気は音楽的か非音楽的か

「人はなぜ音楽を言葉によって反復しようとする狂おしい欲望――不可能であるだけになおさら狂おしいものとなる欲望――に駆られるのだろうか」

これはミシェル・シュネデールによる『グレン・グールド論』の訳者「あとがき」に見いだす言葉だが、なるほどと思わせる。たしかに人は音楽について狂おしく語ろうとする。それが不可能であるにもかかわらず、あるいは不可能であるからこそである。

一方、これと似た現象がある。私たち精神科医、とりわけ精神病理学者が統合失調症について語ろうとする場合である。彼らの病態に触れて、私たちはあらんかぎりの言葉でその〝秘密〟に迫ろうとする。何かに触発されて語らずにはいられないからである。しかし、そのたびにその本質は〝するり〟と私たちの手から逃れていく。非言語的な音楽と「言語危機」(宮本忠雄)とも評される狂気は、たしかに「語り得ぬもの」の一点で交錯するようにみえる。

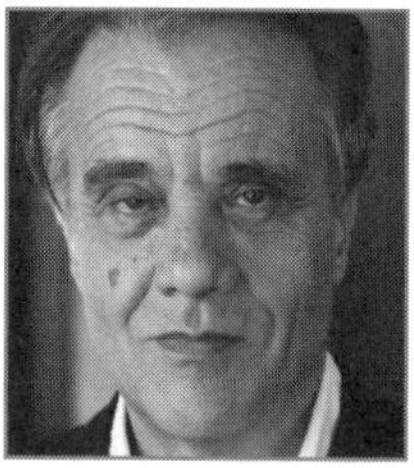

シュネデール
フランスの精神分析家・行政官・音楽評論家・小説家。両親は音楽家で自身もアマチュア演奏家としてピアノも弾き、音楽に造詣が深い。著に『グレン・グールド　孤独のアリア』『プルースト母親殺し』『マリリン・モンローの最期を知る男』など。1944～。

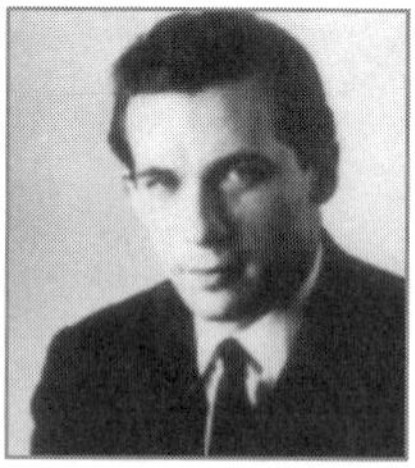

グレン・グールド
カナダのピアニスト・作曲家。14歳でピアニストとしてデビュー。その後世界的なピアニストとしての地位を確立。しかし32歳ですべてのコンサート活動からはいっさい手を引く。これ以降、没年までレコード録音およびラジオ・テレビなどの放送媒体のみを音楽活動の場とする。著作も多く『グレン・グールド著作集』が出版されている。1932～1982。

シュネデール自身がグレン・グールド（一九三二～一九八二）の音楽について語る言葉も徴候的である。彼はグールドと音楽とのあいだには何ものも存在しなくなるとしたうえで、その演奏を「別の時間と別の場所から聞こえてくる音楽」、「消滅に抗して発せられる声、消滅そのものの声」と形容し、「この音楽には取り返しのつかぬ何かが存在している」と語る。精神分析学者でもあったシュネデールは、グールドの音楽にこの世のものでない、ある種異様な、病理的といってもいいエレメントを見いだしている。そのことは彼が有名なゴールドベルク変奏曲、その最後にくり返される《アリア》について語るときさらに明らかである。

「ただ音楽のみが、反復してもただの反復で終わらないのだ。そこに音楽の力と狂気がある」――。精神病理学者ミュラー・ズーア（一九一一～二〇〇一）により「（共約不可能な）出来事としての統合失調症」と呼称された〝狂気〟は、ここで何がしか音楽と親近性をもつように思われる。

ややニュアンスは異なるが、私たちはときどき音楽を形容して「ディオニュソス的」という。音楽のもつ陶酔・熱狂性や刹那性、感情性をいう場合であるが、この言葉には非近代や非合理といった非理性的な含意がある。また、「ディオニュソス的」と並んでよく使う言葉に「ヌミノーゼ的」という言葉もある。ルドルフ・オットー（Rudolf Otto 一八六九〜一九三七）によれば、「ヌミノーゼ」（das Numinöse）とは〝Numen〟という超自然的神的力を表すラテン語の一般名詞で、合理と非合理、戦慄と魅惑などという相反する二つの要素を伴って概念的把握を拒み、「いわく言い難いもの」であるという。

松浪克文は、ドイツの精神医学者ゲルト・フーバー（G. Fuber 一九二一〜二〇一二）が妄想に関わる根源的な不安とその神秘的性質を問題にするときにこの言葉を参照したことを挙げて「潜勢態としての狂気」という存在様式に言及し、「精神的変容一般が精神疾患としての形をなす前段階」、すなわち「明確な言葉で定義されうる『精神疾患』ではなく、まさに多様に語られうる『狂気』」に注意を促す。そしてそれを問題にするときには、ヌミノーゼ的な体験を参照することがより重要になるというのである。

音楽と狂気とのあいだには何か不思議な親近性があるようにみえる。いま述べたような「語り得ぬもの」、「出来事」、「ヌミノーゼ」としての狂気はいずれもそれを支持するもののようである。

しかし、ことはそう単純ではない。音楽ははるか以前より秩序や調和のシンボルでもあった。「アポロン的な音楽」という言葉をもち出すまでもなく、ピタゴラス（前五七〇頃〜前四九五頃）は整数的な倍音構造をもつ音楽に数的原理が支配する調和的な宇宙秩序を求めた。またプラトン（前四二七〜前三四七）は音楽をして、「調子はずれになっている魂の循環運動のために、これを秩序と自己協和へと導く友軍として、詩神たちから与えられたもの」であるとした（『ティマイオス』）。

プラトンは音楽の道徳教育的な影響を重視しているのだが、興味ぶかいことに、東洋においても同様の見方が古くから存在する。「詩に興り、礼に立ち、楽に成る」と記した孔子（前五五一〜前四七九）は、音楽の人格形成に及ぼすポジティブな影響を強調し、「礼」（節、階級、根源的成形原理）とともに「楽」（＝音楽）を礼楽思想における〝治世の要〟とするのである。

狂気は、上記のような音楽の秩序や調和とは一見正反対にみえる。むしろそれを壊すもののようである。臨床的にも、病者は認知障害その他の理由により、音楽はむしろ不得手であり、彼らが音楽の素人であることを差し引いても、通常の意味において「音楽的」とはいえない。統合失調症圏の作曲家であるアントン・ウェーベルンの音・音楽がハーモニーやメロディ、リズムを欠いたまま孤絶し、「音楽的雰囲気が希薄」と形容されるのも、理由のないことではない（ウェーベルンが発病していたかどうかは、ここでは措く）。

このような音楽と狂気との一見矛盾するような複雑な関係を解きほぐし、両者のあいだの不思議な親近性とその由縁について考えてみることはできるだろうか。また音楽と狂気に親近性があるとして、音楽はいったい狂気を助長・賦活するのか、あるいは癒すのか、またそれはなぜか、などの問題もある。

一方、その手前には、そもそもなぜいま「狂気と音楽」などという問いに取り組むのかという素朴な疑問がある。いずれも難問には違いないが、わたしに手がかりがあるとすれば、精神病院のなかで病者と共

ミュラー・ズーア
ドイツ語圏において学際的かつ哲学的な精神病理学的基礎研究を重視した臨床精神病理学者。精神疾患を論理的・分析的に解釈して、その基本構造を探究。著に『精神異常：一般精神医学の研究』『精神病における意味の問題：言語表現の精神病の経験の解釈に関する考察』など。1911～2001。

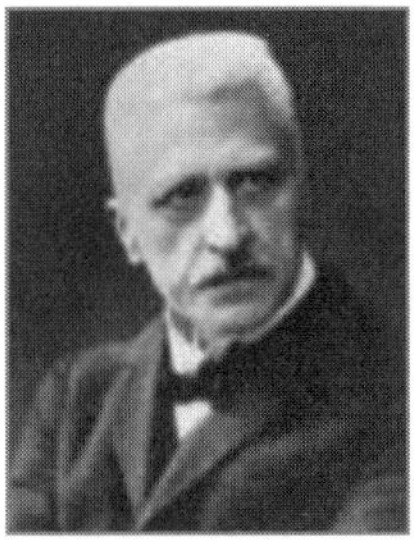

ルドルフ・オットー
ドイツの宗教学者。宗教の本質を、戦慄させる魅惑的絶対者（ヌミノーゼ）の体験に求め、現象学的・宗教哲学的考察を展開した。『聖なるもの』（1917）は宗教学の古典。キリスト教神学のみならず哲学・比較宗教学にも多大な影響を与えた。1869～1937。

に音楽をした体験であろう。さほど多くはないものの、病者の音楽表現に関する文献や音楽療法の知見もある。まずはそれらを見ていくことから始めたいと思う。

2 臨床場面における病者の音楽

病者の音楽表現については、エミール・クレペリン（一八五六〜一九二六）をはじめ何人かの研究者の報告がある。わたし自身は以前、統合失調症の患者と個人および集団セッションにおいて即興音楽を行ない、その後長く病院の合奏活動に参加したのち、現在は一人の即興音楽家（伊東光介氏）が病者と行なうピアノ連弾に毎週立ち会っているが、後述する重要な特徴を除けば、ほぼそれらの研究と同様の知見を得ている。

そこに見いだすのは、演奏面にしても作曲面にしても、まずは病者による非音楽的、ないし反音楽的な表現である。彼らの表現を特徴づける標識として挙げられるのは、たとえば機械的規則性、衒奇的表現、拍子から離れる、リズム的形態がとれない、常同的反復、偶発的なアクセントづけ、和声的発展の欠如、非慣習的進行、（音楽的）ディスクールの裂隙、音楽的遠近法の障害、などの言葉である。これらをひと言でいえば、「従来の音楽語法からの逸脱」とまとめられるだろう。

すなわち、リズムやメロディ、ハーモニーといった音楽の各種パラメータが有機的な構成を失い、新奇な表現がそれに置き代わっているのである。結果的に音楽からダイナミズムや相互的なやりとりが失われ、表現は単調な反復か、反対に、混乱したノイズに近づいている（彼らの音楽は多くの場合、唐突に始まり突然終わる）。自由な即興演奏を行なう場合、健常者ならば早晩、それがたとえ退屈なものではあっても共通のリ

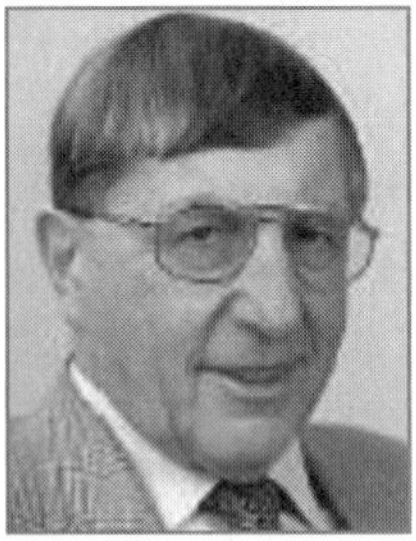

ゲルト・フーバー

ハイデルベルグ大学で医学を学び、同大学精神科でクルト・シュナイダーの助手を務め、その後ドイツの大学精神科教授および精神病院院長を務める。1978 ～ 1987 ボン大学精神科主任教授。専門研究領域は臨床精神医学、精神病理学、社会精神医学。クルト・シュナイダー賞、ヴァイトブレヒト賞の国際学術委員会を設立。著に長いあいだドイツで採用されている定番のテキスト『フーバーの精神医学教科書』がある。1921 ～ 2012。

シュレーバー

フロイトの精神分析における「シュレーバー症例」で知られる。フロイトは直接面接せずにシュレーバーの自叙伝『ある神経病者の回想録』を読んで分析した。彼は名門の生まれで控訴院議長にも出世したが、長年幻覚妄想・神秘体験・恍惚（陶酔感）が発生する『パラノイア（偏執症）』の症状に苦しめられた。最後は完全な精神荒廃の状態になって病院で死亡。1842 ～ 1911。

ズムを見つけたり、相互の音を聴き合うなどの引力関係が生じるものであるが、病者の場合はこの傾向が弱く、場合によってはそれぞれの音楽が互いに関係を持たないまま「同時並行的なポリフォニー」を奏でる、といった現象すら起こる。これを彼らの認知障害や間主観性の障害、あるいは端的に自閉と結びつけて理解することは難しくない。

もうすこし生々しく〝病い〟が演奏を阻害する場合もある。有名な症例シュレーバーの場合である。この元控訴院議長にして妄想型統合失調症患者にとって、入院中のピアノ演奏は「計り知れない価値をもつ」ものであった。彼は、「もしピアノを自由に弾くことができなかったならば、この五年間、あらゆる随伴現象を伴った強迫思考を私はいかにして堪え忍ぶべきだったであろう」とその回想録に記している。ダニエル・パウル・シュレーバー（D. P. Schreber 一八四二～一九一一）は幻聴を「音楽的な何も考えない思考」によってかき消そうとしていたのだが、これについてはまたあとで検討することにしよう。

問題なのは、シュレーバーのピアノ演奏が病いによる「呪詛《じゅそ》の主たる対象」になっていたということである。「私を欺かんとする企て」や「妨害」により、彼の「指は麻痺させられ、眼の方向が変えられて正確に鍵を弾けず、間違った鍵の方へ指を転じられ、指の筋肉が早く動かされ過ぎてテンポが加速させられた」。また「奇蹟によって非常にしばしばピアノの弦が折られた」というのである。

シュレーバーは、自分が鍵盤を激しく叩きすぎたことで弦が切断されることなど絶対にありえないと主張するが、少なくとも病いによる強制（現代精神医学なら作為体験、被影響体験というだろう）によって彼の演奏行為は正常には行なわれず、結果として音楽も異様な様態を呈していただろうことは想像に難くない。狂気はシュレーバーを欺き、対処行動としての音楽をも激しく妨害したのである。

しかし考えてみれば、ピアノの弦が切れるほどの音楽への没頭というのは、それ自体尋常なことではない。健常者にはありえないことである。なるほどシュレーバーのピアノは、彼が若かりし健康時に弾いた音楽とは著しく異なったものとなっていたであろう。しかしながら、音楽への集中・没頭もまた彼の病い、たとえば「間断なく亢進していく私の魂の官能的快楽」、あるいは「咆哮《ほうこう》」といわれる状態と無関係ではあるまい。〝狂気〟が彼を音楽に駆り立てているのである。

本書の事例においてすでに何度か紹介したように、これほど激しい事例ではないが、わたしの体験においても、病者の音楽が（その病いゆえに）、通常の意味においては欠損的な外観をもつにも関わらず、ある意味できわめて「音楽的」であった事実がある。

たとえば、急性期から回復途上の病者による、二つか三つの音をきわめて小さな音で不ぞろいかつ小刻みにくり返す演奏がある。まるで木の葉が光を浴びて震えるようなデリケートな演奏なのであるが、そのような音楽をともにするとき、わたしは繊細な美感に打たれ、不思議な高揚感を感じるものであった。またある病者は《蓮の花が開く音》といいながらシンバルを持ち、長い、息づまるような緊張のもと、聞こえるか聞こえないかの弱音でただ一つの音を鳴らした。同じ患者があるとき演奏に熱中・没頭し、ほかのメンバーがやめてしまったあとも、制止されるまで激しい反復リズムを叩きつづけたこともあった。ほかに、単純な音型を異様なまでの平板さでくり返す表現、あえて音を出さないように努める演奏などもみられたが、いずれにしろ、それらが不思議な、強い印象を残す音楽表現であることに違いはなかった。

このようなある意味で病いと音楽との親近性を示す事実をわたしは数多く経験しているが、もうひとつだけ、強烈な印象を残した体験を記しておく。それは四〇歳代の統合失調症男性患者のピアノ連弾である。同じ音階をひたすらくり返すだけだったが、それはきわめて凄絶な音楽で、わたしはその異様なまでの集中力とスピード感、あまりにも純粋な音楽への没入に思わず胸を突かれたのである。セッション後、患者は《スカイラインGTRのエンジンS－30の気筒の爆発する順番を番号でくり返していた》、《エンジンになったつもりで演奏した》と語った。この時期、彼は妄想が活発で、病棟で暴力的になることもしばしばだったが、その後病態が改善してからはこのような音楽への集中は弱まり、現在では聴き慣れた既成曲のメロディを練習するというのが活動の中心になっている。

さて、病者による音楽のこのような欠損的外観、および一見それと矛盾した集中的・触発的印象をどう考えるべきであろうか――。わたしには、とくに後者に関して彼らの演奏が、構造的な音響現象とはまた別の次元に定位しているように思われるのである。彼らにおいては、音楽の論理・秩序が変化するのみならず、音楽的世界の位相変化があるといっていいかもしれない。

再び文献に戻り、病者の作曲した楽譜を見ればそのことがもう少し明らかになる。ハンガリーの研究者B・ペテの患者が残した楽譜には、指示記号シャープ（♯）、フラット（♭）とナチュラル（♮）が重ね書きされ、斜めの矢印に貫かれている奇妙なマークがくり返し使用されている。現実にはあり得ない、端的に演奏不可能な表現である。ペテは彼らの作曲の分析をとおし、そこに「時間的絶対化」がみられると論じている。また「プリンツホルン・コレクション」（前出）の中から病者による音楽関連作品を集めたF・ヤディは病者の音楽について、「問題なのは造形的能力の喪失ではなく、原初的な個人のゲシュタルトプロセスが初めて可能となるような無意識への方向転換が起こっていることである」と述べている。これらの指摘に共通するのは、病者の音楽に現象面・構造面での欠損を超えた、別次元の生成的エレメントをみる視点である。

重ねて書くが、このような音楽の様態が、統合失調症の精神病理と深く結びついたものであることはいうまでもない。以前わたしが担当した患者は、一瞬一瞬が不意打ちの連続である自分の世界と、そこでの行動様式について、《無作為抽選券》という言葉を使った。わたしはこの言葉にジョン・ケージの偶然性の作曲技法を連想し、ケージ音楽にみる所与としての音・音楽を超えた生成的－生命的特質と彼らの病態を関連づけて論じたことがある（本書第六章参照）。

わたしが担当したまた別の患者は、週末の外泊のあと病棟に戻り、たった二日しか経過していないのにわたしを見て、《五年も経ったみたい》と驚いてみせた。彼女においては時間の濃密さがケタ違いに高いわけで、その言葉にわたしは思わず、「たったひとつの身振りで長編小説を表現する」（シェーンベルク）と評されたウェーベルン音楽を想起したものである。

たんなる連想の遊びをしているのではない。ここでわたしは、彼らの深刻な病理そして存在様態が、ケージ音楽のように、ドイツの精神病理学者ヴォルフガング・ブランケンブルクのいう、いわば〈時間以前〉

に引きとどめられた「点状の異質性」を示し、しかもウェーベルン音楽のように、とてつもない内包量を有したものであるということ、そしてまた、そうした通常の尺度を超えた生成的な特質が、彼らの音楽表現に独特な印象性質を付与していることを伝えたいのである。

3 コギトの時間性と音楽

では、以上のような一見矛盾した音楽表現を示す〝狂気〟とは、精神病理学的にみていかなる事態なのだろうか。そしてそれは音楽といかなる関係にあるのか——。むろんさまざまに語られうるが、音楽との関連でもっとも参考になるのは、精神科医・内海健のいう「緊張病性エレメント」という考え方であろう。内海によれば、それは〝緊張病〟という統合失調症性解体の極北で問題となる「力性」をめぐる様態で、理性に対して否定的であると同時に過剰である変化、運動、そしてとりわけ「力」の本来的境位であるという。「緊張病性」とはいえ、その射程は緊張病様態に限られるものではなく、広く幻覚や妄想形成、また寡症状性の単純型統合失調症の病態をもよく説明するものである（ブランケンブルクが単純型統合失調症を「ゆるやかな緊張病＝ blande Katatonie」と呼んだのは周知である）。

しばらく内海の議論をたどってみよう。先にみた病者の音楽の矛盾した様態を解明し、狂気と音楽との関係を理解するために必要だからである。

まずは内海による結論から記す。彼は「権利的障害：コギトの時間化の不成立、事実的障害：シニフィアンのモノ化」と端的に規定し、これを精神病のひとつのプロトタイプと定義する。またこれを「権利的障害：尖端性の突出、事実的障害：円環性の変容」として一般化し、「緊張病性エレメント」として定義するのである。

どういうことか——。「権利的障害」とは現実には存在しない狂気である。しかし、それなしでは現実の狂気、すなわち事実的障害もありえないものとされる。内海はこうした狂気の様態に関する定義をデカルトの方法論的懐疑の行程の吟味から導出するのだが、問題となるのは「コギトの時間性」である。

方法論的懐疑とは、疑いを差し挟みうるものを順次排除していくことにより最終的に明証的地点、すなわち〝コギト〟に到達しようとするプロセスだが、コギト（cogito）は、懐疑の反復的過程により逆説的にかえって大きくなる不確実性・否定性のまさに頂点において、一挙に与えられるものである。彼はこの逆説的なコギトの与えられ方をフランスの哲学者デリダ（J. Derrida 一九三〇〜二〇〇四）の議論に求めている。すなわち、「理性が本来的におのれ自身によって正当化されるものではない以上、一つの理性に対する信頼は理性の外から到来する」——。デリダによれば、コギトは、こうした外へ通底する地点、あるいは理性の構築を無化する超越した地点、すなわち理性か狂気かの二者択一を免れ、意味と無意味が合流する「ゼロ地点」として、確信の拠点となりうるというのである。

さて重要なのは、コギトが理性か狂気かの二者択一を免れる「ゼロ地点」にあるということである。内海は、デカルト（一五九六〜一六五〇）のテクストに、「明証的拠点を遡及する急進的過程とともに、そこから翻って世界を構築する遠心的過程があり」、「コギトは、この遡及から再構築へと転換する謎めいた分利（クリーゼ＝危機）の地点において成立する」と述べている。つまりコギトは、正気（正常な世界）と狂気（異常な世界）の手前、その分岐点に成立する。コギトがなければ正気も狂気も構成されないのである。しかも、コギトはそれ自体としてけっして現前化されず、権利上先行するものとして現れるやいなや消滅し、その効果としてのみ、主体を歴史的主体として跡づける。すなわち、〝コギト〟は本来的に瞬間的、点的(ponctuel)な時間性をもち、通常の時間を超出しているものなのである。

もう少しだけみておこう。内海は以上のようなコギトの時間性を「尖端性」の契機として一般化し、それを補完するものとして「円環性」の契機を導出する。円環性とは、コギトに関していえばその時間化(差延)であり、ロゴス的・論理的時間である。それは等価性、回帰性、そしてとりわけ完結性によって特徴づけられる。この円環性と尖端性という二つの契機は相補的な関係をもち、尖端性は円環性をこじ開けようとし、一方、円環性は超過しようとする尖端性を閉じ込めようとする。この二つの契機があってはじめて時間は生成する。尖端性は時間に息吹を吹き込み、生の時間とするものであるが、円環性のなかではじめておのれの効果を事後的に見いだす、というのである。

引用が長くなったが、以上を踏まえてもう一度、先の「権利的障害:コギトの時間化の不成立、事実的障害:シニフィアンのモノ化」および「権利的障害:尖端性の突出、事実的障害:円環性の変容」という定式をふり返れば、病者の音楽が、まさにこうした事態を体現しているものと気づかれるだろう。

思い出してみよう。従来の音楽語法から逸脱した非有機的な音楽、単調な反復か混乱したノイズに向かう断片化した音楽。それでいて時に不思議な印象性質をもって私たちを触発する音楽――。そこに私たちは、まずは事実的障害として現象面・構造面における「音楽的シニフィアンのモノ化」、すなわち「円環性の変容」を見、一方で、現実には存在しないが触発的・印象的な効果・痕跡として「コギトの時間化の不成立」、すなわち「尖端性の突出」を見ていたのではないか、と考えることができる。内海による「緊張病性エレメント」の様態は、病者の音楽表現にみる一見したところの矛盾を、このようにしてみごとに説明するのである。

しかし、ここでわたしがなすべきことは、内海の所論によって病者の音楽を解読することではない。むろん、それはそれで興味ぶかく、私たちは従来よりもより明解にその様態を理解するようになった。しかしながら、わたしの当初の問題は、音楽と狂気とのあいだの不思議な〝親近性〟に関わるものである。この点でわたしの注意をひくのは、上に見た「コギトの時間性」である。

結論から先に記せば、わたしはこの「コギトの時間性」に音楽の〈生命〉を根拠づける契機を求めたいのである。コギトの時間化の不成立が権利的狂気と見なされるならば、「外から到来する」この「コギトの時間性」もまた、あくまで権利的なものではあるが、それ自体「狂気」とも言い換えられるであろう（ことわるまでもないが、この「狂気」に現代精神医学があてる言葉はない。松浪の「潜勢態としての狂気」も参照）。わたしが音楽と狂気との〝親近性〟を見いだすのはまさにこの点においてである。

こうしたわたしの見方は理由のないことではない。冒頭に記したシュネデールのグールド論をもう一度参照してみよう。シュネデールは、「グールドは音楽に近づいた」と書く。あるいはより端的に、「音楽と彼のあいだにはなにものも介在しなくなる」とコメントした。並みいる音楽家たちをおいて、グールドは演奏のその瞬間、音楽そのものに〈なる〉といいたいのだろう（これは私たちの多くが実感するところに違いない）。そして、そのグールドについて彼は、「文字通りデカルトのくわだてを実行に移した」と記すのである。そのくわだてを示すシュネデールの次の文章から、上にみたコギトの否定性と確信を連想しないでいるのは難しい。

「『自分には肉体がないかのように、世界が存在しないかのように、わたしが存在した場がどこにもないかのように装うこと』、このくわだては自己の存在を疑わぬ者の場合にしか可能ではない」

４「内因＝自然」および「瞬間の狂気」

いまわたしは、「コギトの時間性」をめぐって権利的な狂気と音楽との〝親近性〟を指摘したが、治療に関わる問いに移るまえに、もう少しこの特異な時間性、そしてそれがもつ射程について考えてみたい。この権利上の狂気は、私たちが想像する以上に広い射程、そして豊かな意味内容をもつもののようである。導きの糸は、二〇世紀の音楽史上に特異な足跡を刻んだ二人の作曲家、アントン・ウェーベルン（一八八三〜一九四五）とジョン・ケージ（一九一二〜一九九二）である。

この二人の創造した音楽は、いずれも現象としての音や音楽を超える様態と特異な時間性をもつ。たとえばウェーベルンについてアドルノは、「彼の感覚中枢は一生涯、彼の意志に反して、外延的時間に逆らった」と記し、その音楽について、「感覚的な脱感覚化」あるいは「音のない羽ばたき」と表現した。またブーレーズは、「規定の（音楽的）語法の省略的粉砕」にいたった彼の〈微小形式〉の音楽について、「いかなる一般的なものにも、いかなるコミュニケーションにも適合しない『いまとここ』のうちに孤立してしまう」と述べている。弛緩しがちだった世界の意味関連を円環的に繋ぎ止めた〈十二音音楽〉にしても、極度の厳密さをもって音列の種子をまいたうえで、ウェーベルンはその「十二音音列が潜勢的にみずから作曲する」（アドルノ。傍点・筆者）さまを見つめるのみである。

一方のケージについては多言を要すまい。作曲に偶然性や不確定性を導入し、音の組織化を放棄したケージの音は瞬間に生起する。ケージ自身、「時間は一つ一つの音とともに生まれる」とくり返し語っているが、そこでは対象物としての時間の所与性は否定され、時間の生成が体験されているのである。

こうして、ウェーベルンにしてもケージにしても、その音楽の本質は通常の時間のうちになく、むしろ音や音楽の手前、つまり現象世界が分岐する特権的地点の時間性のうちにあることがわかる。彼らの音楽は、コギトの時間性、すなわち権利的な狂気のもとに生起すると考えてよいのではなかろうか。

では、彼らにおいて〝狂気〟とは何か。彼らの音楽にその形姿を与えた〝狂気〟とはいかなる性質をもつものなのか――。権利的な狂気についてもう少し広い含意を与えてみよう。

わたしはかつて、この二人の作曲家の生涯と性格について病跡学的に検討し、ウェーベルンとケージの間に興味ぶかい対照を見いだした。詳論は省かざるをえないが、〝性格的に統合失調症圏に属するウェーベルンの創造が「循環病性」（躁うつ病性）を帯び、性格的に循環病圏に属するケージの創造が「統合失調症性」を帯びる〟という対照である。この対照的なあり方自体、意外でもあり興味深かったのだが、しかしそれ以上に注目されたのは、彼らが人生上・創作上の困難に際し、「統合失調症性」と「躁うつ病性」という異なる精神病性の交叉の上にそれぞれの危機や発病を回避し、音楽史を揺るがすほどの創造を成し遂げたという事実である。わたしは、この疾病論的交叉が創造にもたらす強度の秘密こそ、ここで問題とする権利的狂気の内実を豊かにするものではないかと考えるのである。

おそらくそれは、私たちの身体深く刻まれた「モメント」なのであろう。参考になるのは、ドイツの精神病理学者フーベルトゥス・テレンバッハによってこの二つの精神病に共通の根源とされた「内因（Endon）」の次元である。テレンバッハは「内因」について次のように述べる。それは「あらゆる生命的事態の中で基本形態の統一として現れ出てくるもの」で、「根源から発してこの内因的なるものの諸現象の中でみずからを展開し、しかもそれらの現象の中にとどまっている自然である」。またそれは、「『天地、動植物、およびある意味では人間』をも意味し、『発出ということにおいて自（みずか）らを自（おのず）から産出するもの』としてのアリストテレス的なピュシス」であるとも述べられるが、いずれにせよ重要なのは、「内因」が、生物学の対象となるような無人格的なものでも、実存や精神的現実などの意味での人格的なものでもなく、「そういったもの以前」にあり、それらを可能にし「刻印する」ものであるという指摘である。

ケージが無響室に入り自分の身体が発する音を聴いて音の組織化の放棄を決意したこと、ウェーベルンがゲーテの「原植物（Urpflanze）」という考え方に触れて十二音音楽の確信を得たことは示唆的である。コギトの時間性に、生成としての「内因＝自然」を結びつけるわたしのこうしたやり方は、哲学の専門家からみれば強引で、場合によっては誤りとすら映るかもしれない。しかしながら、臨床的現実との関連で音楽と狂気との関連を理解しようとすれば、学説上の厳密さよりも臨床上の実感のほうが優先されてしまうのはある程度仕方のないことである。わたしは病者との日々のやりとりのなかで、彼らの音楽のもつ〝アニミズム〟的といっていい〈生命〉を感じている。そしてまた、それこそが、音楽に生き生きとした確信性や説得性、ときには〈出来事〉的と呼べるほどの力を付与するもののように思われるのである。

じつは、このような生命的自然の生成性に狂気の根源をみる精神科医がもう一人いる。沖縄の離島に身を置きながら〈祝祭性の伝統〉のなかで狂気を考えた渡辺哲夫である。

渡辺の論は、現代の操作的診断基準による精神障害の分類を「廃墟」と断じ、伝統的精神医学の従来的な枠組みさえも取り払って、さまざまな病態に通底し、個々の患者の生きざまや症状とは別次元にある「狂気」を論及しようとするものであるが、わたしにはそれがあたかも「音楽」について語るように見えるのである。彼は南の島のカンダーリ（神懸かり）や、そのさなかのカンツキャギ（神突き上げ）を参照しつつ、「狂気」の本質に自然の〈神霊性〉や〈動物性〉を直視する。

渡辺によれば、生産労働の歴史のなかで〈動物性〉を否定してしまった人間は〈反・動物性〉という本質をもたざるをえず、「狂気」はそれをまた否定した〈反・反・動物性〉というねじれた性格をもつ。だが、それは生きている人間に、いわば直下から突き上げてくる大自然の〈神霊性〉〈祝祭性〉であり、「瞬間の狂気」とも言い換えられるが、この瞬間という時間性こそ、「歴史の外部へと超出」することであり、時計時間におけるフェノメナルな瞬間とは異なる、原理的に対象化しえない時間論的「根拠」である、と渡辺はいうのである。

渡辺が、上記のような「瞬間の狂気」を感受した作曲家として、「時間」に対する畏敬を樹木に感じ、昆虫、鳥、毛虫の働きを忘れなかったベーラ・バルトーク（一八八一〜一九四五）を挙げているのは徴候的である。コギトの時間性と同様、ここにもまた「狂気」と「音楽」に通底する瞬間的な時間性の指摘がある。渡辺の狂気論はこうした時間論的差違を押さえたうえで、私たちに、「歴史の外部」にある「狂気」（音楽に親近的な権利的狂気）が、大自然の〈神霊性〉や〈動物性〉といった生命的で生々しい特質をもつことを、テレンバッハの内因論とともに教えている。

さて、もう一つ付け加えておかなければならない。私たちはこれまでの行論から、上のような内実を与えられる「狂気」がもはや通常の意味の狂気とはかけ離れたものであることに気づいている。それはすでに障害や病いといった欠如態や否定形で語られる事態ではあるまい。唐突ではあるが、わたしはここで小説家・中上健次（一九四六〜一九九二）の文章を引用したい。

「光が撥ねていた。日の光が現場の木の梢、草の葉、土に当たっていた。何もかも輪郭がはっきりしていた。曖昧なものは一切なかった。いま、秋幸は空に高くのび梢を繁らせた一本の木だった。一本の草だった。いつも、日が当たり、土方装束を身にまとい、地下足袋に足をつっ込んで働く秋幸の見るもの、耳にするものが、秋幸を洗った。今日もそうだった。風が渓流の方向から吹いてきて、白い焼けた石の川原を伝い、現場に上ってきた。秋幸のまぶたにぶらさがっていた光の滴が落ちた。汗を被った秋幸の体に触れた。それまでつるはしをふるう腕の動きと共に呼吸し、足の動きと共に呼吸し、

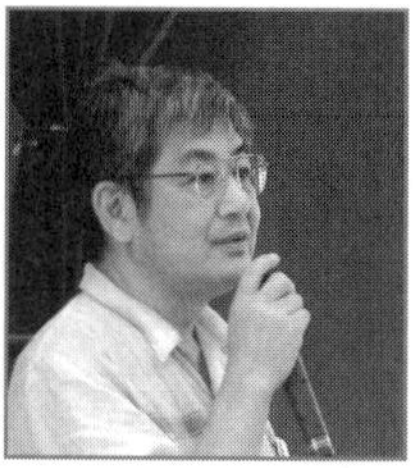

渡辺哲夫
精神科医。茨城県生まれ。東北大学医学部卒業、東京医科歯科大学医学博士。都立松沢病院、東京医科歯科大学、栗田病院、いずみ病院（沖縄県うるま市）等に勤務。著に『死と狂気』『知覚の呪縛—病理学的考察』『祝祭性と狂気—故郷なき郷愁のゆくえ』など。1949〜。

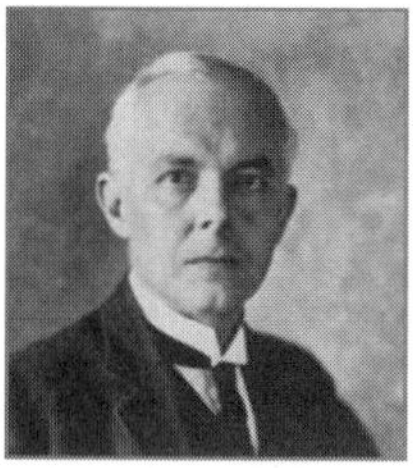

ベーラ・バルトーク
ハンガリー生まれのクラシック音楽の作曲家、ピアノ演奏家、民俗音楽研究家。東欧の民俗音楽を収集・分析し、民俗音楽学の創始者の一人として活躍した。ことに自国マジャール人の民謡を研究し、またハンガリーの民俗をテーマにした楽曲を多く作曲した。1881〜1945

土と草のいきれに喘いでいた秋幸は、単に呼吸にすぎなかった。光をまく風はその呼吸さえ取り払う。風は秋幸を浄めた。風は歓喜だった。」

――何と音楽的な表現であろうか。音楽そのものへと化身するグールドのように、この小説の主人公は、いま一本の木に、一本の草に、たんなる呼吸に、一陣の風に〈なって〉いる。彼やわたしとしての通常の主体は消え去り、別種の〝個体化〟がここに認められるといっていい。まさに音楽における生成変化、〈なる〉こととしての主体・世界の全面的変化がここに表現されているとみていいが、問題は、こうした表現を生む中上健次の創造性である。

柄谷行人は、中上の別の小説のなかの文章を引用する。「確かに病気だと思った。体が普通以上に健康であることは、病気と一緒だ。何かをしでかしたくてしょうがなくなる。おさまりがつかなくなる」。そしてニーチェの「病者の光学」を引き合いに、中上にみるこの過剰性を指摘し、それが彼をどんな同時代の作家よりも「健康にし且つ病的にしている」と述べるのである。

音楽に親近な狂気は、病的というばかりではなく、ここにみるような過剰な健康性とも考えられるのではないだろうか。柄谷が述べるように、それはどんな否定性よりも破壊的である。しかしまたそれは「肯定の力」でもあるのだ。

では、何が肯定されるのだろうか――。驚いたことに、柄谷もまたここでフッサールやデカルトを挙げながら、肯定されるのは、この二人の哲学者の内省によって見いだされる〈今ここ〉である、と断じるのである。ここまでの議論のおわりに、わたしはこれまでみてきた権利的な狂気を、逆説的に、このような過剰な健康性のもとに捉えなおしておきたい。

過剰な健康性でもある狂気――。もし音楽に近親的な狂気があるとすれば、この逆説的な表現はこのうえない説得性をもつ。

5 音楽による破壊と癒し

さて、私たちになお残されているのは、音楽は狂気を助長・賦活するのか、あるいは癒すのか、またそれはなぜか、という問いである。これまでの論述から、この問いに対する答えはある程度予測のつくものではあるだろう。私たちは、「音楽療法」という現場を持っているが、原理的な問題の難しさもさることながら、より困難と感じるのは、むしろ事実的な臨床のほうである。

本章で私たちはずっと、音楽と権利的な狂気に共通する時間性を考えてきた。それは〝コギト〟の時間と類比的な次元にあるものであった。くり返しになるが、コギトは多様な世界が生成する手前、いわば正

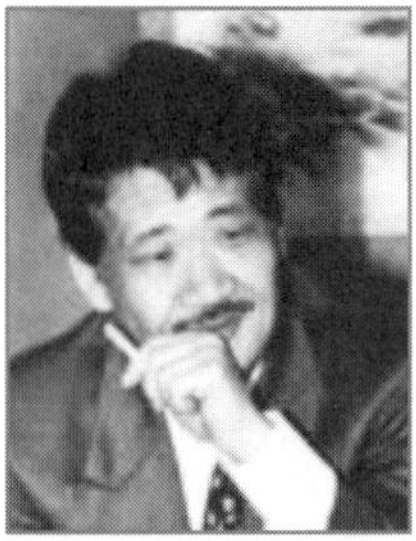

中上健次

和歌山県新宮市生まれの小説家。1976年新宮の被差別部落の総称「路地」を舞台に独自の世界を築き上げた作品『岬』で芥川賞を受賞。1977年『岬』の続編で代表作となる『枯木灘』を上梓。『枯木灘』は中上文学の根幹である「紀州」を舞台とし、複雑な血縁関係をもち、肉体労働に従事する青年秋幸を中心とした物語である。
小学校6年のころ、12歳上の異父兄（木下公平）が首吊り自殺し、大きな衝撃を受ける。作品にもこうした「兄の首吊り」が幾度も登場する。
1968年、柄谷行人と知り合い、柄谷からウィリアム・フォークナーを勧められ、大きな影響を受ける。中上は自身の境遇（被差別部落出身）について、作家としての素材を持つと自負し、実際多くの作品において言及される異父兄の自殺のほか、『岬』『枯木灘』『地の果て至上の時』に描かれる複雑きわまる血縁関係などは事実をもとにしている。1946～1992。

常世界と異常世界が分岐する特権的な地点に成立し、権利上先行するものとして現れるやいなや消滅して、力や効果としてのみ痕跡を残す。そしてその時間性は通常の時計的、または歴史的な時間性を超越した瞬間的な性質をもっていた。この時間性は、二大精神病の根源としての「内因＝生成的自然」との関連で考えることもでき、一方、生きている人間の直下から突き上げてくる〈神霊性〉や〈反・反・動物性〉に関わるものでもあった。さらにいえば、それは過剰な健康性でもある狂気に宿る時間性でもある。

事実的な障害、つまり臨床的病態が、このような尖端的な時間性の突出、過剰な力によって円環性が変容した状態とするなら、〝音楽〟はまず、その尖端性をもって意味の円環をこじあけようとし、円環をますます歪めることになるだろう。すなわち、幻覚や妄想を賦活し、事実的な障害・狂気を増悪させる方向性をもつのであろう。ドイツの精神病理学者W・ヤンツァーリクは統合失調症について、このような現勢化の圧（オートプラクシス）を非現勢化する能力が減弱している病態と規定するが、そうであればなおさら、音楽の〝生成的〟な力は、病勢促進的に働く可能性をもつ。また、統合失調症者への精神療法の要諦である「非現勢化トレーニング」（Ch・ムント）にしても、言語的な方法にくらべ音楽を媒体とする方法においては実現がむずかしく、格別の配慮が求められることになる。

実際の臨床においても、音楽経験により調子を崩す（精神運動が亢進する、思考障害や幻覚・妄想が強まる）患者はめずらしくない。ともに即興演奏する場面において、音楽が意味をもって成立しかける瞬間、つまり木村敏の言葉でいえば「あいだ」が成立し、メタノエシス性としての音楽が未来に向けて導こうとするまさにその瞬間に、さっと身をひるがえして唐突に演奏を放棄してしまう病者がいる。それもこの瞬間にはたらく過剰な力への恐怖、解体への怯えゆえのことではないだろうか。病者の無意識を音楽的に刺激・賦活しようとするＧＩＭ（音楽によるイメージ誘導法）などの聴取的方法において、病勢増悪のおそれがあるとして、精神病は治療対象から除外されているのもこのためであろう。

では、音楽は狂気の〝治療媒体〟とはなりえないのだろうか――。もちろん、そのようなことはない。事実的な音楽には、音楽ならではの非言語的な構造、つまり円環性がそなわっているというのが一つの理由である。シュレーバーにとってピアノは入院生活において「計り知れない価値をもつ」ものであったが、それは演奏がもたらす円環性、すなわち「音楽的な何も考えない思考」によるものであった。また、ウェーベルンの十二音音楽も、迫りくる尖端性の突出を極度に厳密な規則により、なんとか円環性のうちに封じ込めようとする営みであった。

実際、多くの病者が音楽セッションによって快方に向かうのをわたしは目の当たりにしている。毎瞬間、他者の音、あるいは他者との間（あいだ）に生まれる音楽に適切に反応せざるをえない演奏行為は、統合失調症者の認知障害（階層性を欠き細部に限局した認知、または単純な構造に場の範囲を限定した認知）に対する治療、つまり「認知トレーニング」とみなしてよいものであろう。彼らの間主観性の障害を考慮すれば、これを「志向性トレーニング」（ブランケンブルク）の音楽バージョンと考えることもできる。

とはいえ、むずかしいのはここからである。先にも記したとおり、実際のところ、病者の演奏は空回りしてしまう。円環性の変容としての音楽構造の歪みによって、他者との音楽的なやりとりや作用が困難になるばかりではない（2で紹介した音楽特徴を参照）。たとえ熟練した共演者が病者のリズムに自らを合わせ、一見同じリズムを刻むように聴こえる場合でも、両者の音楽世界は交わらないことが多い。患者は、横で弾いている演奏者の音楽は気にかけず、ひたすら自己のイメージどおりに演奏していたり、ある場合にはそのイメージに侵入されるのを嫌がるようであったりする。これを端的に「音楽的自閉」と評してもいいが、要するに両者の世界は平行線をたどり、音楽的な「出会い」が起こりえないのである。先に述べたような、瞬間にかかわる変化・運動を病者が恐怖するという事情もある。

おそらく、ここで必要なのは、ブランケンブルクのいう「パラレル化」、すなわち「世界を病者と同じ眼で見る（この場合は、同じ耳で聴く）」ことなのであろう。たんに形式的・構造的な意味のみならず、感性的な意味においても、さらに存在論的な意味においても、である。

私たちはアメリカの精神科医H・F・サールズ（一九一八〜）の精神療法にその範を見いだすことができる。長期間、言葉もなく患者とともに過ごす時間をくり返し過ごしていたある日、患者と並んで見た窓外の樹々がサールズにはいつになく生き生きと魅惑的に見え、その体験を境に患者は快方に向かった、という臨床事実である。そのさいサールズが、自分は本来、樹木の美に感じるような性向ではない、とコメントしているのは興味ぶかい。サールズが樹々の美しさに感じたのは、たんに患者と同じ視線でものを見ていたからではなく、患者の感受性、およびその存在様態の〝何がしか〟を彼が取り込んだからなのであろう。ここには、治療者がまず患者に同一化し、その治療者に今度は患者が「逆同一化」（G・ベネデッティ）する、という独特な相互性が見て取れる。

音楽において「病者の耳で聴く、病者の感受性やその存在様態に同一化する」とはどういうことか――。これに答えるのはむずかしく、実現するのはさらに大変である。だが、実現の表徴があるとすれば、それは「審美的な音楽体験の成立」ではないかとわたしは考えている。

審美的な体験は、たんなる尖端性の突出とは異なるものである。音楽そのものに〈なった〉グールドの演奏、あるいは一陣の風に〈なった〉中上健次の生を思い出したい。このような特異な〝個体化〟はけっして孤立・自閉するものではなく、哲学者F・ズーラビクヴィリ（一九六五〜二〇〇六）のいうように、「重なり合うもので、他の個体性と通じ合うことを止めない」ものなのである。おそらくそれは尖端性と円環性の絶妙のバランスのうえに成り立つものであろうが、ここで円環性はもう一度変容し、「まったく新たな表現」に置き換わっているはずである。

花村誠一は、「強度に賭けないかぎり、分裂病者とのあいだの共約不可能を共約可能化する道はない」と強調している。尖端性への積極的加担をいうもののようである。たしかに、人は自らを傷つけるものによって癒される。しかしながら、読み取られるべきはむしろ、花村による治療者のあり方への要請のほうではないか。変わらなければならないのは、まずは〝治療者〟なのである。この要請を実践してこそ、病者との間に審美的な「まったく新たな音楽」が実現する。「強く生きられた体験」（ヤンツァーリク）が可能になる。そしてこのたんに破壊的ではなく、肯定的な、新たに強く生きられる体験こそ、統合失調症者の回復に必要とされるものなのではないだろうか。

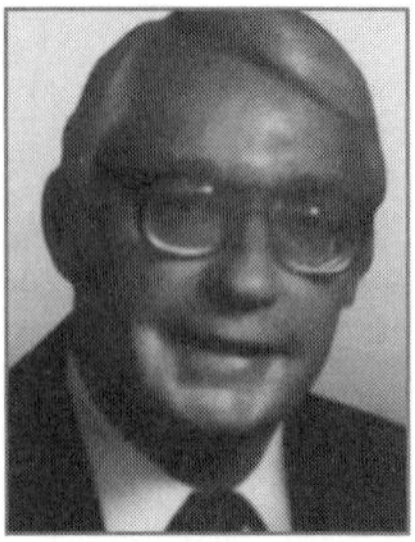

サールズ

精神科医・精神分析家。統合失調症の精神分析治療を専門とする精神医学のパイオニア。分析家というだけでなく、賢明な観察者であり創造的で慎重な理論家でもある。ワシントン近郊ベゼスダで、個人精神療法のオフィスを持ち分析治療を行なう。著に『逆転移』『ノンヒューマン環境論』『精神分裂病論文集』『境界例患者との私の仕事』など。1918〜

ズーラビクヴィリ

フランスの哲学者。ドゥルーズとスピノザを専門とする。高校の教師やモンペリエ第3大学（ポール＝ヴァレリー大学）の講師、1998〜2004にはデリダなどによって設立されたThe International College of Philosophyのプログラムディレクターをつとめた。著に『ドゥルーズ・ひとつの出来事の哲学』など。1965〜2006。自殺。

第十三章　音楽療法と三・一一後の社会

未曾有の大震災と原発事故に見舞われた二〇一一年――。あの三月一一日以来、何だか世界が変わってしまった感があります。わたしは当初、この大会（注1）で多様な芸術媒体を貫く「音楽的なもの」の意味を掘り下げようと考えていましたが（注2）、こういう事態に遭遇し、震災・原発事故後の状況のなかで芸術や芸術療法にいったい何ができるのか、それらにいかなる意義があるのか、正面から問うてみたいと考えるようになりました。今回の大会プログラムはこの問いに取り組むべく全体が調律してあるはずですが、ここではわたしなりに、臨床現場で考えたことを中心にお話ししたいと思います。

話の構成としては、はじめに震災後の社会状況やそこで交わされている言説を紹介しながら、なぜわたしが今日の社会を問題にするのかを述べます。問題の所在を明らかにするためです。次に、わたし自身がこれまで取り組んできた統合失調症者との音楽療法の経験をふり返ります。現場は大きく三つありますが、今回はとくに三番目、つまり現在の活動のなかから具体的に患者さんの音楽や言葉をご紹介します。そのうえで、これらの臨床経験が上の問いに対して何を示しているか考えてみたいと思うのです。

詩人ゲーテは、「最高の幸福の瞬間にも極度な逆境の瞬間にも、われわれは芸術家を必要とする」と書いています。今日の社会とおなじく、このうえなく困難な臨床のなかで、やはり浮かび上がってきたのは芸術による「感動」や「幸福」「喜び」という契機です。これらは芸術を対象とする場合には一見あたり前に響く言葉かもしれませんが、合理性を重んじる現代社会や最近の臨床場面においては（ひょっとすると芸術療法においてすら）正当な地位を与えられてこなかったきらいがあります。今日の社会における芸術療法の意義を考えるにあたり、これらがキーワードとして登場してくるのは徴候的なことではないでしょうか。

注1　二〇一一年一二月二三日、二四日に東京藝術大学にて行なわれた第四三回日本芸術療法学会。本稿はその時の大会長講演に加筆したものである。

注2　このテーマについてはシンポジウム「諸技法を横断する音楽性」で非常に興味深く論じられた。内容は『日本芸術療法学会誌四二巻第一号』に掲載されている。

1　現状把握と問題の所在

①三・一一以後の二つの状況

さて、今日の状況を把握するためにまず取り上げてみたいのは、最近創刊された『アルテス』という音楽雑誌です。特集としてずばり「三・一一と音楽」というテーマが取り上げられています。明日ここにいらっしゃる坂本龍一さんのインタビューも載っていますが、現代のすぐれた作曲家や音楽評論家、音楽学者の論客たちが震災後の社会とそのなかでの音楽の在り方や可能性について、率直で刺激的な議論を交わしています。それらを読むと、今日の状況について二つの構図のなかで音楽が語られているのがわかります。

一つはいうまでもなく、震災や原発事故後の具体的な状況下における音楽活動についてです。このあいだ多くの音楽家や音楽療法士が被災地に入り、さまざまな音楽活動を行なってきたのは周知のとおりですが、音楽療法に関わる者として気になる論調が目立ちました。少なからぬ評論家や作曲家が、そのような音楽活動に触れながらある種の〝不快感〟を表明しているのです。いわく、

「癒しということばは嫌い」

「『癒し』という言葉から感じる欺瞞」

「そんなもので癒されてたまるか」

……などです。なかには（音楽はそれ自体自律的な芸術として存在しているのであって）「『音楽に何ができるか』など問う必要などまったくない」とまで言い切っている人もいました。もちろんそれら音楽活動の意義を疑うものではありませんが、わたしも「癒し」という言葉はあまり好きではありません。あまりにも安易に使われている気がするからです。たしかにこの言葉には、なにか温泉につかるような甘い、どことなくウソくさい響きがあります。こういう識者あるいは一般からの声に、私たちはどう答えればよいでしょうか（注3）。

もう一つの構図は、震災以前からつづく現代社会の問題性のなかで音楽が語られていることです。注意深く読むと、上記の論客たちは、そういいながら、じつは別なところに反発していることがわかります。彼らはむしろ、あの未曾有の出来事がそこに走る亀裂を見せつけてしまった、三・一一以前からつづく、

いわば「近代の物語」に〝ノー〟を突きつけているようなのです。

震災と原発事故は私たちに、たとえば「オール電化社会」という人工環境のあやうさや、テクノロジーに使われてしまっている人間のおかしさ、科学や効率という人間的な時間尺度のみで行動する愚かしさを暴き出しました。携帯やネットなどによるコミュニケーションの氾濫は、〈生〉の現実との対応関係を欠いた「言葉のゲーム」になり代わってしまっています。たとえば、処理できない永続的・致命的な廃棄物を産んでしまうという現実があるにも関わらず、それと遊離した言説がゲームのように際限なく応酬される原発問題などです。

にもかかわらず、世の中ではあいも変わらぬ右肩上がりの「頑張ろう物語」が横行し、そのなかで「癒し」の物語が叫ばれつづけている。「もう（虚構の）物語はメルトスルーしている」のにいつまでも同じ夢を追いながら、その近代の夢の〝ほころび〟を絆創膏でも貼るように「がんばろう」のCMや歌で元に戻そうとしている、と『アルテス』の論客たちはいうのです。

むしろ重要なのは、筋書きのわからない物語の不安定さに耐えること、自然の強大さやそれに囲まれて人間が生きていることに気づくことなのではないか。そして芸術の役割も、むしろ人工環境のなかに裂け目をつくってそのことを忘れないようにすることにある、あるいは人間的な尺度を超えた、古代でいえば宗教儀礼のような天と地を結ぶようなところにあるのではないか——と、たとえば坂本龍一さんは主張しています。

このような大きな視点から今日の芸術療法を捉えるとき、その存在意義や可能性はどのようなものになるでしょうか。わたしはそれを統合失調症者との音楽療法の経験から考えてみようと思います。というのも、彼らこそまさに近代的な自我の危機に直面し、因果的な物語の前で〝ことば〟を失い、それゆえ現代社会から排除された人たちだからです。彼らがいま、私たちに何を語っているか非常に興味ぶかいところです。ただ、そこに移る前に、少し回り道になりますが、わたしが音楽療法と社会との関わりに問題意識を抱くようになった経緯と、同様に音楽療法を社会的な文脈で考えるノルウェーの研究者の経験を紹介しておきます。

注3　もちろん、本来的な芸術療法の存在意義ないし芸術の治療的意味が疑われていると考えているわけではない。音楽の治療的意味についてわたしは以前、暫定的に二三の項目を挙げたことがある（「臨床音楽学の可能性」、『音楽療法の現在』、人間と歴史社、二〇〇七所収）。また芸術療法の「治療」としての要件に関わる大森健一の議論も参照されたい。

2　グロッペン・プロジェクト

芸術療法と社会との関係をわたしが問題にするようになったのは自身の経験からです。ひとつには、以前参加していた病院の音楽活動が廃止に追い込まれたことがあります。あとで少し詳しく述べますが、これによって社会の理屈や事情が「生に敏感な活動」を簡単に終わらせてしまうことがあるのを知って驚いたものです。

もう一つは、ちょうどそのころ、B・スティーゲの『文化中心音楽療法』を翻訳していたことです。スティーゲは音楽療法を社会・文化的な文脈へと開いていこうと考えた人です。障害や病いは社会や人間との関係、個人が置かれる複雑なコンテクストや環境のなかから析出する、そうであるなら、治療も音楽療法室の週一回のセッションなどという閉じられた時間・空間や、クライエントとセラピストという二者関係のなかで行なわれるにとどまらず、クライエントの置かれているコンテクストや環境に働きかけ、それらを変えていく努力であるべき、と彼は考えて「文化中心音楽療法」というコンセプトを発展させました。

そして研究に関しても、「社会批評としての研究の問題、あるいは研究と社会変化との関係は、音楽療法研究を議論するときに検討すべき課題の中心的位置を占める」と述べ、音楽療法研究者が積極的に社会の問題に言及し、社会に働きかけていくべきという姿勢を打ち出しています。わたしはこうした考え方にずいぶんと勇気づけられました（注4）。

スティーゲによるコミュニティ音楽療法（「文化中心音楽療法」の具体的な〝実践形態〟の呼び名）の例をひとつ挙げておきます。ノルウェー、ソグン・フィヨルダーネ県グロッペン市における、障害者への音楽提供を目的とするプロジェクト（一九八三〜一九八六）です。これは文化参加としての音楽療法をスティーゲが初めて経験したプロジェクトで、アップビートという三〇〜四〇代の〝ダウン症〟のグループとの経験が中心です。

音楽療法の初めてのセッションにやってきたとき、アップビートのメンバーのひとり、クヌートが部屋の壁に貼ってある街のブラスバンドの写真に駆け寄り、「ぼくたちもブラスバンドで演奏するの？」と叫んだことからこの話は始まります。街のブラスバンドは彼らの憧れだったのです。音楽療法士たちは従来の音楽療法活動でない要望に戸惑いましたが、そこからメンバーの夢を実現すべく、さまざまなプロセスが展開します。クライエントの置かれたコンテクストを変えていこうとする試みが始まったわけです。

まず約一年間の音楽即興の実践をとおし、メンバーはコンタクトとコミュニケーションをとることを学習し、ビートを合わせることや音楽構造やルールに沿った演奏をする技術、演奏にサインを取り入れることなどを学びました（図1）。同時に音楽療法士たちは、地域の音楽評議会を通し合唱団やブラスバンドにプロジェクトやアップビートについての情報を伝えます。そしてまず建国記念日に、ある合唱団とアップビートが共同で演奏会を開くことにこぎつけ、その協演は成功しました。

音楽療法士は一方で、さらなるスキルアップのためにメンバーとの個人、グループの即興演奏（ノードフ・ロビンズ・アプローチによる）を一年間つづけます。そして三年目になり、ついに彼らは憧れのブラスバンドとの〝協演〟という夢を叶えるのです（図2）。

演奏会は大成功でした。それにより、アップビートのメンバーとブラスバンドや合唱団のメンバーとの間には新たな関係が生まれました。つまり彼らは〝友だち〟になったのです。アップビートのメンバーは〝サンダーネ〟という小さな街を歩けば、彼らの音楽仲間と出会うことになります。街の人びとの音楽に対する考え方も変わりました。アップビートのメンバーは一生の思い出をつくっただけでなく、コミュニティでの新たな位置・居場所を獲得し、さらにはこのコミュニティに暮らす特別なニーズをもつ他の人びと（障害者）にとっても明るい見通しが生まれたのです（注5）。

つまりこの活動は、音楽療法士がクライエントに音楽的に関わりつつ、彼らをとり巻くコンテクストに働きかけることによってそれを変容させ、クライエントの文化参加を達成し、社会変化をもひき起こすという、「文化参加・文化運動としての音楽療法」が成功したケースで、音楽療法と社会との印象的な関わりの事例としてここに挙げた次第です。

しかし、それ以上にわたしにとってここで重要なのは、こういう社会変化の瞬間に、クライエントとそ

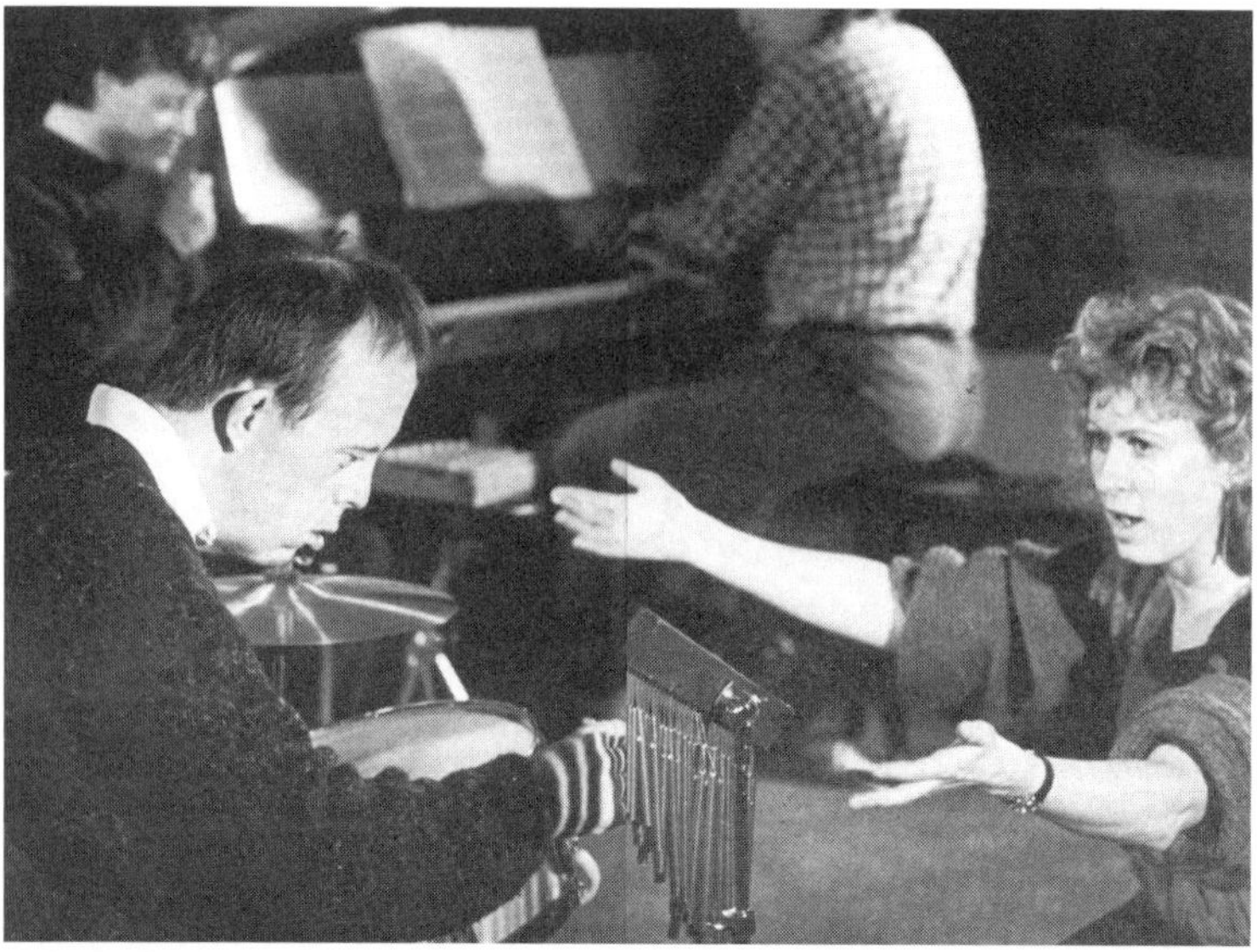

図 1　Kleive,M. og Stige,B."Med lengting, liv og song."Det Norske Samlaget, Oslo, 1988 より

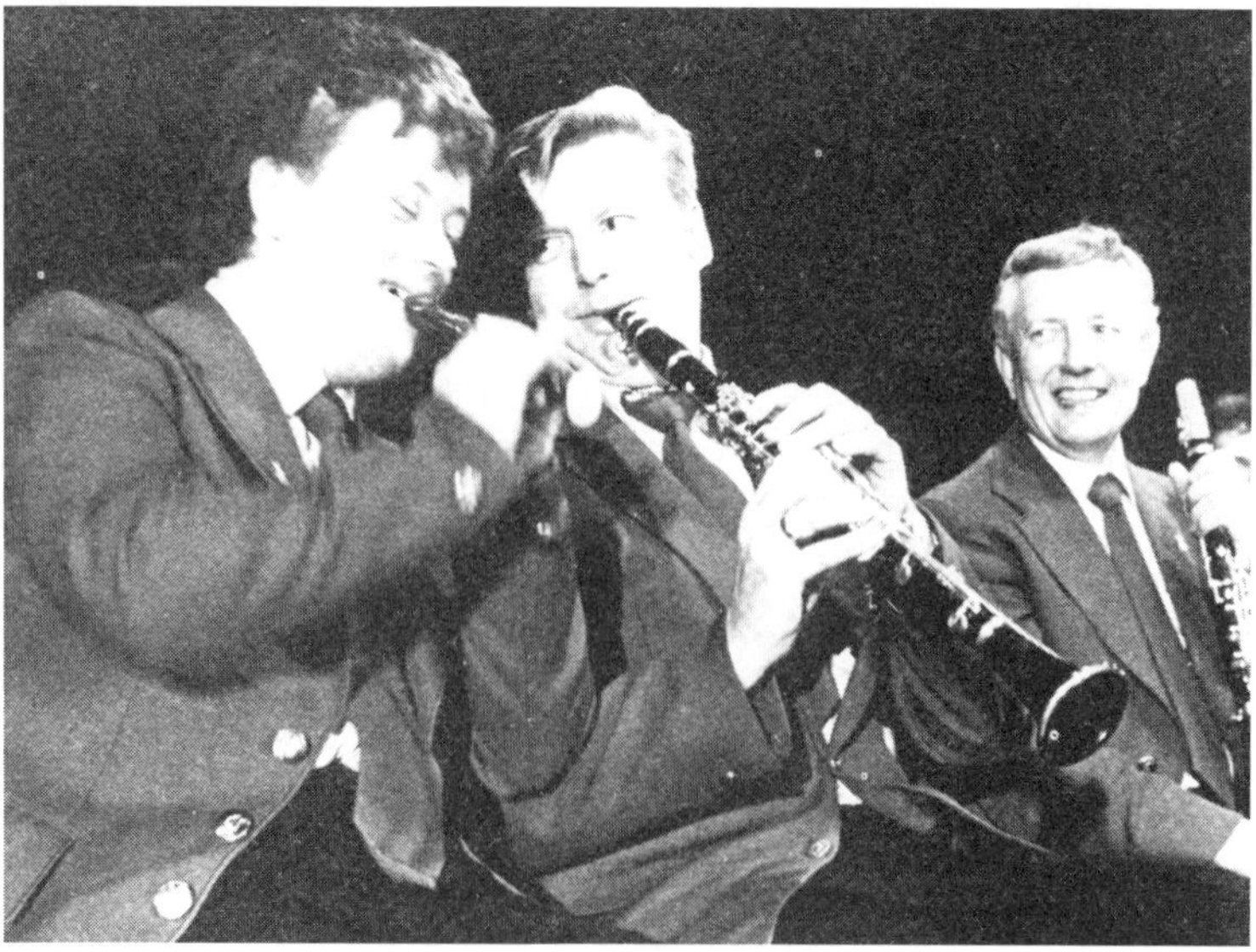

図 2　Kleive,M. og Stige,B."Med lengting, liv og song."Det Norske Samlaget, Oslo, 1988 より

れを支えるセラピスト、ブラスバンド・メンバー、そして聴衆が音楽による「喜び」や「感動」を味わった事実が刻印されていることです。このくだりを記しているスティーゲの筆は理屈っぽい彼にめずらしく、躍動しています。たとえば彼はこんなふうに記述しています。

「『行け、モーゼ』を演奏しているとき、ソーグビヨルグはドラムでトレモロを連打した。彼女が熱心に演奏したので、聴衆から拍手が起こり、それに応えて彼女は立ち上がり、手を伸ばして歓喜の声をあげた」――。

注4　文化中心音楽療法の考え方や音楽療法史的な意義などについては本書第二章を参照。
注5　その後、サンダーネ地区にはソグン・フィヨルダーネ大学音楽療法コースが開設され（現在はベルゲン大学に移設）、北欧音楽療法学会の開催、音楽療法季刊誌の刊行、インターネットフォーラム Voices (https://normt.uib.no/index.php/voices) の編集・配信など国際的な音楽療法研究の中心地の一つとなった。

2　統合失調症者との音楽療法体験

では、いよいよわたしの音楽療法体験に話を移しましょう。患者さんたちは音楽行動やセッションにおける言動をとおして私たちに何を教えているのでしょうか。わたしはこれまで、①治療教育用の打楽器を用いた自由即興による小グループの集団音楽療法、②丹野修一氏による合奏活動（「器楽クラブ」）、③

現在の病院における即興連弾を中心とする集団・個人音楽療法に携わってきました。

①「器楽クラブ」と統合失調症者の音楽表現

まずは、「器楽クラブ」のことをお話します。ただ、この方法についてはこれまでに何度も触れていますのでここでは簡単にふり返るのみとします。詳しくは拙著『精神の病いと音楽』(二〇〇三)をご参照ください。

「器楽クラブ」は都内の大きな精神科病院の作業療法棟で一九六七年から二〇〇四年まで行なわれていました。わたしは途中の中断期間をはさみ、計一〇年ほど参加しています。音楽家・丹野修一氏の作・編曲による小集団の合奏活動で、その特徴は、患者さんの病理と音楽技術・音楽性に寄り添った〝オリジナル曲〟を提供することにあります。患者さんが誰でもいきなり(練習をへずに)合奏に参加できるようパート譜が作成されています。音楽に特化した非常に集中した活動ですが、丹野氏の指導のもと、驚くほどリアルで審美的な音楽空間が立ち上がります。

この活動がいかに患者さんたちの心を捉えていたか、次のような言動から察せられます。

ある入院患者さんはこの活動の楽譜を枕の下に敷いて寝ていました。また少ない小遣いでキーボードを買ったり、一週間に一本のタバコをセッションのあとに吸う、という患者さんもいました。調子を崩し、作業療法などほかの活動は休んでも、「この活動だけは特別」といって音楽だけにはやってくる人もいたほどです。わたしはある患者さんの「いやあ大変だけど生きている実感があるね」といった言葉が忘れられません。厳しい集中を強いられるにも関わらず、音楽する「喜び」がこの活動には充溢していたのだと思います。

〈講演ではここで、セッションで実際奏でられた音楽を聴いていただいた。大会がクリスマスイブに行なわれたため、それにちなんだ二曲である。まず、生き生きと快活なアレンジがみごとなクリスマス曲メドレーから「聖夜」。つぎは一転して静かで心のこもった「星の降りる夜」である。真冬の厳しい夜、その星空のもとの敬虔な思い。この音楽が院内コンサートで演奏されたとき、感動のあまり涙を流した聴衆もいた〉

さて、その活動が、先にもいいましたように、あるときとつぜん廃止されたのです。施設側の理由としては、患者の回転が悪く医療経済的に非効率であり、エビデンスに乏しく活動そのものが閉鎖的ということでした。この時期、二人の知人からやはり同様の理由で活動を休止せざるをえなくなったことを聞くにおよび、現代の管理社会と〈生〉の問題を考えずにはいられなくなったものです。つまり、国民の健康や寿命を守るとの美名のもと、そのじつ個人の〈生〉を包囲・攻撃するという、新たな権力の存在に気づかせられたということです。そこからわたしは、統合失調症者の音楽表現のもつ社会的な意義を考察し、本学会の第三九回大会のシンポジウム「いま改めて表現の精神病理を問う」で発表しました。

詳しくは本書「第八章」をお読みいただきたいのですが、そこでは器楽クラブでの患者さんの表現に加え、上記①自由即興による小グループの集団音楽療法における即興表現を検討しています。問題となったのは、患者さんの音楽表現に特徴的な〈従来の音楽語法からの逸脱〉とその音楽のはらむ〈名状しがたい力〉です。考察においては、思想家ヴァルター・ベンヤミン（W. Benjamin 一八九二〜一九四〇）の「暴力論」（『暴力批判論』一九二八）と、それを扱う市野川容孝の議論を参照したのですが、その結果、患者さんの一見非＝コミュニケーティヴな表現に、措定された法（規則）を脱措定（entsetzen）する力、すなわち法を「ギョッとさせる」、「揺さぶりをかける」力があることを見いだすことができました。彼らの音楽は管理の手を逃れる〈事件〉としての音楽であり、社会の規則や法を脱措定・解放し、新たな可能性を拓くポテンシャルをもつとポジティブに規定されたわけです。

〈講演ではここで、統合失調症患者の即興表現を二つ聴いていただいた。一つは急性期が終わろうとする患者の個人療法における演奏で、二つか三つの音をきわめて小さな音で不ぞろいかつ小刻みにくり返すトレモロ演奏である。木の葉がかすかに震えるように繊細なデリケートさをもつ。もう一つは慢性患者の集団療法における音積木の演奏で、互いにリズム的に自由な音の重なりが、あたかも梢《こずえ》にきらめく光の綾《あや》を思わせるような演奏である。両者ともふつうなら働くリズム的牽引力が作動せず、一見無秩序な音の流れではあるが、にもかかわらず聴く者を不思議な感興に導く触発力をもっている〉

2 新しい臨床経験

次は、わたしが現在関わっている音楽活動です。別の精神科病院の作業療法室で週一回行なわれています。統合失調症者数名との小集団療法と、そこには参加していない一名の患者さんを対象とした個人音楽療法です。音楽活動としては、音楽家・伊東光介氏とのピアノ即興連弾、伊東氏の演奏（即興・即興編曲）の聴取、小楽器を用いた合奏が行なわれます。

わたしの役割は、患者さんの担当医であることと（最近は担当以外の患者さんも参加しています）、彼らを病棟から誘導すること、セッション参加、そしてセッション前後の伊東氏との意見交換です。伊東氏は作曲家・編曲家、ピアニスト、即興演奏家で、どんな相手とも即興で連弾することのできる技量をもった若い音楽家です。三年前に日本藝術大学の教室で初めて出会ったとき、彼がいきなりポケットから小さな器械を出し、その器械の発する音に合わせてピアノを即興するのを聴いて、彼への依頼を即決した経緯があります。

患者さんとの即興連弾がどのようなものか一例を示してみます。

症例1は四〇代の「妄想型統合失調症」の男性です。慢性持続型の幻覚妄想を呈しますが人格水準は保たれています。病的体験が活発で、時に暴力的になる時期に聴かれたインテンシヴな即興連弾です。

〈ここで音源を流す〉

ドミファソシド・ドシソファミドという沖縄音階の上下行をひたすらくり返すだけでしたが、演奏するうちに徐々にテンポと音量が高まり、しまいには緊張の極に達して演奏を終結できなくなってしまいます。それはきわめて凄絶な音楽で、わたしはその異様なまでの集中力とスピード感、あまりにも純粋な音楽への没入に思わず胸を突かれたものです。セッション後、患者さんは、「スカイラインGTRのエンジンS－30の気筒の爆発する順番を番号でくり返していた」、「エンジンになったつもりで演奏した」と語りました。その後病態が改善してからはこのような音楽への集中は弱まり、聴き慣れた既成曲のメロディを伊東氏の伴奏で練習するというのが活動の中心になります。そして彼が《Over the Rainbow》を一度も間違えずに弾けるようになったころ、退院が実現しました。

次にお示しする**症例2**は、五九歳の「分類不能型統合失調症」の女性です。出産・育児を契機に三二歳のとき発症し、幻聴、抑うつ気分、希死念慮が強く、これまでに三回の自殺企図があります。脱衣や盗食など、問題行動も多い薬物抵抗性の難治例です。治療に行きづまりを感じたとき、本人が〝音楽好き〟ということで音楽療法に導入しました。まずわたしと二人で好きな歌手、たとえば井上陽水や浜田省吾、エルビス・プレスリーのCDを聴くことから始め、集団音楽療法に誘いますが、何度か参加するものの集団が〝苦手〟ということで参加を拒否します。そこで伊東氏と相談し、個人音楽療法（わたしと三人のセッション）を開始した次第です。

彼女は即興連弾で非常に特徴的な音楽を奏でます。伊東氏はいつも彼女の表現に感心し、「普通では出てこない音楽」と評します。聴いてみましょう。

〈ここで二つの即興連弾を呈示する。患者が高音部、伊東氏が中低音部を弾いている。一曲目は、患者が冷たく硬い高音で、おそらく指の癖によると思われる循環的なフレーズを演奏する。テンポが一定なので、伊東氏がそれに合わせて可愛らしい伴奏を付ける。奇妙な推進力が感じられ、息づまるような緊張感がただよう。曲はそっと短く終わる。二曲目、患者はやはり冷たく硬い高音でゆっくりと不定形なフレーズをポツポツと奏でる。伊東氏がそのフレーズを拾って模倣する。患者がトリルを演奏し、伊東氏がまねると今度は患者がそれを模倣する。これまでになかった相互作用が生じている。静かだが張りつめたやりとり。シェーンベルクの無調音楽を聴くようで、聴き応えがあり、思わずうならせられる〉

セッションでは連弾のあと、前週に患者さんがリクエストした曲を伊東氏が即興で編曲しながら演奏（＝即興編曲）するのを聴きます。この音楽鑑賞を彼女は楽しみにしており、参加への積極性が増しています。伊東氏も心を込めて弾くので、時にそれは忘れがたい時間となることがあります。わたしは幾度となく、となりに座る彼女が感動のあまり呼吸を荒くし、嗚咽を漏らしているのを聴きました。一緒にわたしまでもが音楽に涙することがしばしばです。昨年末、ともに感動したジョン・レノンの《Happy Xmas》はいまではわたしのお気に入りのナンバーです。

いつも不思議に思うのは、音楽のことを話したり、とくにこの伊東氏の音楽を聴いたあと、彼女に自然な表情が戻ることで、それは平常病棟で見せる硬い緊張した表情とは別人のようです。ふだんは寡黙な彼女に自然な会話が戻り、とても常識的なやりとりさえ行なわれることがあるのです。

幻聴やそれにもとづく妄想は依然つづき、実際のところ状態に波はありますが、一時は作業療法士からも、「作業活動や合唱団への参加が増して患者がとても状態がよいが、どうしてか?」とたずねられたことがありました。「何か前とは別人みたい。品のいい奥様みたいな」というのです（彼女は発病前、社長秘書をつとめていました）。また別の医師もわたしに向かい、「彼女はちょっとおもしろい人だね。グレースフルな」と感想を述べています。

ともあれ、患者さん本来の品の良さが周囲から気づかれ、また感情の繊細さも保たれていることが言動のはしばしから伺われるようになっています。彼女自身、（実際はまだ先は遠いのですが）退院への希望を口にし、「家で本を読んだり音楽を聴いたりしてふつうに暮らしたい」と将来の生活についてわたしに語り始めています。

症例3は、六九歳の「解体型統合失調症」の男性です。この患者さんはセッション中にときどきメモを手渡してくれるのですが、それらが非常に興味ぶかい内容を含むので少し詳しくご紹介します。

彼は一七歳のときに幻覚妄想状態で発症し、何回かの入退院ののち、現在の病院に長期にわたり入院しています。思考障害が目立ち、増悪時には看護師に対する被害妄想が強まりますが、時に心気的となり身体的愁訴が目立ってくることもあります。大きなスケッチブックを「自己カルテ」と呼び、意味不明な文章を書き散らしたり、円盤、車、食べ物などの写真の切り抜きをコラージュ風に貼るのですが、これは彼の生きがいというか、彼のいう「悟り」への努力のようです。

話すうち、音楽は習ったことはなく、自己流だが非常に好きで「自分には音楽の才がある」というので、セッションに参加してもらうことにしました。発病前には、「自宅のピアノを即興で弾きすぎて弦を切ったこともある」などと、フロイトの症例シュレーバーを連想させるエピソードを語ったりもします。

音楽療法への参加は彼にとって興奮させる出来事だったようで、初回のセッションのあと、彼は開放病棟から患者さんがふだん歩かない廊下をたどって医局までわたしを捜しにやってきたほどです。彼の即興連弾は、既成曲（シューベルトの《菩提樹》や《鱒》、ショパンの《幻想即興曲》など）のメロディの単音または和音演奏と分散和音が中心で、興が乗ると朗々とハ長調の音の綾《あや》を響き渡らせます。しかし、本当はひとりで好きに弾きたいようで、高音部から中低音部まで鍵盤を幅広く使って伊東氏が音を挿入しにくくしたり、逆に伊東氏がそれでも割って入ると患者さんの演奏の腰が折れてしまったりということが見られます。私たちはこれを彼の「音楽的自閉」と呼んでいます。

お聴かせするのは、彼と伊東氏のピアノがみごとに噛み合ったときの演奏で、ときどきこういう得がたい演奏も聴かれるのです。

〈ここで二人の連弾を呈示する。患者はゆったりとした中音部のメロディを奏で始める。伊東氏が高音でそれにオブリガートをつけると彼はハ長調の分散和音に移り、付点のリズムで自由に鍵盤を上下行する。そのまま分散和音と和音演奏をくり返すが、伊東氏の低いハ音と高いハ音の三連符オスティナートがそれを支えると、音楽は次第に輝きを増して高揚し、ある種のプラトー状態に達する。ハ長調の和音に満たされた輝かしくも豊かな音響がしばらくのあいだ持続する〉

さて、先にも述べたように彼はセッション中（とくに音楽聴取時）、思いついたようにポケットからメモ用紙を取り出し、鉛筆で何やら書いてわたしに手渡すのですが、それらを次に紹介します。意味不明な内容であることも多く、あとで質問しても本人ですら説明できないことがしばしばですが、注意ぶかく見ると、いくつかのテーマが浮かび上がってきます。読み取ることができるのは、彼の困難な状態、音楽の本質に関わる洞察、伊東氏の音楽表現への注文、音楽することの自身への影響や意味、手がかりとしての「幸福」「喜び」などの諸テーマです。

まず彼の内的な混沌状態を表すメモとしては、《此の世は不解でバクハツ》というものがあります。これがいかに緊迫したものであるか、**図3**から分かります。《ダイアル戦　大変大変　ヤット安息睡眠》というものです。「ダイアル戦」というのは〝情報戦〟という意味だそうです。

彼はまた、《死ぬかと思うとイメージが浮かぶ　勉強に　勉強又勉強又勉強》と書いていますが、彼の病理がイメージすら絶するアポカリプティークなエレメントを帯びており、彼が必死にそこから生還しようと努力しているのが想像されます。《唯発狂から悟りえ悟りから発狂えと一歩ずつ、一歩ずつ、山越え》というのが彼の日常です。

彼はまた《円盤の写真集がないと死んでしまう》と書きますが、「自己カルテ」に貼り付ける円盤の写真をいつも求めています。円盤によって黄泉《よみ》の国へ行き救われるという観念があるのです。メモに《UFO坂上　一手　注文》と書くのは、わたしにその写真集を探してほしいとの依頼です。実際、しばしばわたしはネットで円盤の写真を探してプリントアウトし彼にプレゼントしますが、そんなとき彼は本当にうれしそうな笑顔を見せます。写真付きのメモ（図4）はそれを利用したものです。また次のメモ（図5）には円盤によって上昇し、救済されるイメージが見て取れます。

音楽療法への参加が重なるにつれ、そこに音楽が加わってきます。メモには《音楽の幻想即きょう曲が上昇して　僕は其れだけ》と書かれ、ベートーヴェンの肖像がコラージュ（図6）に利用されます。また同じ時期、《注射卒業　病気卒業宇宙　卒業其の卒業の　卒業　混沌卒業しつつ有る　第Ⅲ　悟り入門》、《芸術は聞く人弾く人を凶霊から　追放出来る》ともメモに書き残します。

《♪日一音一筆　今日其れ始まり》など音楽に関する内容は多いのですが、もっとも印象的だったのが一枚の紙に、

《♪とは何か》

とだけ書かれた謎めいたメモ（図7）でした。この問いに関する答えは容易に得られるはずもありませんが、もう一枚のメモに興味ぶかいことが書かれていました。

《音楽は「1」%の「実」99%の　殻》（図8）

——音楽の九九%は殻、つまり形だけのもので、その実質ないし本質はたった一%だけというのです。

これはどういう意味でしょうか。

彼は《芸術は生やさしく無い　一曲に一年掛る　神様に何か考えが有る》とも書いています。そしておもしろいことに伊東氏の音楽表現への批評に向かうのです。伊東氏の演奏について彼はこう書きます。

《何かが欠けて居る♪核が隠れて居る　実力は最高プロ　味を何処ま迄も深く》（傍線は患者）

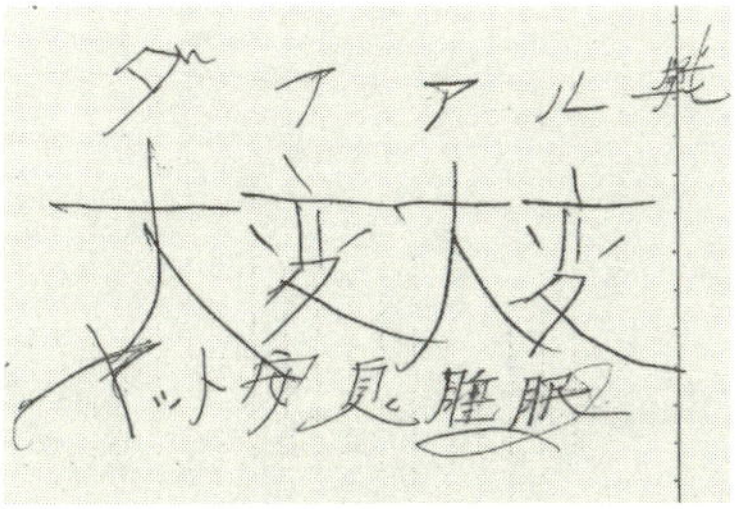

図3

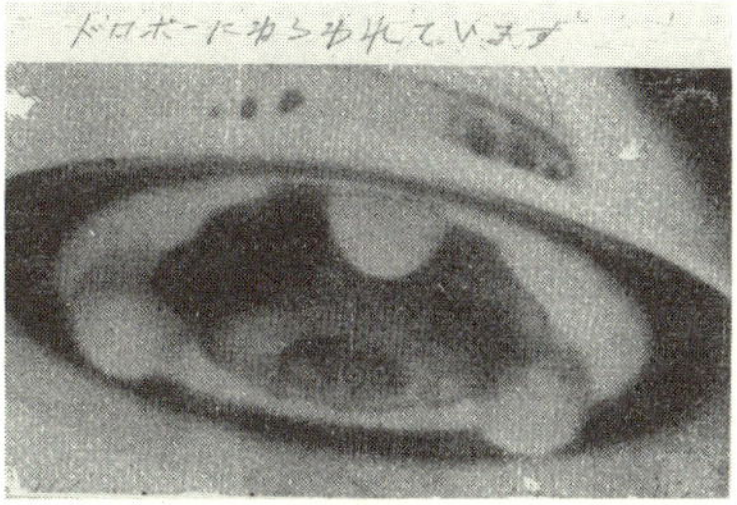

図4

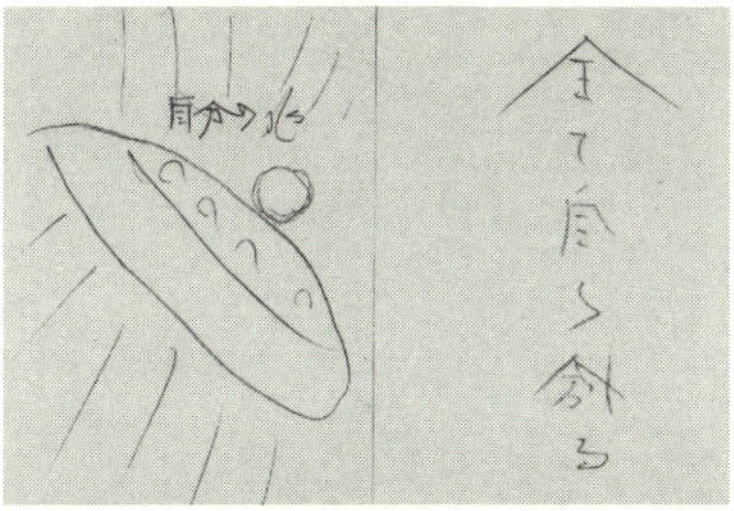

図5

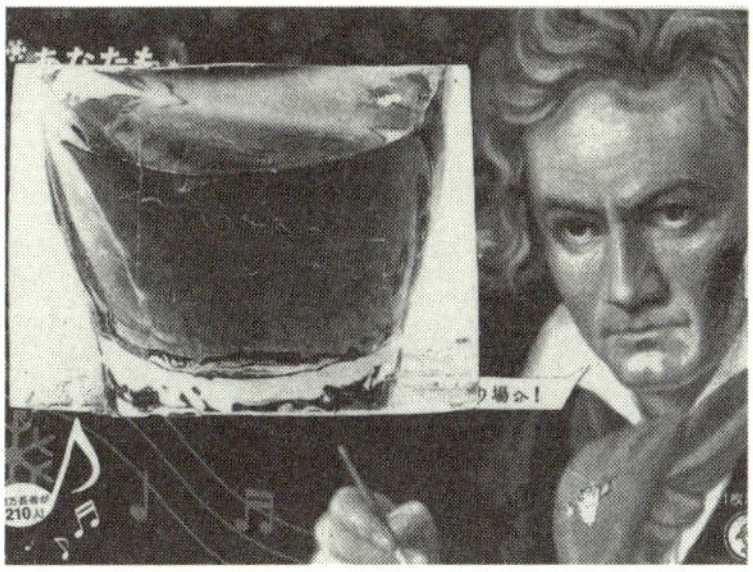

図6

面接でもよく話題になりましたが、伊東氏の演奏は技巧的には最高で、これ以上ないほどの英才なのだが、「味もそっけもない」「彼は天才ではない」というのです。それに対し、「ぼくは天才」で〝自分の即興のほうがいい〞とまでいって笑います。

いうまでもなく伊東氏の演奏は患者さんのそれとは比較にならず、うまいばかりかニュアンスに富んで美しく、じつに音楽的な音楽です。ただ、患者さんの頭のなかには「名人↓秀才↓英才↓天才」という序列があって、伊東氏は「最高プロ」「英才」ですから十分ほめられてはいるのですが、それでも患者さんは伊東氏の演奏にケチをつける。しかし同時に愛情をもって応援するのです。《日本一の英才　本才の本物に成るコレカラ　天才50才迄に》という具合です。

では、患者さんにあって伊東氏に今ない（と彼が感じる）ものはいったい何でしょうか――。ここが非常に興味のあるところです。

残念ながらここでは、それが音楽の「一％の実」と関係し、ある種「感受」されるものだが、少なくとも楽譜や現象（殻）としての音・音楽の次元にあるものではないとしかいうことはできません。しかし、現実に患者さんが欲する音楽ははっきりしているようです。彼は《♪　地獄か　天国か　で聞分ける》とメモに書いています（図9）。求められているのは「第Ⅲ悟り」に至らせる《涅槃の調べ》であり、それが聞き取れるとき音楽は、《善強　ピアノ永遠》と体験されます。

また示唆的なのは、そうしたセッションの最中にもらったメモ（図10）に《力と云うC．C．　を納得した》とあり、あとで説明を聞くと、「音楽を聴いてその力を知った。C．C．というのはコモンセンス」と語ったことです。音楽には「力」というコモンセンスがある――。これもわたしにとっては刺激的な言

図7

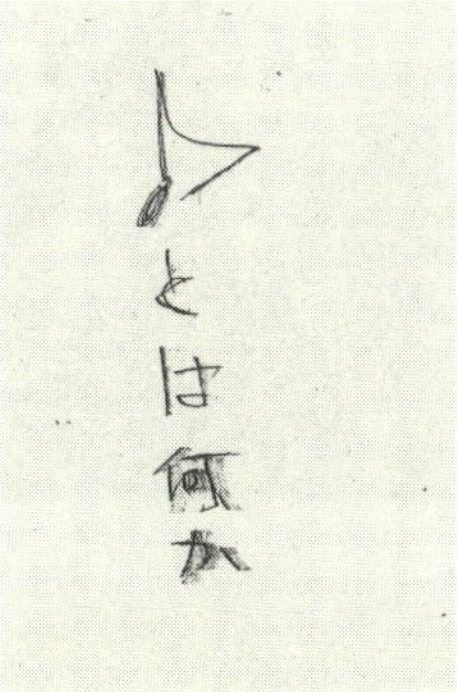

図8

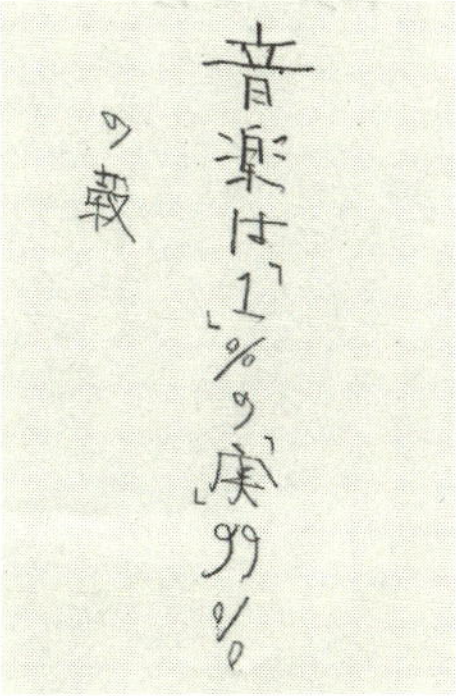

図9

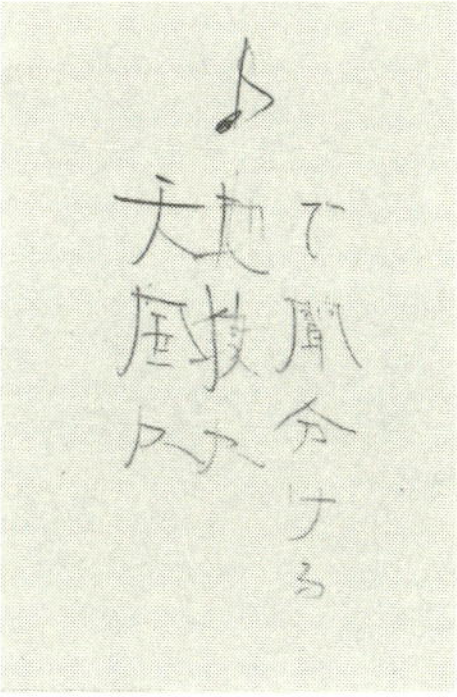

図10

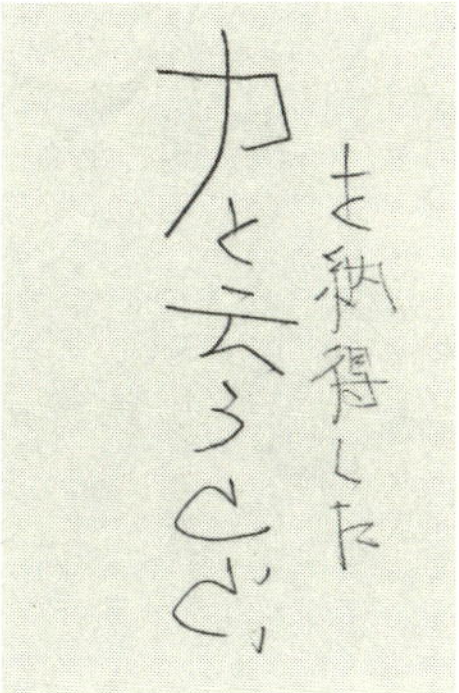

葉です。

ともあれ、こうした音楽体験が自身に与える効果・影響について意識することがあったようです。メモに《僕はアクマデモ　ピアノが一台有ればアトワケンコー　身に付ければ自分創造　臨終八正曲》と書いています。また別のメモには、中心にト音記号を書いて、その上に《僕が本心から見付けるはアラユル曲　の総合の大元の　秘密である車もその一つ　美から離れない限り大丈夫》とあります。あらゆる音楽の大元にある秘密、「美」から離れない限り大丈夫だと本心から気づいた、というのです。

このころ彼は《タワケナシ》という新作言語をメモに記し、「ぼくに

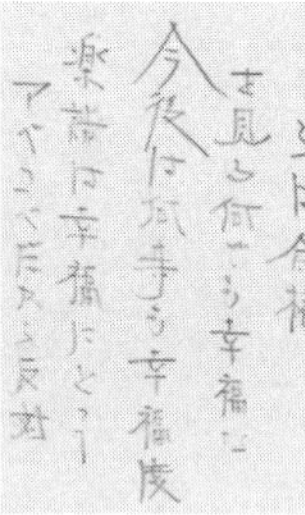

図11

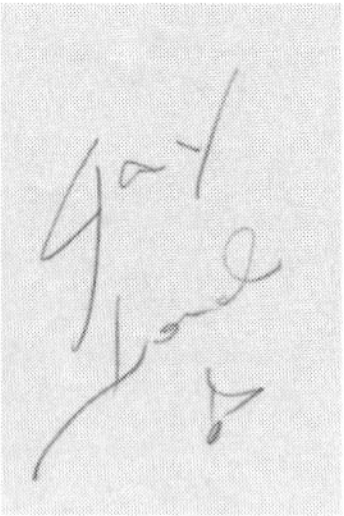

図12

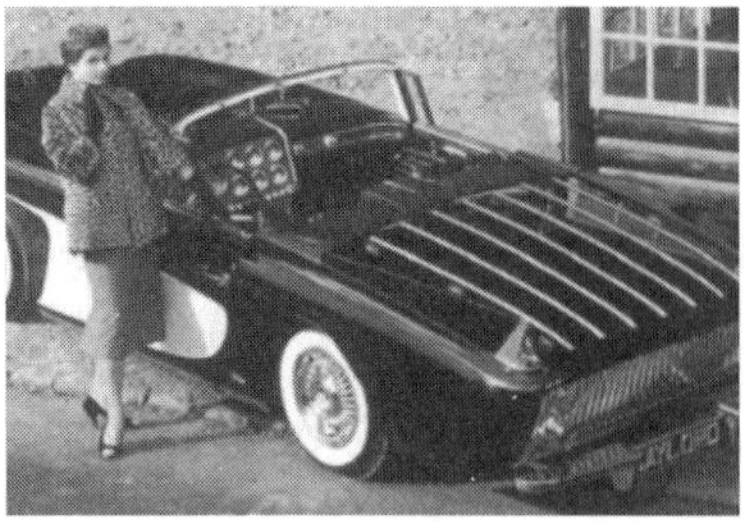

図13

は音楽が命です。タワケとはその反対」と解説しています。音楽に触れて、命の反対である「タワケ」がなくなったということでしょうか。いずれにしても、彼の健康や生存と音楽は分かちがたく結びついているようで、つい最近も《僕が生きのびたのは（中略）クラシック♪です》というメモを残しています。

　これに関連し、とりわけわたしに興味ぶかいのは、彼がそのような経験から「幸福」や「喜び」という〈契機〉を自らの生きる指針と感じていることです。こう書かれています。

《今後は何事も幸福度を見る　何でも幸福ならば合格》（図11）

　そして手渡された一枚のメモ（図12）には装飾的なアルファベットで《GayLord ♪》とあり、その意味について「車の名前、ゲイロード。喜びを表す」と教えてくれたのです。あとで調べたところ、〝Gaylord〟は実在の車でした（図13）。一九五〇年代のアメリカで世界最高のスポーツカーとして構想された車です。この世界最高の「喜び」という名を彼はセッションの音楽（♪）に冠してくれた。そう、わたしは受け止めています。

3 臨床経験が示していること

以上で統合失調症者との経験の紹介を終わりますが、問題は、これらの体験が私たちに何を伝えているかです。以前の体験、すなわち「器楽クラブ」と「自由即興演奏による活動」については何度も書きましたので、いまは詳しく踏み込みません。前者のとつぜんの廃止にあたって〈生〉を収奪する現代社会に特有の「権力」に気づかされたこと、後者にみる病者の音楽表現にそうした社会の規範や法を「脱措定」(entsetzen) する非＝コミュニケーションの力を見いだしたことを思い出しておけば、まずは十分です。ここでは、現在の活動における三つの症例を中心に考えてみることにします。

1 音楽の臨床的意義

まず三症例とも、その特徴的な音楽表現に、いま述べた脱措定的な力が感知されたことを確認しておきます。わたしは、**症例1**が「(車の) エンジンになったつもりで」演奏した沖縄音階の凄絶な反復に胸を突かれましたし、**症例2**の硬く冷たい音で奏でられる奇妙な推進力のある音楽に、息づまるような緊張とある種の芸術性を感じ、思わずうならされました。また**症例3**による、和音進行もなくプラトー状態で奏でられるハ長調の分散和音、その輝かしくも豊かな音の綾《あや》に、しばし時の経つのを忘れたものです。いずれも従来の構造的・調性的な音楽的枠組みを踏み越えながら、不思議に触発的な力をみなぎらせていたのです。**症例2**と**症例3**が慢性の幻覚妄想状態にあること、また**症例1**が病的体験の著明な時期にこの演奏をし、状態が落ち着いて以後はこういう表現が影をひそめたことを思えば、それらが統合失調症の病理と深く関係したものであることは想像に難くありません。

さて、それを踏まえて患者さんたちの臨床的な変化に目を移すと、この音楽活動が、症状の緩和よりも、むしろ彼らの人格的な側面に影響を与えていたことがわかります。とくに**症例2**に顕著ですが、いつしか彼女本来の品のよさやデリケートな感受性が周囲に気づかれるという、興味ぶかい事実がありました。**症例3**にしても、音楽をめぐるやりとりを介して彼のほがらかで飄々《ひょうひょう》とした人柄の魅力が私たちによく伝わってきます。

こうした事実からかんがみると、音楽は幻覚や妄想という症状を軽減させるよりも、人格水準をみずみずしく保つことに力を発揮するようです（注6）。イギリスの音楽療法士ゲーリー・アンスデル（G. Ansdell）は、成人の精神保健における音楽療法の実証研究をレビューしながら、「音楽療法の恩恵は症状変化よりも広い」と記していますが、はからずもこの所見を追体験することになりました。

アンスデルはまた、音楽療法は他の治療との関係において「独特なものとして」（as distinctive）体験されると記しています。先の「器楽クラブ」で起こっていたことは海外でも実証されているわけです。伊東氏との音楽活動においてもそれが確認されました。**症例2**は保護室で過ごしているときにも音楽セッションには参加しますし、**症例3**は午前中に行なわれる面接でしばしば、「今日ピアノありますか」と活動の有無を確認し、作業療法室で伊東氏を見かけると、「来てる来てる！」と歓声を上げます。

アメリカの音楽療法士キャロライン・ケニー（C. Kenny）も国立音楽大学における講演（タイトルは

『Beautifying the world』）で、音楽療法における音楽の意義は治療の場やお互いの関係を「特別にする」（making special）ことにあると述べていますが、このことが活動そのものを他の治療から区別させていることはいうまでもありません（注7）。

ところで、この特別な体験は音楽の場合、しばしば「感動」や「幸福」、「喜び」という契機に結びつきます。この活動が教えるもうひとつの重要な事柄は、臨床におけるそれらの〈契機〉の重要性です。**症例2**において、並んで聴く伊東氏のピアノに患者さんは泣き、わたしも忘れがたい感動を経験したことを思い出してください。**症例3**においては、患者さん自身の言葉で「幸福」を生きる指針とすることが語られました。《善強　ピアノ永遠》《GayLord ♪》と記す彼は、音楽にほかに代えがたい「喜び」を体験します。そして彼は音楽によって「生きのび」、**症例2**は将来への「希望」を口にするのです。**症例3**が《美から離れない限り大丈夫》とメモするのも象徴的です。先のケニーは、音楽療法の議論のなかに初めて「審美性」（the aesthetic）や「美」（beauty）という言葉を導入したことで有名ですが、あるインタビューで「美とは何か」と問われ、まさに「生き延びること（survive）と関係する」と答えているからです。

音楽に最終的な臨床的意義があるとすれば、わたしはアンスデルやケニーとともに「希望」（musical hope）を作動させることと主張しますが、いかがでしょうか。

しかしながら、ここでひとつ注釈しておかなければならないことがあります。上記のように体験を「特別にすること」が、そうたやすくはないことです。**症例3**が伊東氏を「最高プロ」「英才」と讃えながらも「天才になってほしい」と辛口なのは、この困難さを突いたものにほかなりません。もちろん、音楽するに際して患者さんの置かれた複雑なコンテクストに配慮する必要があるのはいうまでもありません（注

8)。しかしそれに加えてわたしが強調したいのは、行なわれる音楽表現のたんなる美しさやみごとさではない「真正さ」や「強さ」の重要性についてです。音楽の「九九%の殻」ではなく「一%の実」が問題なのです。

つまり形や構造、現象としての音や音楽ではなく、**症例3**にとっての「音楽のコモンセンス」である触発的な「力」の次元にいかに定位するか、そこでいかに反応し、また反応されるか——。これこそが喫緊の、しかも困難な課題であり、上記のすべてに関わってくると患者さんは教えるわけです。これについてはまたあとで詳しく述べることとします。

注6　これに関しては、音楽体験のある種の「綜合」機能が関係しているのではないかとわたしは考えている。以前、「狂気と音楽」とのタイトルのもと、内海健による「先端性」と「円環性」というキーワードから音楽体験を論じたことがあるが（本書第十二章）、この両契機の「綜合」こそが人格の生き生きとした繊細さを保持させるようにも思う。

注7　ケニーは同じ講演で、音楽療法の最終的なゴールについて、「患者やクライエントに深い変容の瞬間である〝エピファニー〟を可能ならしめる審美的体験がもてるような条件を提供すること」と述べている。エピファニーとはギリシア語の「顕現」（epiphaneia）から由来した言葉で「キリストの降臨」を意味し、転じて何か神聖な、超自然的なものの出現や顕れを示すようになった言葉である。作家ジョイスが、突然わき起こる神聖な高揚感、インスピレーションの瞬間についてこの言葉で語ったことは有名だが、ケニーも同様に、とつぜんに現れるこうした本質的な変容の瞬間を重視していた。

注8　スティーゲは患者がおかれる複雑で錯綜したコンテクスト（関係性）を三つの軸で考えている。人類の系統発生のなかで進化した意味機能に関係する普遍的（universal）コンテクスト、個人が所属する集団の文化の歴史に関係する局地的（local）コンテクスト、学習や個人の体験などの生活史に関係する個人的（personal）コンテクストである。『文化中心音楽療法』（二〇〇八）を参照されたい。

[2] 今日の社会に向けて

いよいよ冒頭の問題に戻ります。患者さんとのわたしの臨床体験が今日の社会状況のなかで、いかなる意味をもつか、ということです。「三・一一と音楽」という特集を組んだ音楽誌の論客たちは、被災者との音楽活動にまつわる「癒し」という言葉に〝不快感〟を表明しながら、あの未曾有の出来事がそこに走る亀裂を見せつけてしまった「近代の物語」に〝ノー〟を突きつけていました。そして、むしろ重要なのは、すでにメルトスルーしてしまった〝虚構〟の物語に惑わされず、筋書きのわからない物語の不安定さに耐えること、自然の強大さに気づくこと、人工環境のなかに裂け目をつくってその裂け目を忘れないようにすること、人間的な尺度を超えた宗教儀礼のような営みの重要さに気づくことなどで、そこに今日の音楽・芸術の意味もあるのではないかと主張していたわけです。

わたしにはこのような現代社会の状況と病者の在り方がオーバーラップします。というのも、彼らこそ近代的な自我の危機に直面し、因果的な物語の前で言葉を失っている存在だからです。両者にとっての音楽の存在理由や意義についても、したがって共通する部分があるのは当然といえます。病者においても、人間の尺度を超えた「善強　永遠」であるピアノや「神様に何か考えがある」という希有な音楽が求められました。その音楽に触れることで世界の不安定に耐え、自然たる病いの強大さに困惑しつつ、亀裂を生き延びていくという現実が確認されたのです。

であるとすれば、（個人と社会の比較はいささか強引であるとしても）ここでわたしが直接関わった病者との体験をもう少し敷衍してみることが、今日の社会を考えるにあたってあながち無意味とは思われません。

まず、病者が伝えていたことは、彼らの〈生〉において「感動」や「幸福」へと至る「芸術的なプロセス」が重要であることでした。ケニーは治療プロセスを「特別にする」と述べるさい、「あたかも芸術創造のように」と前置きしていますが、ドイツの音楽療法士エッカルト・ヴァイマン（E. Weymann）がこれを「芸術類似的方法」（kunstanaloge Mitteln）として概念化しています。彼はこの方法により、治療プロセスに「新しいものの徴候」（Anzeichen des Neuen）が現れることを非常に重視しています。というのも、それにより治療プロセスがクライエントの〝Anders-Werden〟すなわち「変容-してくる」契機に結びつくからです（注9）。ただ、ヴァイマンの場合は、これらの概念をゲーテの形態学から発想しており、クライエントの病態や治療関係の現れである音楽的ゲシュタルトの形成や変転と捉えています。

しかしわたしはいま、この芸術的なプロセスを、そのような形や構造（ゲシュタルト）の変転としてではなく、先ほど述べたような触発的な「力」の関係のもとに捉え直してみたいと思います。そのほうがわたしの考える〈音楽〉に近く、また何より統合失調症の患者さん（症例3）が、音楽に「真正性」や「強さ」を与えるものとしてこの次元の重要性を強調しているからです。彼にとって音楽における「コモンセンス」は形や構造でなく「力」であって、それが彼の「自分創造」や「ケンコー」につながっているのでした。とすれば、今日の社会においても、こうした芸術的プロセスが、私たちや共同体の創造や健康に重要な意味をもつと考えることはできないでしょうか。

音楽を同様に捉え、それが音楽の問題であるのみならず〝生き方〟の問題であるとした哲学者にドゥルーズ（G. Deleuze）がいます。彼はスピノザ論において、次のように書いています。

「肝心なことは、生を、生のとるひとつの個体性を、形として、また形態の発展としてではなしに、たがいに遅くなり速くなりしながら微粒子間のあいだに成り立つ微分的な速度の複合関係としてとらえることだ。(…中略…) 音楽においてもこれと同じように、ひとつの音楽的フォルムが音の微粒子間の速さと遅さの複合関係から決まることがある。だがこれは音楽だけの問題ではない。生き方においても問題となってくることなのだ」

このような記述は、合奏や即興連弾における繊細で素早い動き、その微視的な触発関係の理解にとてもフィットします。また音楽に即して語られているだけに、わたしの日常的な〈生〉の実感のなかにも思いあたることが多々あります。

ドゥルーズは、このような「力」の関係そのもののなかに身を置いてみるよう勧めているのです。そして、「個を特徴づけているこの関係や力が、世界のなかで、この自然のなかで、その個物に対応するものを、つまりこれを触発しまたこれによって触発されるものを、選択している」と述べ、決定的に重要な問いを投げかけます。

すなわち、何を自分の世界に「とらえる」か。どんな音符もそれとふさわしく対応する音符をもつように、何が自分の食物となるか、あるいは逆に毒となるか。何が自分のポテンシャルを増大させ、何がそれを弱めるか——。それが重要な問いとなるというわけです。

もちろん事態は複雑ですから、そう単純にはいきません。食物と思って捉えたものが〝毒〟になるかもしれません。統合失調症の治療に関しては、過度な賦活は控えるという別な配慮が重要であることも忘れてはなりません。しかしながら、「力」の関係に定位したこの触発・変様プロセスの選択にさいして、患者さんが〝何か〟を教えているような気もするのです。その手がかりこそが、じつは症例3の生きる指針としての「幸福」や「喜び」なのではないか——。患者さんとの臨床のなかで、そうわたしは本気で考えます。彼が教えるように、まことに《美から離れない限り大丈夫》、《何でも幸福ならば合格》なのです。

ドゥルーズは、こういう関係性が、個人の〈生〉のみならず「もっと拡がりの大きい」構成関係、すなわち社会や共同体にまで拡張しうるかという可能性を問うています。そして、そのさいに彼が使う比喩がまたも「大いなる自然の交響楽」という音楽からの言葉なのです。臨床現場のなかで病者が教える〈生〉の原理が、ひとり個人の〈生〉のみならず世界の構成の問題にまで通じている。このことは現代社会における芸術、そして芸術療法の意義を考える上できわめて示唆的です。わたしは本講演の最後にそれをしかと確認しておきたいと思います。

ともあれ、今日の社会状況のなかで、巷間いわれる「癒し」とは根底的に異なる触発的・芸術的なプロセスが、病院の内外問わず必要であることだけは間違いなさそうです。ご清聴ありがとうございました。

注9　統合失調症患者との臨床においては、この契機に危険が伴うことも常に考えておく必要がある。ムント（Ch. Mundt ら）は、ヤンツァーリク（W. Janzarik）の構造力動論からの治療的帰結を検討する論文において、病者にみられる現勢化の圧（オートプラクシス）を非現勢化する能力の減弱という病態を勘案し、精神療法の要諦としてむしろ「非現勢化トレーニング」を挙げている。音楽の賦活的な効果を考えれば、この視点はいつも重要で、本論の以後の議論においても注釈として有効である。

あとがき

「はじめに」にも書いたように、本書は自選論文集である。初出一覧にあるように、まだ二〇代の頃に書いた論文から昨年執筆した最新のものまで含まれている。それだけに、一部内容的に現在から見れば物足りない章もあり、また文体的にもやや統一を欠く。しかしわたしにとってそれぞれが思い入れのある論考であるため、内容的な加筆修正は必要最小限にとどめることにした。とはいえ、もともと学術論文として書かれたものが多いので、編集にあたっては、一般の読者にも親しんでいただけるよう専門用語に多少の解説を付し、登場する研究者名に専門領域や所属などを加えた。また欄外に編集部による人名解説を適宜掲載して理解を容易にする工夫を施した。

作業を終えて実感するのは、わたしが数々の幸運にも恵まれながら、自分の興味のままに仕事を進めてこられたことである。同人誌にマーラーをめぐるエッセイを書いていた雪国の医学生時代と、音楽大学に勤めながら東京で臨床を続ける現在と、むろんさまざまな経験を経てきたけれど、わたしのなかで本質的な違いはない。こういうことが許されたのも、これまでわたしが出会ってきた多くの恩師や同僚のお陰である。

研修医時代に卓抜な音楽セッションで「音楽療法」という世界を紹介してくれた音楽家の丹野修一先生とその弟子・折山もと子先生に、まず心からのお礼を申し上げたい。お二人には音楽の美しさと厳しさを徹底的に教えていただいた。

また同じ頃、パート先の病院でわたしを自治医科大学精神医学教室に誘ってくださった加藤敏教授にも深く感謝している。加藤先生のあのお誘いがなかったら、精神病理学や芸術療法、病跡学といった魅力的な学問の扉はわたしに開かれなかったかもしれない。さらに、当時その教室におられ、眩しい才気を輝かせていた東京福祉大学の花村誠一教授。わたしの研究に花村先生の影響ははかりしれないが、先生は現在まで一貫してわたしの仕事を鼓舞し続けてくださっている。

お二人の師匠・故宮本忠雄先生率いるあの頃の自治医大精神科には精神病理学を志す者の集まりとして独特の熱気があった。懐かしく思い出すとともに、活発な議論を交わしていただいた先輩・同僚の先生方に深く感謝申し上げる次第である。

一方、音楽療法においては、この道の先達たる聖徳大学の村井靖児教授、そして遠山文吉・元東京藝術大学特任教授にお礼を申し上げなければならない。学術的な刺激に対してばかりではない。村井先生に国立音楽大学の後任として迎えていただかなければ現在のわたしの恵まれた研究環境はなかったし、その新しい職場での仕事を陰に日に支えてくださったのが遠山先生である。また、日本音楽療法学会の草創期以来、困難な状況をともに歩んできた音楽療法の同僚諸氏にも特別な思いがある。この場を借りて感謝の意をお伝えしたい。

最後になるが、本書出版の労をとってくださった「人間と歴史社」の佐々木久夫社長、そして同社の鯨井教子さんと井口明子さんには今回も大変お世話になった。鯨井さんと井口さんの編集作業の細心さ、緻密さには感服するばかりだが、そんなお仕事の合間、お二人はいつもわたしを温かくもてなしてくださった。佐々木さんの名言のなかに「誠実とは一つの才能である」ということばがある。最近わたしはそれをしばしば思い出していた。本書のボリューム、読みやすさ、美しく親しみやすい体裁はすべて佐々木さんのお気持ちの賜物である。それに感じて感謝のことばもない。

二〇一五年　初春

阪上正巳

【初出一覧】

第一章　音楽療法の現在 ──世界的展望とわが国の課題
（原題：「音楽療法の世界的展望とわが国の課題」日本芸術療法学会誌 vol.37(1,2): 7-29, 2006）

第二章　社会批評としての音楽療法 ──ノルウェーに生まれた「文化中心音楽療法」（ブリュンユルフ・スティーゲ）をめぐって
（多文化間精神医学会機関誌『こころと文化』特集「地球をめぐる治療文化：文化・制度・精神科医療の変容」Vol.7-1:47-55,2008）

第三章　音楽療法と人類学
（原題：「音楽療法と民族学」日本音楽療法学会誌　特集「音楽療法の学際性」2(2): 108-120, 2002.）

第四章　日本の文化風土と音楽療法 ──望まれる実践の方向性とその現代的意義
（日本音楽療法学会誌　特集「日本の文化土壌と音楽療法」13 (1):25-42, 2013）

第五章　合奏活動における慢性統合失調症者のリズム
（原題：「分裂病性音楽への一試論 ──合奏療法場面における慢性患者のリズムを中心に──」芸術療法 18: 25-34, 1987）

第六章　統合失調症に対する音楽療法の可能性 ──「志向性トレーニング」を超えるもの
（原題：「分裂病者に対する音楽療法の可能性」臨床精神医学 18 (12): 1845 -1855,1989. 花村誠一との共著）

第七章　統合失調症と音楽 ──統合失調症者の音楽表現に関する精神病理学的研究
（原題：「分裂病者の音楽表現に関する精神病理学的研究」国立音楽大学音楽研究所年報第15集：1-49, 2002）

第八章　芸術はいかに「抵抗」するか ──統合失調症者の音楽表現再考
（原題：「統合失調症の音楽と今日の社会」日本芸術療法学会誌 38(1): 43-52, 2007）

第九章　グスタフ・マーラーの病跡 ──強迫的衝動性とパラノイア性
（日本病跡学雑誌 35: 39-51, 1988.）

第十章　作品からみた音楽家の病跡 ──シェーンベルク、ベルク、ウェーベルン
（原題：「作品からみた音楽家の病跡 ──新ウィーン楽派と『分裂病性』──」日本病跡学雑誌 44: 27-41, 1992）

第十一章　ジョン・ケージの病跡 ──「音楽」の死と「自然」の生をめぐって
（日本病跡学雑誌 79：48-61, 2010）

第十二章　狂気と音楽
（片山杜秀責任編集『RATIO special issue 思想としての音楽』講談社 p.112-133, 2010）

第十三章　音楽療法と三・一一後の社会
（原題：「音楽療法と今日の社会」日本芸術療法学会誌 vol.42(1)　第43回日本芸術療法学会特集号 会長講演：9-22, 2011）

（各章加筆・再編）

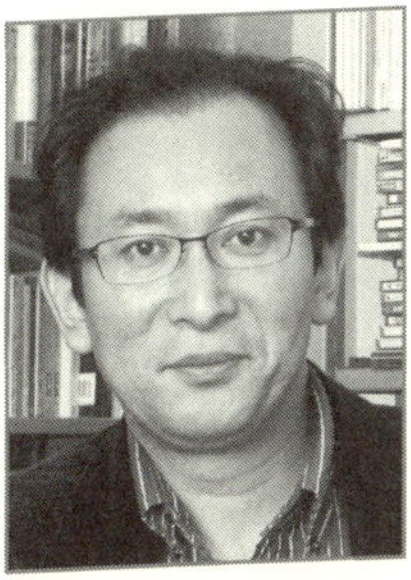

■ 著者略歴

阪上正巳（さかうえ・まさみ）
1958年、埼玉県生まれ。1983年、金沢大学医学部卒業。自治医科大学精神医学教室入局。1989～1990年、ウィーン大学医学部精神医学教室に留学。同時にウィーン国立音楽大学音楽療法科聴講生として学ぶ。国立精神・神経センター武蔵病院医長を経て現在、国立音楽大学教授。医学博士。精神保健指定医、日本精神神経学会・精神科専門医。
著書・翻訳書：『精神の病いと音楽 ――スキゾフレニア・生命・自然』（廣済堂出版）、『芸術療法実践講座4 音楽療法』（共編著、岩崎学術出版社）、『音楽療法事典［新訂版］』（共訳、人間と歴史社）、『文化中心音楽療法』（監訳、音楽之友社）など。

音楽療法《おんがくりょうほう》と精神医学《せいしんいがく》

2015年4月10日　初版第1刷発行

著者　阪上正巳
発行者　佐々木久夫
発行所　株式会社 人間と歴史社
東京都千代田区神田小川町2-6　〒101-0052
電話　03-5282-7181（代）/ FAX　03-5282-7180
http://www.ningen-rekishi.co.jp
印刷所　株式会社 シナノ

ISBN 978-4-89007-197-5 C0047

参考文献

【第一章　音楽療法の現在】

Aigen, K. 1995 An Aesthetic Foundation of Clinical Theory：An Underlying Basis of Creative Music Therapy. In：C. B. Kenny (ed.) Listening, Playing, Creating：Essays on the Power of Sound. Albany, N.Y：State University of New York Press.233-258.

Aigen, K. 1998 Paths of Development in Nordoff-Robbins Music Therapy. Gilsum：Barcelona Publishers. 中河豊訳　2002　障害児の音楽療法―ノードフ－ロビンズ音楽療法の質的リサーチ．ミネルヴァ書房

Aigen, K. 2005a Playing in the Band：A Qualitative Study of Popular Music Styles As Clinical Improvisation (The Nordoff-Robbins Music Therapy Monograph Series). Barcelona Publishers DVD 版 .

Aigen,K. 2005b Music-Centered Music Therapy. Gilsum：Barcelona Publishers.

Aldridge,D. 1999 Music Therapy in Palliative Care：New Voices. London：Jessica Kingsley Publishers.

Aldridge,D. 2000 Music Therapy in Dementia Care. London：Jessica Kingsley Publishers.

Aldridge,D. 2005 Music Therapy And Neurological Rehabilitation：Performing Health. London：Jessica Kingsley Publishers.

Alvin,J. 1966 Music Therapy. London：John Baker Publishers Ltd.　桜林仁・貫行子（訳）1969 音楽療法．音楽之友社 .

Ansdell,G. 1995 Music for Life：Aspects of Creative Music Therapy With Adult Clients. London：Jessica Kingsley Publishers.

Ansdell,G. 1997 Musical Elaborations. ：What has the New Musicology to say to music therapy? British Journal of Music Therapy, 11(2), 36-44.

青拓美　2004　精神科デイケアにおける音楽療法―集団歌唱療法の現場から . 飯森真樹雄・阪上正巳編：芸術療法実践講座 4：音楽療法．岩崎学術出版社．52-66.

馬場存　2004　精神科領域における音楽療法の評価について．国立音楽大学音楽研究所年報 , 第 18 集 , 23-33.

馬場存　2007　精神科の音楽療法における音楽について．国立音楽大学音楽研究所音楽療法研究部門（編）音楽療法の現在．人間と歴史社 , 87-108.

Baker,F. & Wigram,T. 2005 Songwriting：Methods, Techniques And Clinical Applications For Music Therapy Clinicians, Educators And Students. London：Jessica Kingsley Publishers.

Baker,F.,Tamplin,J. & Kennelly,J. 2006 Music Therapy Methods in Neurorehabilitation: A Clinician's Manual. London：Jessica Kingsley Publishers.

Benenzon,R. O. 1983 Einfhrung in die Musiktherapie. Muenchen：Kosel Verlag.

Bonny,H. & Savary,L.M. 1973 Music and Your Mind. New York : Station Hill Press, Inc. 村井靖児 , 村井満恵（訳）1997 音楽と無意識の世界．音楽之友社 .

Boxill,E.H. 1985 Music Therapy for the Developmentally Disabled. Austin, Texas : Pro-ed, Inc.

Bright,R. 1973 Music in geriatric care. Angus & R. 小田紀子 , 小坂哲也訳 2000 高齢者ケアにおける音楽―高齢者の問題解決への音楽療法アプローチ. 荘道社

Bruscia,K.E. 1987 Improvisational models of music therapy. Springfield,IL : Charles C Thomas Publishers. 林庸二（監訳）生野里花 , 岡崎香奈 , 八重田美衣（訳）1999 即興音楽療法の諸理論 上. 人間と歴史社

Bruscia,K.E. 1989 Difining Music Therapy. Barcelona Publishers, Phoenixville,PA, 生野里花（訳）2001 音楽療法を定義する . 東海大学出版会 .

Bruscia,K.E.(Ed.) 1991 Case Studies in Music Therapy. Phoenixville, PA : Barcelona Publishers. 酒井智華 , よしだじゅんこ , 岡崎香奈ほか（訳）2004 音楽療法ケーススタディ・上 , 下. 音楽之友社 ,

Bruscia,K.E. 2002a Guided Imagery and Music : The Bonny Method and Beyond. Gilsum : Barcelona Publishers.

Bruscia,K.E. 2002b Foreword. In : Stige,B. 2002 Culture-Centered Music Therapy. Gilsum : Barcelona Publishers. xv-xviii.

Chong,Hyun Ju 2005 Music Therapy in Korea. アジアにおける音楽療法 . 洗足学園音楽大学学園創立 80 周年記念シンポジウム報告書 . 洗足学園音楽大学音楽療法研究所 .

Clair,A.A. 1996 Therapeutic uses of music with older adults. Baltimore : Health Professions Press. 廣川恵里（訳）2001 高齢者のための療法的音楽活用. 一麦出版社 .

Dacher,E.S. 1993 The new Mind/Body Healing Program. New York : Paragon House Publishers. 中神百合子訳 1995 心身免疫セラピー―精神神経免疫学入門. 春秋社

Decker-Voigt,H.-H. 1991 Aus der Seele gespielt. -Eine Einfhrung in die Musiktherapie. Muenchen : Goldmann Verlag. 加藤美知子（訳）2002 魂から奏でる―心理療法としての音楽療法入門. 人間と歴史社 .

Decker-Voigt,H.-H.,Knill,P.J. & Weymann,E.（Hrsg.）1996 Lexikon Musiktherapie. Goettingen : Hogrefe-Verlag. 阪上正巳・加藤美知子・斎藤考由ほか（訳）2004 音楽療法事典［新訂版］. 人間と歴史社 .

Decker-Voigt,H.-H. 2001 Schulen der Musiktherapie. Muenchen : Reinhardt Verlag.

Decker-Voigt,H.-H.Oberegelsbacher,D. & Timmermann,T. 2008 Lehrbuch Musiktherapie. Reinhardt UTB.

Dileo,Ch.,Grocke,D. & Wigram,T. 2006 Receptive Methods in Music Therapy : Techniques and Clinical Applications for Music Therapy Clinicians, Educators and Students. London : Jessica Kingsley Publishers.

Dogiel,J. 1880 Ueber den Einfluss der Musik auf den Blutkleislauf. Arch. Anat. Physiol. Abt. Psychol. 416-428.

Eschen,J.Th. 2002 Analytical Music Therapy. London : Jessica Kingsley Publishers.

Forinash,M. 2001 Music Therapy Supervision. Gilsum : Barcelona Publishers. 加藤美知子・門間陽子（訳）2007 音楽療法スーパーヴィジョン 上. 人間と歴史社 .

Froehlich,M.A.R. (Ed.) 1996 Music Therapy with Hospitalized Children. Cherry Hill, NJ : Jeffrey Books.

Frohne-Hagemann,I. (Hrsg.) 1990 Musik und Gestalt. Klinische Musiktherapie als integrative Psychotherapie. Paderborn : Junfermann Verlag.

Frohne-Hagemann,I. 2001a Music Therapy Aesthetic Dimensions subkeynote of 5.European congress for Music Therapy, Naples April.
Frohne-Hagemann,I. 2001b Fenster zur Musiktherapie. Wiesbaden : Reichert Verlag
福井一 1999 音楽の謀略―音楽行動学入門. 悠飛社
福井一 2005a 音楽の生存価―survival value of the music. 音楽之友社
福井一 2005b 音楽聴取がホルモン変動に及ぼす影響―嗜好と経時変化を中心に. 日本音楽療法学会誌 , 5(1) : 39-47.
Grootaers,F. 1983 Improvisation. In : Decker-Voigt,H.-H. (Hrsg.), Handbuch Musiktherapie. Bremen : Eres Lilienthal. 245-251.
羽石恵理 2003 アメリカの音楽療法 . 日本音楽療法学会誌 , 3(1), 27-35.
Haneishi,E. 2005 Juliette Alvin : Her Legacy for Music Therapy in Japan. Journal of Music Therapy, 42(4), 273-295.
林庸二 2002 音楽療法と心理学. 日本音楽療法学会誌 ,2(2), 85-91.
Heal,M. & Wigram,T. (Ed.) 1993 Music Therapy in Health and Education. London : Jessica Kingsley Publishers. 蓑田洋子（訳）2000 精神保健および教育分野における音楽療法. 音楽之友社 .
Hegi,F. 1988 Improvisation und Musiktherapie. Moeglichkeiten und Wirkungen von freier Musik. Paderborn : Junfermann.
平田紀子 2006 平田紀子のちょっと嬉しい伴奏が弾きたい―『the ミュージックセラピー』実践ハンドブック. 音楽之友社
Hodges,D.H. (Ed.) 1996 Handbook of Music Psychology, 2nd edn. San Antonio, TX : IMR Press.
Horden,P. 2000 Music As Medicine : The History of Music Therapy Since Antiquity. Aldershot : Ashgate Publishers.
飯森真樹雄・阪上正巳 (編) 2004 芸術療法実践講座 4 : 音楽療法 . 岩崎学術出版社 .
生野里花 1997 質的リサーチと音楽療法―ケネス・エイギン博士による特別研究会を終えて―. 音楽療法研究 , 2 号 , 123-127
稲田雅美 2003 ミュージックセラピー―対話のエチュード. ミネルヴァ書房 .
稲田雅美 2007a 沈黙に寄り添う音楽とともに―音楽的対話の源を求めて . 国立音楽大学音楽研究所音楽療法研究部門（編）音楽療法の現在. 人間と歴史社 , 13-23.
稲田雅美 2007b 芸術的営為の道程に存する治療的意義―音楽の根源的シニフィアンを求めて. 精神科治療学 22(8) : 937-946.
井上勢津 2003 ノルウェーにおける音楽療法. 日本音楽療法学会誌 , 3(1), 21-26, .
井上勢津 2007 ノルウェーの音楽療法事情 . 国立音楽大学音楽研究所音楽療法研究部門（編）音楽療法の現在. 人間と歴史社 , 361-370.
石村真紀・高島恭子 2001 即興による音楽療法の実際. 音楽之友社
蔭山真美子 2002 終身型高齢者施設における音楽療法評価についての一考察 : クライエントの感情の質の変化を主体とした評価法の試案. 日本音楽療法学会 , 2(2), 155-162.
加藤美知子・新倉晶子・奥村知子 2000 音楽療法の実践―高齢者・緩和ケアの現場から. 春秋社
Kenny,C. 1989 The field of Play : A guide for the theory and practice of music therapy. Atascadero, CA : Ridgeview Publishing Co. 近藤里美 (訳) 2006 フィールド・オブ・プレイ : 音楽療法の「体験の場」で起こっていること. 春秋社 .
Kenny,C. 2006 Music & Life in the Field of Play : An Anthology. Gilsum : Barcelona Publishers.
Kim,J. 2002 Music Therapy in the Republic of Korea. Voices -A World Forum for Music

Therapy, December.
北本福美 2002 老いのこころと向き合う音楽療法 . 音楽之友社 .
古平孝子 2007 内面性の諸現象と分析的音楽療法―20 代女子学生へのアプローチ. 国立音楽大学音楽研究所音楽療法研究部門（編）音楽療法の現在. 人間と歴史社 ,53-75
久保田牧子 2003 精神科領域における音楽療法ハンドブック. 音楽之友社
久保田進子 1999 高齢者に対する音楽療法前後の NK 細胞活性と各種指標の変化 第 1 報. 日本バイオミュージック学会誌 ,17(2), 183-187.
国立音楽大学音楽研究所音楽療法研究部門（編）2007 音楽療法の現在. 人間と歴史社 .
栗林文雄 2000 日本と米国の音楽療法士養成に思う. 音楽療法研究 ,5 号 , 6-11.
栗林文雄・林庸二・若尾裕・阪上正巳 2006 音楽療法の研究を考える（座談会）. 日本音楽療法学会誌 6(1) , 41-66.
Lecourt,E. 1998 The Role of Aesthetics in Countertransference：A Comparison of Active Versus Receptive Music Therapy. In：Bruscia, K.E.(ed.) 1998. The Dynamics of Music Psychotherapy. Gilsum：Barcelona Publishers. 137-160.
Lee,C. 1996 Music at the Edge. The Music Therapy Experiences of a Musician with AIDS. London, New York：Routledge.
Lee,C. 2003 Architecture Of Aesthetic Music Therapy. Gilsum：Barcelona Publishers.
Lee,C. 2004 第 4 回学術大会・インビテーションスピーチ「美的音楽療法の視点を発展させる」. 日本音楽療法学会誌 , 4(2), 130-135.
Lee,Ch.S. 2003 Music Therapy in Taiwan. Voices-A World Forum for Music Therapy, June.
Loos,G. 1986 Spiel-Raeume. Musiktherapie mit einer Magersuchtigen und anderen fruehgestoerten Patienten. Stuttgart：Gustav Fischer Verlag.
Loos,G. 1996 Meine Seele hoert im Sehen. Spierlarten der Musiktherapie von und mit Gertrud Katja Loos. Goettingen.Zuerich：Vandenhoech & Ruprecht.
真壁宏幹 2002 音楽療法における「遊戯性」―人間形成論的観点から. 日本音楽療法学会誌 , 2(2), 92-100.
牧野英一郎 1991 日本人のための音楽療法―伝統的な音との関わりかたを出発点として. 日本バイオミュージック研究会誌 , 6 号 , 62-71.
牧野英一郎 2000 日本的音楽療法私論. 国立音楽大学音楽研究所年報 , 第 14 集 , 21-33.
牧野英一郎 2003 音楽療法からみた『音楽利害』と『音楽衛生論』. 国立音楽大学音楽研究所年報 , 第 17 集 , 15-46.
牧野英一郎 2007a「日本文化と音楽療法」講義―クラシックモデルから , 多くの日本人に受け入れられるモデルへ. 国立音楽大学音楽研究所年報 , 第 20 集 , 49-89.
牧野英一郎 2007b「替え歌」から「つくり歌」と「歌掛け」へ. 国立音楽大学音楽研究所音楽療法研究部門（編）音楽療法の現在. 人間と歴史社 , 239-264.
Maranto,Ch. 1993 Music Therapy：International Perspective. Pensylvania：Jeffrey Books.
丸山忠璋 2002 療法的音楽活動のすすめ. 春秋社 .
松井紀和 1980 音楽療法の手引き―音楽療法家のための. 牧野出版 .
松山久美 2003 イギリスの音楽療法. 日本音楽療法学会誌 ,3(1),13-20.
美原盤・藤本幹雄・美原淑子 2005a パーキンソン病患者の歩行障害に対する音楽療法の効果 (第 1 報)―リズム・メロディの即時的効果 , 三次元動作解析装置による検討. 日本音楽療法学会誌 , 5(1), 58-64.
美原盤・藤本幹雄・美原淑子 2005b パーキンソン病患者の歩行障害に対する音楽療法の効果 (第 2 報)―音楽療法のリハビリテーションへの応用. 日本音楽療法学会誌 , 5(1), 65-

71.
美原淑子・美原盤・穂積昭則，他 2000 脳血管性痴呆患者に対する音楽療法の効果—音楽療法評価チェックリストと事象関連電位による検討. 日本バイオミュージック学会誌，18 号，215-222.
美原淑子・高畑君子・内田瑞枝，他 2005 音楽療法により抑うつ状態が改善した筋萎縮性側策硬化症患者の1例—多専門職者で構成される音楽療法チームによる対応. 日本音楽療法学会誌，5(2), 214-221.
三浦久幸・金山由美子・茂木七香，他 2005 軽症認知症高齢者に対する音楽療法の効果と意義. —生活自立度，認知機能，介護負担度，脳画像への影響について. 日本音楽療法学会誌，5(1), 48-57.
Moeller,H.-J. 1971 Musik gegen ; Wahnsinn. Stuttgart : J. Fink Verlag.
Moeller,H.-J. 1974 Psychotherapeutische Aspekte in der Musikanschauung der Jahrtausende. In : Revers,W.,Harrer,G. & Simon,W. (Hrsg.), Neue Wege der Musiktherapie. Dusseldorf, Wien : Econ Verlag. 53-160.
Munro, S. 1984 Music therapy in palliative / hospice care. Stuttgart, New York : Gustav Fischer Verlag. 進士和恵（訳）1999 ホスピスと緩和ケアにおける音楽療法. 音楽之友社
村井靖児 1972 米国における音楽療法のあゆみ. 芸術療法，4, 57-63.
村井靖児 1983 音楽療法の現況—その原理と技法をめぐって. 臨床精神医学，12(10)，1225-1234.
村井靖児 2000a 日本における音楽療法士養成の現状と問題点. 音楽療法研究，5, 2-5.
村井靖児 2000b バーバラ・ヘッサー教授を迎えて. 音楽療法研究，5, 144-148.
村井靖児・阪上正巳・門間陽子，他 2000 わが国の音楽療法の実態に関する研究—第2報—. 厚生科学研究費補助金 障害保健福祉総合研究事業「音楽療法の臨床的意義とその効用に関する研究」平成 11 年度研究報告書，17 -37.
中村均 1980 音楽療法. 日本児童研究所（編）児童心理学の進歩（1980 年版），Vol.19. 金子書房，267-282.
Newham,P. 1997 Therapeutic Voicework : Principles and Practice for the Use of Singing As a Therapy. London : Jessica Kingsley Publishers.
能見昭彦・美原淑子・美原恵里，他 2005 音楽療法により behavioral and psychological symptoms of dementia (BPSD) が軽減した認知症高齢者の2例. 日本音楽療法学会誌，5(2), 207-213.
野村誠，片岡祐介 2004 即興演奏ってどうやるの—CD で聴く！音楽療法のセッション・レシピ集. あおぞら音楽社.
Nordoff,P. & Robbins,C. 1971 Therapy in Music for Handicapped Children. London : Victor Gollancz Ltd. 桜林仁・山田和子（訳）1973 心身障害児の音楽療法. 日本文化科学社.
Nordoff,P. & Robbins,C. 1983 Music therapy in special education. St. Louis : MMB. 林庸二（監訳）望月薫・岡崎香奈（訳）1998 障害児教育におけるグループ音楽療法. 人間と歴史社.
Nordoff,P. Robbins,C. & Robbins,C. 1998 Healing Heritage : Paul Nordoff Exploring the Tonal Language of Music. Gilsum : Barcelona Publishers. 若尾裕・進士和恵（訳）2003 ポール・ノードフ音楽療法講義—音楽から学ぶこと. 音楽之友社.
岡崎香奈 1999 実践初期における音楽療法士のニーズとグループスーパーヴィジョンの役割. 音楽療法研究，4 号，72-79.
岡崎香奈 2000 音楽療法士養成教育における感性化トレーニングについて. 音楽療法研究，5

号, 12-18.
岡崎香奈 2002 音楽療法と音楽学. 日本音楽療法学会誌, 2 (2), 101-107.
岡崎香奈・羽田喜子 2007 音楽療法士が「自分と音楽との関係」を見直すこと―感性化トレーニング体験記から. 国立音楽大学音楽研究所音楽療法研究部門（編）音楽療法の現在. 人間と歴史社, 127-147.
Okazaki-Sakaue, K. 2003 Music Therapy in Japan, Voices - A World Forum for Music Therapy, May.
岡崎香奈・阪上正巳・井上勢津ほか 2006 音楽療法の教育システムに関する研究 (中間報告). 国立音楽大学音楽研究所年報, 第 19 集, 19-46.
大久保惠 2003 カナダの音楽療法：音楽の贈り物. 日本音楽療法学会誌 3(1), 36-45.
Orff,G. 1974 Die Orff-Musiktherapie. Muenchen : Kindler Verlag, 丸山忠璋訳 1992 オルフ＝ムジークテラピィ―活動的音楽療法による発達援助. 明治図書出版.
折山もと子 2004 高齢者音楽療法に求められる音楽的観点. 飯森眞喜雄・阪上正巳（編）芸術療法実践講座 4：音楽療法. 岩崎学術出版社. 115-127.
Pang,K.P. 1994 Music Therapy in Hong Kong, Music Therapy International Report, AAMT.
Pavlicevic,M. 1997 Music Therapy in Context. London : Jessica Kingsley Publishers. 佐治順子・高橋真喜子（訳）2002 音楽療法の意味―心のかけ橋としての音楽. 本の森.
Pavlicevic,M. & Ansdell,G. 2004 Community Music Therapy. London : Jessica Kingsley Publishers
Pavlicevic,M. & Wood,V. 2005 Music Therapy in Children's Hospices : Jessie's Fund in Action. London : Jessica Kingsley Publishers.
Podolsky,E.(ed.) 1954 Music Thrapy. New York : Philosophical Library.
Priestley,M. 1994 Essays on Analytical Music Therapy. Gilsum : Barcelona Publishers. 若尾裕ほか（訳）2003 分析的音楽療法とは何か. 音楽之友社.
Reed,K. 2000 Music is the Master Key. Orlando, FL : Rivercross Publishing Company.
Rittner,S. 1996 Stimme. Decker-Voigt,H.-H.,Knill,P.J. & Weymann,E.（Hrsg.）1996 Lexikon Musiktherapie. Goettingen : Hogrefe-Verlag. 阪上正巳・加藤美知子・斎藤考由, 他（訳）2004 音楽療法事典［新訂版］. 人間と歴史社, 131-139.
Ruud,E. 1980 Music Terapy and its Relationship to Current Treatment Theories. Reversed English Edition. St. Louis : Magnamusic-Baton, Inc. 村井靖児 (訳) 1992 音楽療法―理論と背景―. ユリシス・出版部.
Ruud,E. 1998 Music Therapy : Improvisation, Communication, and Culture. Gilsum : Barcelona Publishers.
阪上正巳 1994 音楽療法における「即興」の有用性とその限界. 音楽療法, 4 号, 31-43.
阪上正巳 1995 音楽療法の現況と展望(その 1) ～(その 4). 臨床精神医学 24(6), 737-746:同, 24(8), 1097-1105 : 同, 24(9), 1243-1253 : 同, 24(10), 1367-1373.
阪上正巳 2002 音楽療法と民族学. 日本音楽療法学会誌, 2(2), 108-120.
阪上正巳 2003 精神の病いと音楽. スキゾフレニア・生命・自然. 廣済堂出版.
阪上正巳 2007「臨床音楽学」の可能性―音楽療法の基礎学として. 国立音楽大学音楽研究所音楽療法研究部門（編）音楽療法の現在. 人間と歴史社, 161-182.
阪上正巳・花村誠一 1989 分裂病者に対する音楽療法の可能性―「志向性トレーニング」を超えるもの. 臨床精神医学 18(12), 1845 -1855.
阪上正巳・岡崎香奈・井上勢津ほか 2007 音楽療法の教育システムに関する研究（最終報告). 国立音楽大学音楽療法研究所年報 第 20 集 ,21-48.
Salmon,D. 1999 On Wings of Song : Music Therapy at the End of Life. Mantreal : Beitel/

Lazar Productions Inc. 生野里花（訳）2004 DVD ブック　歌の翼に　緩和ケアの音楽療法．春秋社．
Schmoelz,A. 1971 Zur Methode der Einzelmusiktherapie. In：Kohler,Chr. (Hrsg.) Musiktherapie. Jena：Fischer. 83-88.
Schmoelz,A. 1982 Aspekte der Ausbildung unter besonderer Beruecksichtigung des Wiener Hochschullehrgangs fuer Musiktherapie. In：Harrer, G. (Hrsg.), Grundlagen der Musiktherapie und Musikpsychologie. Stuttgart：Gustav Fischer Verlag. 277-286.
Schmoelz,A. 1983 Das instrumentale Partnerspiel：Zum Begriff der Einstimmung in der Musiktherapie. In：Decker-Voigt,H.-H. (Hrsg.) Handbuch Musiktherapie. Bremen：Eres Lilienthal. 58-59.
Schmoelz,A. 1987 Die Wiener Schule der Musiktherapie. Musikther. Umsch. 8, 242-258.
Schmoelz,A. 1988 Entfremdung- Auseinandersetzung- Dialog. In：Musik und Kommunikation, 2. Bremen & Hamburg：Eres Lilienthal. 211-225.
Schneck,D.J.,Berger,D.S. & Rowland,G. 2006 The Music Effect：Music Physiology And Clinical Applications. London：Jessica Kingsley Publishers.
Schwabe,Ch. 1987 Regulative Musiktherapie. 2. Aufl. Leipzig：Georg Thieme.
Schwabe,Ch. 1996 Methodensystem (d. MT.). Decker-Voigt,H.-H.,Knill.,P.J. & Weymann,E.（Hrsg.）1996 Lexikon Musiktherapie. Goettingen：Hogrefe-Verlag. 阪上正巳・加藤美知子・斎藤考由ほか（訳）2004 音楽療法事典［新訂版］．人間と歴史社．62-70.
塩原紗綾　2003 ドイツ語圏の音楽療法．日本音楽療法学会誌，3(1), 5-12.
Smeijsters,H. 1996a Gschichtlischer Hintergrund zu musiktherapeutischen Methoden der Gegenwart. Decker-Voigt, H.-H.,Knillk,P.J. & Weymann,E.（Hrsg.）1996 Lexikon Musiktherapie. Goettingen：Hogrefe-Verlag. 阪上正巳・加藤美知子・斎藤考由ほか（訳）2004 音楽療法事典［新訂版］．人間と歴史社．121-126.
Smeijsters,H. 1996b Methoden der psychotherapeutischen Musiktherapie. Decker-Voigt,H.-H.,Knillk, P.J. & Weymann,E.（Hrsg.）1996 Lexikon Musiktherapie. Goettingen：Hogrefe-Verlag. 阪上正巳・加藤美知子・斎藤考由ほか（訳）2004 音楽療法事典［新訂版］．人間と歴史社．206-214.
Smeijsters,H. 2000 Musiktherapie als Psychotherapie. Grundlagen, Ansaetze, Methoden. Stuttgart：Urban & Fischer Verlag. 多田茂・中河豊（訳）2006 心理療法としての音楽療法　音楽療法ハンドブック．ヤマハミュージックメディア．
Stige,B. 1998 Aesthetic Practices in Music Therapy. Nordic Journal of Music Therapy 7(2), 121-134.
Stige,B. 2002 Culture-Centered Music Therapy. Gilsum：Barcelona Publishers. 阪上正巳（監訳）2008 文化中心音楽療法．音楽之友社
Stige,B.（講演），井上勢津・岡崎香奈（通訳）2007 音楽療法とコミュニティ．国立音楽大学音楽研究所音楽療法研究部門（編）音楽療法の現在．人間と歴史社，347-359.
Strobel,W.,Huppmann,G. 1978 Musiktherapie. Grundlagen・Formen・Moeglichkeiten. Goettingen：Hogrefe Verlag.
Summer,L. 1988 Guided Imagery and Music in the Institutional Setting. Saint Louis：MMB Music, Inc. 師井和子（訳）1997 音楽療法のための GIM 入門．音楽之友社．
Sutton,J.P. 2002 Music, Music Therapy and Trauma：International Perspectives. London：Jessica Kingsley Publishers.
多田・フォン・トゥビッケル 房代　2000　響きの器．人間と歴史社．

Thaut,M.H. 2005 Rhythm, Music, and the Brain : Scientific Foundations and Clinical Applications. London : Taylor & Francis Group. LLC. 三好恒明・頼島敬・伊藤智ほか（訳）2006　リズム , 音楽 , 脳：神経学的音楽療法の科学的根拠と臨床応用．協同医書出版社 .

遠山文吉（編）2005　知的障害のある子どもへの音楽療法．明治図書出版 .

遠山文吉　2006　子どもの音楽療法における楽器使用の臨床的効果（1）．国立音楽大学音楽療法研究所年報 第 19 集 ,1-18.

遠山文吉　2007a　子どもの音楽療法における楽器使用の臨床的効果（2）．国立音楽大学音楽療法研究所年報 第 20 集 ,1-20.

遠山文吉　2007b　子どもの音楽療法―「対象の理解」と「目標の設定」に焦点をあてて．国立音楽大学音楽研究所音楽療法研究部門（編）音楽療法の現在．人間と歴史社 ,25-51.

土野研治　2000　心ひらくピアノ―自閉症児と音楽療法士との 14 年．春秋社 .

土野研治　2006　声・身体・コミュニケーション―障害児の音楽療法．春秋社 .

Tuepker,R. 1988 Ich singe was ich nicht sagen kann. Zu einer morphologischen Grundlegung der Musiktherapie. Regensburg : Gustav Bosse Verlag.

Tuepker,R. 2005 Musiktherapie in der Schule. Wiesbaden : Reichert-Verlag.

Tyson,F. 1981 Psychiatric Music Therapy : Origins and Development. Saint Louis : MMB.

内田博美　2003 ドイツの音楽療法の現況―音楽療法士と教育課程．日本音楽療法学会誌 , 3(2), 205-213.

宇佐川浩　2007a　障害児の発達臨床 1―感覚と運動の高次化からみた子ども理解．学苑社 .

宇佐川浩　2007b　障害児の発達臨床 2―感覚と運動の高次化による発達臨床の実際．学苑社 .

和合治久　2004　健康モーツァルト療法―免疫音楽医療入門．春秋社 .

若尾裕　2000　奏でることの力．春秋社 .

若尾裕　2002　音楽療法と哲学・美学．日本音楽療法学会誌 , 2 (2), 121-128.

若尾裕　2006　音楽療法を考える．音楽之友社 .

若尾裕・岡崎香奈　1996　音楽療法のための即興演奏ハンドブック．音楽之友社 .

渡辺恭子　2002　音楽療法が痴呆症状を呈する老年期の患者の認知機能に及ぼす効果に関する考察．日本音楽療法学会誌 , 2(2), 181-187.

Wheeler,B.L. (Ed.) 2005 Music Therapy Research. Second Edition. Gilsum : Barcelona Publishers.（1st Ed. は 1995 年刊）

Wigram,T. 2004 Improvisation : Methods and Techniques for Music Therapy Clinicians, Educators, and Students. London : Jessica Kingsley Publishers.

Wigram,T. & De Backer,J. 1999a Clinical Applications of Music Therapy in Developmental Disability. London : Jessica Kingsley Publishers.

Wigram,T. & De Backer,J. 1999b Clinical Applications of Music Therapy in Psychiatry. London : Jessica Kingsley Publishers.

Wigram,T., Pedersen,I.N. & Ole Bonde,L. 2002 A Comprehensive Guide to Music Therapy : Theory, Clinical Practice, Research and Training. London : Jessica Kingsley Publishers.

屋部操 2007a 音楽雑誌にみる音楽療法関連文献．国立音楽大学音楽研究所音楽療法研究部門（編）音楽療法の現在．人間と歴史社 , 265-279.

屋部操 2007b 医学系雑誌 3 誌に掲載された音楽論文リスト―「臨床精神医学」「老年精神医学」「日本病跡学会誌」．国立音楽大学音楽療法研究所年報 第 20 集 ,91-109.

山松質文　1997　音楽療法へのアプローチ―ひとりのサイコセラピストの立場から．音楽之友

社.
山松質文・師岡宏之編 1999 音楽療法とヒューマニティ―現場からの報告．音楽之友社．
山下晃弘・加藤敏・阪上正巳ほか 1996 集団歌唱療法の精神病理学的検討―コラージュ的特質と社会技能訓練．日本芸術療法学会誌 27(1)：63-68.
山下晃弘・加藤敏 1997 精神障害者のリクエスト曲の検討―集団歌唱療法の予備的考察．日本芸術療法学会誌 28(1)：105-112.
山下晃弘・加藤敏 1998 集団歌唱療法における躁病者の音楽表現と治療的意義．日本芸術療法学会誌 29(1)：34-40.
山下晃弘・加藤敏 2000 ヒステリーに対する集団歌唱療法の治療効果：2 症例の経験を通して．日本芸術療法学会誌 31(1)：40-46.
山下晃弘・阪上正巳 2004 精神病院における音楽療法．飯森眞喜雄・阪上正巳(編)芸術療法実践講座 4：音楽療法．岩崎学術出版社．11-33.
矢野ひとみ・今堀良夫・天神博志，他 1998 音楽療法に関するポジトロン CT を用いたシグナル伝達画像による評価．音楽療法研究，3, 57-62.
Yasargil,M.G. 1962 Ueber die Musiktherapie im Orient und Okzident. Schw. Arch. Neurol. Neuroschir. Psychiat. 90, 301-326.
Zhang,H.-Y. 1994 Music Therapy in China.Music Therapy International Report, AAMT.

【第二章　社会批評としての音楽療法】

Aigen,K.：Music-centered Music Therapy. Barcelona Publishers,2005.
Bruscia,K.E.：Difining Music Therapy. Barcelona Publishers,Phoenixville,PA,1989.（生野里花訳：音楽療法を定義する．東海大学出版会，2001.）
Deleuze,G.：Pourparlers. Les Editions de Minuit,1990.（宮林寛訳：記号と事件 1972-1990 の対話．河出書房新社，1992.）
井上勢津：ノルウェーの音楽療法事情．国立音楽大学音楽療法研究部門編著：音楽療法の現在．人間と歴史社，2007,p.361-370.
Martin,L.H.,Gutman,H.：Technologies of the Self. A Seminar with Michel Foucault. University of Massachusetts Press,1988.（田村俶・雲和子訳：自己のテクノロジー　フーコー・セミナーの記録．岩波書店，1990.）
村井靖児：米国における音楽療法のあゆみ．芸術療法，4：57-63,1972.
Pavlicevic,M., Ansdell,G.：2004 Community Music Therapy. Jessica Kingsley Publishers
Ruud,E.：Music Terapy and its Relationship to Current Treatment Theories. Reversed English Edition. Magnamusic-Baton,Inc.,St. Louis,1980.（村井靖児訳：音楽療法―理論と背景―．ユリシス・出版部，1992.）
Ruud,E.：Music Therapy：Improvisation, Communication, and Culture. Barcelona Publishers, Gilsum,1998.
阪上正巳：音楽療法の現況と展望―ドイツ語圏を中心にして（その 1）～（その 4）．臨床精神医学 24(6)：737-746, 同；24(8)：1097-1105, 同；24(9)：1243-1253, 同；24(10)：1367-1373,1995.
阪上正巳：精神の病いと音楽．スキゾフレニア・生命・自然．廣済堂出版，2003.
阪上正巳：音楽療法の現状と課題．児童心理学の進歩 2007 年度版，197-230,2007.
Stige,B.：Culture-Centered Music Therapy,Barcelona Publishers, 2002.（阪上正巳監訳：文化中心音楽療法．音楽之友社，2008.）
スティーゲ,B.：ブリンユルフ・スティーゲ氏に聞くコミュニティミュージックセラピー.The ミュージックセラピー vol.4：29-31,2004.

スティーゲ,B.（岡﨑香奈・井上勢津通訳）：音楽療法とコミュニティ. 国立音楽大学音楽療法研究部門編著：音楽療法の現在 . 人間と歴史社 , p.347-359,2007.
多田・フォン・トゥビッケル 房代：響きの器. 人間と歴史社 ,2000.
Thaut,M.H.：Rhythm, Music, and the Brain：Scientific Foundations and Clinical Applications. Taylor & Francis Group. LLC,2005.（三好恒明・頼島敬・伊藤智他訳：リズム,音楽,脳―神経学的音楽療法の科学的根拠と臨床応用. 協同医書出版社,2006.）

【第三章　音楽療法と人類学】

Alvin,J.：Music Therapy.John Baker Publishers Ltd.,London,1966.（桜林仁 , 貫行子訳：音楽療法. 音楽之友社 , 東京 ,1969.）
Bonny,H.,Savary,L.M.:Music and Your Mind.Station Hill Press,Inc.,New York, 1973.（村井靖児 , 村井満恵訳：音楽と無意識の世界. 音楽之友社 , 東京 ,1997.）
Bruscia,K.E.：Difining Music Therapy.Barcelona Publishers,Phoenixville, PA,1989.（生野里花訳：音楽療法を定義する. 東海大学出版会 , 東京 ,2001.）
Canacakis-Canas,J.：Pyrovasie-Musikalische Ekstase und Feuertanz in Griechenland.In：Willms,H. (Hrsg.),Musik und Entspannung.Gustav Fischer Verlag,Stuttgart,1977.
Decker-Voigt,H-H,Knill,P.J.,Weymann,E（Hrsg.）：Lexikon Musiktherapie. Hogrefe-Verlag,Gttingen,1996.（阪上正巳 , 加藤美知子 , 斎藤考由 , 他訳：音楽療法事典. 人間と歴史社 , 東京 ,1999.）
Deleuze,G.,Guattari,F.：Mille Plateaux.Capitalisme et schizophrnie.Les Editions de Minuit, 1980.（宇野邦一 , 小沢秋広他訳：千のプラトー . 資本主義と分裂病. 河出書房新社 , 東京 ,1994.）
Ebersoll,B.:Musik der Geister und Menschen in indianischen Heilriten,Teil 1 und Teil 2. Musikthr.Umsch.6：1-15,101-120,1985.
Ellenberger,H.F.：The Discovery of the Unconscious.The History and Evolution of Dynamic Psychiatry.Basic Books Inc.,New York,1970.（木村敏 , 中井久夫監訳：無意識の発見　力動精神医学発達史上. みすず書房 , 東京 ,1980.）
Grootaers,F.：Improvisation.In：Decker-Voigt,H.-H.(Hrsg.),Handbuch Musiktherapie. Eres,Lilienthal,Bremen,1983.
Hess,P.,Rittner,S.：Trance.（Lexikon Musiktherapie に所収）
Hess,P.,Rittner,S.：Veraendertes Wachbewusstsein.（Lexikon Musiktherapie に所収）
岩田慶治：カミと神. 講談社学術文庫 ,1989.
Kenny,C.：The Mythic Artery.The Magic of Music Therapy.Ridgeview Publishing Company,California,1982,1996.
Kenny,C.：The field of Play：A guide for the theory and practice of music therapy. Ridgeview Publishing Co.,Atascadero, CA,1989.
Kenny,C.：Nordic Dialogue on the Field of Play. Nordic Journal of Music Therapy 5(2)：119-121,1996.
Kenny,C.,Stige,B.(Ed.)：Contemporary Voice in Music Therapy. Communication,Culture,and Community.Unipub forlag,Oslo,2002.
Loos,G.：Meine Seele hoert im Sehen.Spierlarten der Musiktherapie von und mit Gertrud Katja Loos.Vandenhoech & Ruprecht,Goettingen,Zuerich,1996.
牧野英一郎：日本的音楽療法私論. 国立音楽大学音楽研究所年報第 14 集：21-33, 2001.
牧野英一郎：日本人のための音楽療法―伝統的な音との関わりかたを出発点として―. 日本バイ

オミュージック研究会誌第 6 号：62-71,1991.
Maler,T.：Musik und Ekstase in einer ostafrikanischen Medizinmann-Praxis. In：Willms,H. (Hrsg.),Musik und Entspannung.Gustsv Fischer Verlag, Stuutgart,1977.
Mastnak,W.：Musikethnologie-Schamanism-Musiktherapie.（Lexikon Musiktherapie に所収）
宮本忠雄：言語と妄想．言語と妄想―危機意識の病理．平凡社，東京，1974.（新版，平凡社ライブラリー，1994.）
Moreno,J.：Der Musiktherapeut als moderner Schamane. Ganzheitliche Welttraditionen bei Heilbehandlungen (mit musikalischen Elementen). Musikther. Umsch. 8：108-123,1987.
村武精一：アニミズムの世界．歴史文化ライブラリー，吉川弘文館，1997.
岡崎香奈：音楽療法士養成教育における感性化トレーニングについて．音楽療法研究第 5 号：12-18,2000.
Pavlicevic,M.：Music Therapy in Context.Jessica Kingsley Publishers, London,1997.（佐治順子，高橋真喜子訳：音楽療法の意味　心のかけ橋としての音楽．本の森，仙台，2002.）
Richter,M.：Musik und Meditation in Indien.In：Willms,H. (Hrsg.),Musik und Entspannung.Gustav Fischer Verlag,Stuttgart,1977.
Rittner,S.：Stimme.（Lexikon Musiktherapie に所収）
Rittner,S.,Hess,P.：Klangtrance.（Lexikon Musiktherapie に所収）
Ruud,E.：Music Therapy and its Relationship to Current Treatment Theories. Reversed English Edition.Magnamusic-Baton,Inc.,St.Louis,1980.（村井靖児訳：音楽療法―理論と背景―．ユリシス・出版部，東京，1992.）
Ruud,E.：Music Therapy：Improvisation,Communication,and Culture. Barcelona Publishers,Gilsum,1998.
斎藤慎爾，武満眞樹：武満徹の世界．集英社，東京，1997.
齋藤孝：身体感覚を取り戻す　腰・ハラ文化の再生．NHK ブックス，2000.
阪上正巳：音楽療法の現況と展望―ドイツ語圏を中心にして―（その 1 ～その 4）．臨床精神医学 1995;24(6)：737-746, 同；24(8)：1097-1105, 同；24(9)：1243-1253, 同；24(10)：1367-1373.
阪上正巳：多田 von Twickel 房代著「響きの器」解説―〈生きていること〉と音楽―．人間と歴史社，東京，2000.
佐々木宏幹：シャーマニズム　エクスタシーと憑霊の文化．中公新書，1980.
Searles,H.F.：The Nonhuman Environment-In Normal Development and in Schizophrenia. International Universities Press, Inc. New York,1960.（殿村忠彦，笠原嘉訳：ノンヒューマン環境論―分裂病者の場合―．みすず書房，東京，1988.）
Smeijsters,H：Gschichtlischer Hintergrund zu musiktherapeutischen Methoden der Gegenwart.（Lexikon Musiktherapie に所収）
Strobel,W.：Klang- Trance- Heilung. Musikther. Umsch. 9(2)：119-139, 1988.
Strobel,W.：Das Didijeridu und seine Rolle in der Musiktherapie. Musikther. Umsch.13：279-297,1992.
Summer,L.：Guided Imagery and Music in the Institutional Setting. MMB Music, Inc.,Saint Louis,1988.（師井和子訳：音楽療法のための GIM 入門．音楽之友社，東京，1997.）
Suppan,W.：Musikanthropologische und ethnologische Aspekte.（Lexikon Musiktherapie に所収）

高畑直彦，七田博文，内潟一郎：憑依と精神病．北海道大学図書刊行会，札幌，1994.
Timmermann,T.：Musik als Weg.Verlg Musikhaus Pan AG,Zurich,1987.
Timmermann,T.：Das Monochord.Musikther.Umsch.10：308-320,1989.
Timmermann,T.：Ethnologische Aspekte in der Musiktherapie.（Lexikon Musiktherapie に所収）
Timmermann,T.：Harmonikale Forschung.（Lexikon Musiktherapie に所収）
Weymann,E.：Sensitive Suspense-Experiences in Musical Improvisation. Nordic Journal of Music Therapy 9(1)：38-45,2000.
Willms,H.：Musik und Entspannung.Gstav Fischer Verlag,Stuttgart,1977.
山中康裕，山田宗良（編）：分裂病者と生きる　鼎談＝加藤清・神田橋條治・牧原浩．金剛出版，東京，1993.
吉川英史：日本音楽の性格．音楽之友社，東京，1979.
湯浅泰雄：気・修行・身体．平河出版社，東京，1986.

【第四章　日本の文化風土と音楽療法】

Aigen,K.：Music-Centered Music Therapy. Barcelona Publishers, Gilsum, 2005.（鈴木琴栄・鈴木大裕訳：音楽中心音楽療法．音楽之友社，2013.）
Cage,J.：Pour les Oiseaux. Belfond, 1976.（青山マミ訳：ジョン・ケージ　小鳥たちのために．青土社，1982.）
Deleuze,G.：Spinoza：Philosophie pratique. Les Editions de Minuit, Paris, 1981.（鈴木雅大訳：スピノザ　実践の哲学．平凡社，東京，2002.）
Frohne-Hagemann,I.：Music Therapy Aesthetic Dimensions subkeynote of 5.European congress for Music Therapy, Naples April. 2001.
加藤周一：日本文学史序説　上．ちくま学芸文庫，筑摩書房，1999.
加藤周一：日本社会・文化の基本的特徴．加藤周一・木下順二・丸山真男ほか：日本文化のかくれた形．p.17-46, 岩波書店，東京，2004.
加藤周一：日本 そのこころとかたち．ジブリ Library, 東京，2005.
Kenny, C.：The field of Play：A guide for the theory and practice of music therapy. Ridgeview Publishing Co.,Atascadero,1989.（近藤里美訳：フィールド・オブ・プレイ：音楽療法の「体験の場」で起こっていること．春秋社，東京，2006.）
Kenny,C., Stige,B. (Ed.)：Contemporary Voices in Music Therapy. Communication, Culture, and Community. Unipub forlag, Oslo, 2002.
Kenny,C.：Music & Life in the Field of Play：An Anthology. Barcelona Publishers, Gilsum, 2006.
吉川英史：日本音楽の性格．音楽之友社，東京，1979.
黒川雅之：八つの日本の美意識．講談社，東京，2006.
前野隆司:脳はなぜ「心」を作ったのか―「私」の謎を解く受動的意識仮説．ちくま文庫，筑摩書房，東京，2010.
牧野英一郎：日本人のための音楽療法―伝統的な音との関わりかたを出発点として．日本バイオミュージック研究会誌，6号：62-71,1991.
牧野英一郎：日本的音楽療法私論．国立音楽大学音楽研究所年報，第14集：21-33,2000. 15-46,2003.
牧野英一郎：「日本文化と音楽療法」講義―クラシックモデルから，多くの日本人に受け入れられるモデルへ．国立音楽大学音楽研究所年報，第20集：49-89,2007.
牧野英一郎：「替え歌」から「つくり歌」と「歌掛け」へ．国立音楽大学音楽研究所音楽療法

研究部門（編）：音楽療法の現在．人間と歴史社，p.239-264,2007.
丸山真眞男：歴史意識の「古層」．忠誠と反逆　転形期日本の精神史的位相，p.353-423, ちくま学芸文庫，筑摩書房，東京，1998.
丸山眞男：原型・古層・執拗低音　日本思想史方法論についての私の歩み．加藤周一・木下順二・丸山真男・他：日本文化のかくれた形．p.87-151, 岩波書店，東京，2004.
中野雄：丸山眞男　音楽の対話．文春新書，文藝春秋，東京，1999.
西垣通：情報学的転回　IT 社会のゆくえ．春秋社，東京，2005.
岡崎香奈：音楽療法士養成教育における感性化トレーニングについて．音楽療法研究，5 号：12-18,2000.
岡崎香奈・阪上正巳・井上勢津ほか：音楽療法の教育システムに関する研究（中間報告）．国立音楽大学音楽研究所年報，第 19 集：19-46, 2006.
Ruud,E.：Music Therapy：Improvisation, Communication, and Culture. Barcelona Publishers, Gilsum, 1998.
阪上正巳：音楽療法と民族学．日本音楽療法学会誌，2(2)：108-120,2002.
阪上正巳：精神の病いと音楽．スキゾフレニア・生命・自然．廣済堂出版，東京，2003.
阪上正巳・岡崎香奈・井上勢津ほか：音楽療法の教育システムに関する研究（最終報告）．国立音楽大学音楽療法研究所年報，第 20 集：21-48, 2007.
阪上正巳：音楽療法の世界的展望とわが国の課題．日本芸術療法学会誌，37(1,2)：7-29,2007.
阪上正巳：統合失調症の音楽と今日の社会．日本芸術療法学会誌，38(1)：43-52, 2007.
阪上正巳：集団歌唱療法を考える―特集にあたって―．日本音楽療法学会誌 10（1）：38-40, 2010.
阪上正巳：ジョン・ケージの病跡―「音楽」の死と「自然」の生をめぐって―．日本病跡学雑誌 79：48-61,2010.
Stige,B.：Culture-Centered Music Therapy. Barcelona Publishers, Gilsum, 2002.（阪上正巳監訳：文化中心音楽療法．音楽之友社，2008.）
多田・フォン・トゥビッケル房代：響きの器．人間と歴史社，東京，2000.
Timmermann,T.：Musik als Weg. Verlg Musikhaus Pan AG, Zurich, 1987.
遠山文吉：自然から学ぶ音楽療法士の感性．国立音楽大学夏期講習会音楽療法講座資料，2013 年 8 月 3 日.

【第五章　合奏活動における慢性統合失調症者のリズム】

Blankenburg,W.：Zur Leistungsstruktur bei Chronischen endogenen Psychosen,Nervenarzt,41：577,1970.（岡本進訳：慢性内因性精神病者における仕事の構造について．『分裂病の人間学』，医学書院，1981, 所収）．
Brelet,G.：Esthetique et création musicale.Presses Universitaires de France,Paris,1947.（海老沢敏訳：『音楽創造の美学』，音楽之友社，1969, 所収）．
Charles,D.：Le son comme image du temps.Revue d' Esthetique,7：103-108,1984.（戸澤義夫；庄野進編：『音楽美学―新しいモデルを求めて』勁草書房，1987, 所収）．
Cooper,G.P. & Meyer,L.B.：The Rhythmic Structure of Music.The University of Chicago Press,Chicago,1960.（徳丸吉彦訳：『音楽のリズム構造』，音楽之友社，1968）．
Holthaus,C.：Der Rhythmustest im Rahmen der Musiktherapie,Z.Psychother.med. Psychol.,19：37-42,1969.
藤田竜生：リズム，風濤社，1976.
花村誠一：アンディ・ウォーホルの芸術―分裂病論の余白に，芸術療法，15：57-69,1984.
Klages,L.：Vom Weisen des Rhythmus.Verlag Gropengiesser,Zürich u.Leipzig,1944.（杉

浦実訳：『リズムの本質』，みすず書房，1971）．
Koffer-Ullrich,E.：Musiktherapie im Rehabilitationsprogramm der Gruppentherapie. Z.Psychothr.Med.Psychol.,19：24-27,1969.
近藤譲：線の音楽，朝日出版社，1979.
Kraepelin,E.：Psychiatrie,Achte Auflage,Verlag von Johann Ambrosius Barth,Leipzig 1909,Kimura Buchhandrung,Tokyo,1977.
Langelüddeke,A.：Rhythmus und Takt bei Gesunden und Geisteskranken.Z.Neur. Psych.,113：1-101,1928.
Linder,M.：Die Psychose von Robert Schumann und ihr Einflu β auf seine musikalische Komposition,Schweiz.Arch,Neurol.Psycliat.83：83-129,1959（星野恵則訳「シューマンの精神病とその作曲への影響」より（その 2），精神医学研究，4（1），東京女子医科大学，1984, 所収）．
Minkowski,E.：Le Temps Vecu.Delachaux et Niestlé,Neuchâtel,Suisse,1968（中江育生他訳：『生きられる時間』，みすず書房）．
宮本忠雄:精神病理学における時間と空間（『妄想研究とその周辺』,92-135, 弘文堂，1983, 所収）
村井靖児：慢性分裂病者と旋律創作，芸術療法，5：59-67,1974.
村井靖児：慢性分裂病者の Iso - Tempo, 音楽療法研究年報，13：21-23,1984.
中里均：身体感覚とリズム（『岩波講座 精神の科学』，4：142-176, 岩波書店，1984, 所収）
Nielzen,S., Cesarec,Z.：Aspects of tempo and perception of music in mania,Acta Psychiat.,Scand.,65：81-85,1982.
二宮英彰他：正常者と分裂病者の指タッピング, 精神医学，28（12）：1384-1387,1986.
Perler,H.：Musikalische Produktion Schizophrener.confin.psychiat,12：222-248,1969.
Pethö,B.：Von der Psychopathologie des musikalisehen Schaffens und der Geistesstruktur der Schizophrenen.Confin.Psychiat.,10：177-209,1967.
Pethö,B.：Über die Werke eines schizophrenen Komponisten aufgrund einer 13 jährigen katamnestischen Untersuchung,Confin.Psychiat.,23：205,1980.
Repond,A.：Über Störungen der musikalischen Reproduktion bei der Schizophrenie,Allg.Z.Psychiat.,70：261-282,1913.
Sachs,C.:Rhythm and Tempo, A Study in Music History, W.W. Norton,New York,1953(岸辺成雄監訳：『リズムとテンポ』，音楽之友社，1979）．
庄野進：転換期の音楽としての John Cage の偶然性による音楽，音楽学，22（3）：139-151,1976.
庄野進：聴取の詩学．現代思想，5（15,16）：239-247,1987.
Stein,J., Thompson,S.V.：Crazy Music Theory.Psychopathology,8：137-145,1971.
Stein,J.,：Tempo Errors and Mania.Am.J.Psychiat.,134：454-456,1977.
Steinberg,R.,Raith,L.：Music Psychopathology,I.Psychopathology,18：254-264,1985.
Steinberg,R.,Raith,L.,Rossnagl,G.,Eben,E.：Music Psychopathology, Ⅲ,Psychopathology,18：274-285,1985.
高江洲義英：「病院音楽」と「音楽療法」―精神病院における音楽活動は“療法”たりうるか？― 芸術療法，8：79-83,1977.
武田明倫:武満徹の〈音楽〉と〈時間〉（『現代音楽ノート』, 深夜叢書社＋東京音楽社，1980, 所収）.
丹野修一：精神分裂病者に対する合奏を用いた音楽療法の試みについて，音楽教育研究，18：104-121,1979.
丹野修一：再び精神分裂病者に対する合奏を用いた音楽療法の試みについて，音楽教育研究，22：162-167,1980.
丹野修一：音楽療法における音楽の構成，第 9 回音楽療法セミナー・テキスト，1984, 所収．

丹野修一:誰にでもできる合奏の理論と方法．第1回音楽療法のための合奏講座・テキスト,1987, 所収．
土田貞夫：音楽の時間論的解明（『演奏の論理』，理想社，1980, 所収）．
世阿弥：花鏡，（『世阿弥芸術論集』，新潮社，1976, 所収）．

【第六章　統合失調症に対する音楽療法の可能性】

Altshuler,I.M.：A psychiatrists experiences with music as a therapeutic agent.In：Schulian,D.M.,Schoen,M.（Hrsg.） Music and medicine.New York,266-281,1948
Blankenburg,W.：Der Verlust der Natürlichcn Selbstverständlichkeit.Ein Beitrag zur Psychopathologie symptomarmer Schizophrenien.Ferdinand Enke Verlag,Stuttgart,1971（木村　敏他訳：「自明性の喪失　分裂病の現象学」．みすず書房，1978）
Blankenburg,W.：Das provokatorische Element im psychiatrischen Gespräch. Nervenarzt 46：496-500,1975
Blankenburg,W.：Realitätsverhältnis Schizophrener. 精神病理懇話会日光 '86（花村誠一訳および解説：分裂病者における実在性への関わりについて．臨床精神病理 8：23-34,1987）
Cage,J.："Silence" Lectures and Writings by John Cage.Wesleyen University Press, Middletown,Conneticut,1973
Cage,J.：Pour les oiseaux.Belfond,1976（青山マミ訳：「ジョン・ケージ　小鳥たちのために」．青土社，1982）
Charles,D.：Gloses sur John Cage.Union Générale d'Éditions à Paris,1978（岩佐鉄男訳：「ジョン・ケージ」．風の薔薇，1987）
花村誠一：分裂病者の生の形式―実用論の要請―．（村上靖彦編：「分裂病の精神病理 12」．東京大学出版会，1983, 所収）
花村誠一：分裂病者の死の系譜―地と図の間で―．臨床精神病理 7：113-126,1986
Janzarik,W.：Schizophrene Verläufe.Springer,1968
木村　敏：あいだ．弘文堂思想選書，1988
松井紀和：音楽療法の手引―音楽療法家のための―．牧野出版，1980
宮本忠雄：空間と空間的思考，「言語と妄想　危機意識の病理」．平凡社，1974, 所収
宮本忠雄：妄想と言語―精神分裂病の言語論的理解Ⅱ，「言語と妄想　危機意識の病理」．平凡社，1974, 所収
村井靖児：音楽療法の現況―その原理と技法をめぐって．臨床精神医学 12：1225-1234,1983
阪上正巳：分裂病性音楽への一試論―合奏療法場面における慢性患者のリズムを中心に―．芸術療法 18：25-34,1987
阪上正巳：グスタフ・マーラーの病跡―強迫的衝動性とパラノイア性―．病跡誌 35：39-51,1988
庄野　進：転換期の音楽としての John Cage の偶然性による音楽．音楽学 22（3）：139-151,1976
庄野　進：聴取の詩学．「現代思想」5, 青土社，1987, 所収
白石美雪：生成する時間．（現代詩手帖 4 月増刊「ジョン・ケージ」，思潮社，1985, 所収）
丹野修一:合奏による音楽療法．（徳田・村井編:「アートセラピー」，日代文化科学社，1988, 所収）
立松弘孝：フッサールの意識論と意向性の概念．（保崎他編：「精神病理学の新次元 1」，金剛出版，1985, 所収）
十川幸司，花村誠一：ラカンあるいは1なるものの論理学―生殖の主題をめぐって―．臨床精神

病理 10：87-98,1989
内海　健：精神病における主体と時間―「緊張病性エレメント」について―．臨床精神病理 9：91-106,1988

【第七章　統合失調症と音楽】

Berner,P.：Psychiatrische Systematik. 3 Aufl. Verlag Hans Huber, Bern, 1982.
Blankenburg,W.：Der Verlust der Natürlichen Selbstverständlichkeit. Ein Beitrag zur Psychopathologie symptomarmer Schizophrenien. Ferdinand Enke Verlag, Stuttgart, 1971.（木村敏他訳：自明性の喪失―分裂病の現象学．みすず書房，東京，1978.）
Blankenburg,W.：Zum Realitätsverhältnis Schizophrener. 精神病理懇話会日光 '86 特別講演，1986（花村誠一訳および解説：分裂病者における実在性への関わりについて．臨床精神病理 8：23-34, 1987.）
Boulez,P.：Par volonté et par hasard, entretiens avec Célestin Deliège. Éditions du Seuil, Paris, 1975.（店村新次訳:意志と偶然―ドリエージュとの対話．法政大学出版局，東京，1977.）
Cage,J.："Silence" Lectures and Writings by John Cage. Wesleyen University Press, Middletown, Conneticut, 1973.
Ciompi,L.：Wie können wir die Schizophrenen besser behandeln? -Eine Synthese neuer Krankheits- und Therapiekonzepte. Nervenarzt 52：506-515.
Ciompi,L.：Affektlogik. Über die Struktur der Psyche und ihre Entwicklung. Ein Beitrag zur Schizophrenieforschung. Klett-Kotta, Stuttgart, 1982.（松本雅彦，井上有史，菅原圭悟訳：感情論理．学樹書院，東京，1994.）
Conrad,K.：Die beginnende Schizophrenie-Versuch einer Gestaltanalyse des Wahns-. George Thieme Verlag, Stuttgart, 1958.（山口直彦，安克昌，中井久夫訳：分裂病のはじまり．岩崎学術出版社，東京，1994.）
Cooper,G.P., Meyer,L.B.：The Rhythmic Structure of Music. The University of Chicago, 1960.（徳丸吉彦訳：音楽のリズム構造．音楽之友社，東京，1968.）
Deleuze,G.：Difference et Répétition. Presses Universitaires de France, 1968.（財津理訳：差異と反復．河出書房新社，東京，1992．）
Deleuze,G., Guattari,F.：Mille Plateaux. Capitalisme et schizophrénie. Les Editions de Minuit,1980.（宇野邦一，小沢秋広他訳：千のプラトー．資本主義と分裂病．河出書房新社，東京，1994.）
Ferreira,F.：Zur Frage des "persölichen Tempos" bei den Depressiven. Arch. Psychiat. Nervenkrankh. 107：580-598, 1937.
花村誠一：夢体験の解釈と分裂病の理論―記号論的端緒―．臨床精神医学 20(5)：567-577, 1991.
花村誠一：分裂病の臨床と病跡学の基礎―記号論的端緒―．病跡誌 42：9-21, 1991.
花村誠一：カオスの精神病理学への序文―分裂病のあらゆる可能な回復に対する前提的問題について―．臨床精神病理 13：17-28, 1992.
花村誠一：分裂病圏と位相空間　オートポイエーシス論によせて．現代思想 21(10)：131-137.
波多野誼余夫編：音楽と認知．東京大学出版会，東京，1987.
林　庸二：ホリスティック・ヘルスと音楽　武蔵野音楽大学研究紀要XⅧ：177-194, 1986.
Hegi,F.：Improvisation und Musiktherapie. Möglichkeiten und Wirkungen von freier Musik. Junfermann,Paderborn,1988.

Hengesch,G.：-Bericht über eine eineinhalbjährige musiktherapeutische Arbeit mit drei chronisch-schizophrenen Patienten;-Zur Praxis der Gruppenimprovisation in der musiktherapeutischen Behandlung schizophrener Patienten. In：Revers, W. J., Harrer, G.,Simon,W.C. (Hrsg.), Neue Wege der Musiktherapie. Econ Verlag, Düsseldorf, Wien, 1974.

Holthaus,C.：Der Rhythmustest im Rahmen der Musiktherapie. Z. Psychother. med. Psychol. 19：37-42, 1969.

Jádi,F., Jádi,I.：Muzika. Musikbezogene Werke von psychisch Kranken. Wunderhorn, Heidelberg, 1989.

Janzarik,W.：Grenzen der Rehabilitation Schizophrener.In：Huber, G. (Hrsg.), Therapie, Rehabilitation und Prävention schizophrener Erkrankungen. F.K. Schattauer Verlag, Stuttgart, 1976.

Janzarik,W.：Schizophrene Verläufe-Eine strukturdynamish Interpretation. Springer Verlag,Berlin,1968.（藤森英之訳：分裂病の経過　構造力動的解釈．みすず書房，東京，1993.

加藤敏：分裂病における心気－体感症状の臨床精神病理学的研究．精神経誌 96(3)：174-219, 1994.

加藤敏：分裂病における身体性の障害―精神病理学の見地から―.（融道男，大森健一編：21世紀に向けて精神分裂病を考える．精神医学レビュー別巻　ライフ・サイエンス，東京，1994 所収）

木村敏：あいだ．弘文堂思想選書，弘文堂，東京，1988.

Kraepelin,E.：Psychiatrie. Achte Auflage. Verlag von Johann Ambrosius Barth, Leiptig, 1909,Kimra Buchhandlung,Tokyo, 1977.

Langelüddeke,A.：Rhythmus und Takt bei Gesunden und Geisteskranken. Z. Neur. Psych. 113：1-101, 1928.

松浪克文:精神分裂病と音（土居健郎，大平健編:精神病理学の新次元 3．金剛出版，東京，1987 所収）

松尾正：現象学的直観が教えてくれる現象そのものとしての分裂病者―「分裂病者という他者」の現象学の一試み―．精神経誌 93(4)：221-265.

Matussek,P.:Untersuchungen über Wahnwahrnehmung. Ⅰ.&Ⅱ. Mitteilungen（伊藤昇太，河合真，仲谷誠訳：妄想知覚論とその周辺．金剛出版，東京，1983.）

Mayr,S.：Musiktherapie und Gruppendynamik als Grundlage der Kommunikationstherapie. In：Decker -Voigt, H.- H.(Hrsg.), Texte zur Musiktherapie. Eres Lilienthal, Bremen, 1975.

Meyer,L.B.：Emotion and Meaning in Music. The University of Chicago Press, 1956.（徳丸吉彦，波多野誼余夫抄訳：音楽における情動と意味の理論．国立音楽大学研究紀要 5：116-138, 1969.）

宮本忠雄：言語と妄想．言語と妄想―危機意識の病理，平凡社，東京，1974 所収．（新版，平凡社ライブラリー，1994．）

宮本忠雄:空間と空間的思考．言語と妄想―危機意識の病理，平凡社，東京，1974 所収．（新版，平凡社ライブラリー，1994．）

宮本忠雄：精神療法と自己治癒―とくに内因性精神病の場合―．臨床精神医学 14(7)：1011-1017, 1985.

宮本忠雄，吉野啓子：表現病理学―日本における近年の動向―．臨床精神医学 16：417-425, 1987.

Müller-Suur,H.:Das Schizophrene als Ereignis.In:Psychopathologie Heute (Hrsg.,Kranz,

H.), S81-93, Thieme, Stuttgart, 1962.
村井靖児：慢性分裂病者と旋律創作．芸術療法 5：59-67, 1974.
村井靖児：慢性分裂病者の Iso-Tempo. 音楽療法研究年報 13：21-23, 1984.
永野満，花村誠一：化身妄想における固有名の問題―神・女性・分裂病―．臨床精神病理 11：157-169, 1990.
中井久夫：分裂病の陥穽．臨床精神病理 13(1)：55-63, 1992.
Nielzén,S.,Cesarec,Z.：Aspects of tempo and perception of music in mania. Acta Psychiat. Scand. 65：81-85, 1982.
二宮英彰：正常者と分裂病者の指タッピング．精神医学 28(12)：1384-1387, 1986.
西丸四方：分裂性体験の研究．精神経誌 60(13)：1391-1395.
Perler,H.：Musikalische Produktion Schizophrener. Conf. Psychiat. 12：222-248,1969.
Pethö,B.：Von der Psychopathologie des musikalischen Schaffens und der Geistesstruktur der Schizophrenen. Conf. Psychiat. 10：177-209, 1967.
Pethö,B.：Über die Werke eines schizophrenen Komponisten aufgrund einer 13 jährigen katamnestischen Untersuchung. Conf. Psychiat. 23：250-261, 1980.
Reissenberger,K.,Vosskühler,K.：Nähe und Distanz. Ein Problem bei psychotischen Patienten in der Musik- und Bewegungstherapie. Musikther. Umsch. 4：23-30, 1983.
Repond,A.：Über Störungen der musikalischen Reproduktion bei der Schizophrenie. Allg. Z. Psychiat.70：261-282, 1913.
Ruud,E.：Music Therapy and its Relationship to Current Treatment Theories. Reversed English Edition. Magnamusic-Baton,Inc.,St.Louis,1980.（村井靖児訳：音楽療法―理論と背景―．ユリシス・出版部，東京，1992.）
Sachs,C.:Rhythm and Tempo. A Study in Music History.W.W.Norton,New York,1953.（岸辺成雄監訳：リズムとテンポ．音楽之友社，東京，1979.）
阪上正巳：分裂病性音楽への一試論―合奏療法場面におけるリズムを中心に―　芸術療法 18：25-33, 1987.
阪上正巳，花村誠一：分裂病者に対する音楽療法の可能性―「志向性トレーニング」を超えるもの―．臨床精神医学 18(12)：1845-1855,1989.
阪上正巳：中欧における臨床的音楽心理療法―ウィーンの体験から―．イマーゴ 2(3)：142-147,1991.
阪上正巳：聴取の治療学―音楽と分裂病―．イマーゴ 2(6)：140-147,1991.
阪上正巳：作品からみた音楽家の病跡―新ウィーン楽派と「分裂病性」―．病跡誌 44：27-41, 1992.
阪上正巳：音楽療法における「即興」の有用性とその限界　音楽療法 4：31-43, 1994.
阪上正巳：音楽療法の現況と展望―ドイツ語圏を中心にして―（その 4）．臨床精神医学 24(10)：1367-1373,1995.
桜林　仁：音楽療法とその適用　教育と音楽 25(1)：33-38, 1977.
Schmölz,A.：Zur Methode der Einzelmusiktherapie.In：Kohler (Hrsg.) , Musiktherapie. Fischer Jena,1971.
Schmölz,A.：- Einzelmusiktherapie ; - Das instrumentale Partnerspiel ; - Zum Begriff der Einstimmung in der Musiktherapie; -Kreativität und Musiktherapie; -Musiktherapie in der Psychosomatik. In：Decker-Voigt,H.-H. (Hrsg.), Handbuch Musiktherapie. Eres Lilienthal, Bremen,1983.
Schmölz,A.：Entfremdung-Auseinandersetzung-Dialog.In：Musik und Kommunikation 2, Eres Lilienthal, Bremen, Hamburg,1988.

Schreber,D.P.：Denkwürdigkeiten eines Nervenkranken. Oswald Mutze, Leipzig,1903.（渡辺哲夫訳：ある神経病者の回想録．筑摩書房，東京，1990 所収）
Searles,H.F.：The Nonhuman Environment-In Normal Development and in Schizophrenia. International Universities Press,Inc.New York,1960.（殿村忠彦，笠原嘉訳：ノンヒューマン環境論―分裂病者の場合―．みすず書房，東京，1988.）
庄野進：転換期の音楽としての John Cage の偶然性による音楽．音楽学 22(3)：139-151, 1976.
Stein,J.,Thompson, S.：Crazy Music Theory. Psychopathology 8：137-145,1971.
Stein,J.：Tempo Errors and Mania. Am.J.Psychat. 134：454-456,1977.
Steinberg,R.,Raith,L.：Music Psychopathology Ⅰ. Psychopathology 18：254-264, 1985.
Steinberg,R.,Reith,L.：Music Psychopathology Ⅱ. Psychopathology 18：265-273, 1985.
Steinberg,R.,Reith,L.,Rossnagl,G.,Eben,E.：Music Psychopathology Ⅲ. Psychopathology 18：274-285,1985.
Tellenbach,H.：Melancholie. Problemgeschichte Endogentät Typologie Pathogenese Klinik. Dritte, erweiterte Auflage, Springer Verlag, Berlin,1961.（木村敏訳：メランコリー．みすず書房，東京，1978.）
内海健，町沢静夫，大平健他：分裂病者の情報処理過程．金剛出版，東京，1984.
内海健：認知障害．（木村敏，松下正明，岸本英爾編：精神分裂病―基礎と臨床―，朝倉書店，東京，1990 所収．）
内海健：シニフィアンの観点から見た分裂病症状．（村上靖彦編：分裂病の精神病理と治療 6 分裂病症状をめぐって．星和書店，東京，1994 所収）
Weber,K.：Veränderungen des Musikerlebens in der experimentellen Psychose (Psilocybin). Conf. Psychiat. 10：139-176,1967.
Wünsch,C.：Musizieren als spontan gestaltetes Klangereignis. Zur phäomenologischen Betrachtung improvisierter Musik. Musikther. Umsch. 12：21-30,1991.

【第八章　芸術はいかに「抵抗」するか】

Benjamin,W.：Zur Kritik der Gewalt.(1920/21) ,In：Gesammelte Schriften. Bd.2-1. S.179-203, Suhrkamp,1977.（野村　修編訳：暴力批判論（他十編），岩波文庫，1994 所収．）
Blankenburg,W.：Der Verlust der Natuerlichen Selbstverstaendlichkeit. Ein Beitrag zur Psychopathologie symptomarmer Schizophrenien. Ferdinand Enke Verlag,Stuttgart,1971.（木村敏他訳：自明性の喪失―分裂病の現象学．みすず書房，東京，1978.）
Deleuze,G.：Pourparlers. Les Editions de Minuit,1990.（宮林　寛訳：記号と事件 1972-1990 年の対話．河出書房新社，1992.）
Deleuze,G.：Deux Règimes de Fous; Textes et Entretiens 1975-1995. Les Editions de Minuit, 2003.（宇野邦一・江川隆男・小沢秋広，他訳：狂人の二つの体制　1983-1995, 河出書房新社，2004.）
Foucault,M.：L'Histoire de la sexualité, Ⅰ,La volonté de savoir. Gallimard,1976.（渡辺守章訳：性の歴史Ⅰ　知への意志．新潮社，1986.）
Foucault,M.：Dits et Ecrits. Editions Gallimard,1994.（小林康夫・石田英敬・松浦寿輝編：フーコー・コレクション 5　性・真理．筑摩書房，2006.）
Hengesch,G.：-Bericht über eine eineinhalbjhrige musiktherapeutische Arbeit mit drei chronisch-schizophrenen Patienten; -Zur Praxis der Gruppenimprovisation in

der musiktherapeutischen Behandlung schizophrener Patienten. In：Revers, W. J., Harrer, G., Simon, W. C. (Hrsg.), Neue Wege der Musiktherapie. Econ Verlag, Duesseldorf, Wien, 1974.

Holthaus,C.：Der Rhythmustest im Rahmen der Musiktherapie. Z. Psychother. med. Psychol. 19：37-42, 1969.

市野川容孝：法／権利の救出　ベンヤミン再読．現代思想 vol.34-7：120-135, 2006.

Jádi,F.,Jádi,I.：Muzika. Musikbezogene Werke von psychisch Kranken. Wunderhorn, Heidelberg,1989.

Kraepelin,E.：Psychiatrie. Achte Auflage. Verlag von Johann Ambrosius Barth, Leiptig,1909, Kimra Buchhandlung,Tokyo,1977.

Langelüddeke,A.：Rhythmus und Takt bei Gesunden und Geisteskranken. Z. Neur. Psych. 113：1-101, 1928.

Martin,L.H.,Gutman,H.,Hutton,P.H.：Technologies of the Self. A Seminar with Michel Foucault. The University of Massachusetts Press,1988.（田村　俶・雲　和子訳：自己のテクノロジー　フーコー・セミナーの記録．岩波書店 ,1999.）

Perler,H.：Musikalische Produktion Schizophrener. Conf. Psychiat. 12：222-248,1969.

Pethö,B.：Von der Psychopathologie des musikalischen Schaffens und der Geistesstruktur der Schizophrenen. Conf. Psychiat. 10：177-209,1967.

Pethö,B.：Über die Werke eines schizophrenen Komponisten aufgrund einer 13 jaehrigen katamnestischen Untersuchung. Conf. Psychiat. 23：250-261, 1980.

Reissenberger,K.,Vosskhler,K.：Naehe und Distanz. Ein Problem bei psychotischen Patienten in der Musik- und Bewegungstherapie. Musikther. Umsch. 4：23-30,1983.

Repond,A.：Über Störungen der musikalischen Reproduktion bei der Schizophrenie. Allg. Z. Psychiat. 70：261-282,1913.

阪上正巳 , 花村誠一：分裂病者に対する音楽療法の可能性―「志向性トレーニング」を超えるもの―. 臨床精神医学 18(12) ：1845-1855,1989.

阪上正巳：分裂病者の音楽表現に関する精神病理学的研究．国立音楽大学音楽研究所年報第 15 集：1-49, 2002.

阪上正巳：精神の病いと音楽―スキゾフレニア・生命・自然―．廣済堂出版 ,2003.

Steinberg,R.,Raith,L.：Music Psychopathology Ⅰ. Psychopathology 18：254-264,1985.

Steinberg,R.,Reith,L.：Music Psychopathology Ⅱ. Psychopathology 18：265-273, 985.

Steinberg,R.,Reith,L.,Rossnagl,G., Eben,E.：Music Psychopathology Ⅲ. Psychopathology 18：274-285, 1985.

Stige,B.：Culture-Centered Music Therapy, Barcelona Publishers, 2002.（阪上正巳監訳 , 井上勢津・岡崎香奈・馬場存・山下晃弘訳：文化中心音楽療法．音楽之友社 ,2008.）

杉村 昌昭・三脇 康生・村澤 真保呂編訳：精神の管理社会をどう超えるか？―制度論的精神療法の現場から．松籟社 ,2000.

【第九章　グスタフ・マーラーの病跡】

Adorno,T.W.:Mahler.Eine musikalishe Physiognomik.Suhrkamp Verlag,1963.（竹内豊治 , 橋本一範訳：『マーラー　音楽的観相学の試み』法政大学出版局 , 東京 ,1978.）

浅田　彰：懐疑としての音楽―シノーポリとの対話．朝日ジャーナル ,1986.5.23

Bauer-Lechner,N.：Recollections of Gustav Mahler.Faber & Faber,London,1980.

Blaukopf,K.：Gustav Mahler oder Der Zeitgenosse der Zukunft.Verlag Fritz

Molden,Wien-München-Zürich,1969.（酒田健一訳：『マーラー　未来の同時代者』白水社，東京，1974.）
Blocker,G.：The Meaning of Meaninglessness.Martinus Nijhoff,1974.（山内登美雄訳：『無意味の意味』紀伊国屋書店，東京，1977.）
Boulez,P.：Releves D'appenti.Editions du Seuil,1966.（船山　隆，笠羽映子訳：『ブーレーズ音楽論　徒弟の覚書』晶文社，東京，1982.）
Boulez,P.：Mahler Now.New York Review of books,1976.（中矢一義訳：今日のマーラー．『音楽の手帖　マーラー』青土社，東京，1980）
Freud,S.：Jenseits des Lustprinzips,（1920）.Studienausgabe,Bd Ⅲ.Fischer,Frankfurt,1982.（井村恒郎訳：「快感原則の彼岸」『フロイド選集 4』，日本教文社，東京，1970.）
Freud,S.：Der Realitätsverlust bei Neurose und Psychose.Internationale Zeitschrift für Psychoanalyse BdX,1924.（加藤正明訳：「神経症と精神病の現実喪失」『フロイド選集 10』，日本教文社，東京，1979）
福島　章：「グスタフ・マーラーの創造と反復強迫」『音楽の手帖　マーラー』青土社，1980.）
福島　章：『続・天才の精神分析』新曜社，東京，1984.
v.Gebsattel,V.：「強迫症の世界」（伊藤　博訳）『実存・心理学と精神医学の新しい視点』岩崎学術出版社，1977.
de la Grange,H.-L.,：「マーラーの逆説」（善本　孝訳）．日本マーラー協会機関誌『マーレリアーナ』17；2-15,1987.
Greene,D.B.：Mahler Consciousness and Temporality.Gordon and Breach,Science Publishers.New York,1984.
花村誠一：「妄想への記号論的アプローチの試み―夢・妄想・分裂病―」臨床精神病理，2；21-35,1981.
花村誠一：「シェイムズ・ショイスの病跡―生誕百年によせて―」病跡誌，24；38-52,1982.
花村誠一：「分裂病者の死の系譜―地と図の間で―」臨床精神病理，7（2）；113-126,1986.
細川周平（インタヴュー）：「いつも破局を……ジュゼッペ・シノーポリ」『ユリイカ』8，青土社，1987.
Janet,P.：Les Névroses.Ernst Flammarion,Paris,1910.（高橋　徹訳：『神経症』．医学書院，東京，1974）
加藤　敏：「分裂病者における主体と対象―《一項的結合》と《消滅体験》―」．臨床精神病理，8；135-151,1987.
Kraepelin,E.：Psychiatrie.Ein Lehrbuch für Studierende und Ärzte.8 Aufl.,Barth,Leipzig,1909-1913.
Lang,H.：Die Sprache und das Unbewußte.Suhrkamp Verlag,Frankfurt,1973.（石田浩之訳：『言語と無意識―ジャック・ラカンの精神分析』誠信書房，東京，1983）
Lacan,J.：Écrits《inspirés》：Schizographie.Annales médico-psychologiques,1931.（宮本忠雄，関　忠盛訳：「《吹き込まれた》手記」『二人であることの病い　パラノイアと言語』朝日出版社，東京，1984）
Lacan,J.：Le problème de style et la conception psychiatrique des formes paranoäque de l'experience.Le Minotaure1,1933.（宮本忠雄，関　忠盛訳：「様式の問題―およびパラノイア性体験形式についての精神医学的考想」『二人であることの病い』朝日出版社，東京，1984）
Lea,H.A.：Gustav Mahler-Man on the Margin.Bouvier Verlag Herbert Grundmann,Bonn.1985.（渡辺　裕訳：『異邦人マーラー』音楽之友社，東京，1987）
Lyotard,J-F.：Plusieurs silences.Musique en jeu 9,1972.（小林康夫訳：「幾つもの沈黙」．『エピステーメー』8＋9　朝日出版社，東京，1976）

Mahler,A.：Gustav Mahler-Erinnerungen und Briefe-.Bermann-Fischer Verlag,1949.（酒田健一訳：『グスタフ・マーラー 回想と手紙』 白水社，東京，1973）
Meyer,L B.：Emotion and Meaning in Music.The University of Chicago Press,1956.（徳丸吉彦，波多野誼余夫抄訳：「音楽における情動と意味の理論」国立音楽大学研究紀要，5;116-138,1969.）
Mitchell,D.：Gustav Mahler.Faber and Faber,London,1958,1975,1985.（喜多尾道冬訳：「グスタフ・マーラー」 レコード芸術 1987（5）-1988（1））
宮本忠雄：「死の精神病理」『現代の異常と正常』 平凡社，東京，1972.
宮本忠雄：「エピ・パトグラフィーについて」 臨床精神医学，8；39-50,1979.
宮本忠雄：「ディスクールの病としての精神病」『妄想研究とその周辺』 弘文堂，東京，1982,
Morin,E.：L'Homme et la Mort.Editions du Seuil,1970.（吉田幸男訳：『人間と死』 法政大学出版局，東京，1973）
Salzman,L.：The obsessive Personality.Jason Aronson Inc,NewYork,1975.（成田善弘，笠原　嘉訳：『強迫パーソナリティー』 みすず書房，東京，1985）
Schneiderman,S.：Jacques Lacan The Death of an Intellectual Hero.Harvard University Press,1983.（石田浩之訳：『ラカンの〈死〉―精神分析と死のレトリック』 誠信書房，東京，1985）
Schönberg,A.：「マーラーを弁護する」（上田　昭訳）.『音楽の手帖　マーラー』 青土社，東京，1980）
柴田南雄：『グスタフ・マーラー―現代音楽への道―』 岩波新書，1984,
Stoänova,I.：L'enorcé musical.Musique en jeu 19,1975.（小林康夫，岩佐鉄男訳：「身振り・テクスト・音楽」.『エピステーメー』 8＋9　朝日出版社，東京，1976）
高江洲義英：「グスタフ・マーラー―その生涯と芸術―」 病跡誌，17；71-73,1979,
Tellenbach,H.；Raum und Zwang.Zeitlichkeit als Psychologisches Prinzip（Bühler,K. E.（Hg.））,Janus Presse,Köln,1986.
千谷七郎：Paranoiafrage について．精神医学，7；1033-41,1965.
Walter,B.：Gustav Mahler.Austria,1936.（村田武雄訳：『マーラー　人と芸術』 音楽之友社，1960）
安永　浩：「分裂病の辺縁領域（その2）―強迫型意識と感情型意識―」（中井久夫編）『分裂病の精神病理 8』 東京大学出版会，1979.

【第十章　作品からみた音楽家の病跡】

Adorno,Th.W.：Philosophie der neuen Musik.Europäische Verlagsanstalt GmbH.,Frankfurt am Main,1958.（渡辺健訳：『新音楽の哲学』 音楽之友社，1973.）
Adorno,Th.W.：Anton von Webern.In：Klangfiguren,Musikalische Schriften I,S.110-125,Suhrkamp Verlag,1959.（竹内豊治編訳：『アントン・ウェーベルン―その音楽を享受するために』 法政大学出版局所収，1974.）
Adorno,Th.W.：Berg.Der Meister des Kleinsten Übergangs.Verlag Elisabeth Lafite；Österreichischer Bundesverlag,Wien,1968.（平野嘉彦訳：『アルバン・ベルク―極微なる移行の巨匠』 法政大学出版局，1983.）
Alain,0.：L'Hamonie（Collection "Que sais-je ?" N° 1118）.Presses Universitaires de France,1965.（永富正之，二宮正之訳：『和声の歴史』 白水社，1969）
Blankenburg,W.：Der Verlust der Natürlichen Selbstverständlichkeit.Ein Beitrag zur Psychopathologie symptomarmer Schizophrenien.Ferdinand Enke Verlag,Stuttgart,1971.（木村敏，他訳：『自明性の喪失―分裂病の現象学』 みすず書

房 ,1978.)
Boulez,P.：Relevés,d'Apprenti.Éditions de Seuil,1966.（船山隆 , 笠羽映子訳：『ブーレーズ音楽論―徒弟の覚書』晶文社 ,1982.）
Charles,D.:Le son comme image du temps.Revue d'Esthetique,7;103-108,1984.(戸澤義夫 , 庄野進編訳：『音楽美学――新しいモデルを求めて』勁草書房所収 ,1987.）
Ciompi,L.：Affektlogik.Über die Struktur der Psyche und ihre Entwicklung.Ein Beitrag zur Schizophrenieforschung.Klett-Cotta,Stuttgart,1982.
福島章：「異世界体験者の系譜」ポリフォーン ,9：66-77,1991.
船山隆：「ブーレーズの〈ルル〉―世紀末の一現象―『ブーレーズ／ベルク作品集（CSCR 8437』ライナーノーツ ,CBS/Sony Group Inc.,Tokyo,1990.
花村誠一：「ジェイムズ・ジョイスの病跡―生誕百年によせて」病跡誌 ,24：38-52,1982.
花村誠一：「分裂病者の死の系譜―地と図の間で」臨床精神病理 ,7；113-126,1986.
花村誠一：「夢体験の解釈と分裂病の理論―記号論的端緒」臨床精神医学 ,20；567-577,1991.
花村誠一：「分裂病の臨床と病跡学の基礎―記号論的端緒」病跡誌 ,42；9-21,1991.
花村誠一：「カオスの精神病理学への序文―分裂病のあらゆる可能な回復に対する前提的問題について」臨床精神病理 ,13（1）；17-28,1992.
飯田真 , 中井久夫：「天才の精神病理―科学的創造の秘密」中央公論社 , 東京 ,1972.
飯田真：「病跡学の可能性」病跡誌 ,34：2-6,1987.
Kraepelin,E.：Psychiatrie.Ein Lehrbuch für Studierende und Ärzte.8 Auflage.Verlag von Johann Ambrosius Barth,Leipzig,1913.(西丸四方 , 西丸甫夫訳:「精神分裂病」『精神医学』第 8 版 I , みすず書房 ,1986.）
松浪克文：「作曲家の病跡学―その方法論」病跡誌 ,42；4-8,1991.
Meyer,L.B.：Emotion and Meaning in Music.The University of Chicago Press,1956.（徳丸吉彦 , 波多野誼余夫抄訳:「音楽における情動と意味の理論」国立音楽大学研究紀要 ,5: 116-138,1969.）
Michels,U.（Hrg.）：dtv-Atlas zur Musik.Deutcher Taschenbuch Verlag GmbH & Co.KG,München,1977,1985.（カラー図解音楽事典 . 白水社 ,1989.）
Minkowski,E.：La Scizophrénie.Psychopathologie des Schzoides et des Shizophrénes. Desclée de Brower,Paris,1953.（村上仁訳：『精神分裂病―分裂病性性格及び精神分裂病者の精神病理学』みすず書房 ,1988.）
宮本忠雄:「言語と妄想―精神分裂病の言語論的理解」（土居健郎編）『分裂病の精神病理』1: 161-186, 東京大学出版会 ,1972.(同著『言語と妄想―危機意識の精神病理』平凡社所収）
宮本忠雄：言語危機の病理 . 言語 2（9）,1973.（同著『言語と妄想―危機意識の精神病理』平凡社所収）
宮本忠雄：「エピーパトグラフィー , その後」病跡誌 ,36：64-80,1988.
Moldenhauer,H.：Anton von Webern.A Chronicle of his Life and Work.Victor Gollancz Ltd.,London.,1978.
諸井誠：『音楽の現代史―世紀末から戦後へ』岩波新書 , 東京 ,1986.
Perloff,N.：Klee and Webern.Speculations On Modernist Theories of Composition. Musical Quartery；180-208,1983.
Reich,W.：Alban Berg.Leben und Werk. Atlantis Verlag,Zürich,1963.（武田明倫訳：『アルバン・ベルク―伝統と革新の嵐を生きた作曲家』音楽之友社 ,1980.）
Rosen,C.:Shoenberg.William Collins Sons and Co.,Ltd.1975.（武田明倫訳『シェーンベルク』岩波現代選書 ,1984.）
Rostand,C.：Anton Webern.Editions Seghers-Paris,1969.（店村新次訳：『ヴェーベルン』音楽之友社 ,1975.）

阪上正巳：「分裂病性音楽への一試論―合奏療法場面における慢性患者のリズムを中心に」芸術療法 ,18；25-34,1987.
阪上正巳：「グスタフ・マーラーの病跡―強迫的衝動性とパラノイア性」病跡誌 ,35；39-51,1988.
阪上正巳 , 花村誠一：「分裂病者に対する音楽療法の可能性―『志向性トレーニング』を超えるもの」臨床精神医学 ,18（12）；1845-1855,1989.
阪上正巳：「聴取の治療学―音楽と分裂病」イマーゴ ,2（6）：140-147,1991.
Schafer,M.:The Tuning of the World.Arcana Editions,Ontario,Canada,1977.（鳥越けい子 , 他訳：『世界の調律』平凡社 ,1986.）
Scherliess,V.：Alban Berg.Rowohlt Taschenbuch Verlag GmbH,Reinbek bei Hamburg,1975.（岩下真好 , 宮川尚理訳:『アルバン・ベルク―生涯と作品』泰流社 ,1985.）
外崎幹二 , 島岡譲：『和声の原理と実習』音楽之友社 , 東京 ,1958.
Stuckenschmidt,H.H.：Arnord Schönberg.Atlantis Verlag AG,Zürich,1951.（吉田秀和訳：『シェーンベルク』音楽之友社 ,1959.）
高橋義人編訳 , 前田富士男訳：『ゲーテ　自然と象徴―自然科学論集』冨山房百科文庫 , 東京 ,1982.
竹内豊治（編訳）：『アントン・ウェーベルン―その音楽を享受するために』法政大学出版局 , 東京 ,1974.
渡辺裕：『文化史のなかのマーラー』筑摩書房 , 東京 ,1990.
安永浩：「分裂病症状の辺縁領域（その 3）―非現実感の諸意識とパラノイア型意識」（川久保芳彦編）『分裂病の精神病理』9；35-78, 東京大学出版会 ,1980.

【第十一章　ジョン・ケージの病跡】

Blankenburg,W.：Der Verlust der Natuerlichen Selbstverstaendlichkeit. Ein Beitrag zur Psychopathologie symptomarmer Schizophrenien. Ferdinand Enke Verlag, Stuttgart, 1971.（木村敏他訳：自明性の喪失―分裂病の現象学. みすず書房 , 東京 ,1978.）
ケージ ,J.：インタヴュー集成　ケージの音楽　1970 年以降.（ユリイカ 26（1）特集「ジョン・ケージ　拾得物としての音楽」. 青土社 ,p.34-51,1994.）
ケージ ,J., 庄野進：ニューヨークの森の中で―ケージとの二時間 .（現代詩手帖 28（5）特集「ジョン・ケージ」, 思潮社 ,p.277-288,1985.）
Cage,J.："Silence" Lectures and Writings by John Cage.Wesleyen University Press, Middletown,Conneticut,1973.（柿沼敏江訳：サイレンス. 水声社 ,1996.）
Cage,J.：Pour les Oiseaux. Belfond,1976.（青山マミ訳：ジョン・ケージ　小鳥たちのために . 青土社 ,1982.）
Cage,J.：An Autobiographical Statement. http：//www.newalbion.com/artists/cagej/autobiog.html,2010 年 2 月 18 日取得 .
Foucault,M.：L'Histoire de la sexualité, I ,La volonté de savoir. Gallimard,1976.（渡辺守章訳：性の歴史Ⅰ知への意志. 新潮社 ,1986.）
Griffiths,P.:Oxford Studies of Composers 18,"CAGE". Oxford University Press,1981.（堀内宏公訳：ジョン・ケージの音楽. 青土社 ,2003.）.
花村誠一：感情障害と創造性―フーコーとヴィトゲンシュタイン―. 感情障害―基礎と臨床―, 笠原嘉ほか編 ,pp482-496, 朝倉書店 ,1997.
花村誠一：躁うつ病の病跡学―チューリングをめぐって―. 精神医学 43（2）：157-166,2001.
飯田真・中井久夫：天才の精神病理　科学的創造の秘密. 中央公論社 ,1972.

加藤敏：構造論的精神病理学　ハイデガーからラカンへ．弘文堂 ,1995.
加藤敏：統合失調症の語りと傾聴　EBM から NBM へ．金剛出版 ,2005.
萱野稔人：権力の読み方　状況と理論．青土社 ,2007.
小沼純一（編）：ジョン・ケージ著作選．ちくま学芸文庫 ,2009.
Kraus,A.：Sozialverhalten und Psychose Manisch-Dpressiver.Eine existenz-und rollenanalytische Untersuchung.Ferdinand Enke Verlag,Stuttgart,1977.（岡本進訳：躁うつ病と対人行動　実存分析と役割分析．みすず書房 ,1983.）
三浦信一郎：西洋音楽思想の近代．三元社 ,2005.
宮本忠雄:躁うつ病者の妄想的ディスクール．『妄想研究とその周辺』,p.239-263, 弘文堂 ,1982.
小沢秋広：ひとつの生　ジル・ドゥルーズの死をめぐり．現代思想 vol.24-1：112-120,1996.
Revil, D.：The Roaring Silence. John Cage：A Life. Arcade Publishing, Inc., New York, 1992.
阪上正巳：作品からみた音楽家の病跡―新ウィーン楽派と「分裂病性」―．病跡誌 44：27-41, 1992.
阪上正巳：分裂病者の音楽表現に関する精神病理学的研究．国立音楽大学音楽研究所年報第 15 集：1-49, 2002.
阪上正巳：精神の病いと音楽　スキゾフレニア・生命・自然．廣済堂出版 ,2003.
阪上正巳 , 花村誠一：分裂病者に対する音楽療法の可能性―「志向性トレーニング」を超えるもの―臨床精神医学 18(12)：1845-1855,1989.
佐々木敦：音楽の抹殺．（ユリイカ 26（1）特集「ジョン・ケージ　拾得物としての音楽」．青土社 ,p.118-121,1994.）
白石美雪：ジョン・ケージ　混沌でなくアナーキー．武蔵野美術大学出版局 ,2009.
庄野進：聴取の詩学―J. ケージから , そして J. ケージへ―．勁草書房 ,1991.
末延芳晴：回想のジョン・ケージ　同時代を生きた 8 人へのインタヴュー．音楽之友社 ,1996.
Tellenbach,H.：Melancholie. Problemgeschichte Endogentät Typologie Pathogenese Klinik. Dritte,erweiterte Auflage,Springer Verlag,Berlin,1961.（木村敏訳：メランコリー．みすず書房 ,1978.）
渡辺裕：聴衆の誕生　ポスト・モダン時代の音楽文化．春秋社 ,1989.

【第十二章　狂気と音楽】

ミシェル・シュネデール（千葉文夫訳）：グレン・グールド　孤独のアリア．筑摩書房 ,1991.
宮本忠雄：言語と妄想．（言語と妄想―危機意識の病理 , 平凡社 , 東京 ,1974 所収).
Müller-Suur,H.：Das Schizophrene als Ereignis. In：Psychopathologie Heute (Hrsg.,Kranz, H.), S81-93, Thieme, Stuttgart,1962.
松浪克文：音楽的創造と狂気．日本病跡学雑誌 No.68：42-49, 2004.
阪上正巳：分裂病者の音楽表現に関する精神病理学的研究．国立音楽大学音楽研究所年報第 15 集:1-49, 2002. 個々の研究者の知見や, 文献の出典が記されているので参照されたい。
ダニエル・パウル・シュレーバー（渡辺哲夫訳）：ある神経病者の回想録．筑摩書房 ,1990
Pethö,B.：Von der Psychopathologie des musikalischen Schaffens und der Geistesstruktur der Schizophrenen. Conf. Psychiat. 10：177-209, 1967
Jádi,F.,Jádi,I.：Muzika. Musikbezogene Werke von psychisch Kranken. Wunderhorn, Heidelberg,1989.
阪上正巳 , 花村誠一：分裂病者に対する音楽療法の可能性―「志向性トレーニング」を超えるもの―　臨床精神医学 18(12)：1845-1855,1989.

W. ブランケンブルク（木村敏他訳）：自明性の喪失—分裂病の現象学．みすず書房，1978.
内海健：「分裂病」の消滅　精神病理学を超えて．青土社，2003.
アドルノとブーレーズのウェーベルン論については，それぞれ以下の文献を参照。Th.W. アドルノ（竹内豊治編訳）『アントン・ウェーベルン—その音楽を享受するために』法政大学出版局，1974, P. ブーレーズ（船山隆・笠羽映子訳）：ブーレーズ音楽論—徒弟の覚書．晶文社，1982.
ウェーベルンについては，阪上正巳：作品からみた音楽家の病跡—新ウィーン楽派と「分裂病性」—。日本病跡学雑誌 44：27-41, 1992., ケージについては，阪上正巳：ジョン・ケージの病跡—「音楽」の死と「自然」の生をめぐって—．日本病跡学雑誌 79：48-61,2010. を参照。
花村誠一は，同様の対照と疾病論的交叉を，二人の哲学者に見出している。すなわち，循環病圏に属するフーコーにおける「分裂病性」，分裂病圏に属するヴィトゲンシュタインにおける「循環病性」である。花村誠一：感情障害と創造性—フーコーとヴィトゲンシュタイン—．感情障害—基礎と臨床—，笠原嘉ほか編，pp482-496, 朝倉書店，1997.
H. テレンバッハ（木村敏訳）：メランコリー．みすず書房，1978.
渡辺哲夫：祝祭性と狂気　故郷なき郷愁のゆくえ．岩波書店，2007.
中上健次：枯木灘．河出文庫，1980.
柄谷行人：坂口安吾と中上健次．講談社文芸文庫，2006.
「浄徳寺ツアー」（中上健次：岬．文春文庫，1978, 所収）
Janzarik,W.：Autopraxis, Desaktualisierung, Aktivierung und die Willensthematik. Nervenarzt,75：1053-1060, 2004.
Mundt,Ch.,Weisbrod,M.：Neuropsychologische Entsprechungen und therapeutische Konsequenzen des strukturdynamischen Modells. Fortschr Neurol Psychiat; 72：514-522, 2004.
Blankenburg,W.：Zum Realitätsverhältnis Schizophrener. 精神病理懇話会日光'86 特別講演，1986（花村誠一訳および解説：分裂病者における実在性への関わりについて．臨床精神病理 8：23-34, 1987.）
H.F. サールズ（殿村忠彦訳）：ノンヒューマン環境論—分裂病者の場合—，みすず書房，1988.
Benedetti,G.：Identifizierung und Identitätsbildung in der individuellen Psychotherapie bei Schizophrenen. Z. f. Kini. Psychother. 25; Heft 3：219-230, 1977.
F. ズーラビクヴィリ（小沢秋広訳）：ドゥルーズ・ひとつの出来事の哲学．河出書房新社，1997.

【第十三章　音楽療法と三・一一後の社会】

Ansdell,G., Meehan,J.：Some Light at the End of the Tunnel：Exploring Users Evidence for the Effectiveness of Music Therapy in Adult Mental Health Settings. Music and Medicine 2(1)：29-40,2010.
Benjamin,W.：Zur Kritik der Gewalt.(1920/21)，In：Gesammelte Schriften. Bd.2-1. S.179-203, Suhrkamp, 1977.（野村　修編訳：暴力批判論（他十編），岩波文庫，1994 所収.）
Deleuze,G.：Spinoza：Philosophie pratique. Les Editions de Minuit, Paris,1981.（G・ドゥルーズ著，鈴木雅大訳：スピノザ　実践の哲学．平凡社，東京，2002.）
ゲーテ,J.W.：ゲーテ格言集．新潮文庫，1952.
市野川容孝：法／権利の救出　ベンヤミン再読．現代思想 vol.34-7：120-135, 2006.
Kenny,C.：Nordic Dialogue on the Field of Play. Nordic Journal of Music Therapy 5(2)：

119-121, 1996.
ケニー,C.；世界を美しくする（Beautifying the World）. 2005 年度国立音楽大学音楽療法夏期講習会における講演. この講演の英文原稿は ,Kenny,C.：Music & Life in the Field of Play：An Anthology. Barcelona Publishers,2006. に収められている
Mundt,Ch.,Weisbrod,M.：Neuropsychologische Entsprechungen und therapeutische Konsequenzen des strukturdynamischen Modells. Fortschr Neurol Psychiat; 72：514-522, 2004
岡田暁生 , 吉岡洋 , 三輪眞弘（討論）：いま ,「癒し」を超える芸術は可能か. アルテス vol.01 特集「3.11 と音楽」：52-75,2011.
大森健一：現代社会と芸術療法. 日本芸術療法学会誌 37(1,2)：5-6, 2006.
坂本龍一：明日の見えない世界に , 耳を澄ます. アルテス vol.01 特集「3.11 と音楽」：17-32,2011.
阪上正巳：精神の病いと音楽　スキゾフレニア・生命・自然. 廣済堂出版 , 東京 ,2003.
阪上正巳：「臨床音楽学」の可能性. ―音楽療法の基礎学として―. 国立音楽大学音楽研究所年報第 18 集：1-22,2005.
阪上正巳:社会批評としての音楽療法―ノルウェーに生まれた「文化中心音楽療法」をめぐって―. 特集「地球をめぐる治療文化；文化・制度・精神科医療の変容」. 多文化間精神医学会機関誌「こころと文化」Vol.7-1：47-55,2008.
阪上正巳：統合失調症の音楽と今日の社会. 日本芸術療法学会誌 38(1)：43-52, 2007.
阪上正巳:狂気と音楽.『RATIO special issue』片山杜秀責任編集「思想としての音楽」, 講談社. p.112-133,2010.
佐々木敦：「音楽に何ができるか」と問う必要などまったくない. アルテス vol.01 特集「3.11 と音楽」：100-104,2011.
Stige,B.：Culture-Centered Music Therapy.Barcelona Publishers,Gilsm NH, 2002.（阪上正巳監訳 , 井上勢津・岡崎香奈・馬場存・山下晃弘訳「文化中心音楽療法」. 音楽之友社 ,2008.）
Weymann,E.：Anzeichen des Neuen. Improvisation als Erkenntnismittel. Musiktherapeutische Umschau 10：275-290, 1989.
Weymann,E.：Kunstanaloges Vorgehen in der Musiktherapie. In：Frohne,I.：Musik und Gestalt, S.49-68, Paderborn：Junferman, 1990. ヴァイマン：即興.（デッカー＝フォイクト ,H-H. 他著 , 阪上正巳・加藤美知子・齋藤考由他訳：音楽療法事典［新訂版］. 人間と歴史社 , 東京 ,2004. P.230-233）も参照。